Yoga

ENZYKLOPÄDIE DER 800 YOGAHALTUNGEN

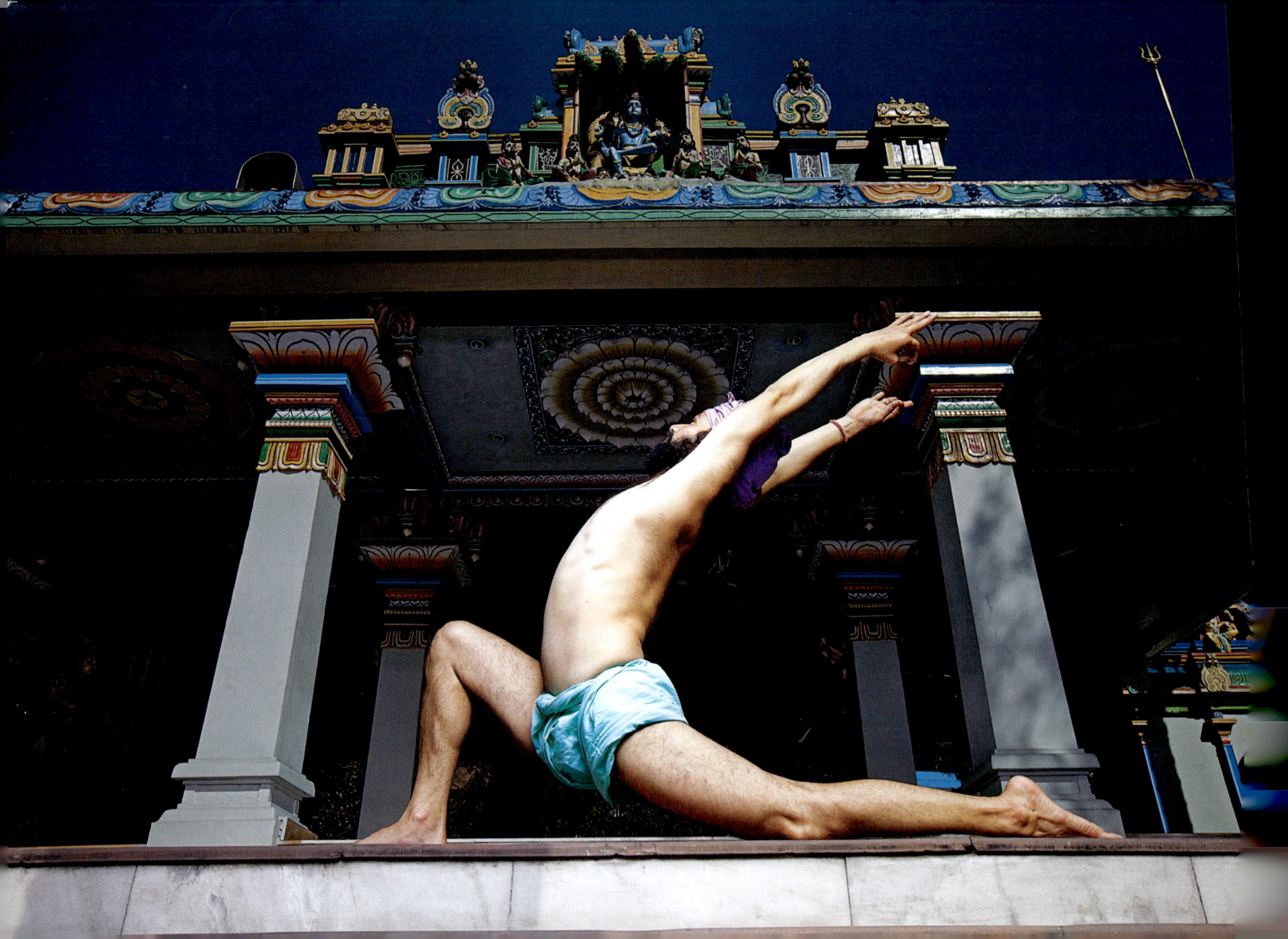

Yoga

ENZYKLOPÄDIE DER 800 YOGAHALTUNGEN

Yogrishi Vishvketu, PhD

Mit einem Vorwort von Sri Sri Ravi Shankar,
Gründer der International Art of Living Foundation

Librero

Danksagung

Yogrishi Vishvketu ist ein wichtiger Lehrer für mich. Vor einigen Jahren trainierte ich in Rishikesh im Anand Prakash Yoga Ashram jeden Morgen mit ihm. Er teilte sein unglaubliches Wissen über Yogasanas und Meditation mit mir – ein leuchtendes Wissen, das jede seiner Klassen durchdringt und mich immer wieder zu ihm zurückkehren lässt. Seine Authentizität und die Zuneigung, die er für seine Schüler empfindet, sind unglaublich inspirierend – er ist ein Yogi, der nach den Grundsätzen lebt, die er lehrt. Bei der Konzeption dieses Buchs ging er auf sehr bedächtige und achtsame Weise vor – er hinterlässt diesem Planeten ein wertvolles Vermächtnis. In unserer schnelllebigen Zeit, in der traditionelle Yogahaltungen abgewandelt und neu interpretiert werden, wird sein Wissen noch viele Generationen begeistern. Ich danke ihm voller Liebe für dieses wunderbare Geschenk.

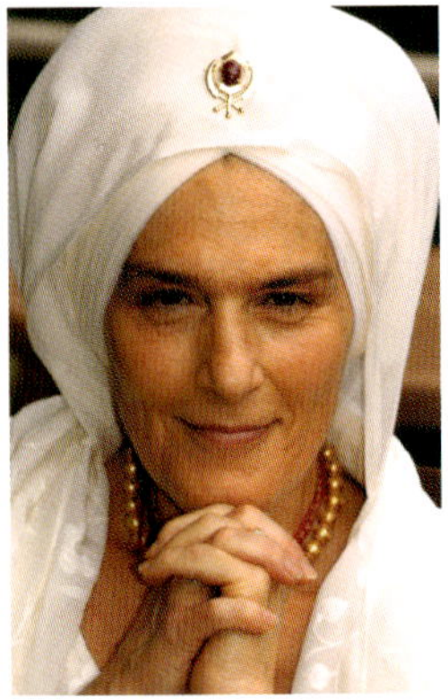

Gurmukh Kaur Khalsa, Gründerin des Yogastudios Golden Bridge Yoga, USA

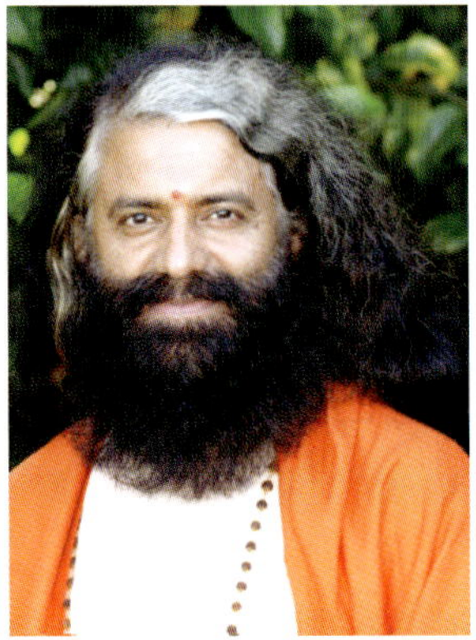

Dieser Titel ist eine wundervolle Ergänzung zur reichen, sich ständig weiterentwickelnden, erfahrungsbasierten Yogatradition. Yogrishi Vishvketu erarbeitete eine neue, ganzheitliche Sichtweise des Yoga: Er stellt eine Verbindung zwischen den verschiedenen Haltungen und deren energetischen Entsprechungen her, indem er die Beziehung zwischen der jeweiligen Position und dem Energiefluss im Körper und den unterschiedlichen Chakren erklärt – so kommen Körper und Geist mit den kosmischen Energien des Universums in Einklang.

Durch die neue, frische Interpretation der traditionellen Yoga-Terminologie, durch die Bezeichnung (und Neubezeichnung) zahlreicher Yogasanas und durch die Zuordnung von Chakra-Yantra-Symbolen zu den einzelnen Positionen, ermöglicht es Vishvketu Lesern, ihre Kenntnis des Yoga als ganzheitliche Erfahrung zu vertiefen. Bei der Lehre der Yogahaltungen verfolgt er einen neuen Ansatz: Sie werden nicht alphabetisch oder nach Kategorien, sondern nach tieferliegenden Charakteristiken angeordnet, wodurch es für den Leser ganz natürlich ist, den Abfolgen der Haltungen zu folgen.

H.H. Pujya Swami Chidanand Saraswatiji,
Leiter des Parmath Niketan Ashram, Rishikesh, Indien

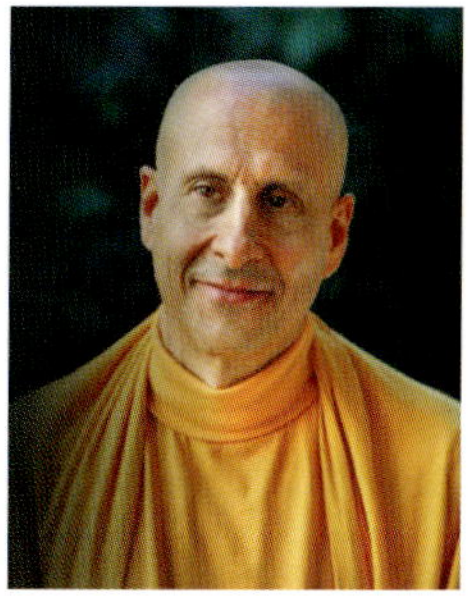

Am Fuße der heiligen Hügel des Himalayagebirges am Ufer der Mutter Ganges ist es Yogrishi Vishvketu gelungen, die Praxis und Lehre der Yogasanas vollendet zu beherrschen. Er ist ein gütiger und offenherziger spiritueller Reisender – und ein wahrer Freund. Krishna möge ihn mit Glück und Segen reich beschenken.

Radhanath Swami, Autor von *Journey Home – Autobiografie eines amerikanischen Yogi*

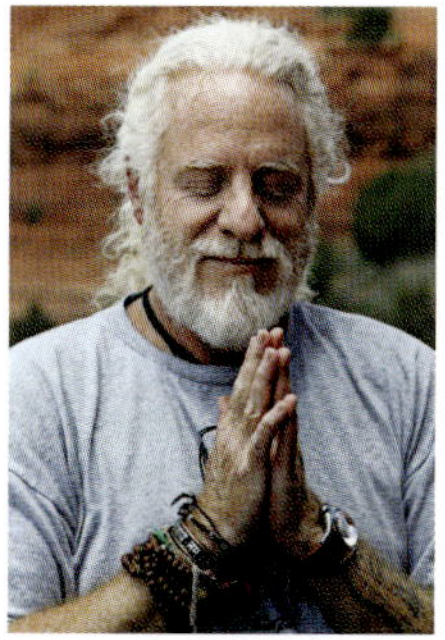

Yogrishi Vishvketus Authentizität leuchtet in jedem Wort und auf jeder Seite dieses Buches. Er ist ein einzigartiger Yogi, der das Wissen dieser zeitlosen Lehren wahrhaftig lebt. Seine spirituelle Kraft fließt rein, kraftvoll und inspirierend in ihm und bringt Veränderung.

davidji, Autor von *Meditation erleben: Innere Ruhe finden*

Yogrishi Vishvketu ist ein Geschenk für die moderne Yogawelt. Obwohl die Yogatradition heutzutage sehr interessante und dynamische Veränderungen in Theorie und Praxis durchlebt, ist es von außerordentlicher Wichtigkeit, den Bezug zur Geschichte nicht zu verlieren – denn Vergangenes macht uns zu dem, was wir sind, und beeinflusst alles, was wir im Hier und Jetzt erleben. Yogrishi Vishvketu schlägt auf bescheidene und faszinierende Art eine Brücke zwischen traditionellen und modernen Ansätzen. Ich möchte dieses Buch jedem ans Herz legen, der sein Wissen über Yogasanas und die traditionellen Praktiken des Yoga in all ihrer Vielfalt vertiefen möchte.

Ted Grand, Begründer des Moksha Yoga

Ich möchte Yogrishi Visvketu zu dieser praktischen, einfachen und umfassenden Enzyklopädie beglückwünschen. Dieses Werk ist für jeden, der den Pfad der Yogaausbildung beschreiten möchte, sinnvoll und hilfreich – und es ist Ausdruck unfassbarer Weisheit. Das intuitive Benennungssystem der Yogahaltungen trägt dazu bei, die Verwirrung um die Benennung der unterschiedlichen Asanas aufzulösen.

Dr. Surendra Kumar, Vizerektor, Gurukula Kangri
Vishwavidyalaya Universität, Haridwar, Indien

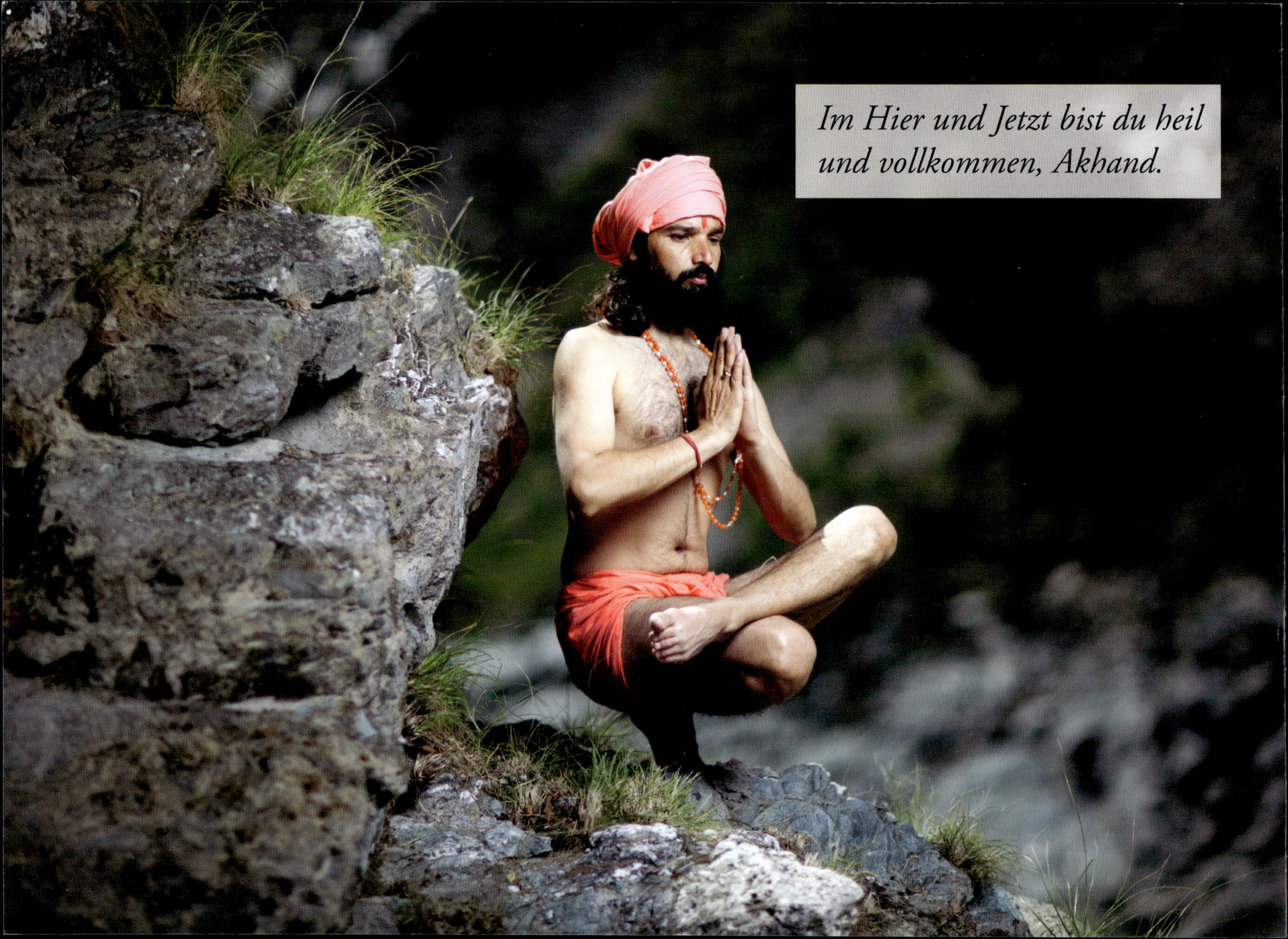
Im Hier und Jetzt bist du heil
und vollkommen, Akhand.

Inhalt

Vorwort

Sri Sri Ravi Shankar, Gründer der International Art of Living Foundation

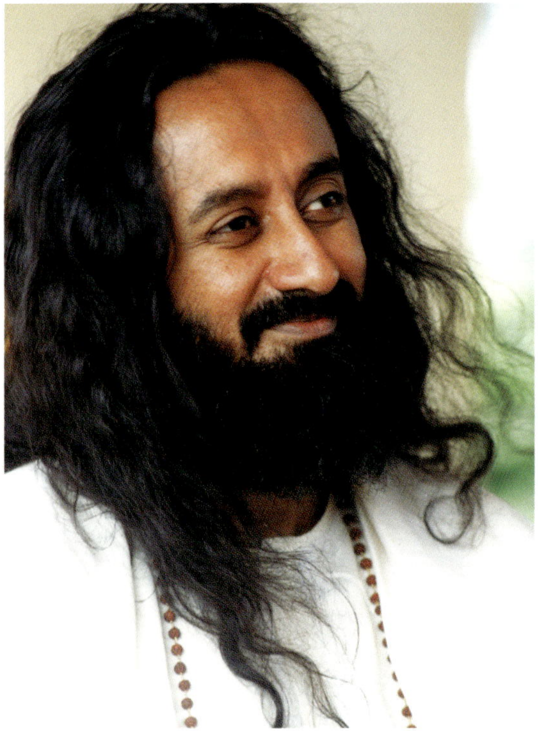

Beim Yoga geht es darum, mit dem Innersten unseres Seins eins zu werden und zu entdecken, dass unsere wahre Natur die Freude ist. Stress und Negativität exisitieren nur an der Oberfläche – mit ein wenig Achtsamkeit und Übung entdecken wir die Quelle der Glückseligkeit in uns. Sind wir im Einklang mit unserem Innersten, herrscht Harmonie auf jeder Ebene unserer Existenz. Frieden und Glück lassen sich mühelos erfahren.

Yoga bringt uns in unseren natürlichen, spontanen Wesenszustand zurück. Es lässt Seele und Herz jung und gesund bleiben. Es ist die Weisheit des Yoga, die aus einem arroganten ein selbstbewusstes, aus einem kleinlauten ein bescheidenes Ich macht, die Abhängigkeit in Unabhängigkeit verwandelt, die uns von unermüdlichem Freiheitsdrang befreit und uns erlaubt, die uns innewohnende, unglaubliche Tiefe zu erfahren – und die uns schließlich von unserer begrenzten Selbstwahrnehmung zu einer Einheit mit dem großen Ganzen führt.

Es scheint ironisch, aber der Weg zur absoluten Freiheit ist die Disziplin: Die Disziplinierung des Körpers steht in direktem Zusammenhang mit der Befreiung des Geistes von allen Ablenkungen. Es erfüllt mich mit Freude, zu sehen, dass Yogrishi Vishvketu so viele verschiedene Asanas in einem Werk versammelt hat. Ich bin mir sicher, dass sein Beitrag viele Menschen inspirieren und sie auf ihrem Weg zu sich selbst begleiten wird.

Danksagung

Es ist mir besonders wichtig, der großen Tradition des Hatha Yoga und ihren ehrwürdigen Begründern und Lehrern – ob bekannt oder unbekannt – meinen tiefen Respekt auszusprechen. Ich beginne bei Mahayogi Sadashiv Adinath, der am Anfang der Traditionslinie steht und der dem großen Nath-Yoga-Lehrer Matsyendranath den Pfad des Yoga wies. Dieser wiederum unterrichtete den großen Yogi Gorakhnath, der die Tradition durch seine eigenen Erkenntnisse ergänzte und die Lehren des Hatha Yoga vor mehr als tausend Jahren verbreitete. Yoga ist eine erfahrungsbasierte Disziplin und von Beginn an haben zahlreiche Yogis und Yoginis jeder weiteren Generation ihr eigenes Wissen beigetragen, das die Yogapraxis in ihrer heutigen Form ausmacht – und doch hat jede moderne Form des Yoga Wurzeln in der Tradition des Hatha Yoga.

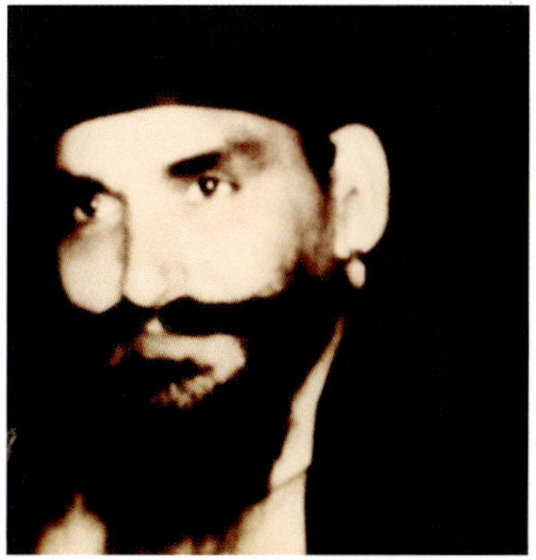

Baba Premnāth

Dieses Buch basiert auf dem, was ich gelehrt worden bin, und auf meiner eignen jahrzehntelangen Yogapraxis. Voller Demut danke ich meinen Lehrern und Schülern und ich hoffe, dass dieser Ratgeber auch anderen wertvolle Hilfestellung bietet.

Ich danke Baba Premnāth und den vielen weiteren Lehrern der Himalaya-Yoga-Tradition, die ihr Wissen mit mir geteilt haben. Mein besonderer Dank gilt dem erst spät anerkannten Swami Amlanand Giri, Gründer des Tripura Yoga Ashram in Haridwar, der unsere Arbeit im Ashram immer unterstützt hat und mein persönlicher Sadhana-Lehrer war. Seine Bescheidenheit und seine Freundlichkeit haben mich immer inspiriert. Ich möchte außerdem

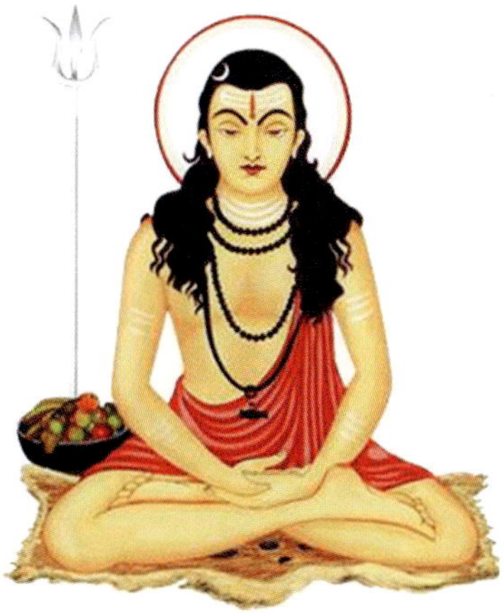

Yogi Gorakhnath

Dr. Yogi Raj, dem renommierten Yoga- und Ayurveda-Lehrer und Gründer des Gurukul Kanva Ashram in Nordindien, danken. Mein herzlicher Dank gilt auch Dr. Ishwar Bhardwaj, dem Betreuer meiner Doktorarbeit an der Gurukula Kangri Universität in Haridwar.

Viele verschiedene Menschen haben ihren Beitrag zu diesem Projekt geleistet – ihnen allen möchte ich danken. Mein Dank gilt Ronjoy Gogoi, der die Yogahaltungen mit scharfem Auge und viel Talent fotografierte, sowie Martin Prihoda für das Cover und die anderen Fotografien, die er beigetragen hat. Vielen Dank auch dem Sanskrit-Gelehrten und Yogacharya Sandeep Tyagi, der mir bei der Übersetzung der Sanskrit-Bezeichnungen eine wertvolle Hilfe war, sowie dem Yogacharya Dr. Vijay Kumar Tyagi, Assistenzprofessor an der Gurukula Kangri Universität in Haridwar, von dem die wissenschaftlich begründete Transliteration der Sanskrit-Bezeichnungen stammt. Herzlichen Dank auch an Julian Baba (Julian Jorgensen) für seine Ideen zur grafischen Gestaltung sowie an Meera Sethi für die Layoutgestaltung des Buches. Mein Dank gilt außerdem Parvati (Angela Lytle), einem wichtigen Mitglied des Akhanda-Yoga-Lehrerausbildungsteams, für die sprachliche Überarbeitung meiner Texte zu einem bedeutungsvollen Ganzen, an Karishma Kripalani für die redaktionelle Betreuung und ihre Unterstützung während der Veröffentlichung sowie an Yogi Uday für seine Hilfe bei diesem Projekt und in der Ashramgemeinschaft. Vielen Dank auch an meinen Verlag und besonders an Courtney Andersson für ihre Unterstützung. Viele andere Menschen haben mich im Entstehungsprozess dieses Buches begleitet und unterstützt, darunter Rashmi (Julia Fores), Teil des Akhanda-Yoga-Lehrerteams, und alle anderen in der großen Familie des Anand Prakash Yoga Ashram. Mein Dank gilt außerdem Sri Sri Ravi Shankar für das Vorwort sowie den Yogis, Yoginis und den Gelehrten Gurmukh Kaur Khalsa, H. H. Pujya Swami Chidanand Saraswatiji, Radhanath Swamiji, davidji, Ted Grand, Swami Amlanandji Giri, Dr. Ishwar Bhardwaj, Dr. Surendra Kumar, Dr. Yogi Raj, Acharya V. Vasudevan und Dr. Anil K. Metha für ihre Beiträge.

Ein Dankeschön auch an die vielen Schüler auf der ganzen Welt, die mir die Gelegenheit geben, sie zu lehren – auch ihr habt mich so vieles gelehrt. Vielen Dank auch an meine Familie für ihre unendliche Geduld und ihre Unterstützung.

Mein Team und ich haben unser Bestes getan, um alle Informationen in diesem Buch so klar und verständlich wie möglich darzustellen. Etwaige Unklarheiten oder Ungenauigkeiten liegen in meiner Verantwortung und ich hoffe auf Ihr Verständnis.

Einleitung

Es heißt, es gab in der Hatha-Yoga-Tradition anfangs 72.000 bekannte Yogahaltungen oder Yogasanas. In der *Gheranda Samhita* schreibt der Weise Gheranda, dass es so viele Yogahaltungen wie Wesen im All gibt. Er nennt 84 Grundasanas und beschreibt 32 Haltungen im Detail. Andere klassische Hatha-Yoga-Texte – wie die *Siddha Siddhanta Paddhati* und die *Hatha Yoga Pradipika* – nennen ebenfalls 84 Grundasanas und heben einige wenige Haltungen als besonders wichtig hervor. Dazu gehören Padmasana, Siddhasana und Sukhasana – alles sitzende Haltungen zur Meditation. Padmasana, der Lotossitz, ist inspiriert von der Lotusblüte, die auch unter widrigen Umständen blüht und fest mit der Erde verwurzelt ist. Frühe Yogis praktizierten oft in der Natur, umgeben von Heiligen und Göttlichkeit, und die Umgebung hatte Einfluss auf die Namen der Haltungen. Diese Tradition möchte ich hier fortführen.

Ich war acht Jahre alt, als ich begann, Yoga zu praktizieren. Seitdem habe ich in meiner Lehre viele unterschiedliche Namen für die verschiedenen Asanas gehört – sowohl in Gurukulas, den traditionellen Stätten der spirituellen Erziehung im Rahmen der Guru-Schüler-Tradition, als auch im universitären Kontext. Einige Benennungen sind intuitiv und von der Form oder Energie der Asana inspiriert, andere sind nicht so offensichtlich. Als ich vor 14 Jahren nach Kanada zog, gab es dort unterschiedlichste Sanskrit-Bezeichnungen für Haltungen und Variationen; andere Haltungen hatten nur englische Bezeichnungen. Nach vielen Jahren, in denen ich Yoga praktizierte, lehrte und eigene Variationen entwickelte, fühlte ich, dass es an der Zeit war, eine Systematik und Asana-Benennungen zu entwickeln, die auf Sanskrit Sinn machen und zugleich im modernen yogischen System Anklang finden.

Ich habe versucht, die Bezeichnungen der Haltungen mit einer einprägsamen Methodologie zu vereinfachen. Basierend auf der Kenntnis von etwa 300 Sanskrit-Wörtern ist es kein Problem, sich die Namen einzuprägen. Mit dem Sanskrit-Gelehrten Dr. Vijay Kumar Tyagi habe ich für viele geläufige Yogahaltungen und ihre Abwandlungen aussagekräftige Bezeichnungen erarbeitet. In manchen Fällen entstand die Bezeichnung ganz natürlich aus der Kombination der Bezeichnung für die verschiedenen Körperteile und die Beschreibung, in welcher Position diese gehalten werden. Sanskrit ist eine sehr komplexe Sprache und so entwickelten wir dann auch eigene Bezeichnungen für Abwandlungen und Variationen einzelner Asanas. Die Asanas in diesem Buch sind nach diesen Asana-Kategorien geordnet. Innerhalb jeder Kategorie gibt es Grundhaltungen, die während der Yogapraxis variiert oder intensiviert werden können.

Es finden sich in dieser Enzyklopädie beispielsweise eine Reihe von Bezeichnungen, die Varianten der Bezeichnung *Parvati* darstellen. Parvati ist das weibliche Prinzip, die Muttergöttin, und symbolisiert die verborgene Energie der göttlichen Weiblichkeit, die ihren Sitz im *Muladhara*, dem Wurzelchakra, hat. Die weibliche Energie wird *Kundalini Shakti* genannt. Alle Haltungen, die nach Parvati benannt sind, beinhalten Elemente zur Hüftöffnung, wodurch Raum geschaffen wird – so kann sich die Kundalini Shakti frei entfalten und fließen.

Wir haben auch versucht, dem Wesen der Haltungen treu zu bleiben. Die Position, die weithin als „Herabschauender Hund" bekannt ist, habe ich als Parvatasana oder Berghaltung kennengelernt. Für mich ist diese Bezeichnung bedeutungsvoller und anschaulicher, da man bei dieser Position durch Hände und Füße geerdet ist, während die Hüfte wie ein Berggipfel in die Höhe ragt. Berglandschaften waren lange Zeit die bevorzugte Umgebung für die Yogapraxis und die Bezeichnung Berghaltung lenkt unsere Aufmerksamkeit auf das Himalayagebirge, die ursprüngliche Heimat des Yoga, und lässt uns unsere Verbindung zur Natur spüren, uns aus unserem weltlichen Dasein in die spirituelle Praxis zurückkehren und uns in die Weiten des Himmels, der die Berggipfel umspannt, eintauchen. In vielen spirituellen Tradition finden heilige und besondere Ereignisse in den Bergen statt, sie sind Orte mit geheimen Mächten. Indem der Name der Position den Begriff *parvat* oder Berg enthält, berufen wir uns in unserer Praxis auf die Kraft der Berge. Der Herabschauende Hund hingegen ist für mich eine andere Position, bei der der Kopf oder das Kinn den Boden berührt. Dadurch entsteht eine andere Form der Energie – und die Position erfüllt einen anderen Zweck.

Die Energie, die durch die Bezeichnung vermittelt wird, ist kraft- und bedeutungsvoll – auch das haben wir während der Entwicklung dieser Enzyklopädie berücksichtigt. Die Übersetzung der Bezeichnungen ist nicht einfach und wir haben uns bemüht, Bezeichnungen auszuwählen, die dem Original gerecht werden. So haben wir uns etwa dafür entschieden, das Sanskrit-Wort *bhu*, das in verschiedenen Haltungen die Verbindung mit dem Boden bezeichnet, mit „Erde" zu übersetzen, um die Referenz auf die Erde, die hier mitschwingt, wiederzugeben – denn Bhu Devi ist die Sanskrit-Bezeichnung für die göttliche Personifizierung der Mutter Erde. Um die unterschiedlichen Yoga-Traditionen und die Schwesterdisziplin des Yoga, Ayurveda, widerzuspiegeln, haben wir uns außerdem an den Namen bedeutender Erzählungen und Sagen und wichtiger Gelehrter orientiert. Wir hoffen, dass wir so heutigen Yogapraktizierenden einen Einblick in die Kultur, die Traditionslinien und die jahrhundertealten Wurzeln des Yoga geben können.

In Fällen, in denen die ursprünglichen Bezeichnungen nicht bekannt sind, wie beispielsweise bei den Yogasanas, die allgemein als Kriegerhaltung I, II und III bekannt sind, haben wir drei verschiedene und doch miteinander in Verbindung stehende Bezeichnungen gewählt, um die Haltungen voneinander abzugrenzen – in diesem Fall Virasana, Virabhadrasana und Mahavirabhadrasana. So bleibt die Verbindung zwischen den Haltungen bestehen, während die Bezeichnungen der Variationen gleichzeitig den ansteigenden Energiefluss im Übergang von einer zur nächsten Position darstellen. Bei vielen Haltungen handelt es sich um die Kombination zweier Haltungen; hier entstand die Bezeichnung durch die Verschmelzung der beiden Asana-Bezeichnungen. So enthält etwa die Haltung Dhruva Candrasana Elemente der Baum- und der Mondhaltung, daher enthält die Bezeichnung die Sanskrit-Wörter für Baum (*dhruva*) und Mond (*candra*). Zusätzlich Beschreibungen geben Hinweise darauf, welche Körperteile wie gehalten werden sollen. Je mehr Sie sich mit dieser Enzyklopädie beschäftigen, desto klarer wird Ihnen das Bezeichnungssystem werden. Die Tabellen und Übersetzungen werden Ihnen dabei helfen, sich mit dem Sanskrit vertraut zu machen. Sie lernen die traditionellen Bezeichnungen der verschiedenen Asanas und vertiefen somit Ihre Verbindung zu den Ursprüngen der Yogapraxis.

Die verschiedenen Yogatraditionen und die Übungen des Hatha Yoga entwickelten sich über einen langen Zeitraum in verschiedenen geographischen Regionen, viele Lehrer und Yogacharyas haben eigene Begriffe entwickelt, um ihr Verständnis der Yogalehre zu vermitteln, und die verschiedenen Traditionslinien drücken ihre Lehre auf unterschiedliche Art und Weise aus. Ich möchte nicht behaupten, ein universelles System schaffen zu wollen, das andere Traditionen ablösen soll – vielmehr ist dieses Projekt für mich eine Möglichkeit, mein Wissen über die verschiedenen Yogasanas festzuhalten und ein Bezeichnungssystem zu entwickeln, das mein Verständnis des Yoga vermittelt. In diesem Sinne möchte ich *Yoga: Enzyklopädie der 800 Yogahaltungen* mit anderen teilen und hoffe, es erweist sich als wertvoller Begleiter. Es besteht aber kein Zweifel, dass Sie Ihr Wissen über die weite Welt des Yoga im Laufe der Zeit nur durch Experimentieren und die Lehre bei verschiedenen Yogapraktizierenden vertiefen und ausbauen können.

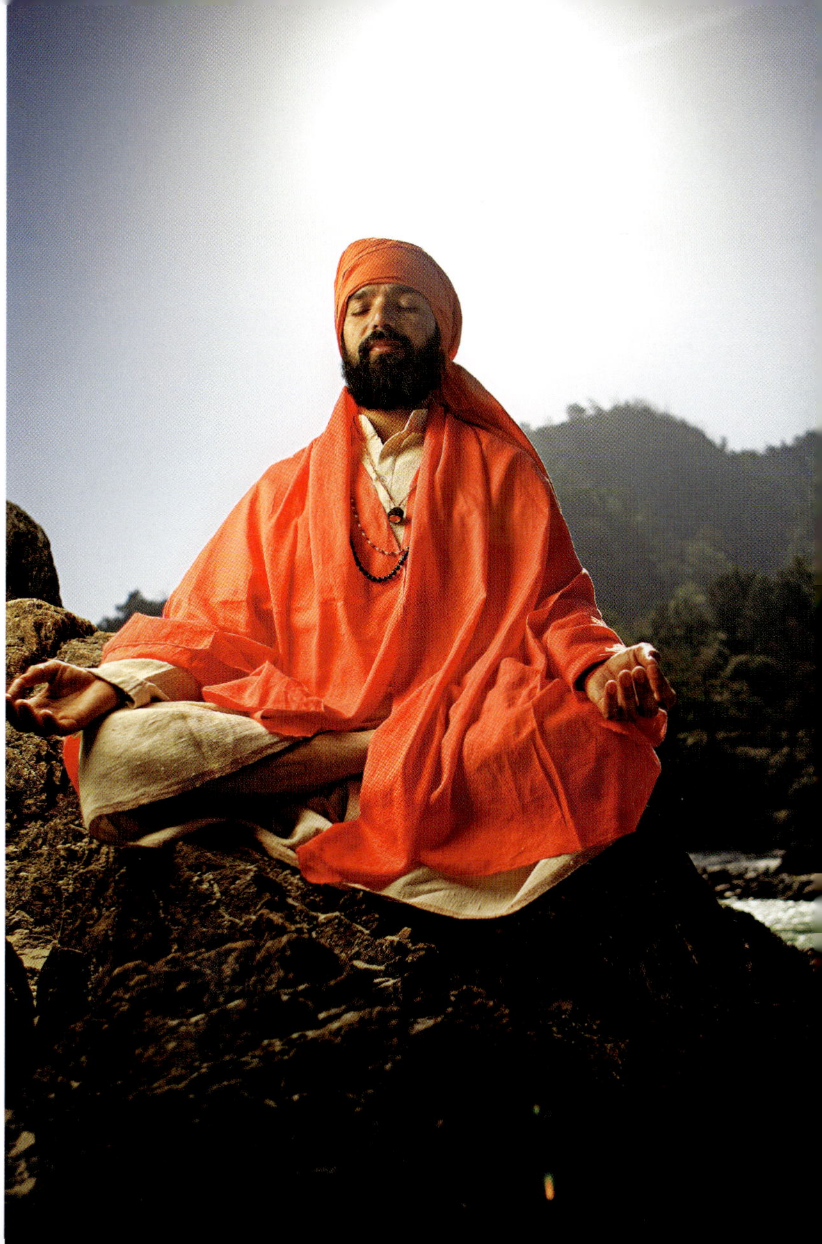

Zum Gebrauch dieses Buches

Diese Enzyklopädie enthält mehr als 850 Yogahaltungen, die nach grundlegenden Charakteristiken verschiedenen Kategorien, die sich in den Bezeichnungen der Haltungen widerspiegeln, zugeordnet sind. Dieses Bezeichnungssystem zeigt Yogapraktizierenden die natürliche, intensiver werdende Abfolge der verschiedenen Haltungen. Zusätzlich folgt der Aufbau dieses Buches der logischen Reihenfolge der Übungen während einer Yogalektion, wobei zahlreiche Variationen und Abwandlungen für jede Position dargestellt werden, die alle in ihrem natürlichen Fluss in einer Ruhehaltung enden.

Dieses Buch eignet sich als Nachschlagewerk, das Sie jederzeit durchblättern können. Um den größten Nutzen aus dieser Enzyklopädie zu ziehen und das Bezeichnungssystem zu verstehen, empfiehlt es sich, zuerst die Tabellen auf den folgenden Seiten in Ruhe zu studieren. Hier finden Sie wichtige Sanskritbegriffe in deutscher Übersetzung, Transliterationen, Informationen zur Aussprache, Sanskrit-Deutsch-Übersetzungen sowie eine Einführung in das Chakra-System und Erläuterungen zu den Chakra-*Yantra*-Symbolen, die den Asanas zugeordnet sind.

Die Einzeleinträge enthalten jeweils die Sanskrit-Bezeichnung der Haltung, die wissenschaftlich begründete Transliteration und die deutsche Übersetzung.

Übungstipps

Um eine erfolgreiche Yogapraxis zu entwickeln, ist es wichtiger, an der eigenen Einstellung zu arbeiten, als alle Haltungen zu kennen und ausführen zu können. Es ist wichtig, die eigenen Ziele zu ergründen: Geht es darum, den Körper zu entgiften, inneres Wachstum zu stärken oder sich in einen Zustand der tiefen Meditation und Heilung zu versetzen? Als ich in den Westen kam, ist mir aufgefallen, dass Yogasanas isoliert von der zugrundeliegenden Yogatradition gelehrt und praktiziert werden. Man ist dann vielleicht körperlich äußerst dehnbar, dringt aber nicht zum Kern der Yogapraxis vor. Dieser liegt in meinen Augen darin, die Sinne zu schärfen und Körper und Geist für die Meditation zu öffnen. Der weise Gelehrte Patanjali erwähnt in der Yogasutra tatsächlich nur eine einzige Asana: einen Meditationssitz. Eine zielgerichtete Yogapraxis geschieht in der Absicht zur Meditation, wodurch ein höherer Bewusstseinszustand erreicht werden kann. Vor allem ist Yoga nicht nur, was sich auf der Matte abspielt – die Yogapraxis sollte auch in unserem Lebensstil und unserem Alltag präsent sein. Wenn man nur einen Aspekt des yogischen Systems praktiziert, ist das, als würde eine sehende Person eine Augenbinde tragen.

Beim Akhanda Yoga sind *Mudras*, also Handgesten, ein wichtiger Teil der Asanas, da sie helfen, bestimmte Energieformen freizusetzen. Besonders wichtig ist die *Jnana Mudra*, bei der sich die Spitzen von Zeigefinger und Daumen berühren. Sie verbessert die Konzentration, das Bewusstsein und die Erdung, indem die Atmung tief und lang wird. Wann immer bei einer Asana die Hände frei sind, können Sie diese Mudra verwenden, um die Position zu vervollständigen, Energien in Balance zu bringen und die Konzentration zu verbessern.

Schließlich ist es für die Yogapraxis auch von großer Bedeutung, wohin wir unseren Blick, *Drishti*, wenden – und zwar körperlich als auch im Sinne unseres Willens. Es gibt viele verschiedene Arten des Drishti - und je nach erwünschter Wirkung der Übung kann die Blickrichtung variiert werden. Bei *Bahaja Drishti* ist der Blick weich und die Augen sind geöffnet – das hilft, die Konzentration ganz auf die jeweilige Position zu lenken. *Antara Drishti*, der Blick nach Innen mit geschlossenen Augen, richtet die Aufmerksamkeit auf das körpereigene Energiesystem. Man kann den Blick auf das dritte Auge, das Herz, die Nasenspitze oder die Bewegung des *Prana* (Lebensenergie) richten. Je nachdem, wie man sein Drishti verwendet, trägt es dazu bei, unmittelbar meditatives Bewusstsein zu erfahren. Wann immer möglich, schließen Sie während der Haltungen die Augen, um die Aufmerksamkeit nach Innen zu lenken.

Hinweise zur Yogapraxis

Yoga hat viele heilsame Wirkungen, es ist aber wichtig, sich der Leitung eines erfahrenen Lehrers anzuvertrauen, um den größten Nutzen aus der Yogapraxis zu ziehen und Verletzungen zu vermeiden. Achten Sie auf die richtige Balance verschiedener Praktiken – dazu gehören Vorsätze (*Sankalpa*), Klangarbeit (*Mantras*), Atemübungen (*Pranayama*), Meditation, Entspannung und verschiedene Asanas (Stand-, Sitz-, Gleichgewichts- und Umkehrhaltungen, Haltungen in Rücken- oder Bauchlage, Rück- und Seitbeugen). Der Körper ist ein ganzheitliches System, das als Organismus funktioniert – die Yogapraxis sollte sich also auf die Harmonisierung des gesamten Daseins konzentrieren.

Am besten praktizieren Sie Yoga in in der Natur an der frischen Luft – hier kann Prana fließen. Tragen Sie bequeme, helle Kleidung aus Naturmaterialien; diese unterstützen die beglückende Wirkung des Yoga.

Die Tageszeit und die Art, wie Sie Yoga praktizieren, hat Einfluss auf die Gesamtheit der physiologischen und energetischen Systeme: den Blutkreislauf, die Hormone, den Fluss von Mond- und Sonnenenergie in den *Nadi* (Energiebahnen des Körpers) und den Gemütszustand. Traditionell besteht die Auffassung, dass die Yogapraxis mit Blick auf die aufgehende Sonne erfolgen sollte, um von ihrem energetischen Nutzen zu profitieren. Idealerweise erfolgt die Praxis also morgens auf nüchternen Magen.

Zu anderen Tageszeiten ist es wichtig, die richtigen Haltungen auszuwählen. Achten Sie auf die Wirkung der Asana – ist diese wärmend, beruhigend oder stimulierend? Beobachten Sie die Wirkung der Übungen auf Körper, Geist und Seele, um eine passende Yogapraxis für Ihr einzigartiges Selbst zu finden – eine Balance, die mit den Tages-, Monats- und Jahreszyklen der Natur in Einklang steht.

Ich sage meinen Schülern oft, dass Yoga ein Lebensstil ist, der in der Küche beginnt. Beschäftigen Sie sich also mit Ihrer ayurvedischen Konstitution – um herauszufinden, welche Lebensmittel Ihnen gut tun und wie Sie ihren Gesundheitszustand verbessern können, und, um die passenden Asanas und Pranayama-Übungen zu finden.

Am wichtigsten ist die Geisteshaltung, mit der Sie Yoga praktizieren. Der weise Gorakhnatha, Begründer des Hatha Yoga, sagte „Hasobha karhoba dhyanam." *Hashoba* bedeutet Freude, *karo* bedeutet Handeln und *dhyanam* bedeutet Meditation – es ist wichtig, mit Freude zu meditieren. Zu meinen Schülern sage ich oft, sie brauchen eine „glückliche Atmung" oder „glückliche Zehen", um sie immer wieder darauf hinzuweisen, diese freudige Haltung in und mit jeder Faser des Körpers zu spüren.

Im Hier und Jetzt bist du heil und vollkommen. Möge Yogasana dich mit Licht und Frieden erfüllen. Hari Om.

Sanskrit: Transliteration und Aussprache

अक्षर (Buchstabe)		Transliteration	Phonetischer Klang	Aussprache
अ		a	a	**hat**
आ	ा	ā	a/aa	**Saal**
इ	ि	i	i	**Sinn**
ई	ी	T	ee	**Liebe**
उ	ु	u	u	**Zucker**
ऊ	ू	ū	oo	**Kuh**
ऋ		ṛ	ri	**Rippe**
ॠ	ॄ	ṝ	rea	**Riese**
ऌ		Ḷ	l	**Blick**
ए		e	a-e	**weise**
ऐ		ai	ai	**Ewigkeit**
ओ	ो	o	o	**Pol**
औ	ौ	au	ow	**laut**
अं		m	m/n	**Land**
अः	ः	ḥ	(stumm)	**ahja**
क् / क		k	k	**Takt**
ख् / ख		kh	kh	**Kunst**
ग् / ग		g	g	**Garten**
घ् / घ		gn	gh	**Ghana**
ङ् / ङ		ṅ	ng	**singen**

अक्षर (Buchstabe)		Transliteration	Phonetischer Klang	Aussprache
च् / च		c	ch	**Chihuahua**
छ् / छ		ch	chh	**Charles**
ज् / ज		j	j	**John**
झ् / झ		jh	z	**Jeep**
ञ् / ञ		ñ	n	**Canyon**
ट् / ट		ṭ	t	**tönen**
ठ् / ठ		ṭh	th	**Sanftheit**
ड् / ड		ḍ	d	**danken**
ढ् / ढ		ḍh	dh	**Südhälfte**
ण् / ण		ṇ	n	**nähren**
त् / त		t	t	**hurtig**
थ् / थ		th	th	**engl. th**
द् / द		d	th	**Dach**
ध् / ध		dh	dh	**Buddha**
न् / न		n	n	**nennen**
प् / प		p	p	**Papier**
फ् / फ		pn	f	**Photo**
ब् / ब		b	b	**Ball**
भ् / भ		bh	bh	**Grobheit**
म् / म		m	m	**Milch**

अक्षर (Buchstabe)		Transliteration	Phonetischer Klang	Aussprache
य् / य		y	y	**Yoga**
र् / र		r	r	**reden**
ल् / ल		l	l	**leben**
व् / व		v	v	**Vase**
श् / श		ś	sh	**Fischer**
ष् / ष		ṣ	s	**Soße**
स् / स		s	s	**Nuss**
ह् / ह		h	h	**Hand**
क्ष् / क्ष		kṣ	ksh	**Rikscha**
त्र् / त्र		tr	tr	**Trohn**
ज्ञ् / ज्ञ		Jñ	jn	**Jñana**

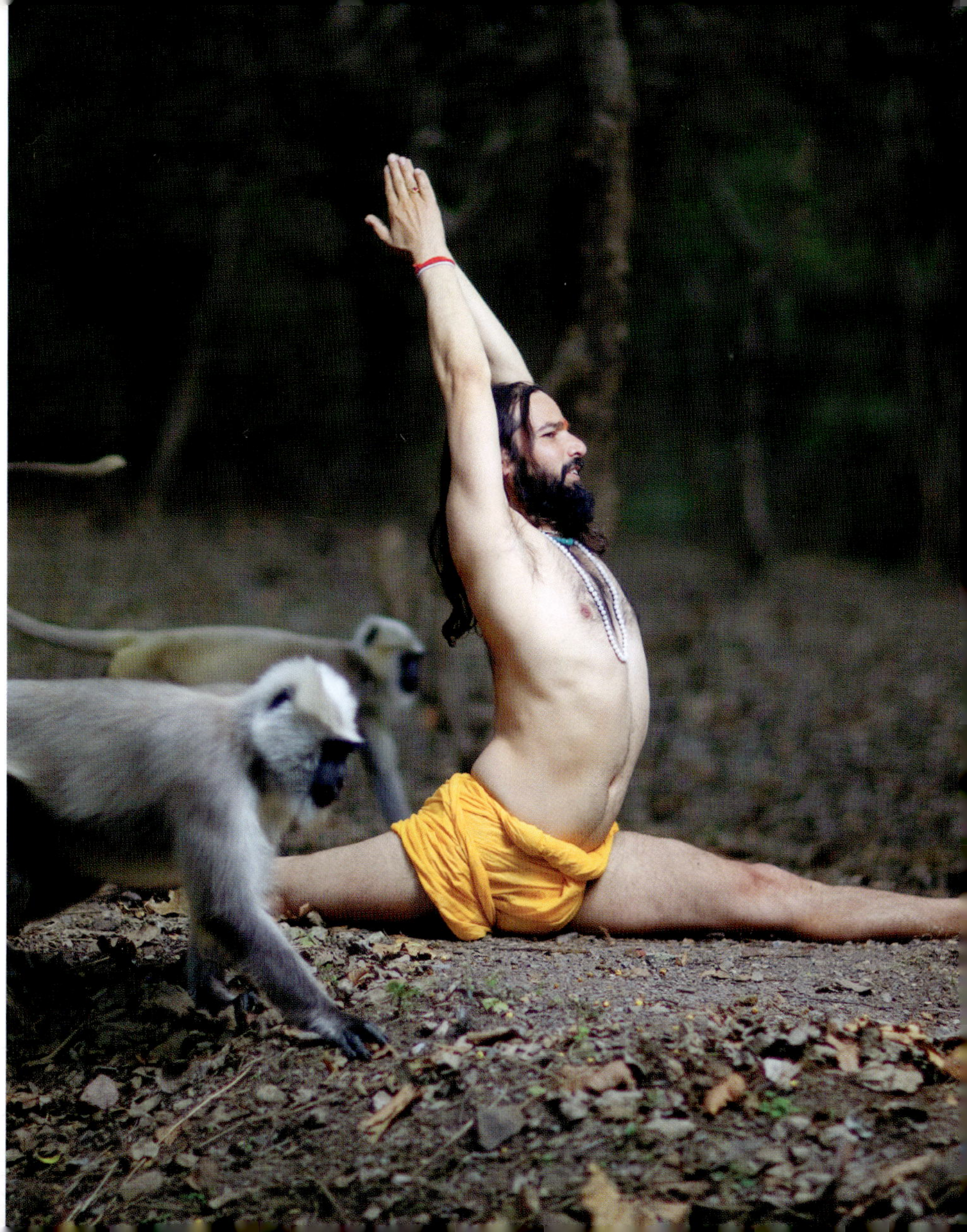

Wichtige Sanskritbegriffe in deutscher Übersetzung

Sanskrit	Transliteration	Deutsch
अङ्ग	aṇga	**Körperteile und Organe**
अङ्गुल	aṅgula	**Finger**
अङ्गुली (तर्जनी, मध्यमा, अनामिका, कनिष्ठिका), अङ्गुष्ठ	aṇgulī (tarjan, madhyamā, anāmikā, kaniṣthikā) aṅguṣṭha	**Finger und Zehen (Zeigefinger, Mittelfinger, Ringfinger, kleiner Finger), großer Zeh**
अधोपाद	adhopāda	**Füße, Unterschenkel**
अधोमुख	adhomukha	**nach unten gerichtet**
अन्तर्दृष्टि	antaṛdrṣṭi	**innere Sicht**
अस्थि:	asthih	**Knochen**
मुखम्	mukham	**Gesicht**
उत्कफोणि	utkaphoṇi	**Ellbogen angehoben**
उदर	udara	**Bauch**
हृदय:	hṛdayaḥ	**Herz**
उरु	uru	**Oberschenkel**
कटि, श्रोणी	kaṭi, sroṇī	**Hüfte**
कण्ठ:	kaṇth	**Hals**
कपाल:	kāpāl	**Schädel**
कपोल:	kapolah	**Wangen**
कफोणि	kaphoṇi	**Ellbogen**
कर	kara	**Hand**
करतल	karatala	**Handfläche**

Sanskrit	Transliteration	Deutsch
कर्ण	karṇa	**Ohr, Name eines Helden im Mahabharata Epos**
काख:, कुक्षि	kākhah, kukṣi	**Achselhöhle**
केश	keśa	**Haare**
गर्भ	garbha	**Schoß, Mutterleib**
गुल्फ	gulpha	**Knöchel**
गो	go	**Sinnesorgane, Sinne, Kuh**
ग्रीवा	grīvā	**Nacken**
चक्र	cakra	**Rad, Töpferscheibe, Energiezentrum**
जटा	jaṭā	**verfilzte Haare**
जानु	jānu	**Knie**
तिलक	tilaka	**Stirnzeichen, Stirnpunkt**
त्वक् (त्वचा)	tvak (tvacā)	**Haut**
दक्षिण	dakṣiṇa	**südlich, rechts**
दन्त:, दशन	dantah, daśana	**Zahn**
दृष्टि	dṛṣṭi	**Sehen, Sichtweise, Blick**
देह, काय, शरीर	deha, kāya, sarīra	**Körper**
नख:	nakhah	**Finger- oder Zehennagel**
नाभ	nābha/nābhi	**Nabel**
नासिका	nāsikā	**Nase**
नितम्ब	nitamba	**Gesäß, Hüfte**

Sanskrit	Transliteration	Deutsch
पाद	pāda	**Fuß, Bein, Zehen**
पुच्छ	puccha	**Schwanz, Feder**
फुफ्फुस:	phuphphusah	**Lunge**
पूर्व	pūrva	**Vorderseite, vorn**
पूर्वत:	pūrvatah	**von vorn**
पृष्ठ	pṛṣṭha	**Rücken, hinten**
पृष्ठत:	pṛṣṭhatah	**von hinten**
प्रपाद	prapāda	**Vorderfuß, Fußballen**
बहिर्जानु	bahirjānu	**Außenseite des Knies**
बहिर्दृष्टि	bahirdṛṣṭi	**Außenschau**
बहिर्पाद	bahirpāda	**Außenseite des Fußes**
बहिर्पार्श्व	bahirpārśva	**zur Seite, seitlich**
बहिर्हस्त	bahirhasta	**Außenseite der Hand**
बुद्धि, मनीषा, प्रज्ञा	buddhi, manīṣā, prajñā	**Verstand, Vernunft, Geist**
भुज	bhuja	**Arm**
भ्रू:	bhrūh	**Augenbrauen**
मणि	maṇi	**Edelstein, Juwel**
मन:	mana	**Wille, Sinn, Geist, Seele**
मस्तिष्कम्	mastiṣkam	**Gehirn, Verstand**
मुष्टि	muṣṭi	**Faust**
मूल	mūla	**Wurzel, Anfang, Grund**
मेरु	meru	**Wirbelsäule, mystischer Berg in der Mitte der Welt**
योनि, भग:	yoni, bhagah	**Geschlecht, Vagina**
रसना(जिह्वा)	rasanā, jihvā	**Zunge**

Sanskrit	Transliteration	Deutsch
रोम:	romah	**Poren**
ललाट, मस्तक	lalāṭa, mastaka	**Stirn**
लिङ्गम्, शिश्न, मेढ्र:	liṇgam, siśna, meḍhrah	**Penis**
वक्ष:	vakṣah	**Brust**
वाम	vāma	**links**
शिखा	śikhā	**Hinterkopf**
शिर	śira	**Kopf**
शीर्ष	śīrṣa, randhra	**Scheitel**
सन्धि	sandhi	**Gelenk**
समक्ष	samakṣa	**vor Augen liegend, vorn**
समक्षत:	samakṣaṭah	**von vorn**
समदृष्टि	samadṛṣti	**gleichbleibender Blick**
सम्मुख	sammukha	**nach vorn gerichtet, vorn**
लघु आन्त्र	laghu āntra	**Dünndarm**
स्कन्ध	skandha	**Schulter**
दीर्घ आन्त्र	dhirgha āntra	**Dickdarm**
स्नायु:(नाडी)	snāyuh, naḍī	**Nerven**
श्रोत्र	śrotra, karṇa	**Ohr**
हस्त	hasta	**Arm und Hand**
मणिबन्ध	maṇibandha	**Handgelenk**
हनु	hanu	**Kinn**
नेत्रम्, लोचनम्	netram, locanam	**Augen**
नेत्रलोम	netraloma	**Wimpern**

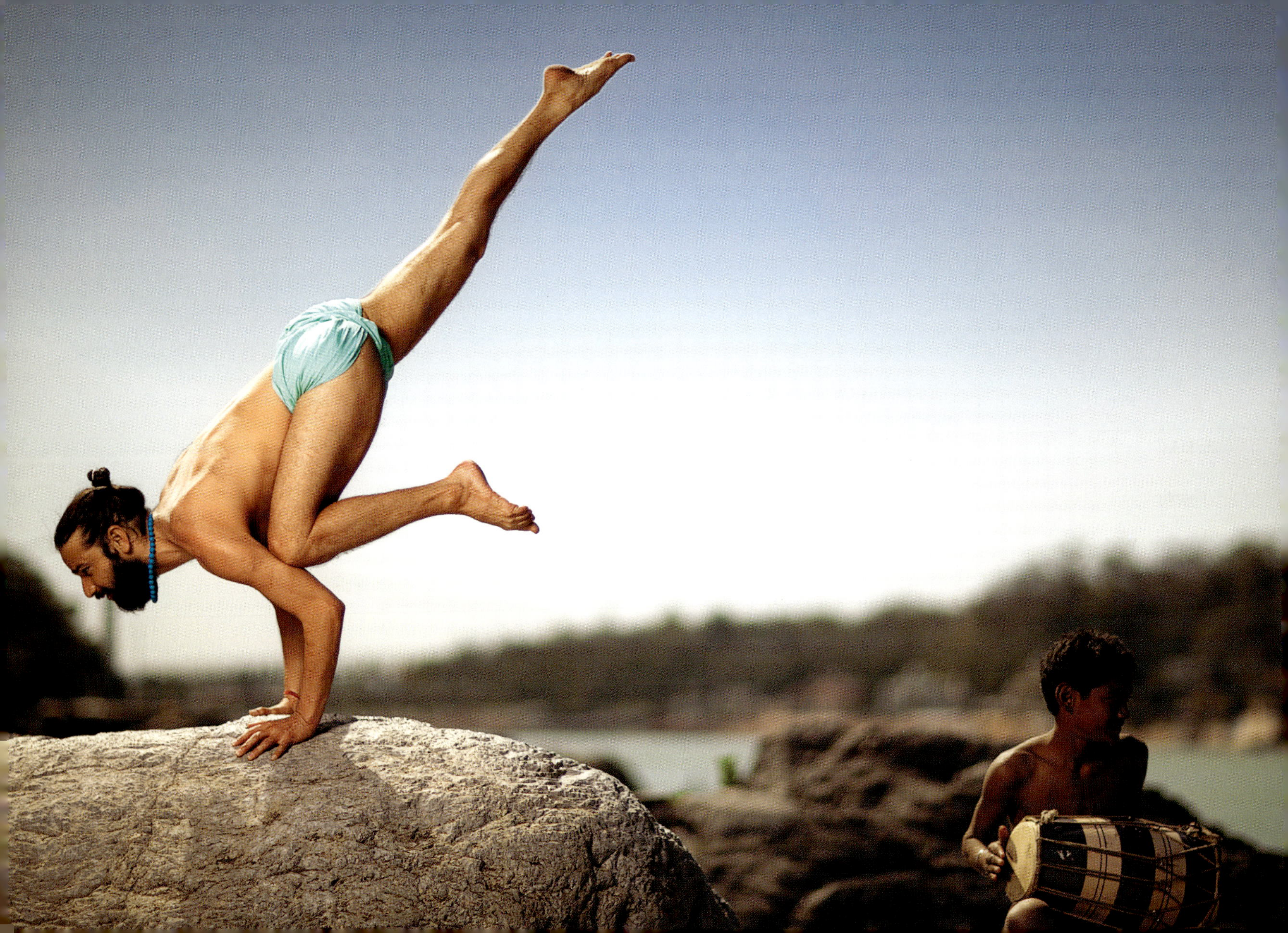

Sanskrit-Deutsch-Übersetzungen: der Körper

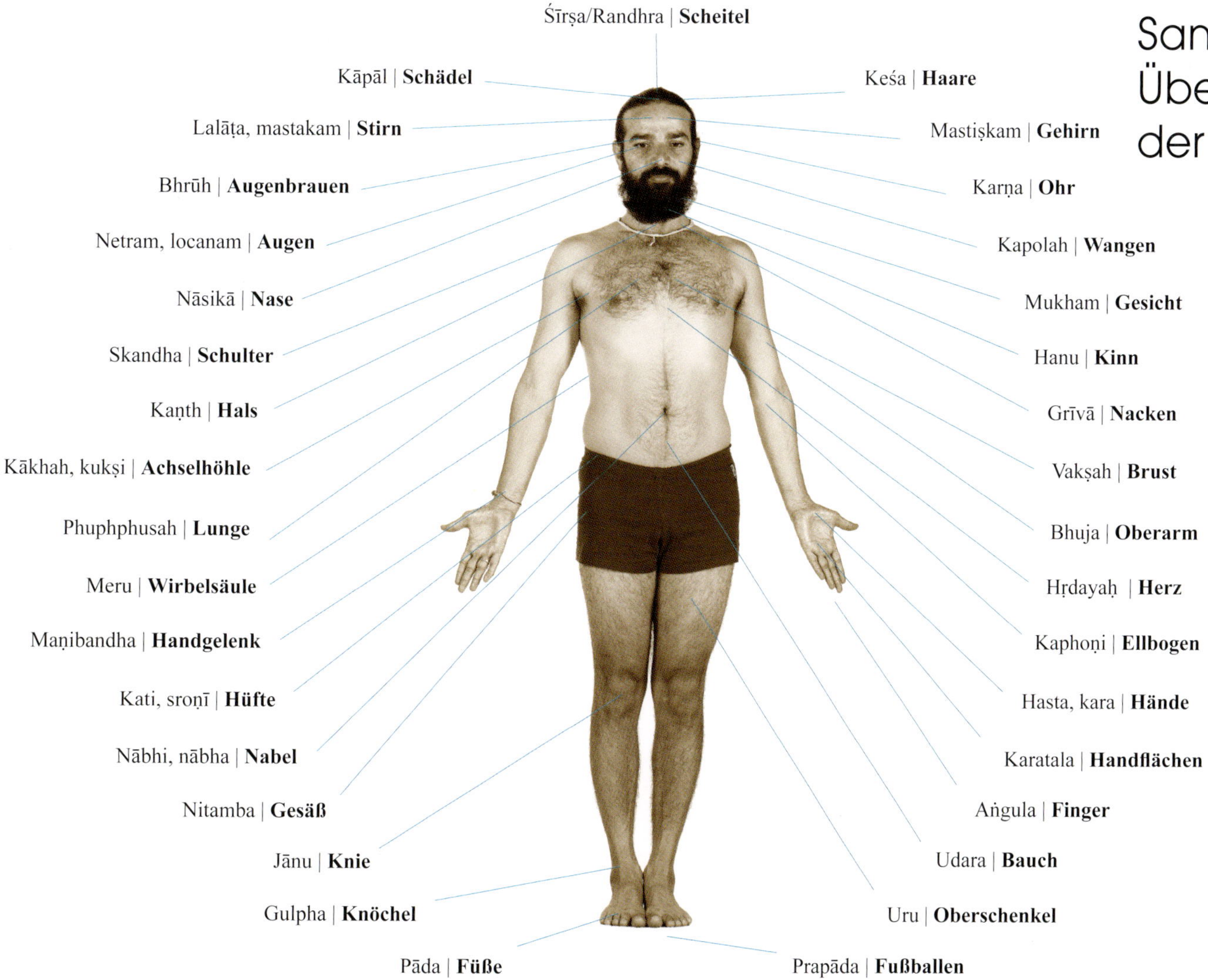

Das Chakra-System

Das Hatha-Yoga-System basiert ursprünglich auf der energetischen Anatomie des Körpers – eine Tatsache, die man angesichts der heutigen Besessenheit von Körperlichkeit an sich leicht vergisst. Die Wurzeln des Hatha Yoga liegen im Tantra, einer komplexen Strömung geprägt von Philosophie und Yogaübungen. Hier spielt der Körper eine wichtige Rolle bei der Entwicklung des Selbstbewusstseins. Die frühen Hatha Yogis sahen den Körper als vernetztes Energiesystem, in dem Prana durch die Nadis fließt. Es heißt, es gibt 72.000 dieser Energiebahnen im Körper. Die zwei wichtigsten Nadis sind Ida, das das linke Nasenloch mit der rechten Gehirnhälfte verbindet und das von einer kühlenden, beruhigenden Mondenergie charakterisiert wird, und Pingala, das das rechte Nasenloch mit der linken Gehirnhälfte verbindet. In ihm fließt wärmende, anregende Sonnenenergie. Während Prana durch das Nadi-System fließt, kreuzen sich die Energiebahnen an bestimmten Punkten im Körper – den Chakras. Die Chakras in Balance zu bringen ist eine der Hauptkomponenten des Yoga.

Der Begriff Hatha setzt sich aus zwei Silben zusammen: *ha*, was Sonne und *tha*, was Mond bedeutet. Dies deutet auf die Hauptbedeutung des Hatha Yoga als energetische Praxis hin, bei der die kosmischen Energien im Körper in Balance gebracht werden. Den Energiefluss aufrechtzuerhalten hilft, das Bewusstsein zu erweitern, wodurch die Kundalini Shakti, die göttliche weibliche Energie, die symbolisch als eine am unteren Ende der Wirbelsäule zusammengerollte schlafende Schlange dargestellt wird, geweckt wird. Eine Erscheinungsform von Shiva ist Ardhanarishwara, seine halb männliche, halb weibliche Form – wobei Shakti die göttliche Weiblichkeit (die linke Seite des Körpers) und Shiva die ursprüngliche Männlichkeit (die rechte Seite des Körpers) darstellt. Diese Erscheinungsform ist zugleich eine wundervolle und poetische Metapher für die Harmonie und Balance von Polaritäten, die durch Yoga erreicht werden kann. Es heißt außerdem, dass während Shakti als Kundalini im Wurzelchakra wohnt, Shiva als Bewusstsein seinen Sitz im Scheitelchakra hat. Indem wir daran arbeiten, den Energiefluss im Chakra-System zu verbessern, bringen wir diese beiden kosmischen Energien in Einklang.

Sind die Chakras in Balance, hat dies körperliche, emotionale und geistige Vorteile. Das Hauptaugenmerk liegt oft auf der körperlichen Harmonie, aber beim Yoga ist Balance auf vielen unterschiedlichen Ebenen wichtig. In den *Yogasutren von Patanjali* sagt Patanali „Sthiram sukham asanam", was soviel bedeutet wie, eine Sitzhaltung sollte sowohl fest (*sthiram*) als auch angenehm (*sukham*) sein – eine mögliche Bedeutung von *sukham* ist sogar „tiefe Zufriedenheit". In meinen Augen bedeutet dies, dass Yoga den Prozess und das Ergebnis von Balance und Harmonie des Willens, des physischen Körpers, des pranischen Körpers, des Geistes und der Seele darstellt. Dies eröffnet den Pfad zur Erreichung des Superbewusstseins.

In dieser Enzyklopädie finden Sie zu jeder Yogahaltung die entsprechenden Yantras, die geometrischen Symbole der Chakras. Eine Position kann dabei mehrere Chakras öffnen und in Balance bringen. Mit der Zeit werden Sie die Wirkung der unterschiedlichen Haltungen auf Ihr Chakra-System intuitiv verstehen und sogar wahrnehmen lernen. Auf den folgenden Seiten finden Sie eine Übersicht der wichtigsten Energien und Charakteristika der Chakras. Es gibt viele weitere wunderbare Bücher, mit denen man sein Wissen über Chakra-Energie erweitern kann. Das Wichtigste ist allerdings, darauf zu achten, was man während der verschiedenen Yogahaltungen spürt und wahrnimmt.

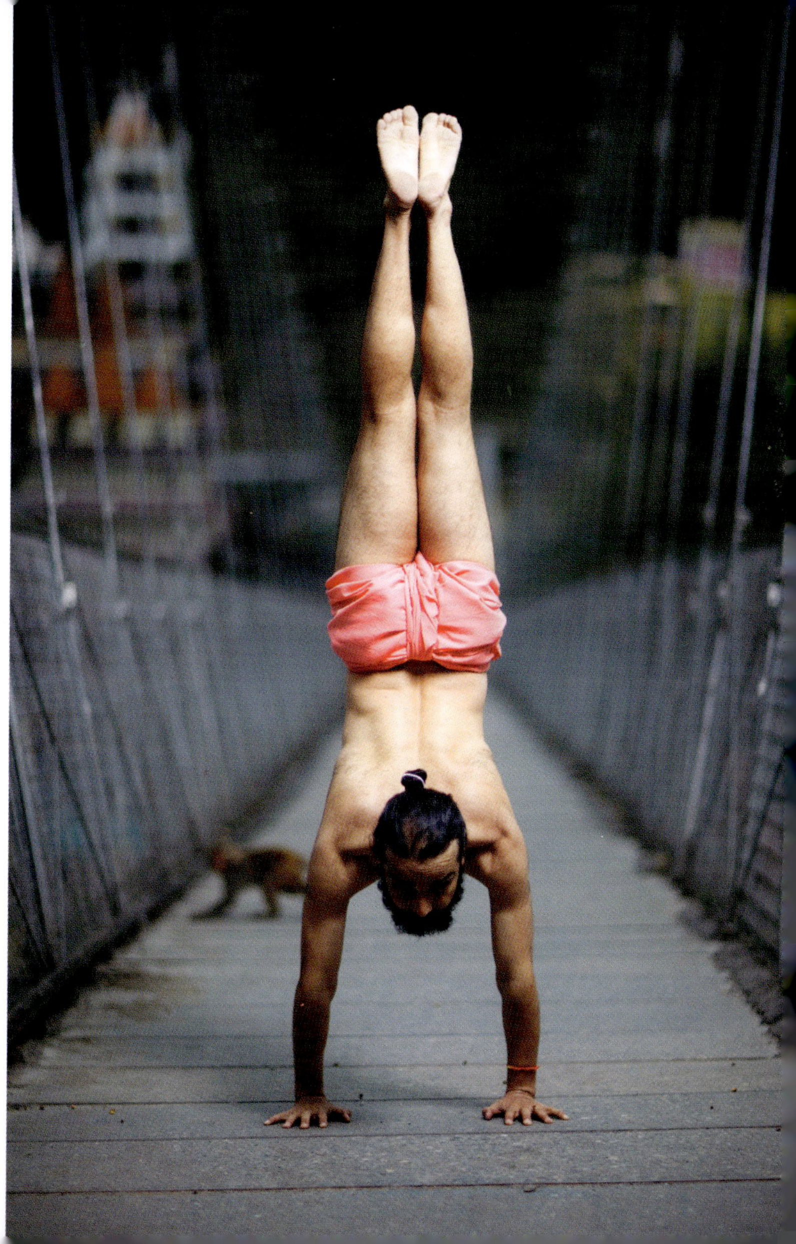

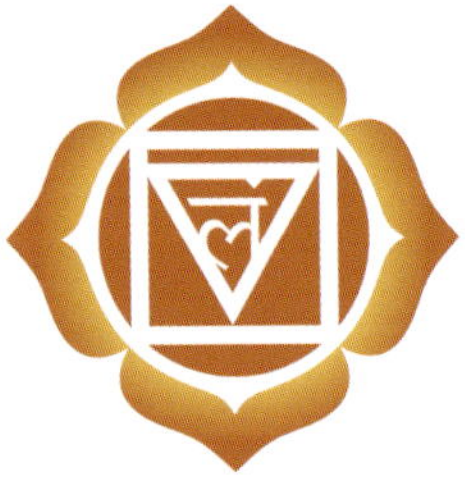

1

Muladhara Chakra
Wurzelchakra

Tattva (Element): Erde
Bija (Samen-) Mantra: LAM
Jnanendriya (Sinneswahrnehmung): Geruchssinn

Assoziationen: Vernunft; Bodenständigkeit; Konzentration; Verbindung zu den Vorfahren und der biologischen Familie; Verhältnis zu Nahrungsmitteln; Sicherheit, Überleben und Bedürfnisse; Gesundheit des physischen Körpers, vor allem von Knochen und Muskeln

Asanas: Stand- und Gleichgewichtshaltungen; Haltungen, bei denen der Körper viel Kontakt mit der Erde hat

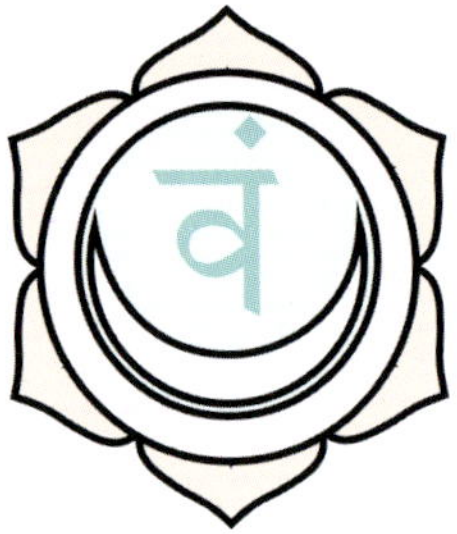

2

Swadhisthana Chakra
Sakralchakra

Tattva: Wasser
Bija mantra: VAM
Jnanendriya: Geschmackssinn

Assoziationen: Kontrolle des Blutkreislaufs und der Flüssigkeiten im Körper, darunter auch Hormone; Eierstöcke und Hoden; Sinnlichkeit; Lust; Verlangen; Wiederherstellung und Erneuerung; Kreativität

Asanas: Seitdehnungen; Haltungen, bei denen der Unterleib in Spannung versetzt wird

3

Manipura Chakra
Nabelchakra

Tattva: Feuer
Bija mantra: RAM
Jnanendriya: Sehvermögen

Assoziationen: Verdauung; Aufrechterhaltung von Körpertemperatur, Energielevel und Gesundheit des physischen Körpers; Motivation; Selbstgefühl, Wille und Selbstbewusstsein; Vitalität; Wut, Neid, Sorge und Angst; Umwandlung, Loslassen von negativen Gefühlen; Nebennieren; Bauchspeicheldrüse

Asanas: Vorbeugen; Haltungen, die den Unterleib stärken; Drehungen

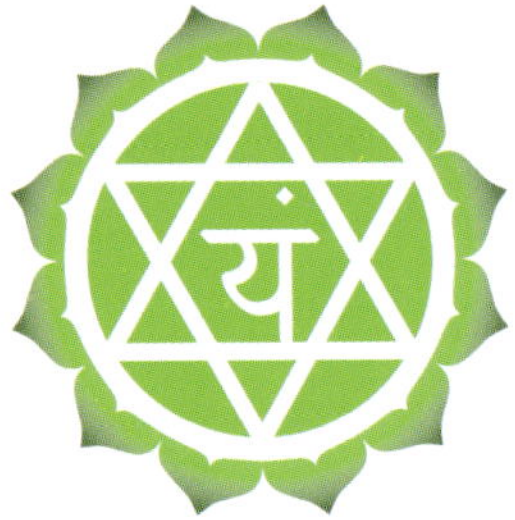

4

Anahata Chakra
Herzchakra

Tattva: Luft
Bija mantra: YAM
Jnanendriya: Tastsinn

Assoziationen: Geben und Nehmen von bedingungsloser Liebe; Mitgefühl und Freundlichkeit; Güte; Glück ohne materielle Objekte; Geist und Gefühle; Teilen; Verletzlichkeit und Offenheit; Herzprobleme auf physischer und emotionaler Ebene; Hingabe; tiefe Zufriedenheit; Verbundenheit mit der Welt; Thymusdrüse

Asanas: Herz- und brustkorböffnende Haltungen; Rückbeugen

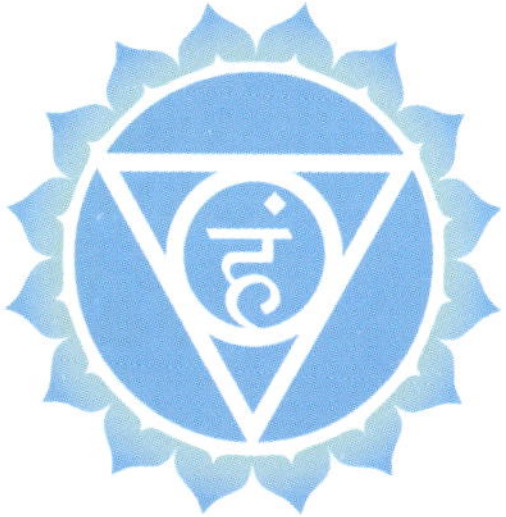

5
Vishuddha Chakra
Kehlchakra

Tattva: Äther
Bija mantra: HAM
Jnanendriya: Hörsinn

Assoziationen: Klang, Reinigung, Vibration und kreativer Ausdruck; Selbstentfaltung und -darstellung; Arbeiten mit den Blockierungen von Körper und Geist; Klangempfindlichkeit; Schild- und Nebenschilddrüse

Asanas: Haltungen, die den Hals in Spannung versetzen; Lösung von Emotionen und Spannungen durch Klangarbeit und Gesang

6
Ajna Chakra
Das dritte Auge

Tattva: Jenseits der fünf Elemente
Bija mantra: OM
Jnanendriya: Denken und Fühlen

Assoziationen: Sattva Buddhi (intuitives Zentrum); Konzentration; bewusste Wahrnehmung; psychisches Zentrum; Bewusstsein für Vergangenheit, Gegenwart und Zukunft; innere Führung und Ungerechtigkeitsbewusstsein; Sitz der Hypophyse und der Zirbeldrüse

Asanas: Gleichgewichtshaltungen, die die Konzentration verbessern; Umkehrhaltungen; Meditation

7
Sahasrara Chakra
Scheitelchakra

Tattva: Jenseits der fünf Elemente
Bija mantra: SOHUM
(Einheit mit dem Universum)
Jnanendriya: Denken und Fühlen

Assoziationen: Ruheort von Shiva und Shakti (göttlich weibliche und göttlich männliche Energie); Erfahrung der Einheit; Verbindung mit Brahma/Göttlichkeit/Einssein mit dem Universum/Superbewusstsein; Erfahrung unendlicher Weite und Ausdehnung

Asanas: Umkehrhaltungen; Meditation

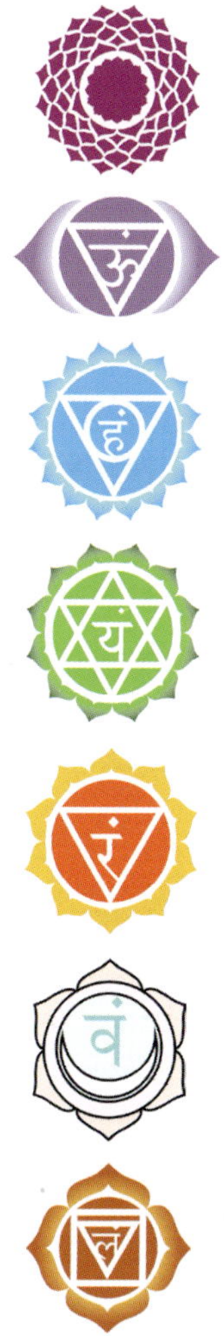

Standhaltungen

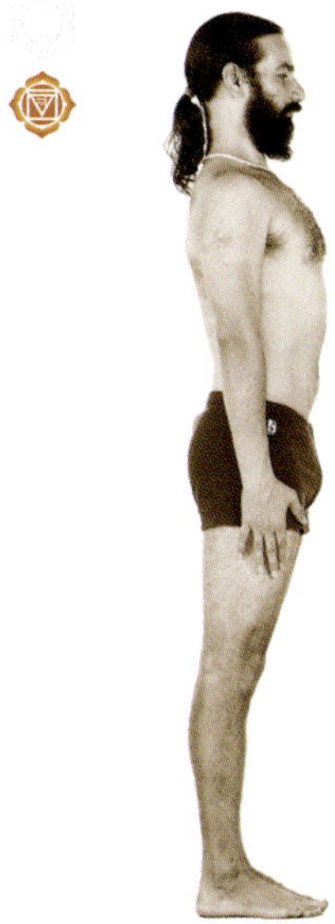

1
ताड आसन (सम स्थिति)
Tāḍa āsana (sama sthiti)
Palmenhaltung (fester Stand)

ताडासन (समस्थिति)
Tāḍāsana (samasthiti)

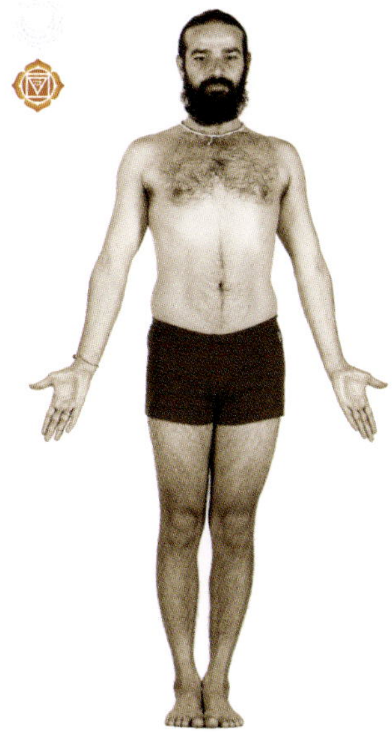

2
ताड आसन(सम स्थिति, हस्त बहिर्वृत्त)
Tāḍa āsana (sama sthiti, hasta bahirvṛtta)
Palmenhaltung (fester Stand,
Handflächen zeigen nach außen)

ताडासन (समस्थिति, हस्तबहिर्वृत्त)
Tāḍāsana (samasthiti, hastabahirvṛtta)

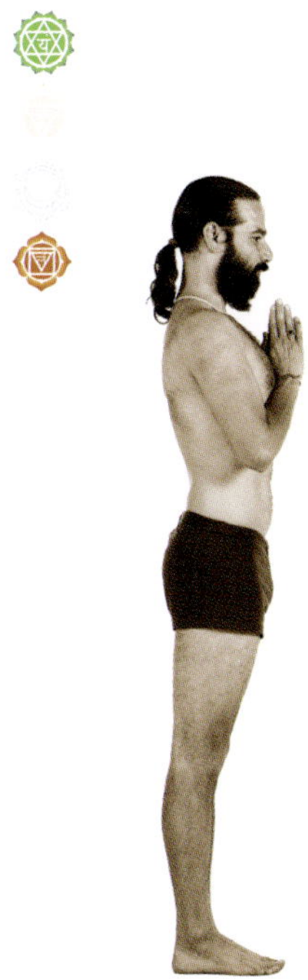

3
नमस्कार ताड आसन
Namaskāra tāḍa āsana
Betende Palmenhaltung

नमस्कारताडासन
Namaskāratāḍāsana

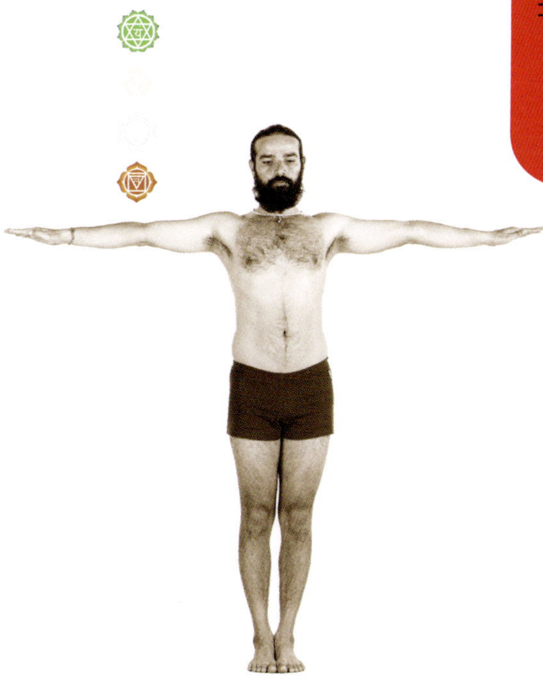

4
विराट हस्त ताड आसन
Tāḍa asana (virāṭa hasta)
Palmenhaltung (Arme weit zur Seite
gestreckt)

ताडासन (विराटहस्त)
Tāḍasana (virātahasta)

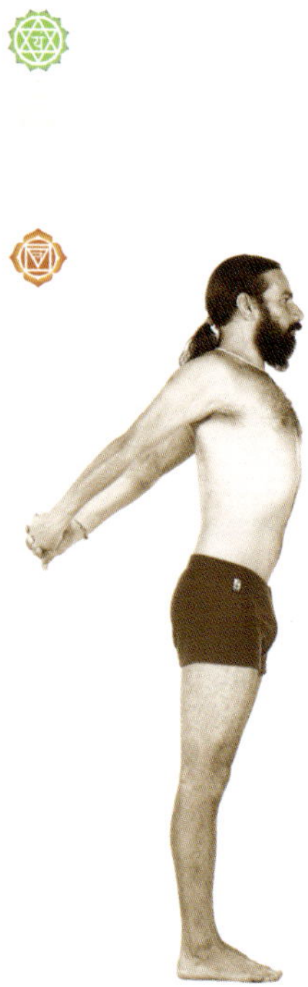

5

ताड आसन (पृष्ठ हस्त उत्तान)
Tāḍa āsana (pṛṣṭha hasta uttāna)
Palmenhaltung (Arme hinter dem Rücken gestreckt)

ताडासन (पृष्ठहस्तोत्तान)
Tādāsana (pṛṣṭhahastottāna)

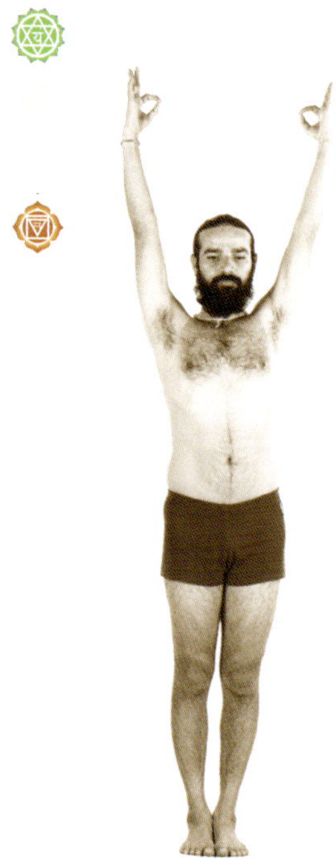

6

ताड आसन (ऊर्ध्व हस्त)
Tāḍa āsana (ūrdhva hasta)
Palmenhaltung (Arme über den Kopf gestreckt)

ताडासन (ऊर्ध्वहस्त)
Tāḍasana (ūrdhvahasta)

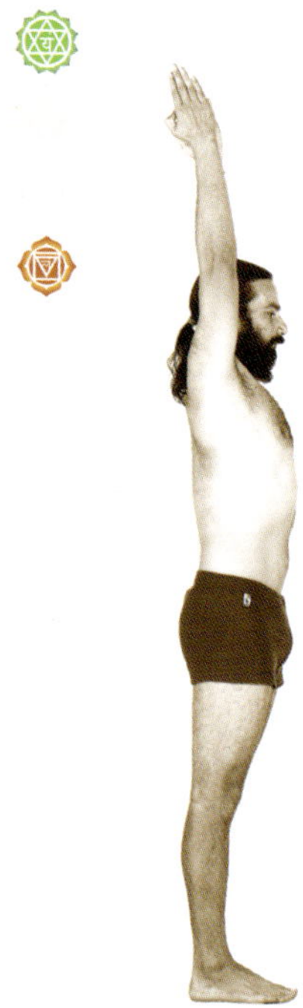

7

ताड आसन (ऊर्ध्व हस्त नमस्कार)
Tāḍa āsana (ūrdhva hasta namaskāra)
Palmenhaltung (Hände in Gebetshaltung über den Kopf gestreckt)

ताडासन (ऊर्ध्वहस्तनमस्कार)
Tāḍāsana (ūrdhvahastanamaskāra)

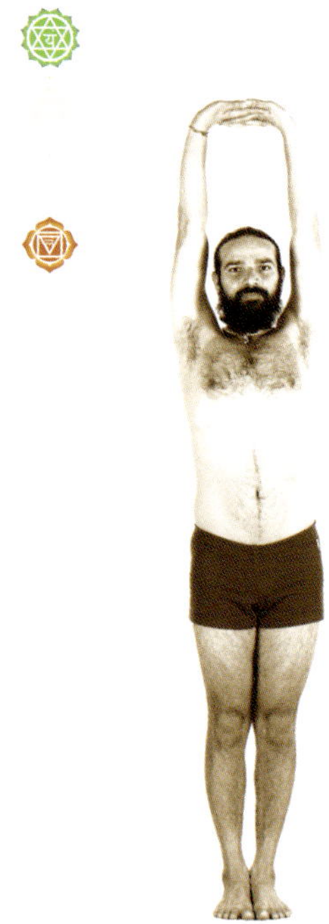

8

ताड आसन (ऊर्ध्व करतल)
Tāḍa āsana (ūrdhva karatala)
Palmenhaltung (Handflächen zeigen nach oben)

ताडासन (ऊर्ध्वकरतल)
Tāḍāsana (ūrdhvakaratala)

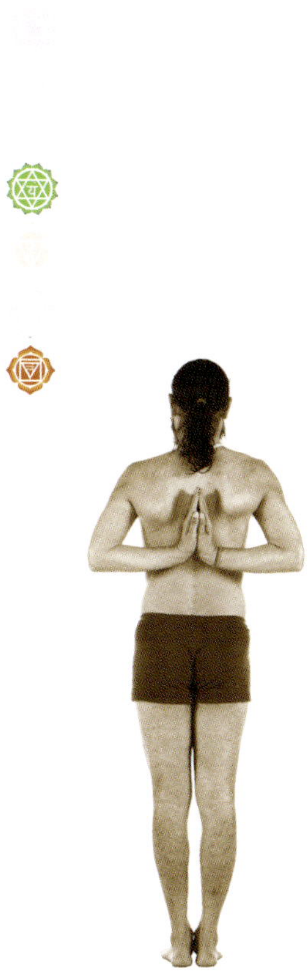

9
ताड आसन (पृष्ठ नमस्कार)
Tāḍa āsana (pṛṣṭha namaskāra)
Palmenhaltung (Hände in Gebetshaltung hinter dem Rücken)

ताडासन (पृष्ठनमस्कार)
Tāḍāsana (pṛṣṭhanamaskāra)

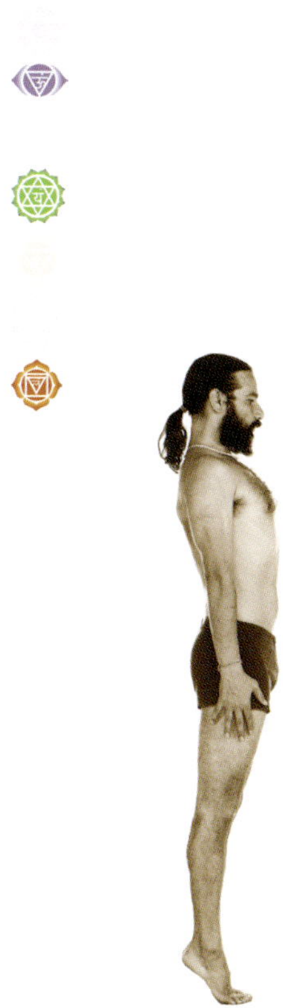

10
उत्तोलन ताड आसन
Uttolana tāḍa āsana
Balancierte Palmenhaltung

उत्तोलनताडासन
Uttolanatāḍāsana

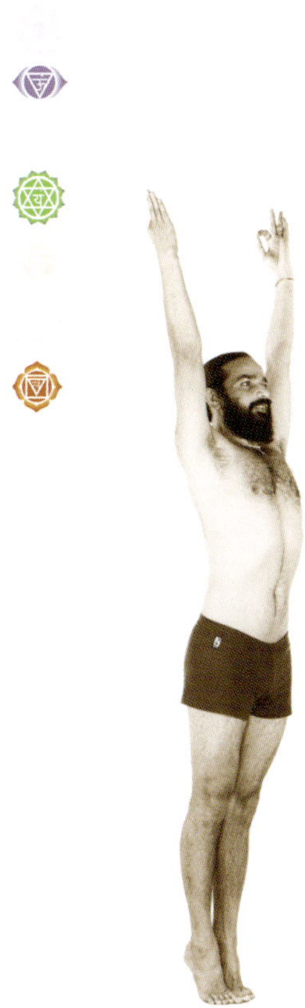

11
उत्तोलन ताड आसन (ऊर्ध्व हस्त)
Uttolana tāḍa āsana (ūrdhva hasta)
Balancierte Palmenhaltung (Arme über den Kopf gestreckt)

उत्तोलनताडासन (ऊर्ध्वहस्त)
Uttolanatāḍāsana (ūrdhvahasta)

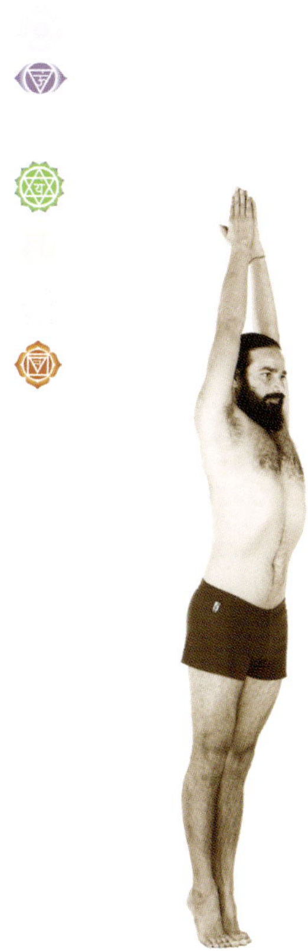

12
उत्तोलन ताड आसन (ऊर्ध्व हस्त नमस्कार)
Uttolana tāḍa āsana (ūrdhva hasta namaskāra)
Balancierte Palmenhaltung (Hände in Gebetshaltung über den Kopf gestreckt)

उत्तोलनताडासन (ऊर्ध्वहस्तनमस्कार)
Uttolanatāḍāsana (ūrdhvahastanamaskāra)

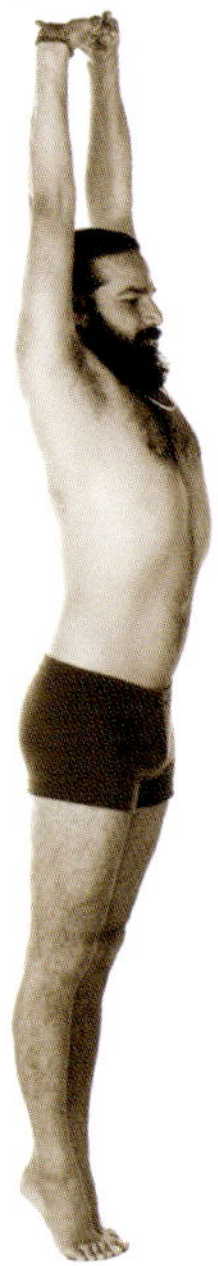

13
उत्तोलन ताड आसन (ऊर्ध्व करतल)
Uttolana tāḍa āsana (ūrdhva karatala)
Balancierte Palmenhaltung (Handflächen zeigen nach oben)

उत्तोलनताडासन (ऊर्ध्वकरतल)
Uttolanatāḍāsana (ūrdhvakaratala)

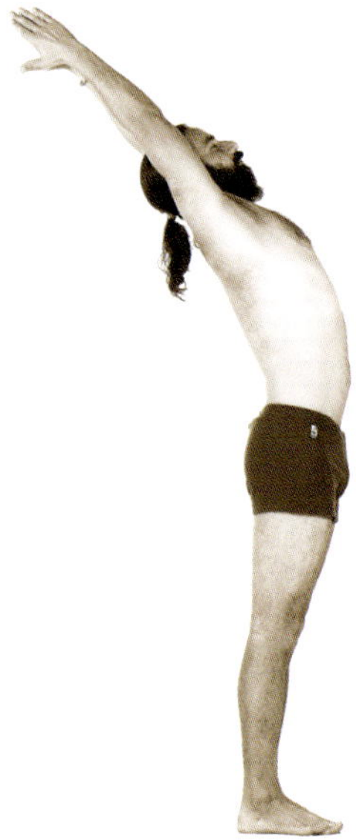

14
ऊर्ध्व हस्त उत्तान आसन
Ūrdhva hasta uttāna āsana
Überkopf-Armdehnung

ऊर्ध्वहस्तोत्तानासन
Ūrdhvahastottānāsana

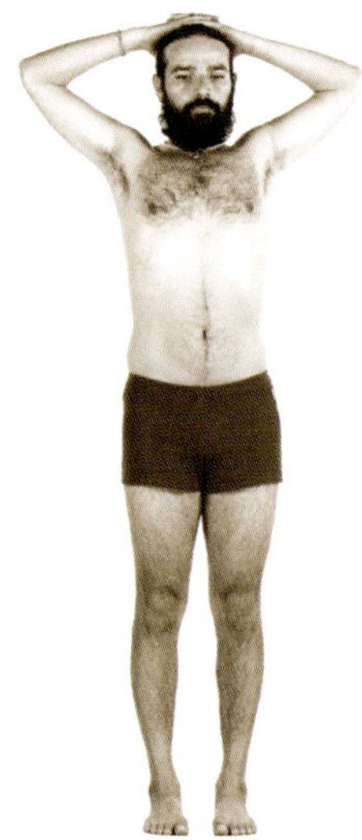

15
ताड आसन (शीर्ष हस्त)
Tāḍa āsana (śīrṣa hasta)
Palmenhaltung (Hände auf dem Kopf)

ताडासन (शीर्षहस्त)
Tāḍasana (śīrṣahasta)

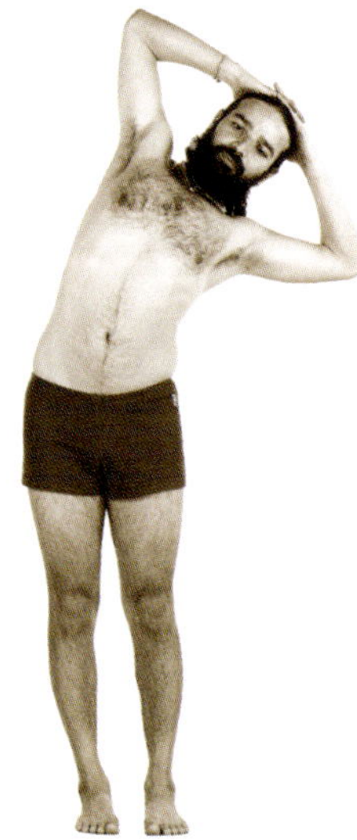

16
चन्द्र आसन (शीर्ष हस्त)
Candra āsana (śīrṣa hasta)
Mondhaltung (Hände auf dem Kopf)

चन्द्रासन (शीर्षहस्त)
Candrāsana (śīrṣahasta)

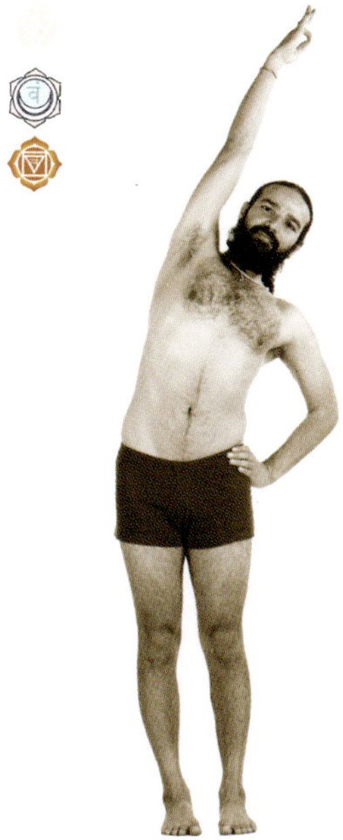

17
अर्ध चन्द्र आसन (एक कटि हस्त)
Ardha candra āsana (eka kati hasta)
Halbe Mondhaltung (eine Hand auf der Hüfte)

अर्धचन्द्रासन (एककटिहस्त)
Ardhacandrāsana (ekakatihasta)

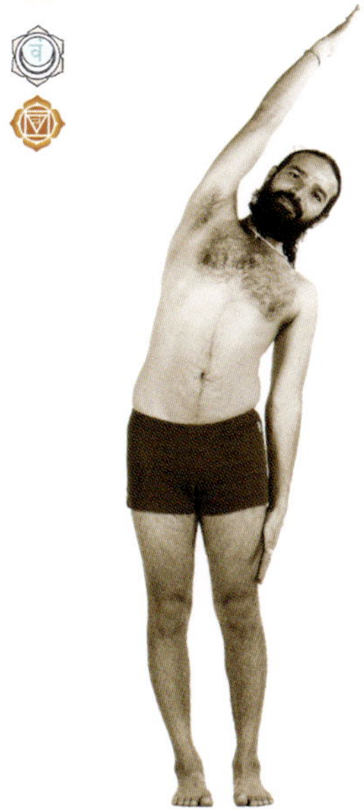

18
अर्ध चन्द्र आसन (एक हस्त उरु)
Ardha candra āsana (eka hasta uru)
Halbe Mondhaltung (eine Hand auf dem Oberschenkel)

अर्धचन्द्रासन (एकहस्तोरु)
Ardhacandrāsana (ekahastoru)

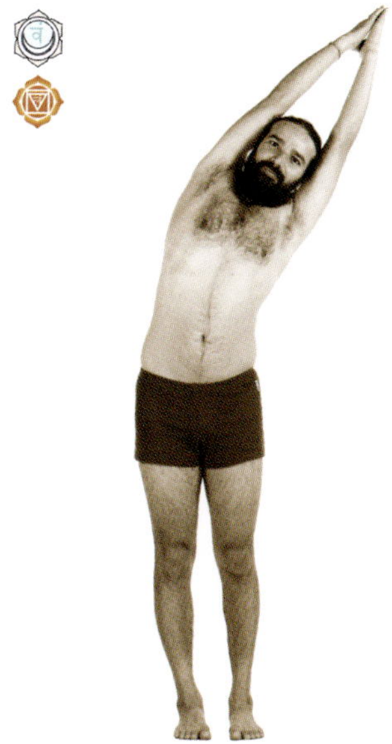

19
चन्द्र आसन (नमस्कार हस्त)
Candra āsana (namaskāra hasta)
Mondhaltung (Hände in Gebetshaltung)

चन्द्रासन (नमस्कारहस्त)
Candrāsana (namaskārahasta)

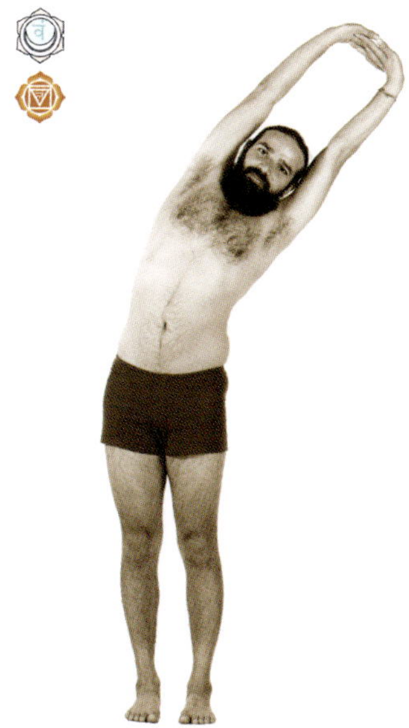

20
चन्द्र आसन (ऊर्ध्व करतल)
Candra āsana (ūrdhva karatala)
Mondhaltung (Handflächen zeigen nach oben)

चन्द्रासन (ऊर्ध्वकरतल)
Candrāsana (ūrdhvakaratala)

Gleichgewichtshaltungen

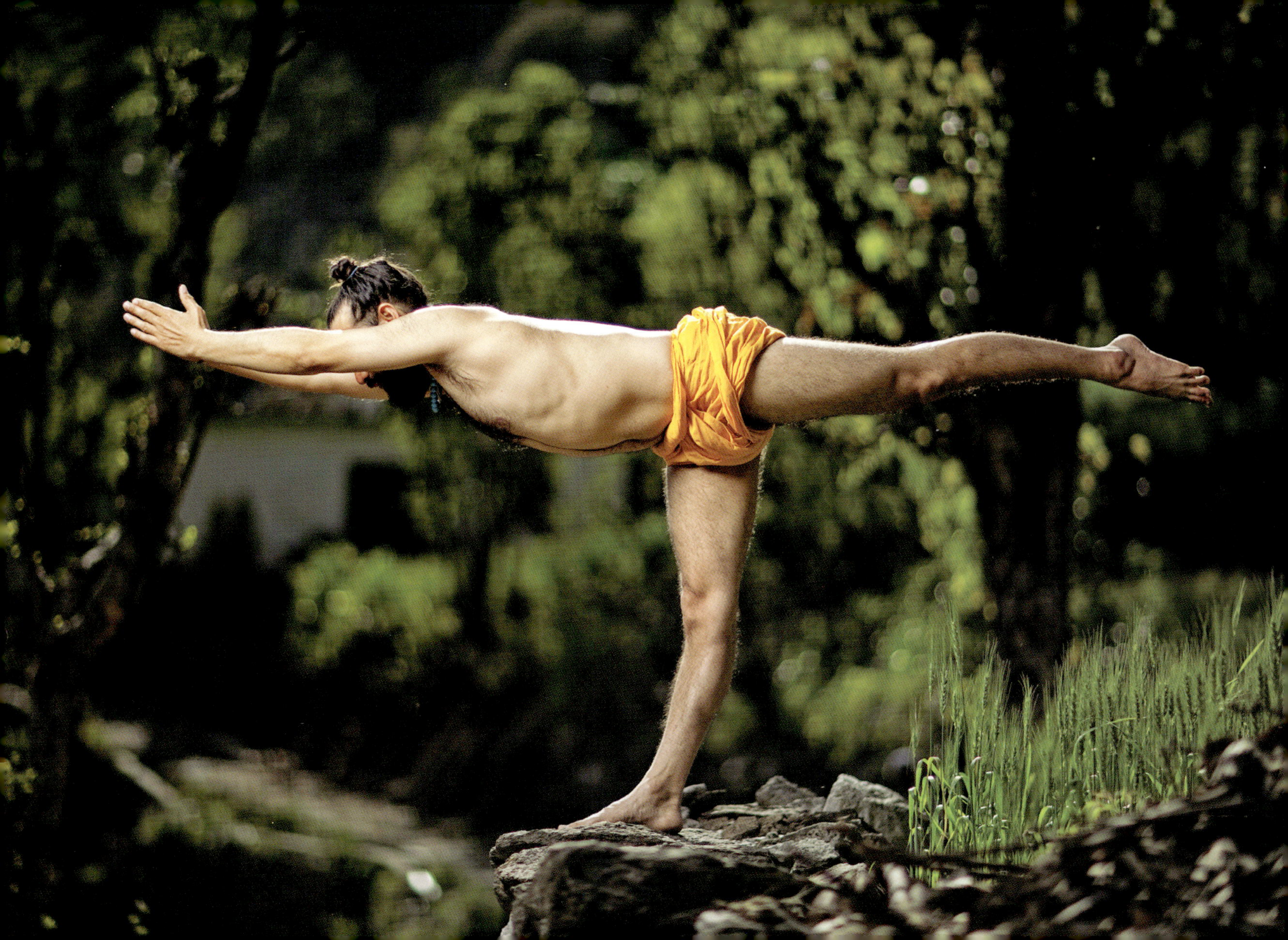

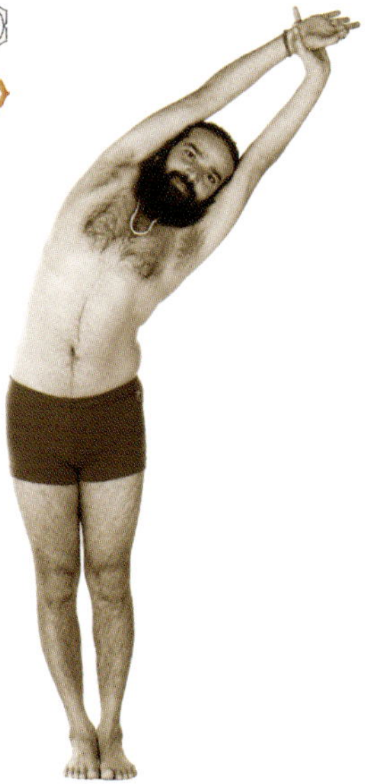

21
चन्द्र आसन (मणि बन्ध)
Candra āsana (maṇi bandha)
Mondhaltung (eine Hand umfasst das Handgelenk der anderen)

चन्द्रासन (मणिबन्ध)
Candrāsana (maṇibandha)

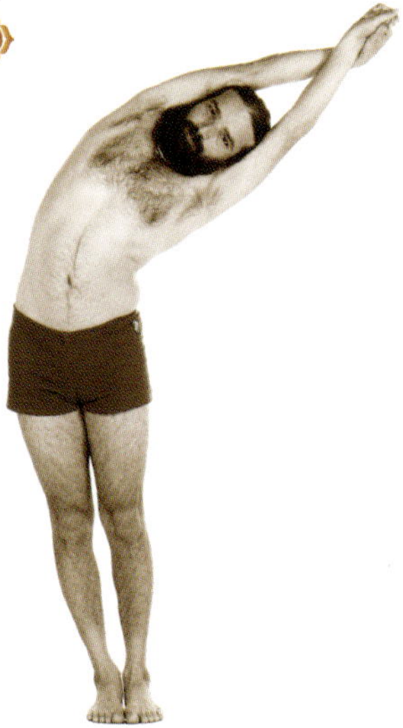

22
चन्द्र आसन (रज्जु हस्त)
Candra āsana (rajju hasta)
Mondhaltung (Arme verschlungen)

चन्द्रासन (रज्जुहस्त)
Candrāsana (rajjuhasta)

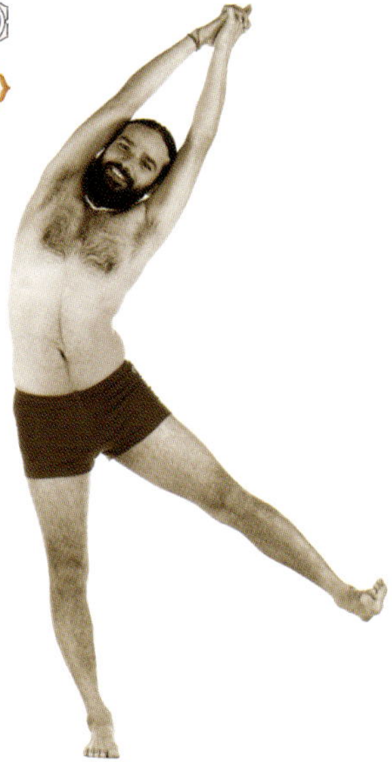

23
चन्द्र आसन (उत्तोलन एक पाद)
Candra āsana (uttolana eka pāda)
Mondhaltung (auf einem Fuß balanciert)

चन्द्रासन (उत्तोलनैकपाद)
Candrāsana (uttolanaikapāda)

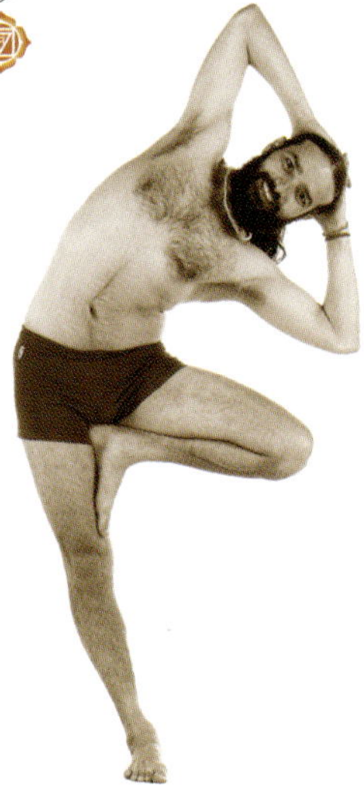

24
ध्रुव चन्द्र आसन (शीर्ष हस्त)
Dhruva candra āsana (śīrṣa hasta)
Feigenbaum-Mondhaltung (Hände auf dem Kopf)

ध्रुवचन्द्रासन (शीर्षहस्त)
Dhruvacandrāsana (śīrṣahasta)

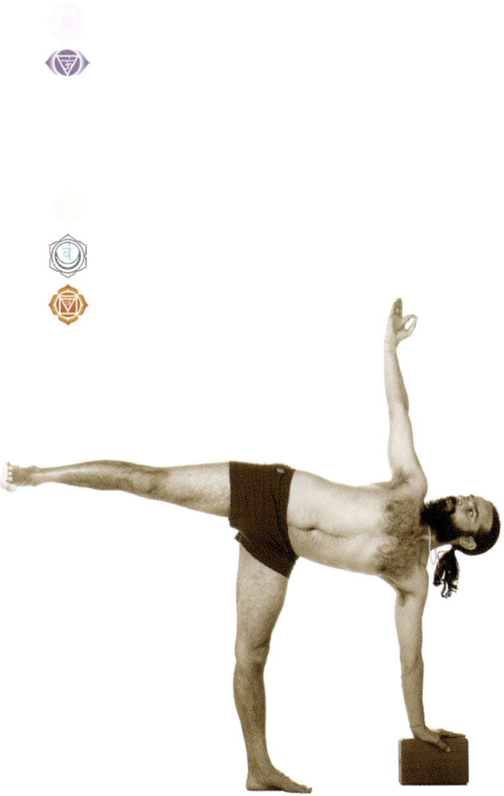

25
अर्ध चन्द्र कला आसन (सालम्ब हस्त)
Ardha candra kalā āsana (sālamba hasta)
Halbe Mondphasenhaltung (Hand auf Yogablock gestützt)

अर्धचन्द्रकलासन (सालम्बहस्त)
Ardhacandrakalāsana (sālambahasta)

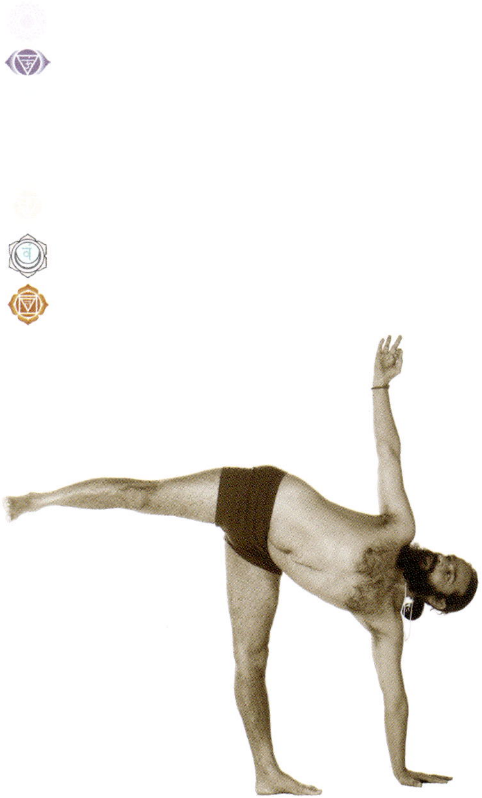

26
अर्ध चन्द्र कला आसन
Ardha candra kalā āsana
Halbe Mondphasenhaltung

अर्धचन्द्रकलासन
Ardhacandrakalāsana

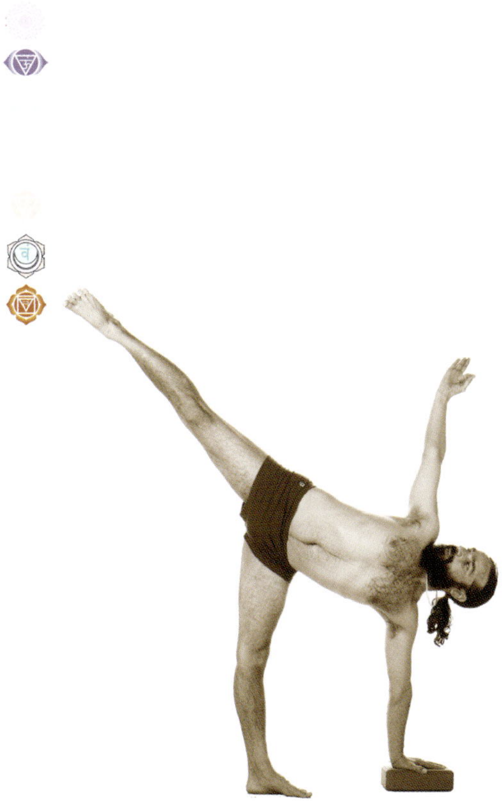

27
चन्द्र कला आसन (सालम्ब हस्त, व्योम पाद)
Candra kalā āsana (sālamba hasta, vyoma pāda)
Mondphasenhaltung (Hand auf Yogablock gestützt, Fuß nach außen gedreht)

चन्द्रकलासन (सालम्बहस्त, व्योमपाद)
Candrakalāsana (sālambahasta, vyomapāda)

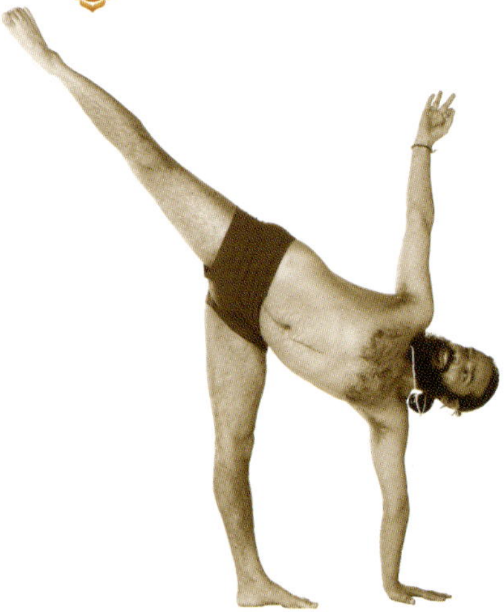

28
चन्द्र कला आसन
Candra kala āsana
Mondphasenhaltung

चन्द्रकलासन
Candrakalāsana

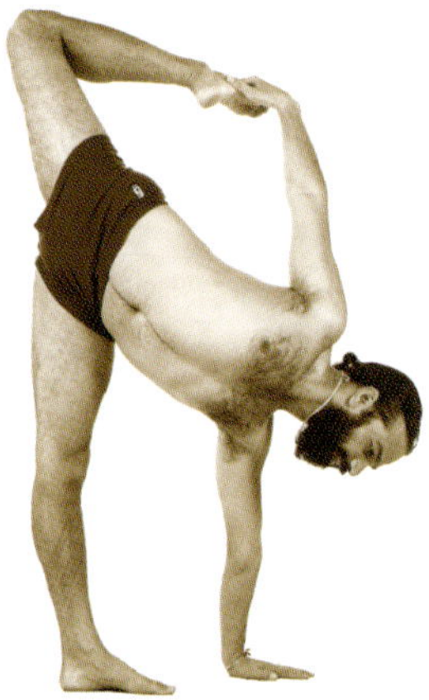

29
नृत्य चन्द्र कला आसन (अधो मुख)
Nṛtya candra kalā āsana (adho mukha)
Tanzende Mondphasenhaltung (Gesicht nach unten gerichtet)

नृत्यचन्द्रकलासन (अधोमुख)
Nṛtyacandrakalāsana (adhomukha)

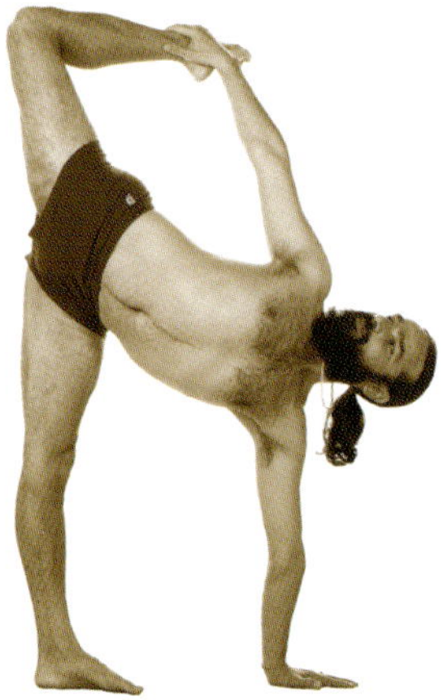

30
नृत्य चन्द्र कला आसन (ऊर्ध्व मुख)
Nṛtya candra kalā āsana (ūrdhva mukha)
Tanzende Mondphasenhaltung (Gesicht nach oben gerichtet)

नृत्यचन्द्रकलासन(ऊर्ध्वमुख)
Nṛtyacandrakalāsana (ūrdhvamukha)

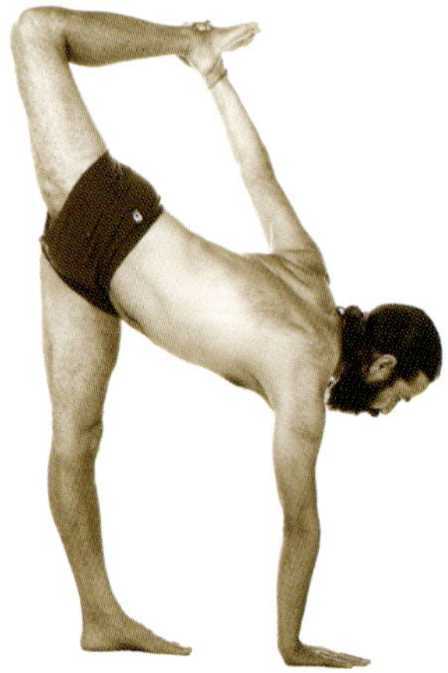

31
परिवृत्त नृत्य चन्द्र कला आसन (अधो मुख)
Parivṛtta nṛtya candra kalā āsana (adho mukha)
Gedrehte Tanzende Mondphasenhaltung (Gesicht nach unten gerichtet)

परिवृत्तनृत्यचन्द्रकलासन (अधोमुख)
Parivṛttanṛtyacandrakalāsana (adhomukha)

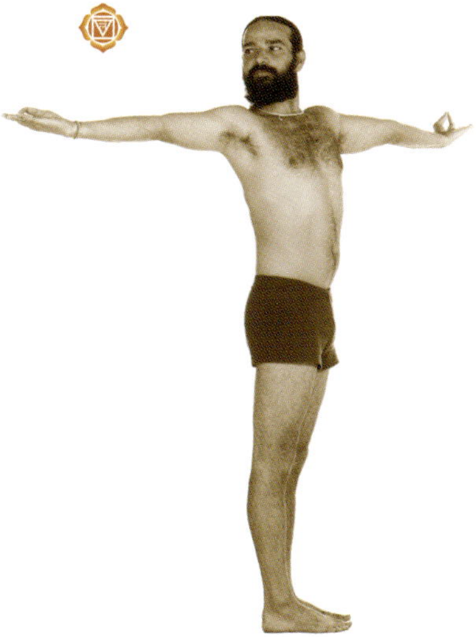

32
परिवृत्त कटि चक्र आसन
Parivṛtta kati cakra āsana
Taillendrehung

परिवृत्तकटिचक्रासन
Parivṛttakaticakrāsana

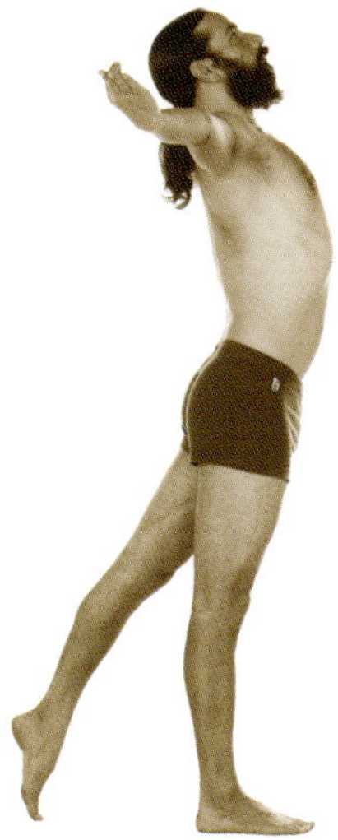

33
अप्सरा आसन (पृष्ठ पाद अङ्गुल भू)
Apsarā āsana (pṛṣṭha pāda aṅgula bhū)
Engelhaltung (Zehen des hinteren Fußes auf der Erde)

अप्सरासन (पृष्ठपादाङ्गुलभू)
Apsarāsana (pṛṣṭhapādāṅgulabhū)

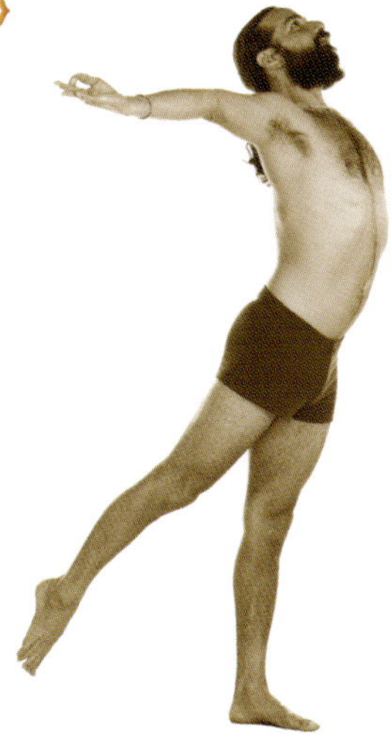

34
भद्र अप्सरा आसन
Bhadra apsarā āsana
Schöne Engelhaltung

भद्राप्सरासन
Bhadrāpsarāsana

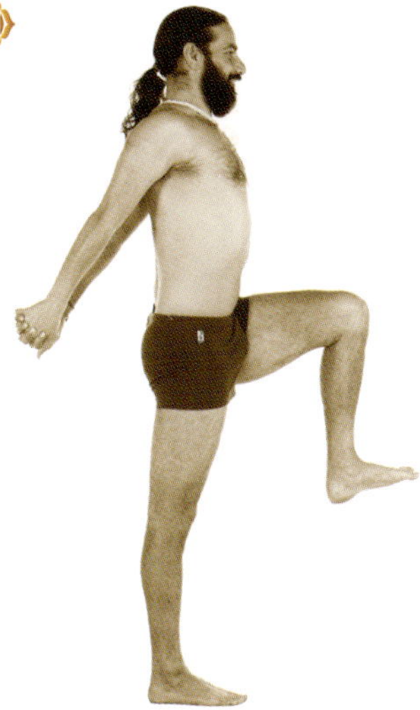

35
पवित्र आसन (पृष्ठ हस्त उत्तान)
Pavitra āsana (pṛṣṭha hasta uttāna)
Reinigungshaltung (Arme hinter dem Rücken gestreckt)

पवित्रासन (पृष्ठहस्तोत्तान)
Pavitrāsana (pṛṣṭhahastottāna)

Dein wahres Wesen ist glückselig, fröhlich, verspielt und furchtlos.

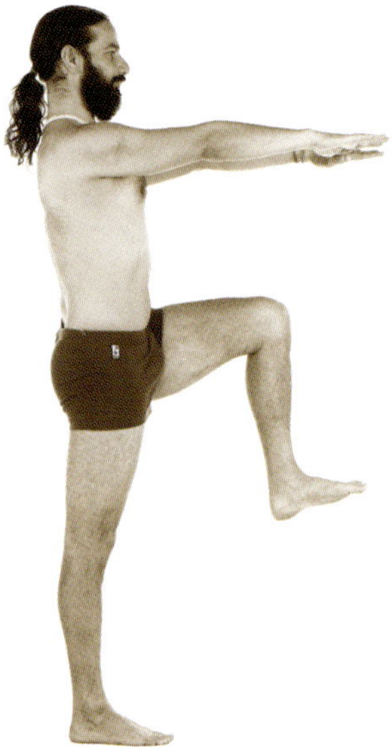

36
पवित्र आसन (समक्ष हस्त)
Pavitra āsana (samakṣa hasta)
Reinigungshaltung (Arme nach vorn gestreckt)

पवित्रासन (समक्षहस्त)
Pavitrāsana (samakṣahasta)

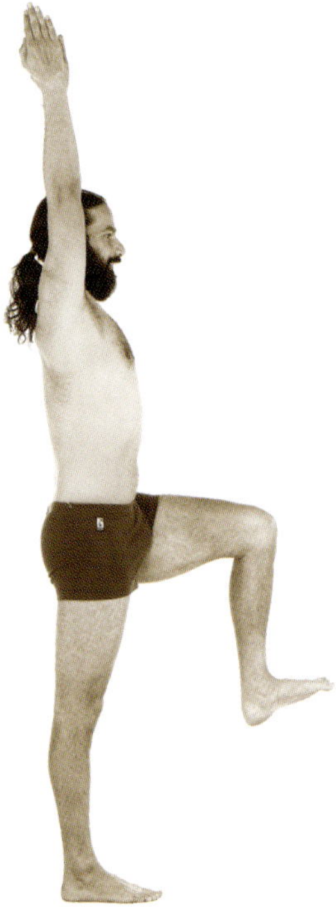

37
पवित्र आसन (ऊर्ध्व हस्त)
Pavitra āsana (ūrdhva hasta)
Reinigungshaltung (Arme über den Kopf gestreckt)

पवित्रासन (ऊर्ध्वहस्त)
Pavitrāsana (ūrdhvahasta)

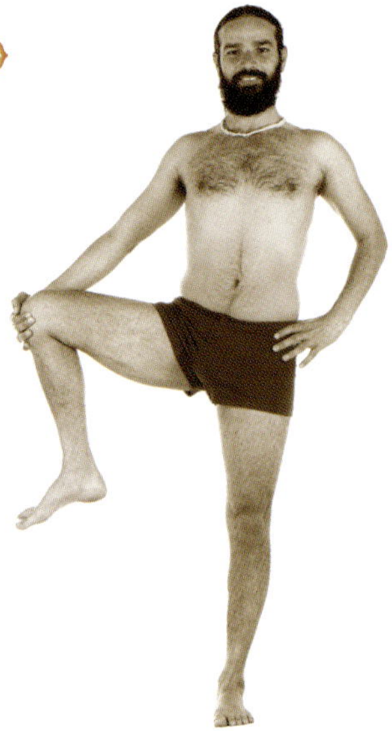

38
पवित्र आसन (पार्श्व कटि जानु हस्त)
Pavitra āsana (pārśva kati jānu hasta)
Reinigungshaltung (eine Hand auf der Hüfte, Knie nach außen geöffnet)

पवित्रासन (पार्श्वकटिजानुहस्त)
Pavitrāsana (pārśvakatijānuhasta)

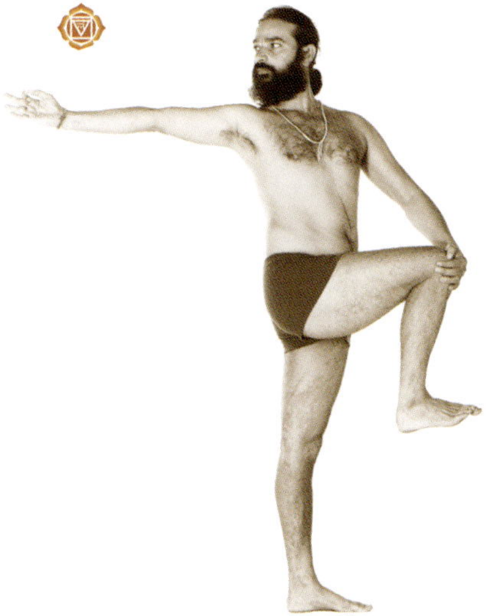

39
परिवृत्त पवित्र आसन (एक जानु हस्त)
Parivṛtta pavitra āsana (eka jānu hasta)
Gedrehte Reinigungshaltung (eine Hand auf dem Knie)

परिवृत्तपवित्रासन (एकजानुहस्त)
Parivṛttapavitrāsana (ekajānuhasta)

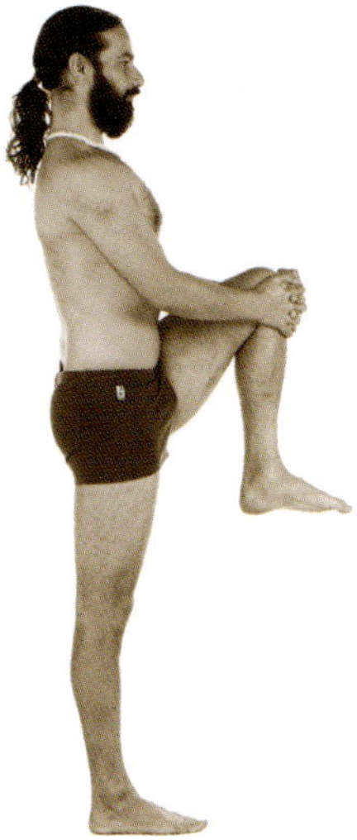

40
पवित्र आसन (जानु बद्ध)
Pavitra āsana (jānu baddha)
Reinigungshaltung (beide Hände umfassen das Knie)

पवित्रासन (जानुबद्ध)
Pavitrāsana (jānubaddha)

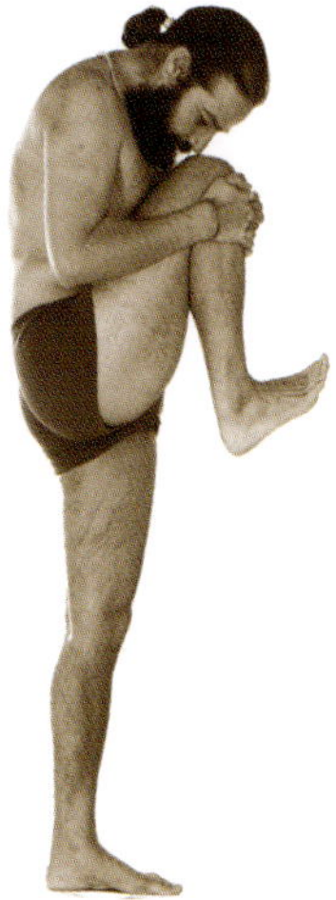

41
पवित्र आसन (जानु शिर)
Pavitra āsana (jānu śira)
Reinigungshaltung (Kopf zum Knie)

पवित्रासन (जानुशिर)
Pavitrāsana (jānuśira)

*Yoga ist kein Workout –
es ist eine Reise ins Innere.*

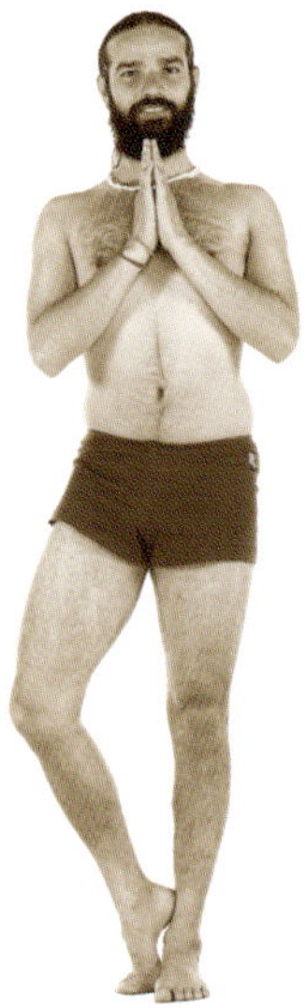

42
ध्रुव आसन (प्रपदिक)
Dhruva āsana (prapadika)
Feigenbaumhaltung
(Fußballen auf der Erde)

ध्रुवासन(प्रपदिक)
Dhruvāsana (prapadika)

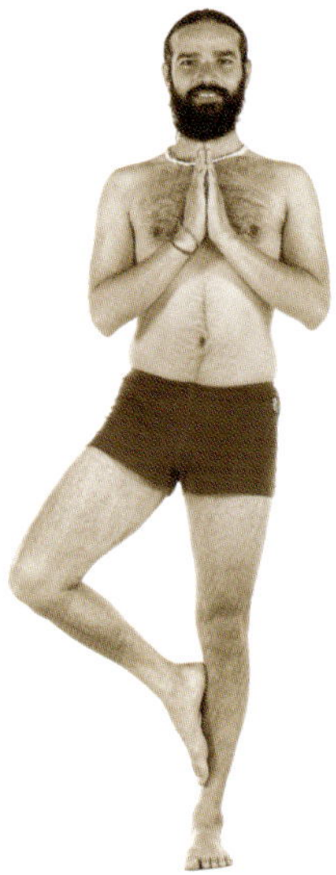

43
ध्रुव आसन (गुल्फ पाद)
Dhruva āsana (gulpha pāda)
Feigenbaumhaltung
(Fuß am Knöchel)

ध्रुवासन (गुल्फपाद)
Dhruvāsana (gulphapāda)

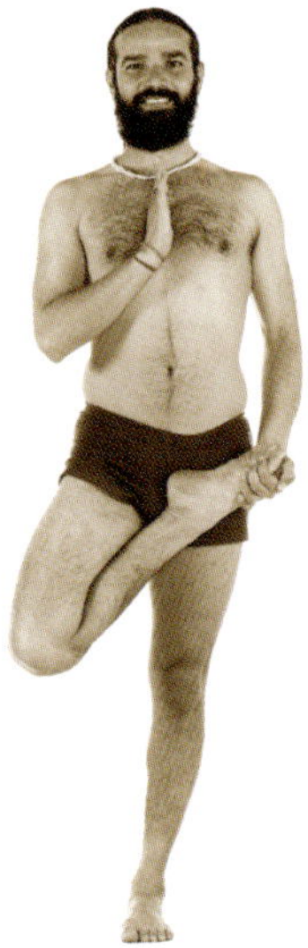

44
अर्ध पद्म ध्रुव आसन (एक हस्त नमस्कार)
Ardha padma dhruva āsana
(eka hasta namaskāra)
Halbe Lotos-Feigenbaumhaltung
(eine Hand in Gebetshaltung)

अर्धपद्मध्रुवासन (एकहस्तनमस्कार)
Ardhapadmadhruvāsana (ekahastanamaskāra)

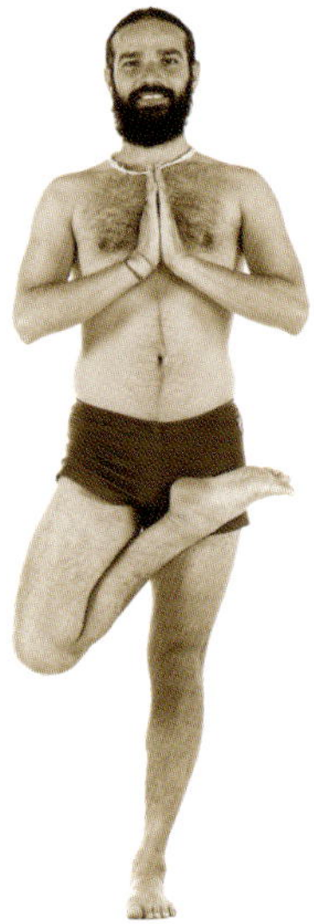

45
अर्ध पद्म ध्रुव आसन (नमस्कार हस्त)
Ardha padma dhruva āsana (namaskāra hasta)
Halbe Lotos-Feigenbaumhaltung
(Hände in Gebetshaltung)

अर्धपद्मध्रुवासन (नमस्कारहस्त)
Ardhapadmadhruvāsana (namaskārahasta)

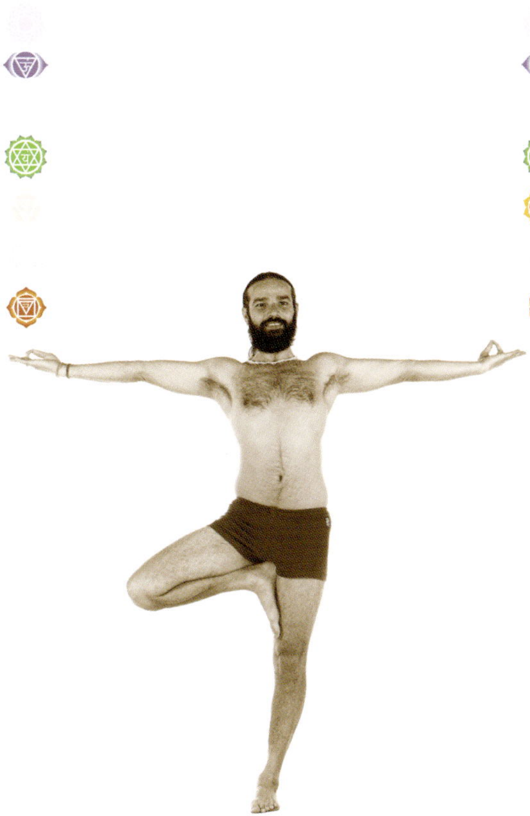

46
ध्रुव आसन (विराट हस्त)
Dhruva āsana (virāṭa hasta)
Feigenbaumhaltung
(Arme weit zur Seite gestreckt)

ध्रुवासन (विराटहस्त)
Dhruvāsana (virātahasta)

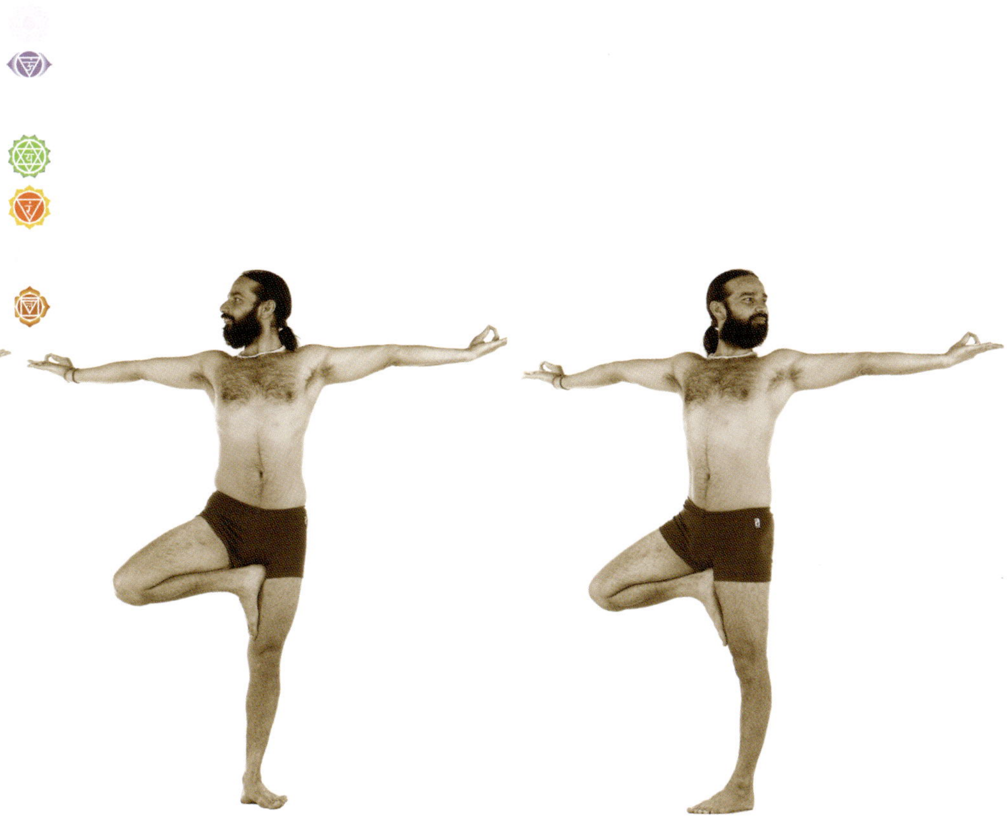

47
परिवृत्त ध्रुव आसन (विराट हस्त)
Parivṛtta dhruva āsana (virāṭa hasta)
Gedrehte Feigenbaumhaltung
(Arme weit zur Seite gestreckt)

परिवृत्तध्रुवासन (विराटहस्त)
Parivṛttadhruvāsana (virātahasta)

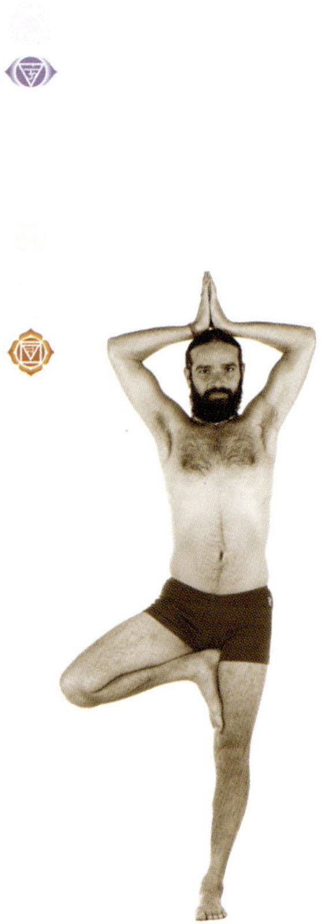

48
ध्रुव आसन (शिखा नमस्कार)
Dhruva āsana (śikhā namaskāra)
Feigenbaumhaltung (Hände in Gebetshaltung auf dem Kopf)

ध्रुवासन (शिखानमस्कार)
Dhruvāsana (śikhānamaskāra)

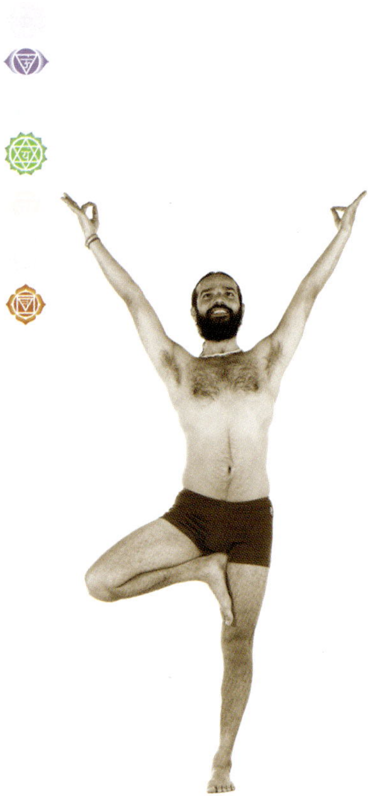

49
आनन्द ध्रुव आसन
Ānanda dhruva āsana
Glückselige Feigenbaumhaltung

आनन्दध्रुवासन
Ānandadhruvāsana

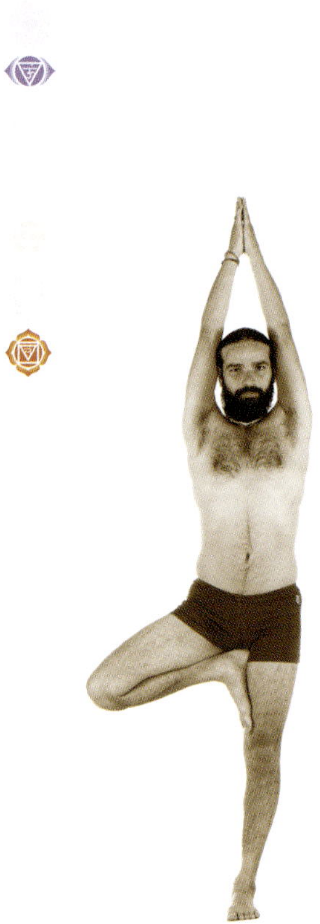

50
ध्रुव आसन
Dhruva āsana
Feigenbaumhaltung

ध्रुवासन
Dhruvāsana

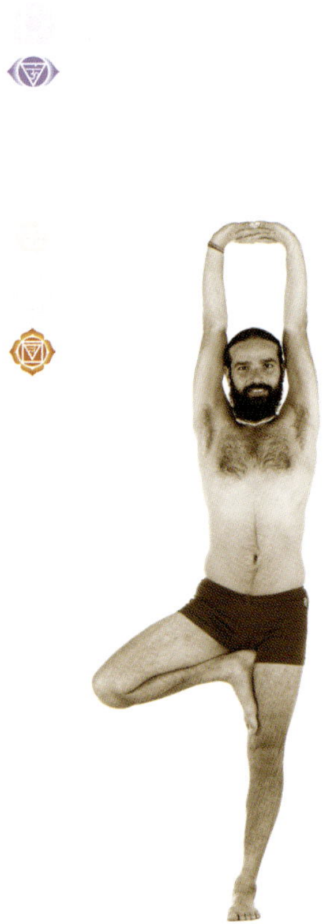

51
ध्रुव आसन (ऊर्ध्व करतल)
Dhruva āsana (ūrdhva karatala)
Feigenbaumhaltung (Handflächen zeigen nach oben)

ध्रुवासन (ऊर्ध्वकरतल)
Dhruvāsana (ūrdhvakaratala)

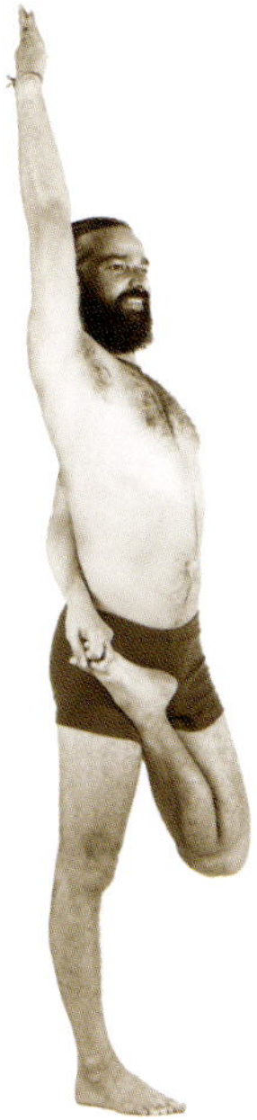

52
उत्तान ताड आसन (अर्ध बद्ध पद्म)
Uttāna tāḍa āsana (ardha baddha padma)
Erweiterte Palmenhaltung (ein Bein im gebundenen halben Lotossitz)

उत्तानताडासन (अर्धबद्धपद्म)
Uttānatāḍāsana (ardhabaddhapadma)

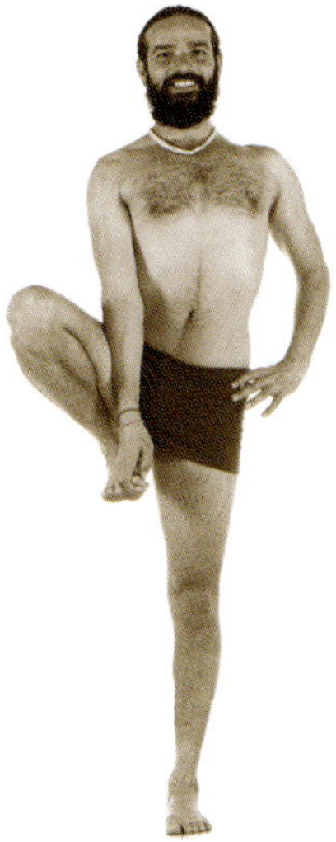

53
उत्थित हस्त पाद अङ्गुष्ठ आसन (आरम्भ अवस्था)
Utthita hasta pāda aṅguṣṭha āsana (ārambha avasthā)
Aufrechte Hand-zum-großen-Zeh-Haltung (Ausgangsposition)

उत्थितहस्तपादाङ्गुष्ठासन (आरम्भावस्था)
Utthitahastapādāṅguṣṭhāsana (ārambhāvasthā)

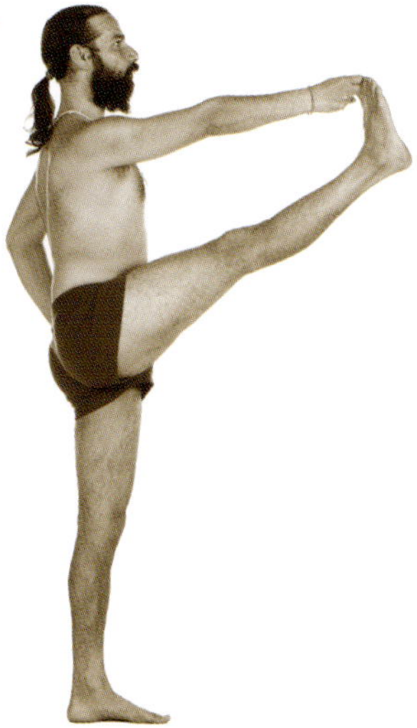

54
उत्थित हस्त पाद अङ्गुष्ठ आसन
Utthita hasta pāda āṅguṣṭha āsana
Aufrechte Hand-zum-großen-Zeh-Haltung

उत्थितहस्तपादाङ्गुष्ठासन
Utthitahastapādāṅguṣṭhāsana

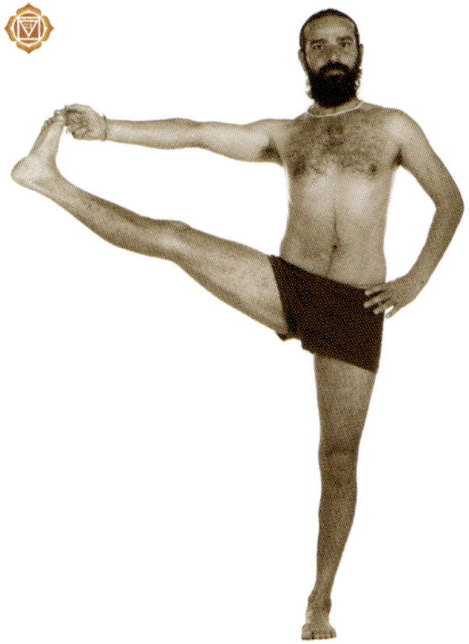

55
उत्थित हस्त पाद अङ्गुष्ठ आसन (पार्श्व)
Utthita hasta pāda āṅguṣṭha āsana (pārśva)
Aufrechte Hand-zum-großen-Zeh-Haltung (seitlich geöffnet)

उत्थितहस्तपादाङ्गुष्ठासन (पार्श्व)
Utthitahastapādāṅguṣṭhāsana (pārśva)

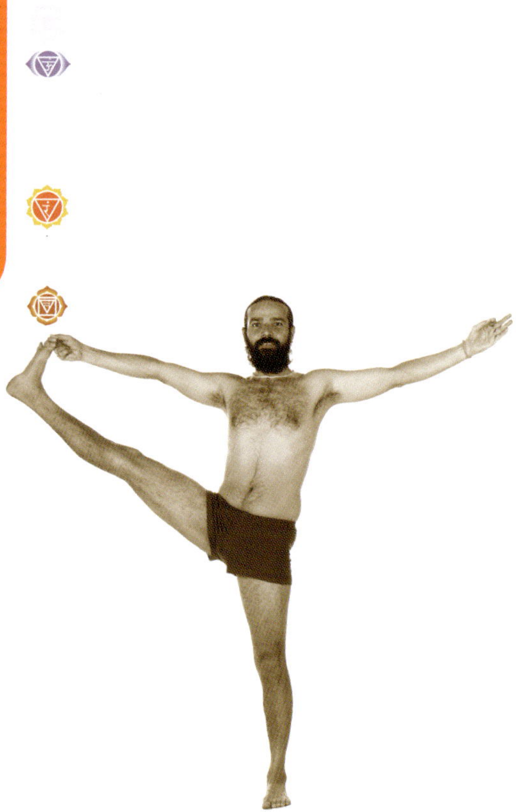

56
उत्थित पार्श्व हस्त पाद अङ्गुष्ठ आसन (पार्श्व, विराट हस्त)
Utthita hasta pāda ānguṣṭha āsana (pārśva, virāṭa hasta)
Aufrechte Hand-zum-großen-Zeh-Haltung
(seitlich geöffnet, Arme weit zur Seite gestreckt)

उत्थितहस्तपादाङ्गुष्ठासन (पार्श्व,विराटहस्त)
Utthitahastapādānguṣṭhāsana (pārśva, virāṭahasta)

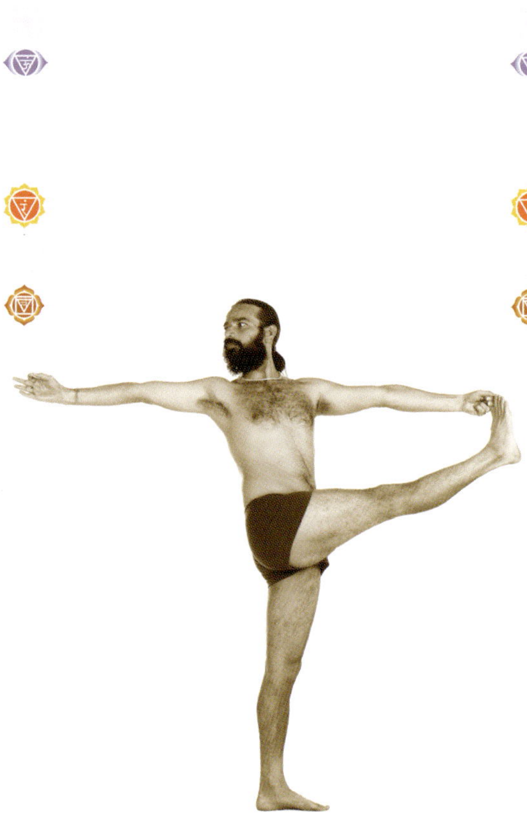

57
उत्थित परिवृत्त हस्त पाद अङ्गुष्ठ आसन (विराट हस्त)
Utthita parivṛtta hasta pāda aṅguṣṭha āsana (virāṭa hasta)
Aufrechte Gedrehte Hand-zum-großen-Zeh-Haltung
(Arme weit zur Seite gestreckt)

उत्थितपरिवृत्तहस्तपादाङ्गुष्ठासन (विराटहस्त)
Utthitaparivṛttahastapādānguṣṭhāsana (virāṭahasta)

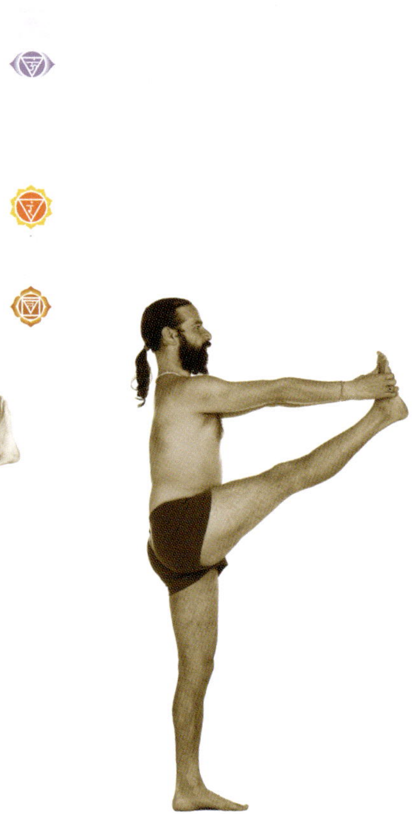

58
उत्थित त्रि विक्रम आसन
Utthita tri vikrama āsana
Aufrechte Dreifaltige-Weisheit-Haltung

उत्थितत्रिविक्रमासन
Utthitatrivikramāsana

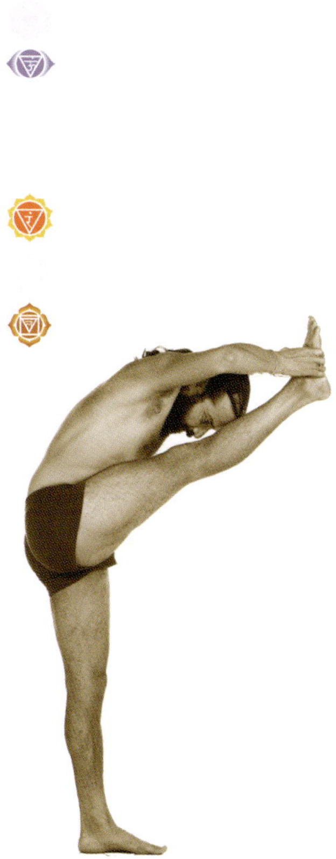

59
उत्थित त्रि विक्रम आसन (जानु शिर)
Utthita tri vikrama āsana (jānu śira)
Aufrechte Dreifaltige-Weisheit-Haltung (Kopf zum Knie)

उत्थितत्रिविक्रमासन (जानुशिर)
Utthitatrivikramāsana (jānuśira)

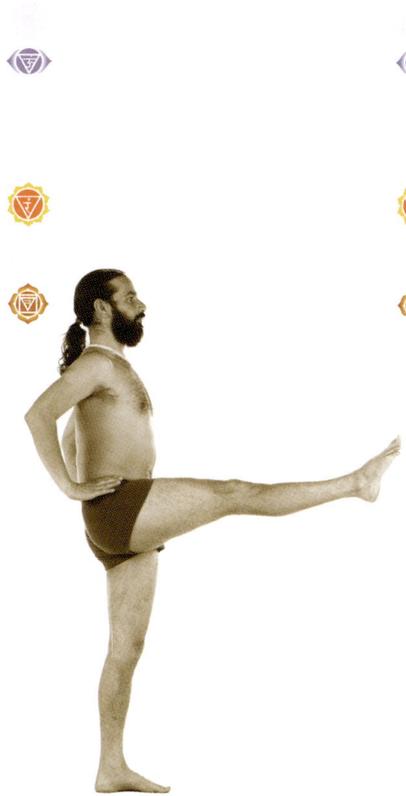

60
उत्थित एक पाद दण्ड आसन (कटि हस्त)
Utthita eka pāda daṇḍa āsana (kati hasta)
Aufrechte Einbeinige Stockhaltung (Hände auf der Hüfte)

उत्थितैकपाददण्डासन (कटिहस्त)
Utthitaikapādaṇḍaḍāsana (katihasta)

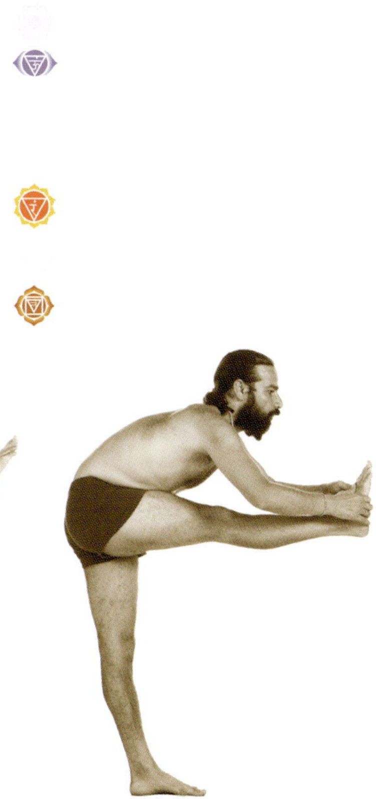

61
उत्थित एक पाद जानु शिर आसन (पूर्व मुख)
Utthita eka pāda jānu śira āsana (pūrva mukha)
Aufrechte Einbeinige Kopf-zum-Knie-Haltung (Gesicht nach vorn gerichtet)

उत्थितैकपादजानुशिरासन (पूर्वमुख)
Utthitaikapādajānuśirāsana (pūrvamukha)

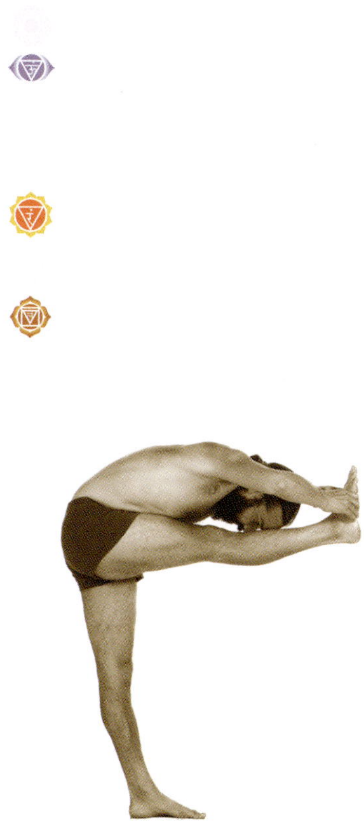

62
उत्थित एक पाद जानु शिर आसन
Utthita eka pāda jānu śira āsana
Aufrechte Einbeinige Kopf-zum-Knie-Haltung

उत्थितैकपादजानुशिरासन
Utthitaikapādajānuśirāsana

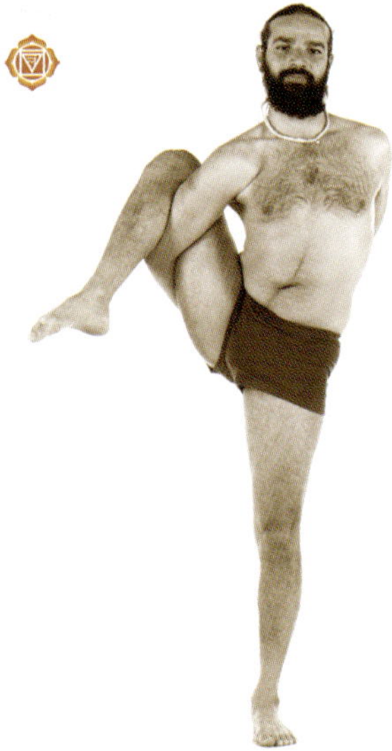

63
पार्श्व त्रि विक्रम आसन (रज्जु हस्त,आरम्भ अवस्था)
Pārśva tri vikrama āsana
(rajju hasta, ārambha avasthā)
Seitliche Dreifaltige-Weisheit-Haltung
(Hände ineinander verhakt, Ausgangsposition)

पार्श्वत्रिविक्रमासन (रज्जुहस्त, आरम्भावस्था)
Pārśvatrivikramāsana (rajjuhasta,
ārambhāvasthā)

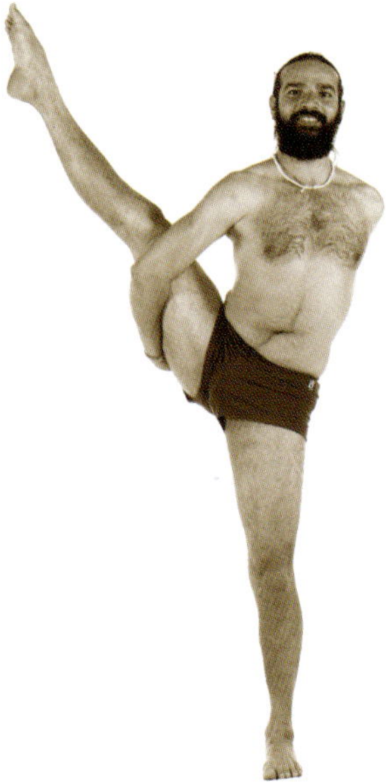

64
पूर्ण पार्श्व त्रि विक्रम आसन (रज्जु हस्त)
Pūrṇa pārśva tri vikrama āsana (rajju hasta)
Vollständige Seitliche Dreifaltige-Weisheit-Haltung
(Hände ineinander verhakt)

पूर्णपार्श्वत्रिविक्रमासन (रज्जुहस्त)
Pūrṇapārśvatrivikramāsana (rajjuhasta)

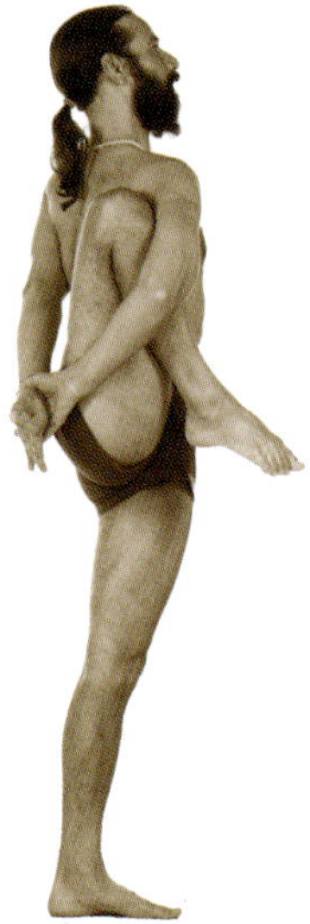

65
जटायु आसन
Jaṭāyu āsana
Geierhaltung

जटायुासन
Jaṭāyuāsana

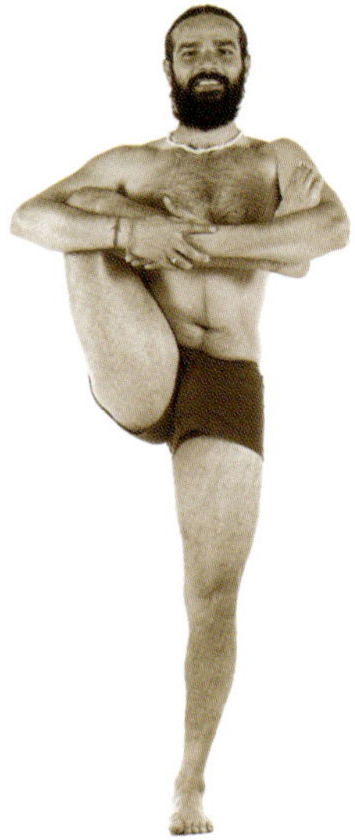

66
उत्थितशिशु वात्सल्य आसन
Utthita śīṣu vātsalya āsana
Aufrechte Wiegehaltung

उत्थितशिशुवात्सल्यासन
Utthitaśīṣuvātsalyāsana

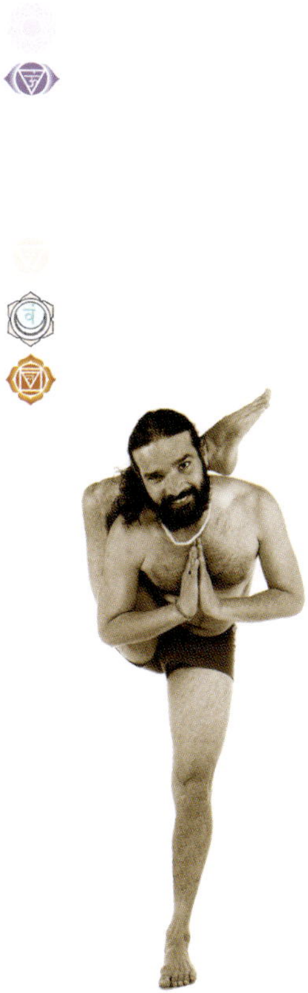

67
उत्थित नमस्कार भैरव आसन
Utthita namaskāra bhairava āsana
Betende Aufrechte Furchtloshaltung

उत्थितनमस्कारभैरवासन
Utthitanamaskārabhairavāsana

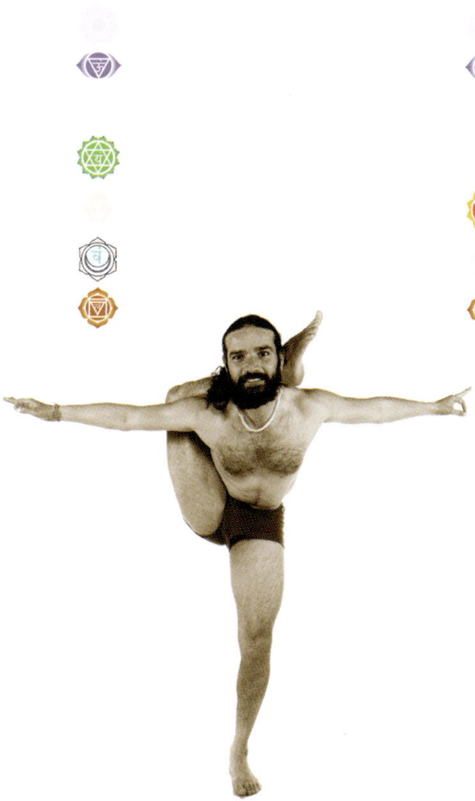

68
उत्थित भैरव आसन (विराट हस्त)
Utthita bhairava āsana (virāṭa hasta)
Aufrechte Furchtloshaltung (Arme weit zur Seite gestreckt)

उत्थितभैरवासन (विराटहस्त)
Utthitabhairavāsana (virāṭahasta)

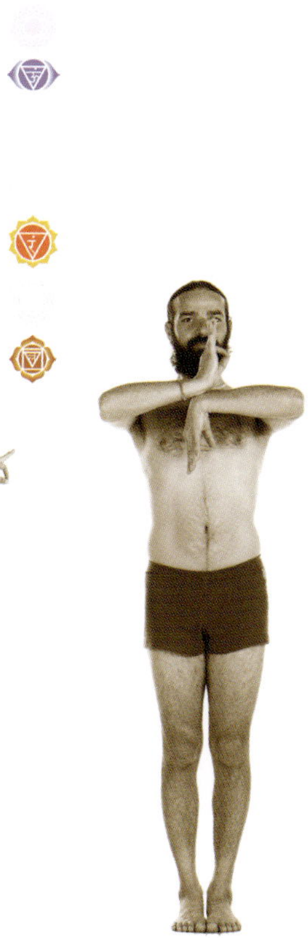

69
नट राज आसन (आरम्भ अवस्था)
Naṭa rāja āsana (ārambha avasthā)
König-des-Tanzes-Haltung (Ausgangsposition)

नटराजासन(आरम्भावस्था)
Naṭarājāsana (ārambhavasthā)

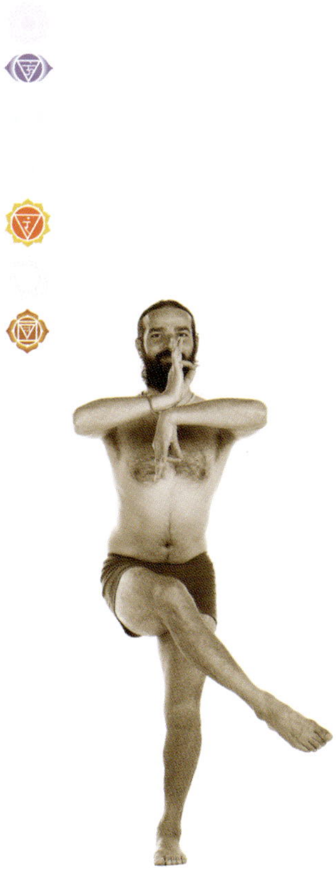

70
शाम्भवी नट राज आसन
Śāmbhavī naṭa rāja āsana
Shiva-Shakti-König-des-Tanzes-Haltung

शाम्भवीनटराजासन
Śāmbhavīnaṭarājāsana

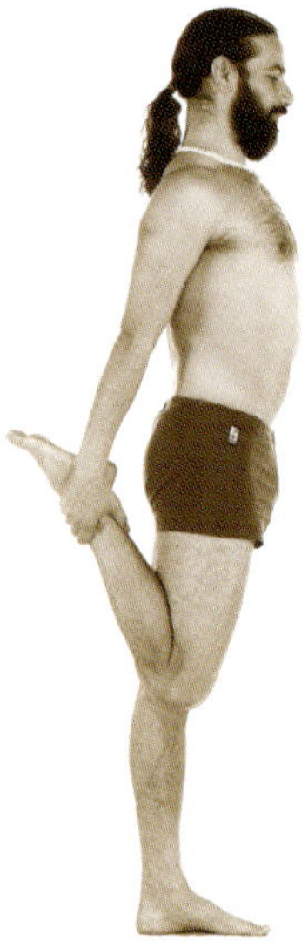

71
मृदुल नट राज आसन (आरम्भ अवस्था)
Mṛdula nata rāja āsana (ārambha avasthā)
Glückliche König-des-Tanzes-Haltung (Ausgangsposition)

मृदुलनटराजासन (आरम्भावस्था)
Mṛdulanatarājāsana (ārambhāvasthā)

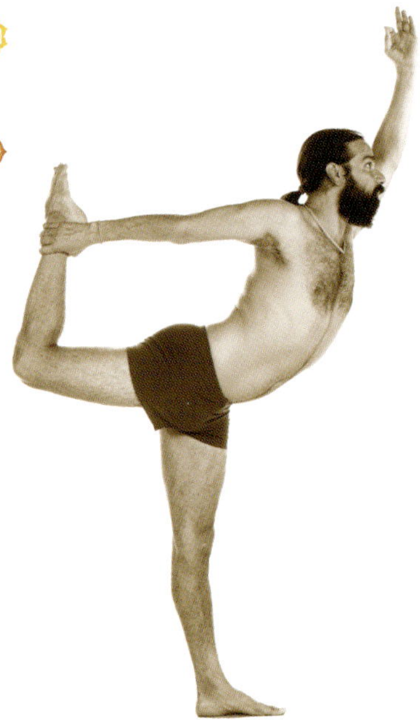

72
नट राज आसन (बहि: गुल्फ हस्त)
Naṭa rāja āsana (bahiḥ gulpha hasta)
König-des-Tanzes-Haltung (Hand außen am Fußgelenk)

नटराजासन (बहिर्गुल्फहस्त)
Naṭarājāsana (bahirgulphahasta)

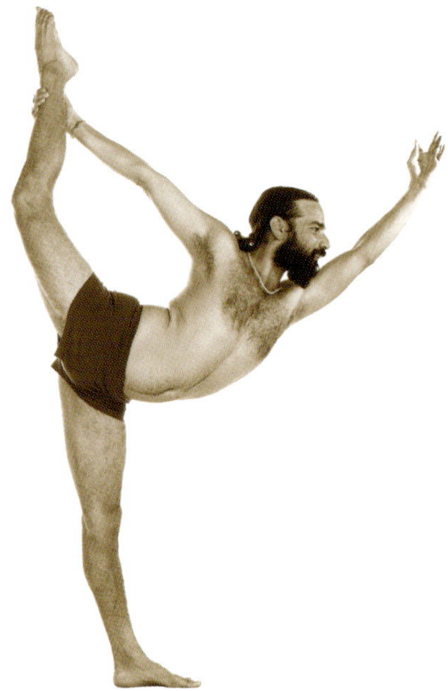

73
नट राज आसन (अन्त: गुल्फ हस्त)
Naṭa rāja āsana (antar gulpha hasta)
König-des-Tanzes-Haltung (Hand innen am Fußgelenk)

नटराजासन (अन्तर्गुल्फहस्त)
Naṭarājāsana (antaṛgulphahasta)

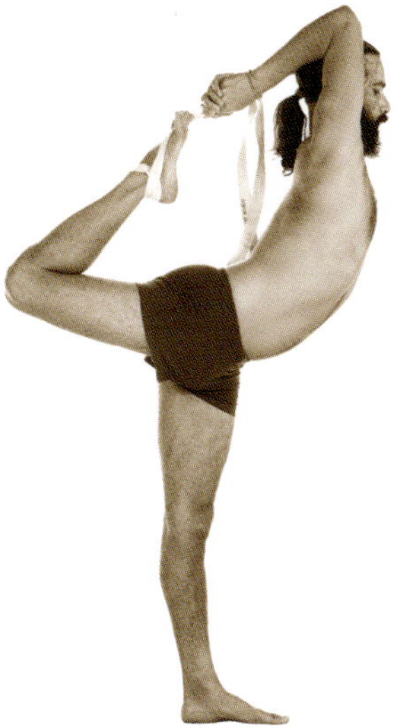

74

नट राज आसन (सरज्जु)
Nata rāja āsana (sarajju)
König-des-Tanzes-Haltung
(durch Yogagurt unterstützt)

नटराजासन (सरज्जु)
Natarājāsana (sarajju)

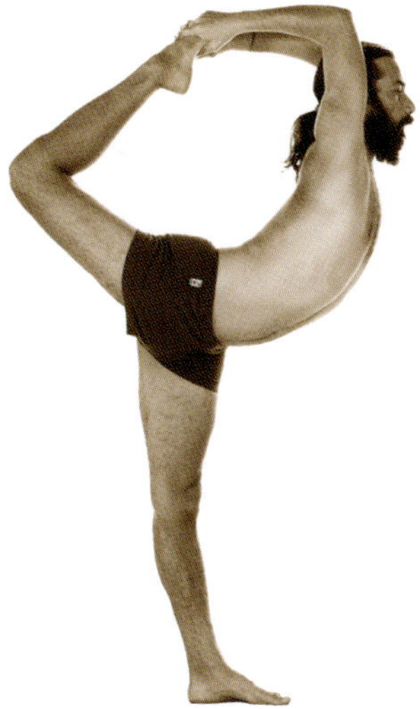

75

नट राज आसन (द्वि हस्त पाद)
Nata rāja āsana (dvi hasta pāda)
König-des-Tanzes-Haltung
(beide Hände halten den Fuß)

नटराजासन (द्विहस्तपाद)
Natarājāsana (dvihastapāda)

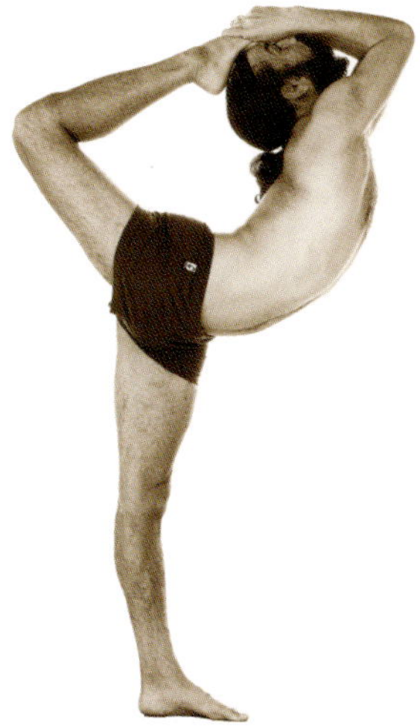

76

पूर्ण नट राज आसन
Pūrṇa nata rāja āsana
Vollständige König-des-Tanzes-Haltung

पूर्णनटराजासन
Pūrṇanatarājāsana

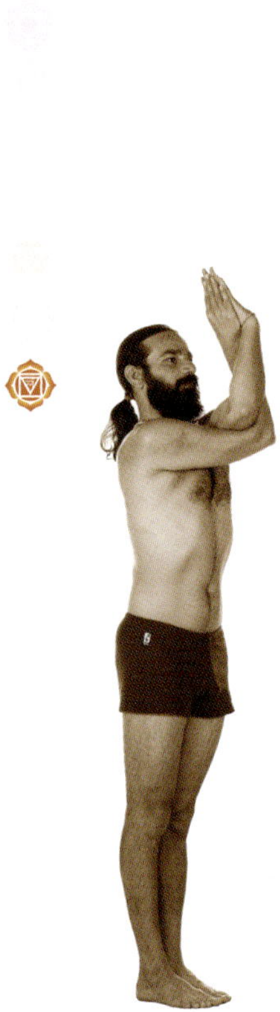

77
गरुड आसन (आरम्भ अवस्था)
Garuḍa āsana (ārambha avasthā)
Adlerhaltung (Ausgangsposition)

गरुडासन (आरम्भावस्था)
Garuḍāsana (ārambhavasthā)

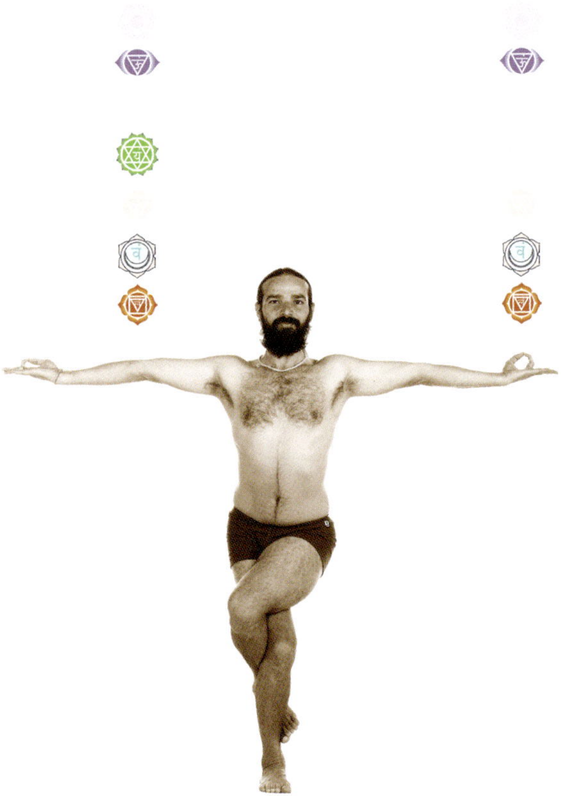

78
गरुड आसन (विराट हस्त)
Garuḍa āsana (virāṭa hasta)
Adlerhaltung (Arme weit zur Seite gestreckt)

गरुडासन (विराटहस्त)
Garuḍāsana (virātahasta)

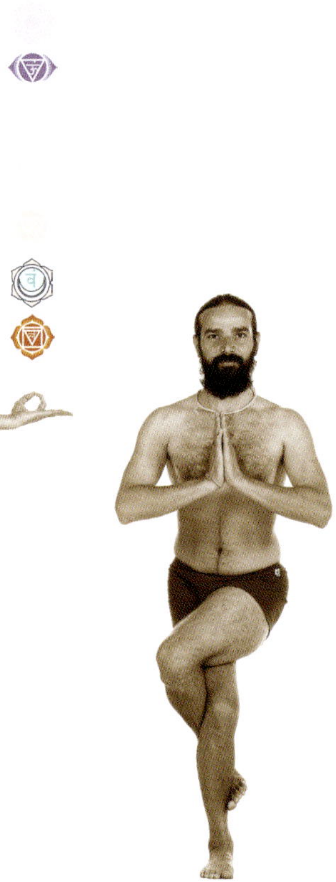

79
नमस्कार गरुडासन
Namaskāra garuḍa āsana
Betende Adlerhaltung

नमस्कारगरुडासन
Namaskāragaruḍāsana

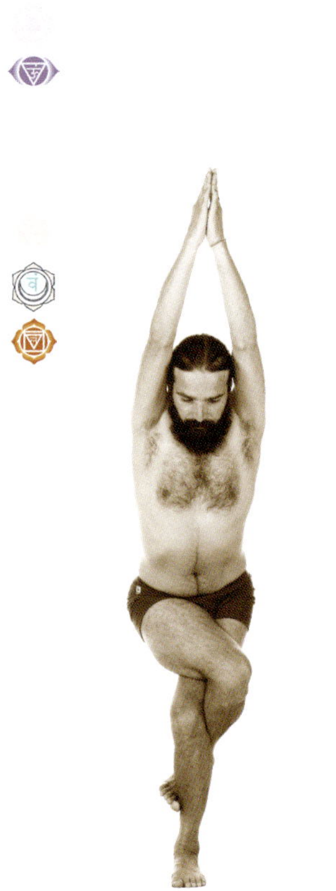

80
गरुड आसन (ऊर्ध्व हस्त नमस्कार)
Garuḍa āsana (ūrdhva hasta namaskāra)
Adlerhaltung (Hände in Gebetshaltung über den Kopf gestreckt)

गरुडासन (ऊर्ध्वहस्तनमस्कार)
Garuḍāsana (ūrdhvahastanamaskāra)

Leben ist Enthusiasmus und Begeisterung!

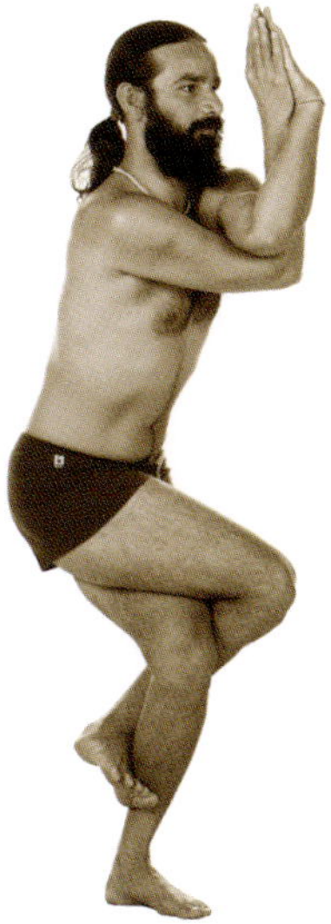

81
गरुड आसन
Garuḍa āsana
Adlerhaltung

गरुडासन
Garuḍāsana

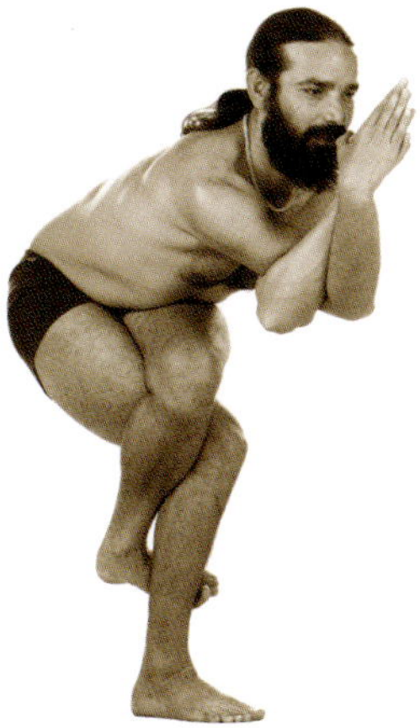

82
विनत गरुड आसन
Vinata garuḍa āsana
Demütige Adlerhaltung

विनतगरुडासन
Vinatagaruḍāsana

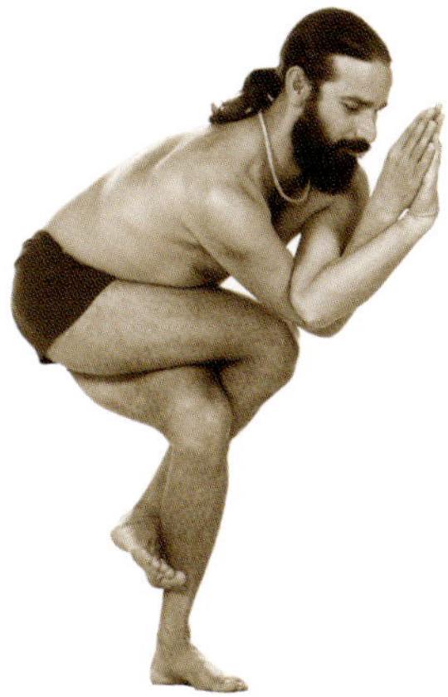

83
गरुड आसन (कफोणि जानु)
Garuḍa āsana (kaphoṇi jānu)
Adlerhaltung (Ellbogen zum Knie)

गरुडासन (कफोणिजानु)
Garuḍāsana (kaphoṇijānu)

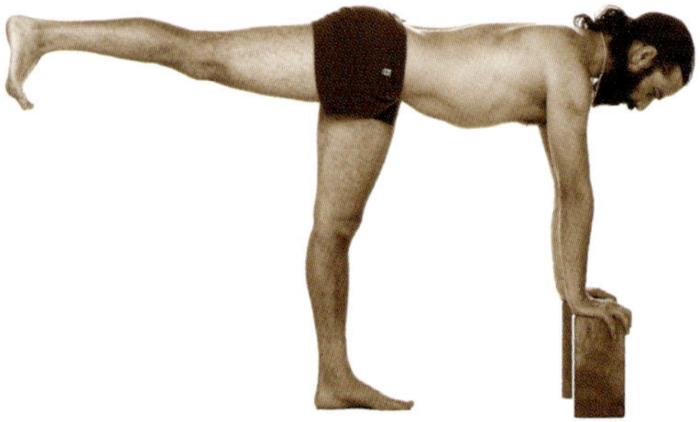

84

उत्तोलन एक पाद आसन (सालम्ब हस्त)

Uttolana eka pāda āsana (sālamba hasta)

Einbeinige Gleichgewichtshaltung
(Hand auf Yogablock gestützt)

उत्तोलनैकपादासन (सालम्बहस्त)

Uttolanaikapādāsana (sālambahasta)

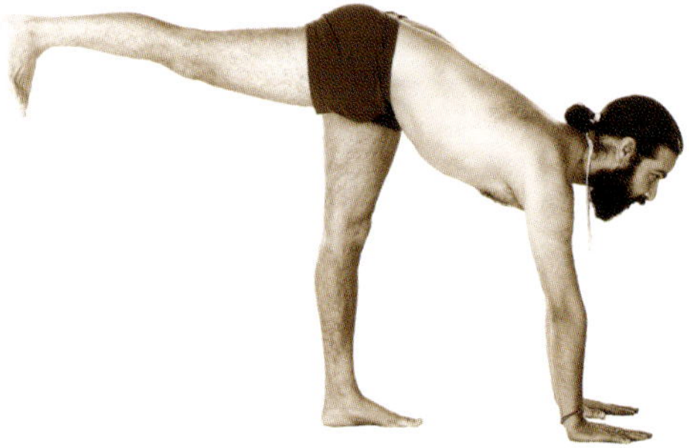

85

उत्तोलन एक पाद आसन (हस्त भू)

Uttolana eka pāda āsana (hasta bhū)

Einbeinige Gleichgewichtshaltung
(Hände auf der Erde)

उत्तोलनैकपादासन (हस्तभू)

Uttolanaikapādāsana (hastabhū)

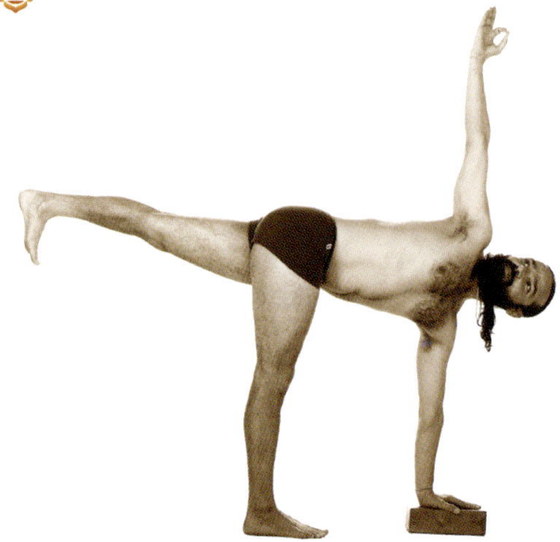

86

परिवृत्त उत्तोलन एक पाद आसन (सालम्ब हस्त)

Parivṛtta uttolana eka pāda āsana (sālamba hasta)

Gedrehte Einbeinige Gleichgewichtshaltung
(Hand auf Yogablock gestützt)

परिवृत्तोत्तोलनैकपादासन (सालम्बहस्त)

Parivṛttottolanaikapādāsana (sālambahasta)

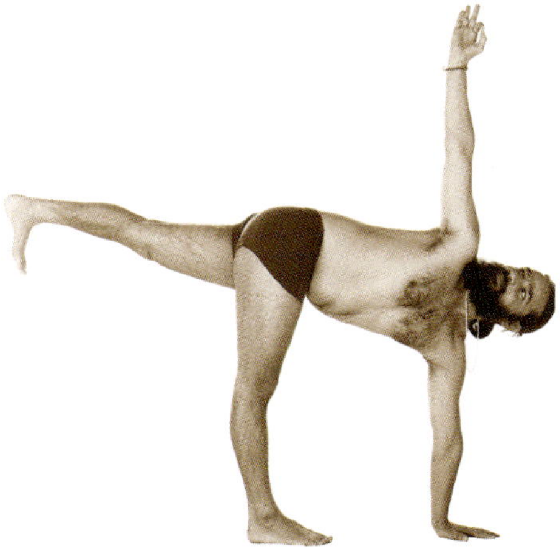

87

परिवृत्त उत्तोलन एक पाद आसन (हस्त भू)
Parivṛtta uttolana eka pāda āsana (hasta bhū)
Gedrehte Einbeinige Gleichgewichtshaltung (Hand auf der Erde)

परिवृत्तोत्तोलनैकपादासन (हस्तभू)
Parivṛttottolanaikapādāsana (hastabhū)

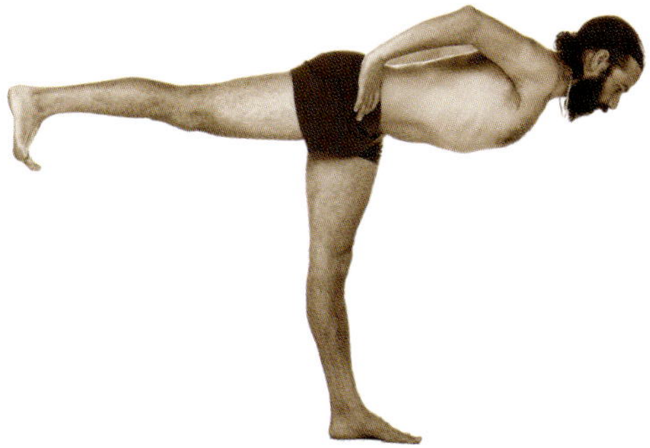

88

उत्तोलन एक पाद आसन (कटि हस्त)
Uttolana eka pāda āsana (kaṭi hasta)
Einbeinige Gleichgewichtshaltung (Hände auf der Hüfte)

उत्तोलनैकपादासन (कटिहस्त)
Uttolanaikapādāsana (kaṭihasta)

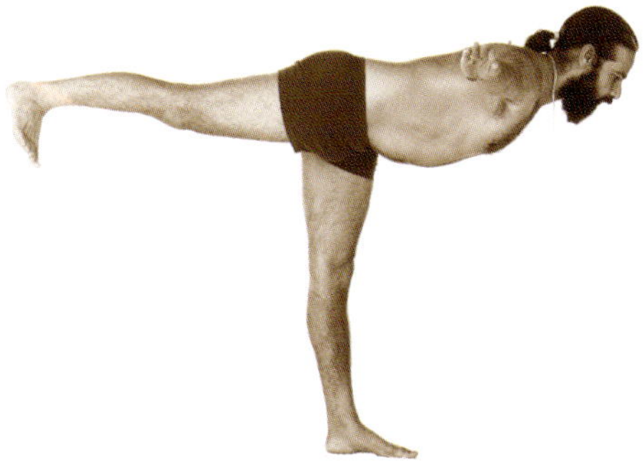

89

उत्तोलन एक पाद आसन (विराट हस्त)
Uttolana eka pāda āsana (virāṭa hasta)
Einbeinige Gleichgewichtshaltung (Arme weit zur Seite gestreckt)

उत्तोलनैकपादासन (विराटहस्त)
Uttolanaikapādāsana (virātahasta)

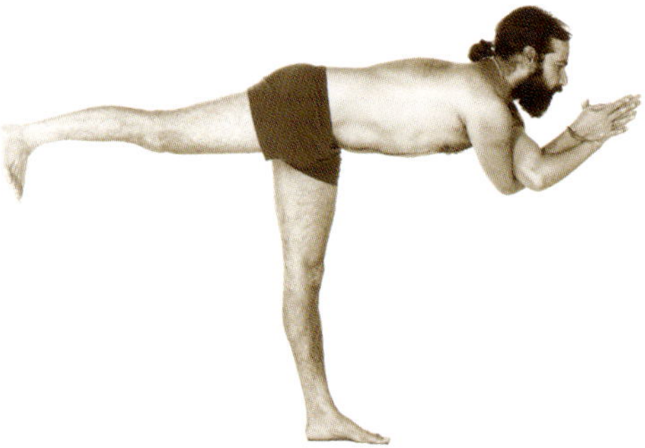

90
उत्तोलन एक पाद आसन (गरुड हस्त)
Uttolana eka pāda āsana (garuḍa hasta)
Einbeinige Gleichgewichtshaltung
(Arme in Adlerhaltung)

उत्तोलनैकपादासन (गरुडहस्त)
Uttolanaikapādāsana (garuḍahasta)

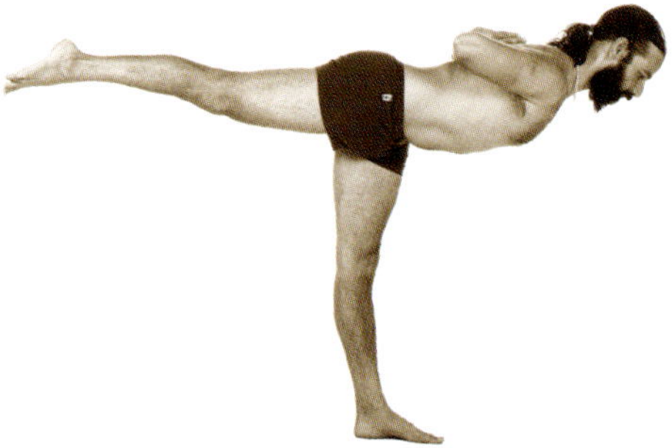

91
उत्तोलन एक पाद आसन (पृष्ठ नमस्कार)
Uttolana eka pāda āsana (pṛṣṭha namaskāra)
Einbeinige Gleichgewichtshaltung
(Hände in Gebetshaltung hinter dem Rücken)

उत्तोलनैकपादासन (पृष्ठनमस्कार)
Uttolanaikapādāsana (pṛṣṭhanamaskāra)

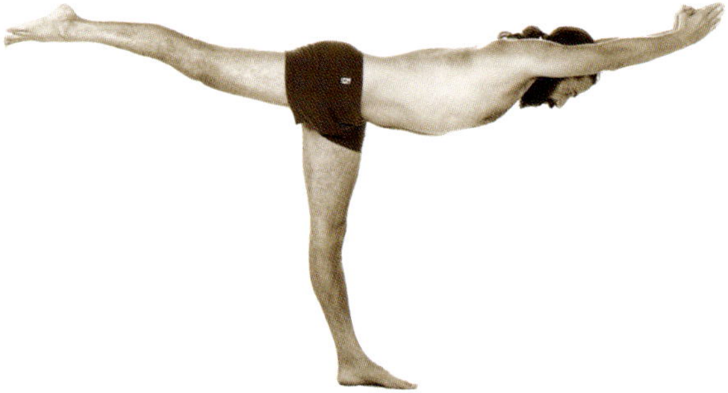

92
पूर्ण उत्तोलन एक पाद आसन
Pūrṇa uttolana eka pāda āsana
Vollständige Einbeinige Gleichgewichtshaltung

पूर्णोत्तोलनैकपादासन
Pūrṇottolanaikapādāsana

Bewegungen zur Erde hin

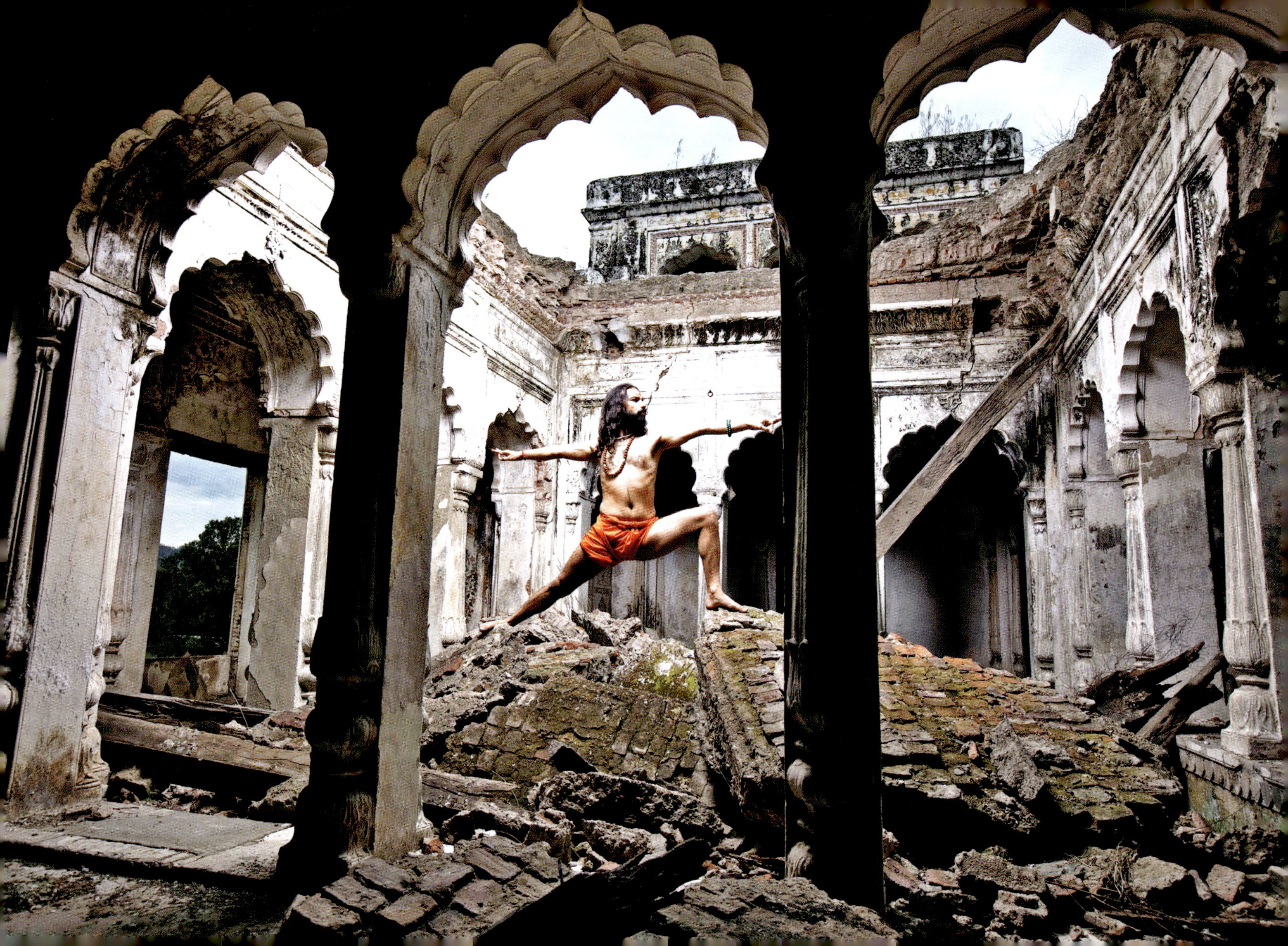

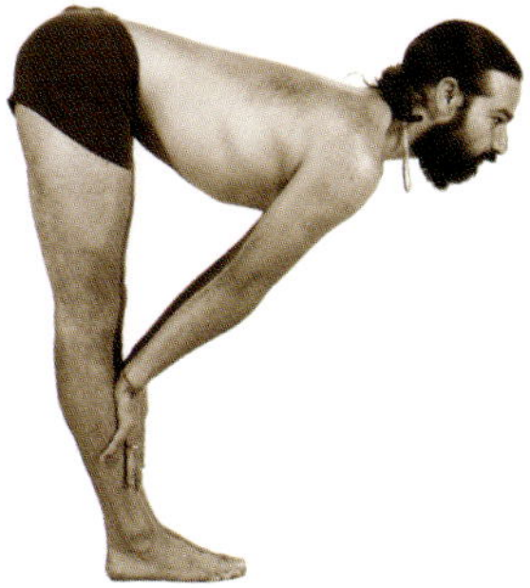

93
अर्ध पृष्ठ उत्तान आसन (पूर्व मुख)
Ardha pṛṣṭha uttāna āsana (pūrva mukha)
Halbe Rückendehnung (Gesicht nach vorn gerichtet)

अर्धपृष्ठोत्तानासन (पूर्वमुख)
Ardhapṛṣṭhottānāsana (pūrvamukha)

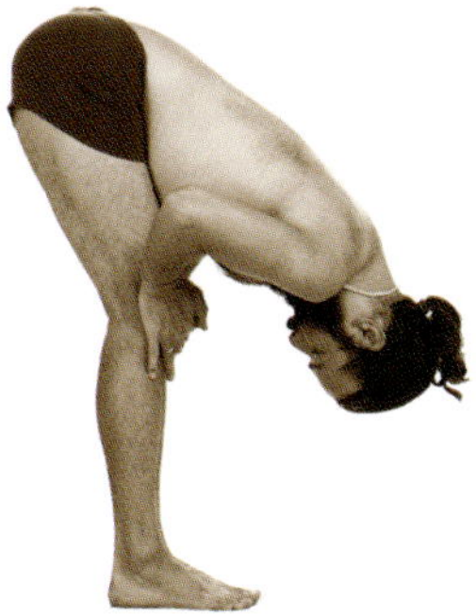

94
पृष्ठ उत्तान आसन (करतल जानु)
Pṛṣṭha uttāna āsana (karatala jānu)
Rückendehnung (Handflächen auf den Knien)

पृष्ठोत्तानासन (करतलजानु)
Pṛṣṭhottānāsana (karatalajānu)

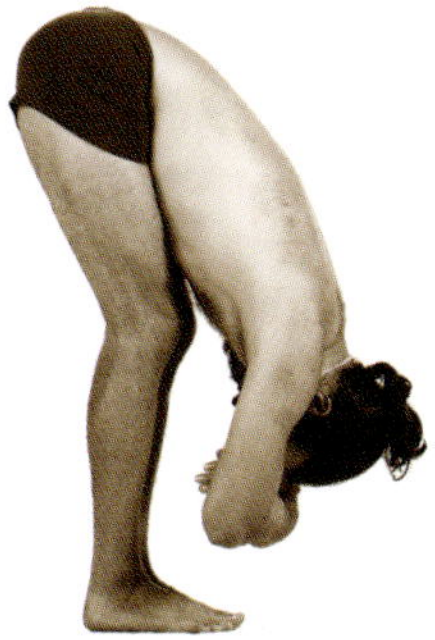

95
पृष्ठ उत्तान आसन (बद्ध कफोणि)
Pṛṣṭha uttāna āsana (baddha kaphoṇi)
Rückendehnung (Ellbogen verschränkt)

पृष्ठोत्तानासन (बद्धकफोणि)
Pṛṣṭhottānāsana (baddhakaphoṇi)

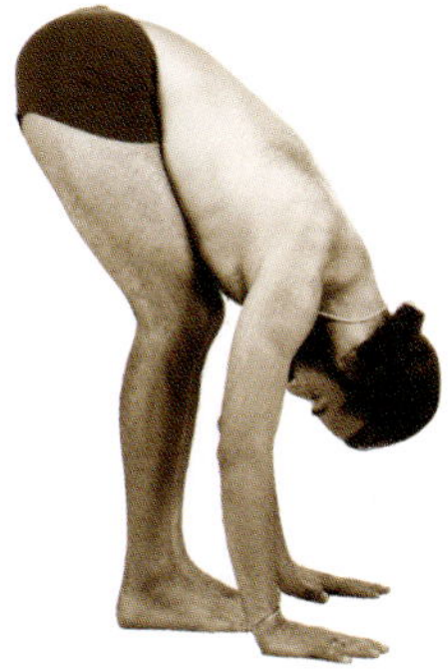

96
पृष्ठ उत्तान आसन (हस्त भू)
Pṛṣṭha uttāna āsana (hasta bhū)
Rückendehnung (Hände auf der Erde, Knie gebeugt)

पृष्ठोत्तानासन (हस्तभू)
Pṛṣṭhottānāsana (hastabhū)

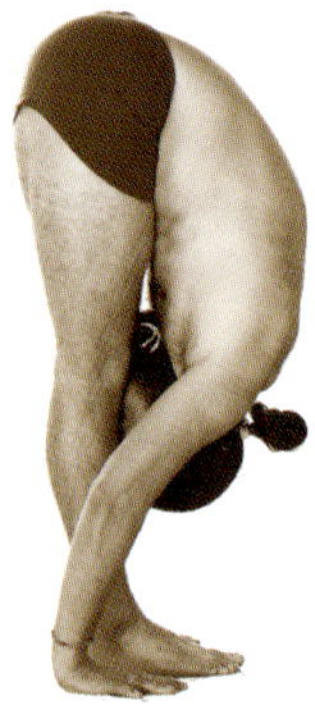

97
पृष्ठ उत्तान आसन (हस्त भू)
Pṛṣṭha uttāna āsana (hasta bhū)
Rückendehnung (Hände auf der Erde)

पृष्ठोत्तानासन (हस्तभू)
Pṛṣṭhottānāsana (hastabhū)

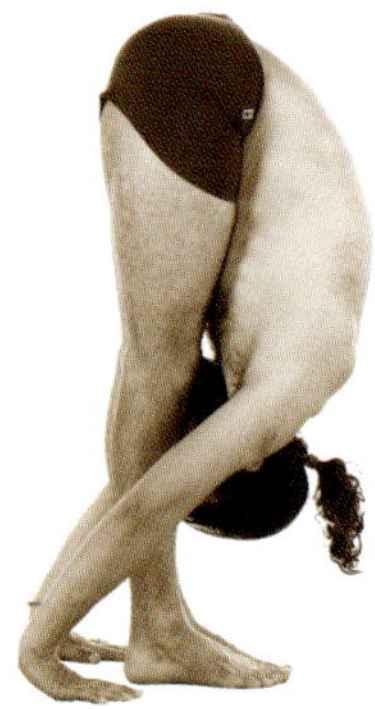

98
पृष्ठ उत्तान आसन (पृष्ठ हस्त भू)
Pṛṣṭha uttāna āsana (pṛṣṭha hasta bhū)
Rückendehnung (Hände hinter dem Körper auf der Erde)

पृष्ठोत्तानासन (पृष्ठहस्तभू)
Pṛṣṭhottānāsana (pṛṣṭhahastabhū)

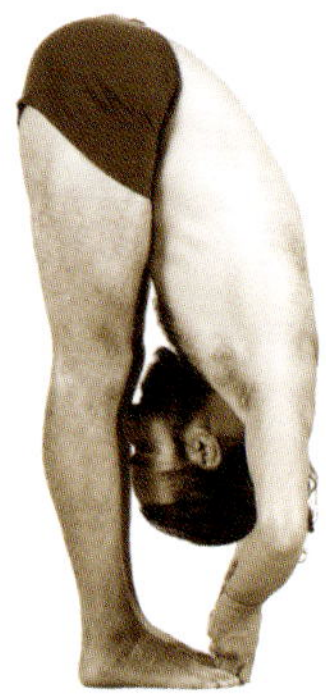

99
पृष्ठ उत्तान आसन (पाद अङ्गुष्ठ)
Pṛṣṭha uttāna āsana (pāda aṅguṣṭha)
Rückendehnung (große Zehen gehalten)

पृष्ठोत्तानासन (पादाङ्गुष्ठ)
Pṛṣṭhottānāsana (pādāṅguṣṭha)

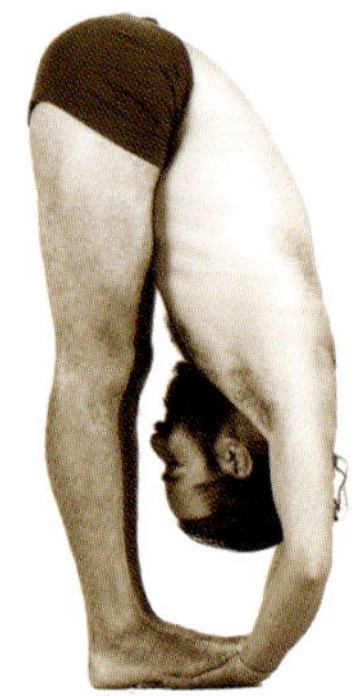

100
पृष्ठ उत्तान आसन (पाद हस्त)
Pṛṣṭha uttāna āsana (pāda hasta)
Rückendehnung (Hände an den Fußsohlen)

पृष्ठोत्तानासन (पादहस्त)
Pṛṣṭhottānāsana (pādāhasta)

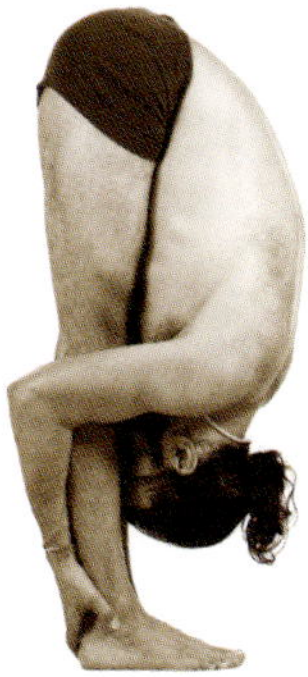

101
पृष्ठ उत्तान आसन (गुल्फ बद्ध)
Pṛṣṭha uttāna āsana (gulpha baddha)
Rückendehnung (Hände umfassen die Knöchel)

पृष्ठोत्तानासन (गुल्फबद्ध)
Pṛṣṭhottānāsana (gulphabaddha)

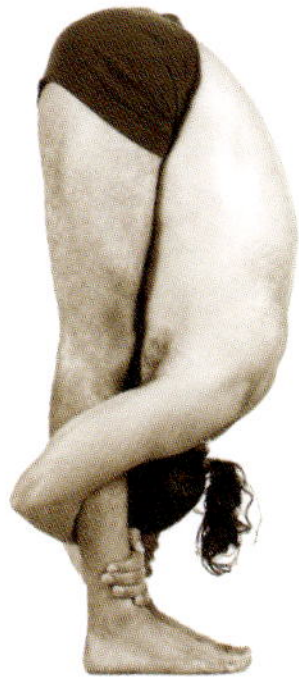

102
पृष्ठ उत्तान आसन (विपरीत गुल्फ बद्ध)
Pṛṣṭha uttāna āsana (viparīta gulpha baddha)
Rückendehnung (Hände umfassen den jeweils gegenüberliegenden Knöchel)

पृष्ठोत्तानासन (विपरीतगुल्फबद्ध)
Pṛṣṭhottānāsana (viparītagulphabaddha)

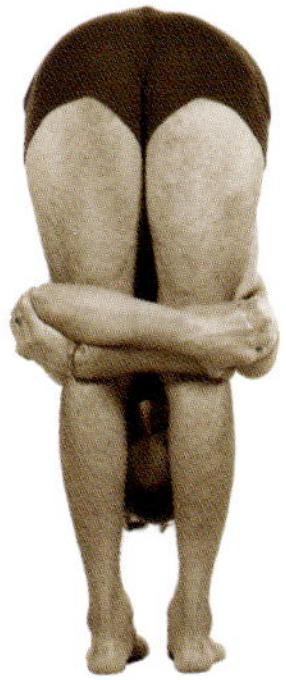

103
पृष्ठ उत्तान आसन (पृष्ठ पाद रज्जु हस्त)
Pṛṣṭha uttāna āsana (pṛṣṭha pāda rajju hasta)
Rückendehnung (Arme hinter den Beinen verschränkt)

पृष्ठोत्तानासन (पृष्ठपादरज्जुहस्त)
Pṛṣṭhottānāsana (pṛṣṭhapādarajjuhasta)

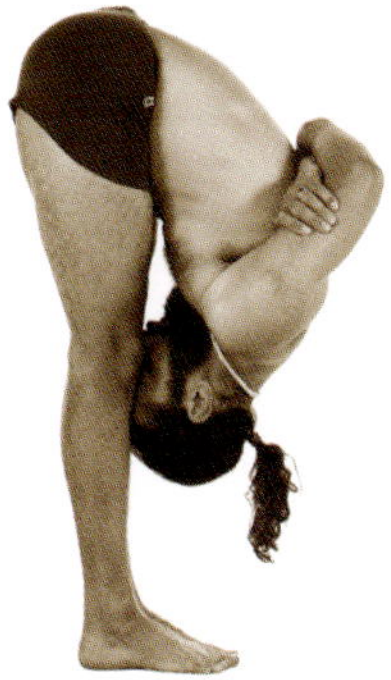

104
पृष्ठ उत्तान आसन (पृष्ठ कफोणि बद्ध)
Pṛṣṭha uttāna āsana (pṛṣṭha kaphoṇi baddha)
Rückendehnung (Arme hinter dem Rücken verschränkt)

पृष्ठोत्तानासन (पृष्ठकफोणिबद्ध)
Pṛṣṭhottānāsana (pṛṣṭhakaphoṇibaddha)

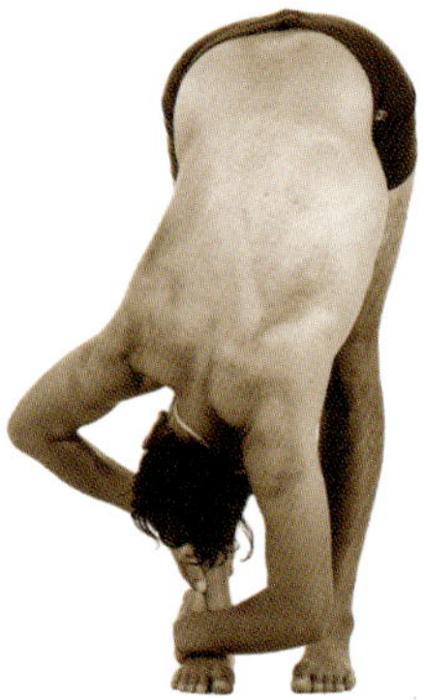

105

पृष्ठ उत्तान आसन (पार्श्व एक पाद)

Pṛṣṭtha uttāna āsana (pārśva eka pāda)

Rückendehnung (beide Hände halten ein Bein)

पृष्ठोत्तानासन (पार्श्वैकपाद)

Pṛṣṭthottānāsana (pārśvaikapāda)

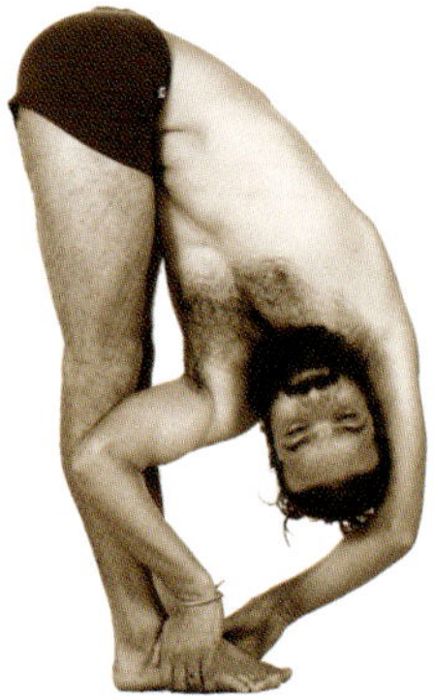

106

परिवृत्त पृष्ठ उत्तान आसन

Parivṛtta pṛṣṭha uttāna āsana

Gedrehte Rückendehnung

परिवृत्तपृष्ठोत्तानासन

Parivṛttapṛṣṭhottānāsana

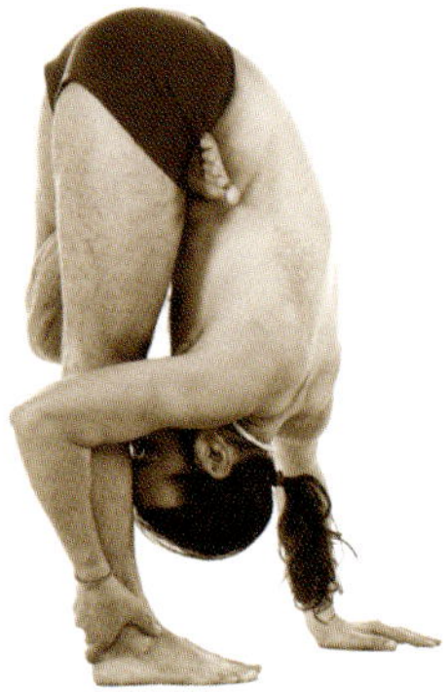

107

पृष्ठ उत्तान आसन (अर्ध पद्म पाद)

Pṛṣṭha uttāna āsana (ardha padma pāda)

Rückendehnung (ein Bein im Lotossitz)

पृष्ठोत्तानासन (अर्धपद्मपाद)

Pṛṣṭhottānāsana (ardhapadmapāda)

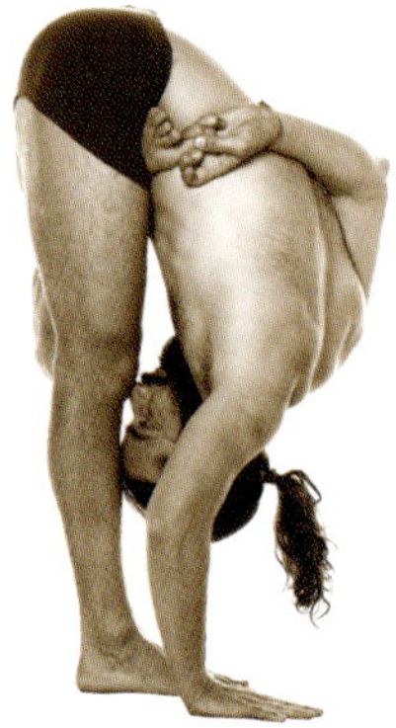

108

पृष्ठ उत्तान आसन (अर्ध बद्ध पद्म)

Pṛṣṭha uttāna āsana (ardha baddha padma)

Rückendehnung (ein Bein im gebundenen halben Lotossitz)

पृष्ठोत्तानासन (अर्धबद्धपद्म)

Pṛṣṭhottānāsana (ardhabaddhapadma)

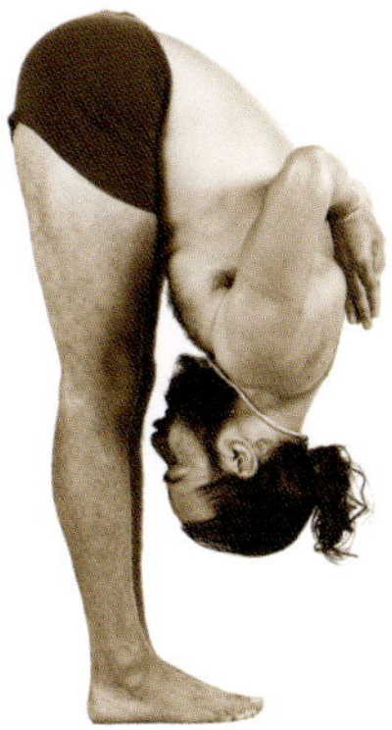

109
पृष्ठ उत्तान आसन (पृष्ठ नमस्कार)
Pṛṣṭha uttāna āsana (pṛṣṭha namaskāra)
Rückendehnung (Hände in Gebetshaltung hinter dem Rücken)

पृष्ठोत्तानासन (पृष्ठनमस्कार)
Pṛṣṭhottānāsana (pṛṣṭhanamaskāra)

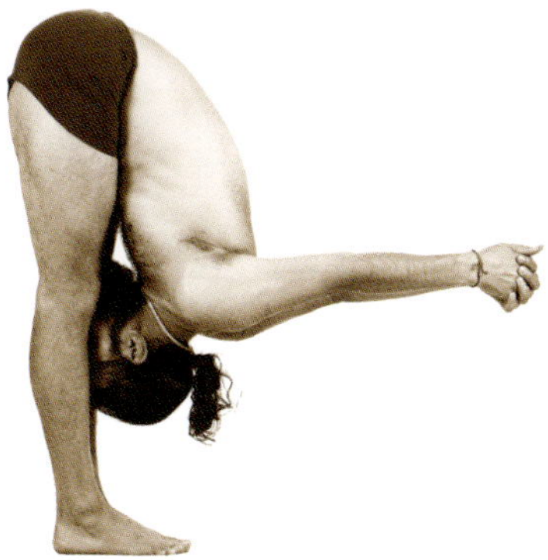

110
पृष्ठ उत्तान आसन (पृष्ठ हस्त उत्तान)
Pṛṣṭha uttāna āsana (pṛṣṭha hasta uttāna)
Rückendehnung (Arme hinter dem Rücken gestreckt)

पृष्ठोत्तानासन (पृष्ठहस्तोत्तान)
Pṛṣṭhottānāsana (pṛṣṭhahastottāna)

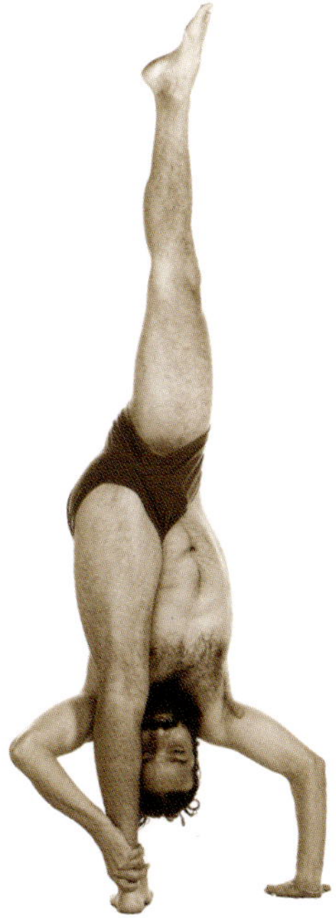

111
पृष्ठ उत्तान आसन (ऊर्ध्व एक पाद)
Pṛṣṭha uttāna āsana (ūrdhva eka pāda)
Rückendehnung (ein Bein nach oben gestreckt)

पृष्ठोत्तानासन (ऊर्ध्वैकपाद)
Pṛṣṭhottānāsana (ūrdhvaikapāda)

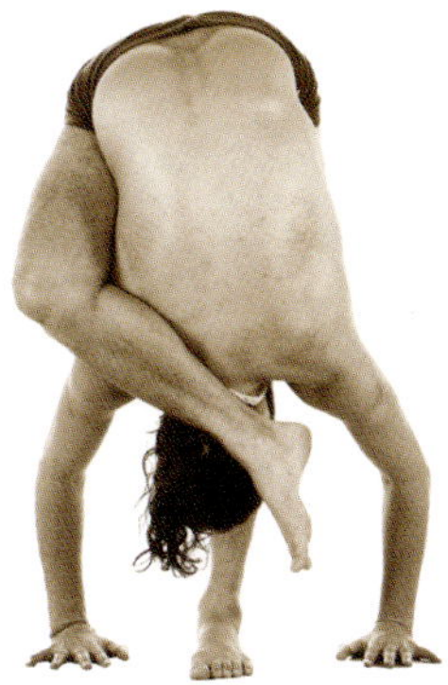

112
भैरव पृष्ठ उत्तान आसन
Bhairava pṛṣṭha uttāna āsana
Furchtlose Rückendehnung

भैरवपृष्ठोत्तानासन
Bhairavapṛṣṭhottānāsana

Yoga ist Veränderung.

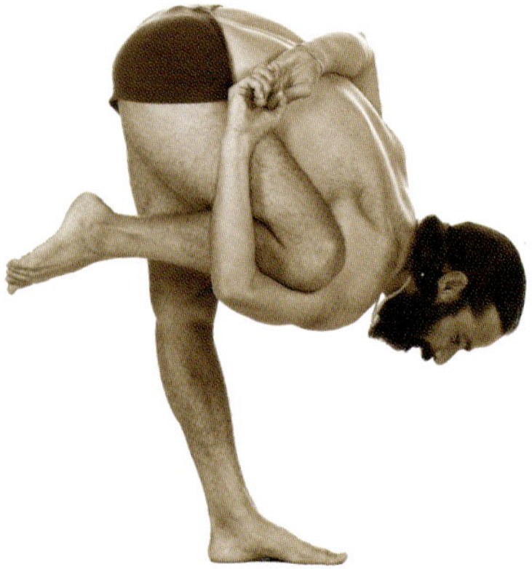

113

जटायु पृष्ठ उत्तान आसन
Jatāyu pṛṣṭha uttāna āsana
Geier-Rückendehnung

जटायुपृष्ठोत्तानासन
Jatāyupṛṣṭhottānāsana

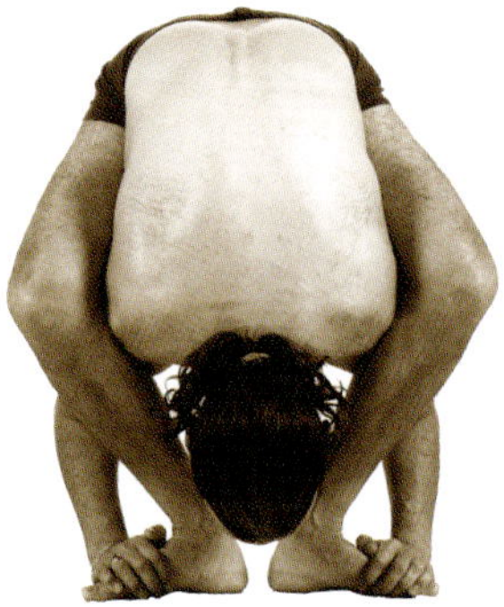

114

शिर पाद उत्तान आसन (बद्ध हस्त पाद)
Śira pāda uttāna āsana (baddha hasta pāda)
Kopf-zu-den-Füßen-Dehnung (Hände halten die Füße)

शिरपादोत्तानासन (बद्धहस्तपाद)
Śirapādottānāsana (baddhahastapāda)

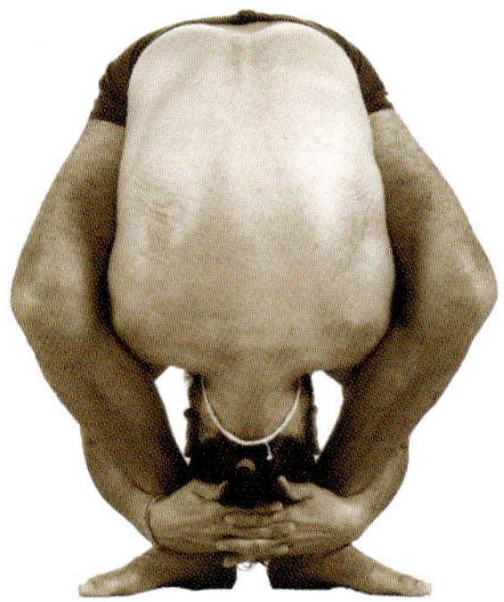

115

शिर पाद उत्तान आसन (बद्ध हस्त शिर)
Śira pāda uttāna āsana (baddha hasta śira)
Kopf-zu-den-Füßen-Dehnung (Hände hinter dem Kopf verschränkt)

शिरपादोत्तानासन (बद्धहस्तशिर)
Śirapādottānāsana (baddhahastaśira)

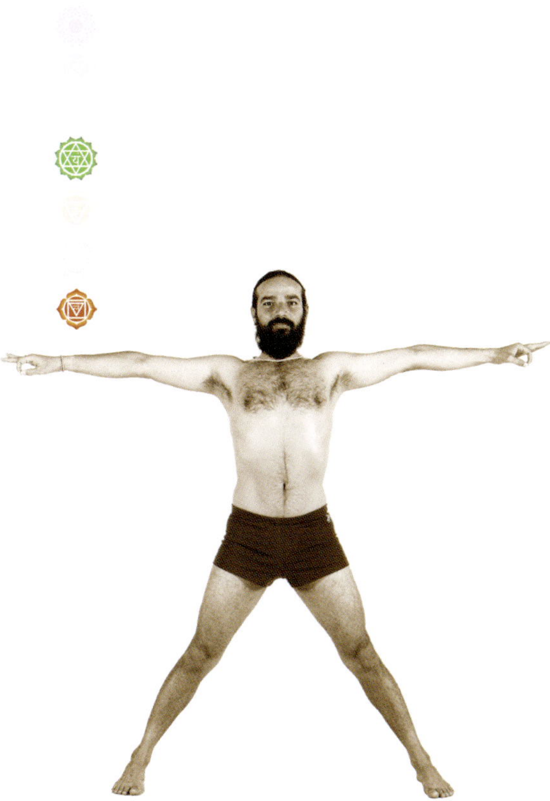

116
प्रसरित पाद आसन (विराट हस्त)
Prasarita pāda āsana (virāṭa hasta)
Beingrätsche (Arme weit zur Seite gestreckt)

प्रसरितपादासन (विराटहस्त)
Prasaritapādāsana (virāṭahasta)

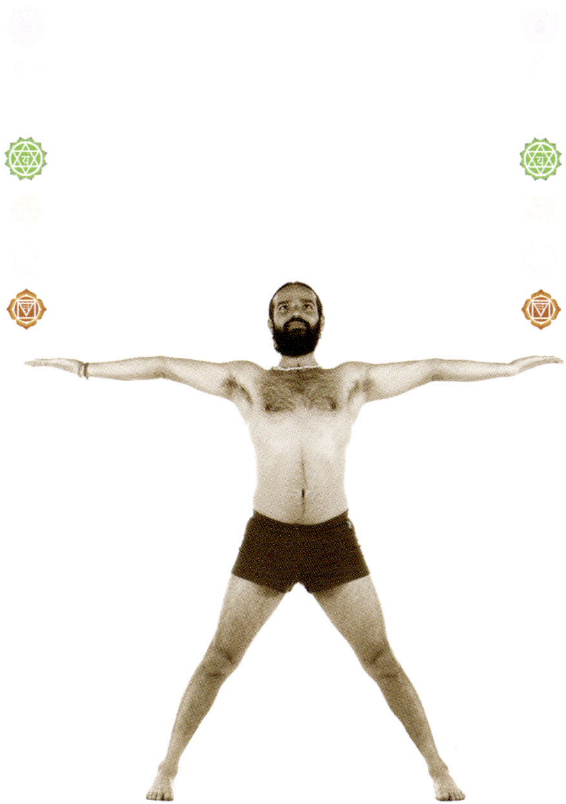

117
प्रसरित पाद आसन (विराट हस्त, ऊर्ध्व करतल)
Prasarita pāda āsana (virāṭa hasta, ūrdhva karatala)
Beingrätsche (Arme weit zur Seite gestreckt, Handflächen zeigen nach oben)

प्रसरितपादासन (विराटहस्त,ऊर्ध्वकरतल)
Prasaritapādāsana (virāṭahasta, ūrdhvakaratala)

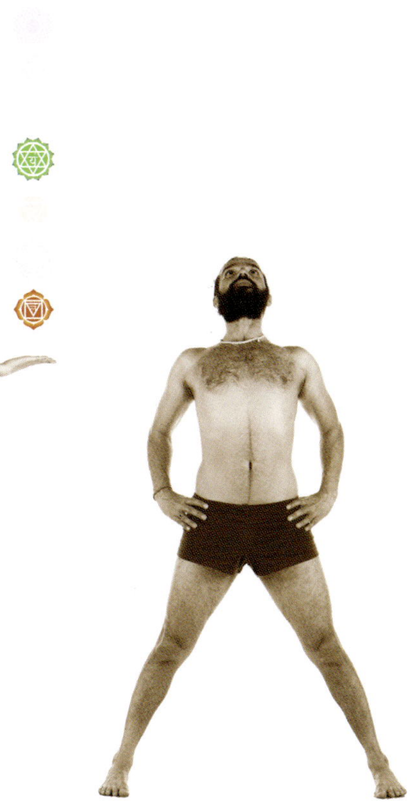

118
प्रसरित पाद आसन (कटि हस्त, ऊर्ध्व मुख)
Prasarita pāda āsana (kaṭi hasta, ūrdhva mukha)
Beingrätsche (Hände auf der Hüfte, Gesicht nach oben gerichtet)

प्रसरितपादासन (कटिहस्त, ऊर्ध्वमुख)
Prasaritapādāsan (kaṭihasta, ūrdhvamukha)

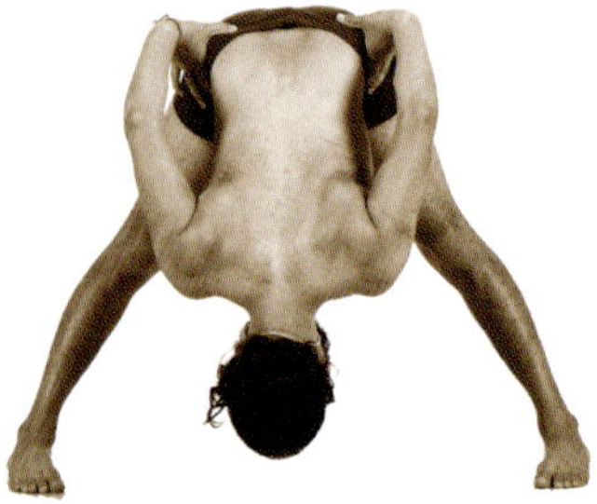

119
प्रसरित पाद उत्तान आसन (कटि हस्त)
Prasarita pāda uttāna āsana (kati hasta)
Beingrätsche-Vorbeuge (Hände auf der Hüfte)

प्रसरितपादोत्तानासन (कटिहस्त)
Prasaritapādottānāsana (katihasta)

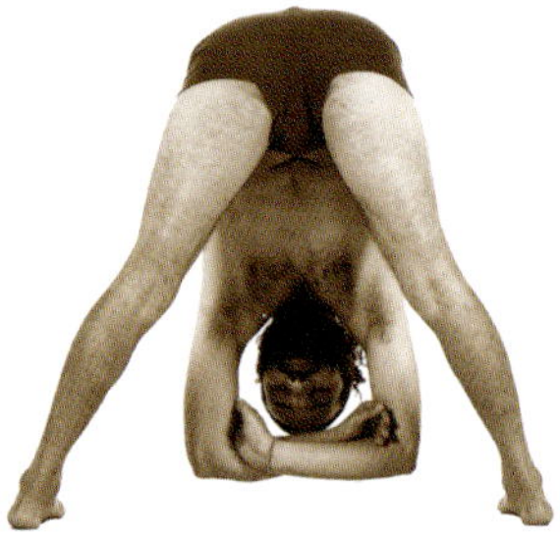

120
प्रसरित पाद उत्तान आसन (बद्ध कफोणि)
Prasarita pāda uttāna āsana (baddha kaphoṇi)
Beingrätsche-Vorbeuge (Arme verschränkt)

प्रसरितपादोत्तानासन (बद्धकफोणि)
Prasaritapādottānāsana (baddhakaphoṇi)

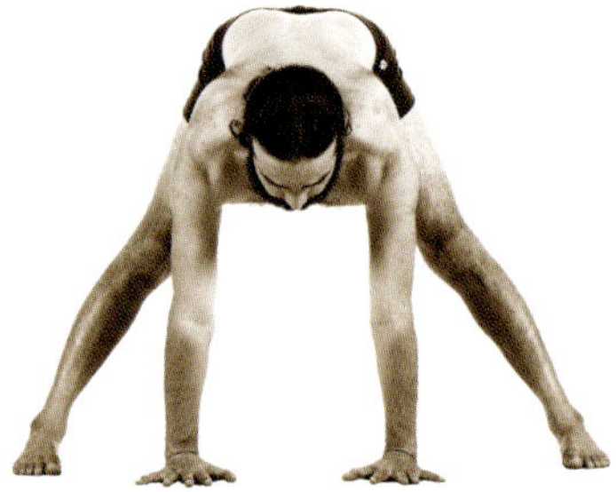

121
प्रसरित पाद उत्तान आसन (हस्त भू पूर्व मुख)
Prasarita pāda uttāna āsana
(hasta bhū pūrva mukha)
Beingrätsche-Vorbeuge (Hände auf der Erde, Gesicht nach vorn gerichtet)

प्रसरितपादोत्तानासन (हस्तभूपूर्वमुख)
Prasaritapādottānāsana (hastabhūpūrvamukha)

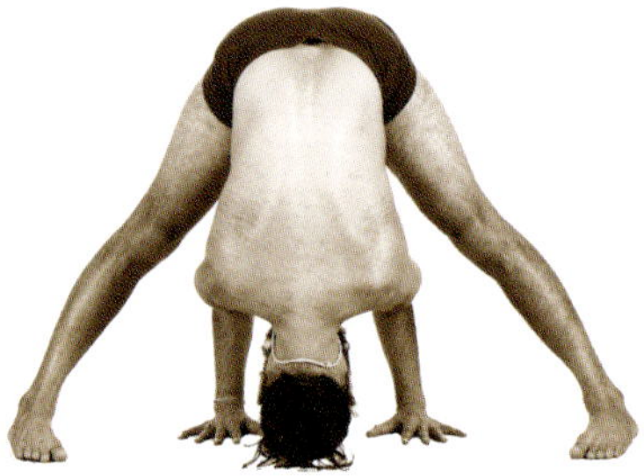

122
प्रसरित पाद उत्तान आसन (हस्त भू)
Prasarita pāda uttāna āsana (hasta bhū)
Beingrätsche-Vorbeuge (Hände auf der Erde)

प्रसरितपादोत्तानासन (हस्तभू)
Prasaritapādottānāsana (hastabhū)

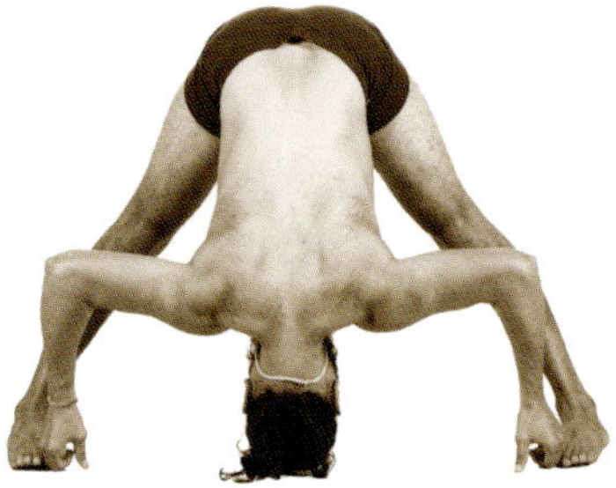

123
प्रसरित पाद उत्तान आसन (बद्ध पाद अङ्गुष्ठ)
Prasarita pāda uttāna āsana
(baddha pāda aṅguṣṭha)
Beingrätsche-Vorbeuge (große Zehen gehalten)

प्रसरितपादोत्तानासन (बद्धपादाङ्गुष्ठ)
Prasaritapādottānāsana
(baddhapādāṅguṣṭha)

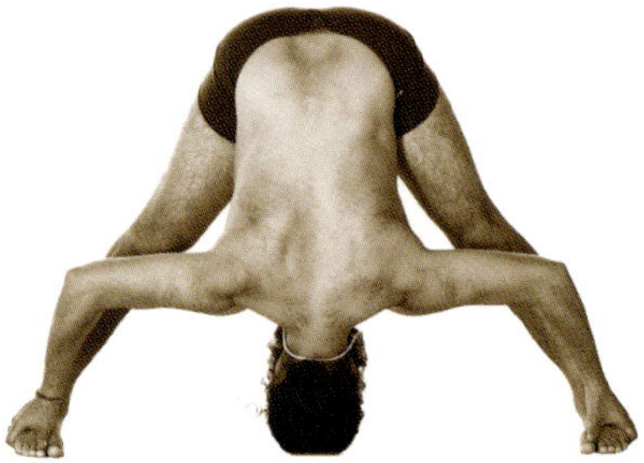

124
प्रसरित पाद उत्तान आसन (बद्ध बहिर्पाद)
Prasarita pāda uttāna āsana
(baddha bahirpāda)
Beingrätsche-Vorbeuge (Hände umfassen die Außenseiten der Füße)

प्रसरितपादोत्तानासन (बद्धबहिर्पाद)
Prasaritapādottānāsana (baddhabahirpāda)

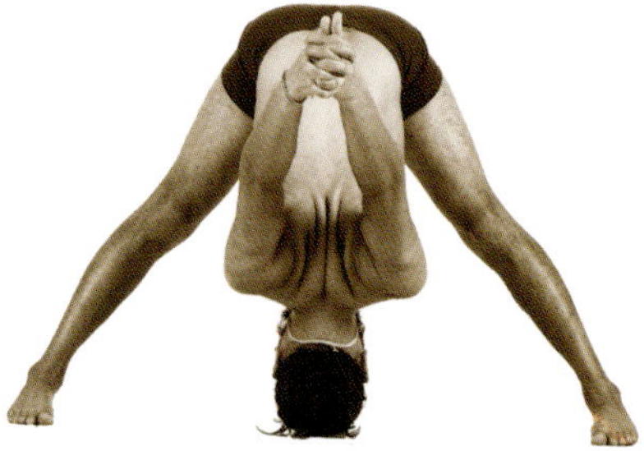

125
प्रसरित पाद उत्तान आसन (पृष्ठ हस्त उत्तान)
Prasarita pāda uttāna āsana
(pṛṣṭha hasta uttāna)
Beingrätsche-Vorbeuge (Arme hinter dem Rücken gestreckt)

प्रसरितपादोत्तानासन (पृष्ठहस्तोत्तान)
Prasaritapādottānāsana (pṛṣṭhahastottāna)

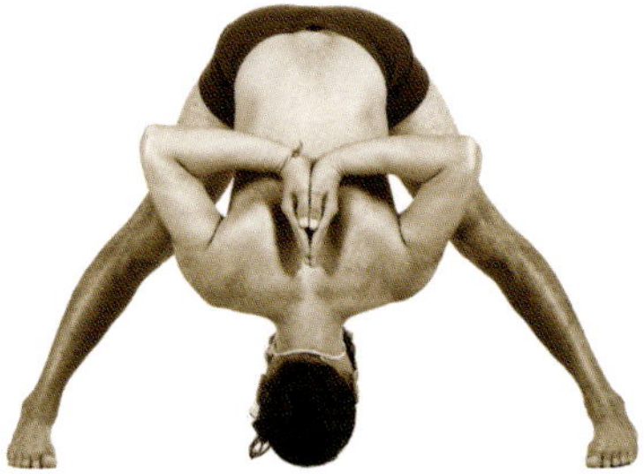

126
प्रसरित पाद उत्तान आसन (पृष्ठ नमस्कार)
Prasarita pāda uttāna āsana
(pṛṣṭha namaskāra)
Beingrätsche-Vorbeuge (Hände in Gebetshaltung hinter dem Rücken)

प्रसरितपादोत्तानासन (पृष्ठनमस्कार)
Prasaritapādottānāsana (pṛṣṭhanamaskāra)

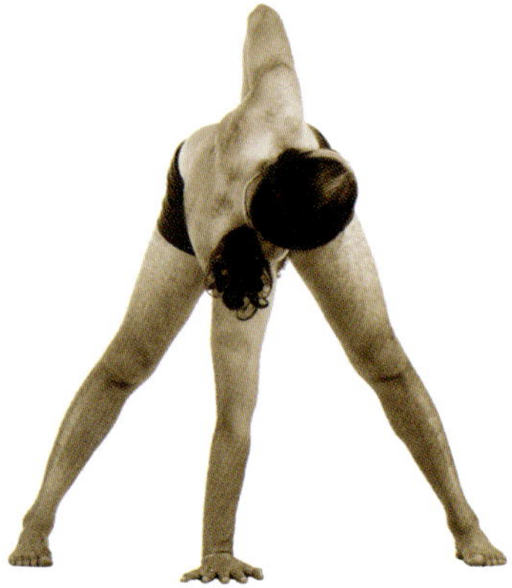

127
परिवृत्त प्रसरित पाद उत्तान आसन (एक हस्त भू कटि)
Parivṛtta prasarita pāda uttāna āsana
(eka hasta bhū kati)
Gedrehte Beingrätsche-Vorbeuge (eine Hand auf der Erde, die andere auf der Hüfte)

परिवृत्तप्रसरितपादोत्तानासन (एकहस्तभूकटि)
Parivṛttaprasaritapādottānāsana (ekahastabhūkati)

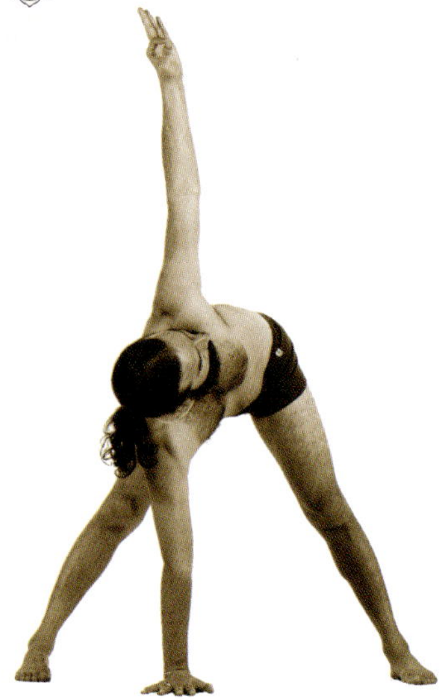

128
परिवृत्त प्रसरित पाद उत्तान आसन (विराट हस्त भू)
Parivṛtta prasarita pāda uttāna āsana
(virāṭa hasta bhū)
Gedrehte Beingrätsche-Vorbeuge (eine Hand auf der Erde, ein Arm weit nach oben gestreckt)

परिवृत्तप्रसरितपादोत्तानासन (विराटहस्तभू)
Parivṛttaprasaritapādottānāsana (virāṭahastabhū)

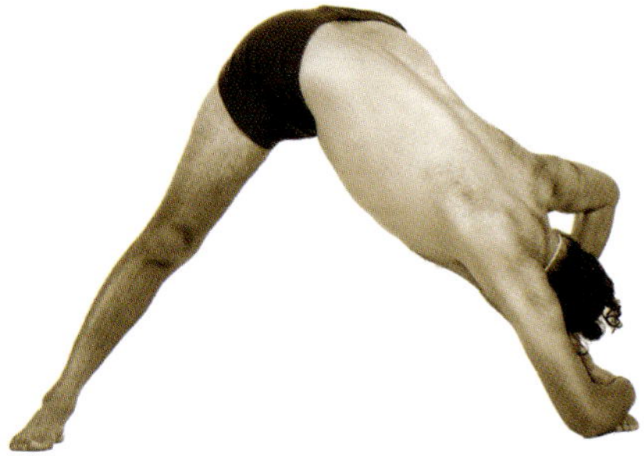

129
पार्श्व प्रसरित पाद उत्तान आसन (गुल्फ बद्ध)
Pārśva prasarita pāda uttāna āsana
(gulpha baddha)
Seitliche Beingrätsche-Vorbeuge (Hände umfassen einen Knöchel)

पार्श्वप्रसरितपादोत्तानासन (गुल्फबद्ध)
Pārśvaprasaritapādottānāsana
(gulphabaddha)

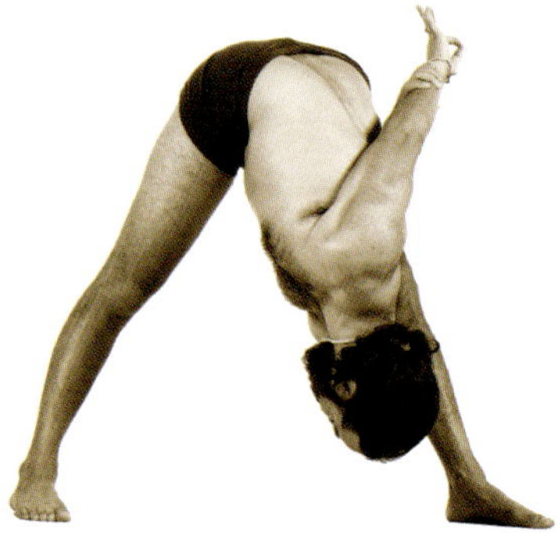

130
प्रसरित पाद उत्तान आसन (पार्श्व पाद हस्त बद्ध)
Prasarita pāda uttāna āsana
(pārśva pāda hasta baddha)
Beingrätsche-Vorbeuge (eine Hand umfasst das Handgelenk der anderen um ein Bein herum)

प्रसरितपादोत्तानासन (पार्श्वपादहस्तबद्ध)
Prasaritapādottānāsana
(pārśvapādahastabaddha)

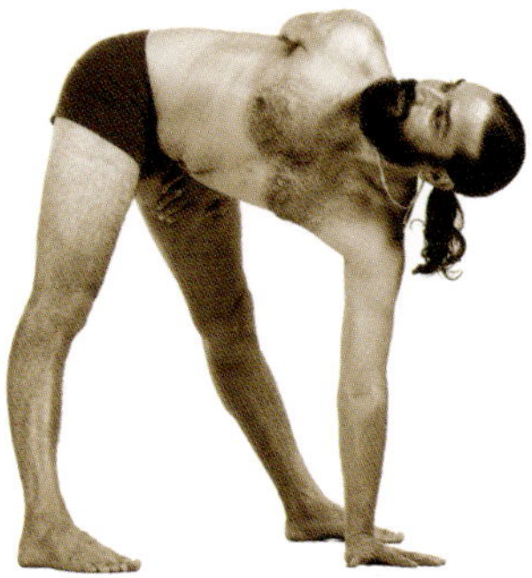

131
परिवृत्त प्रसरित पाद उत्तान आसन (एक हस्त भू, उरु)
Parivṛtta prasarita pāda uttāna āsana
(eka hasta bhū, uru)
Gedrehte Beingrätsche-Vorbeuge (eine Hand auf der Erde, die andere auf dem Oberschenkel)

परिवृत्तप्रसरितपादोत्तानासन (एकहस्तभू, उरु)
Parivṛttaprasaritapādottānāsana
(ekahastabhū, uru)

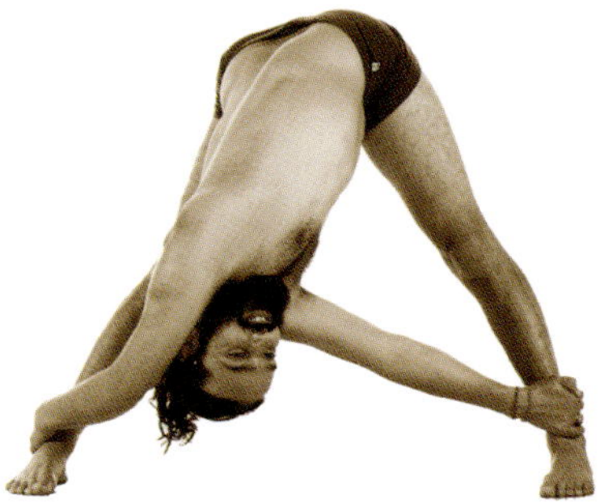

132
परिवृत्त प्रसरित पाद उत्तान आसन (विपरीत गुल्फ बद्ध)
Parivṛtta prasarita pāda uttāna āsana
(viparīta gulpha baddha)
Gedrehte Beingrätsche-Vorbeuge (Hände umfassen den jeweils gegenüberliegenden Knöchel)

परिवृत्तप्रसरितपादोत्तानासन (विपरीतगुल्फबद्ध)
Parivṛttaprasaritapādottānāsana
(viparītagulphabaddha)

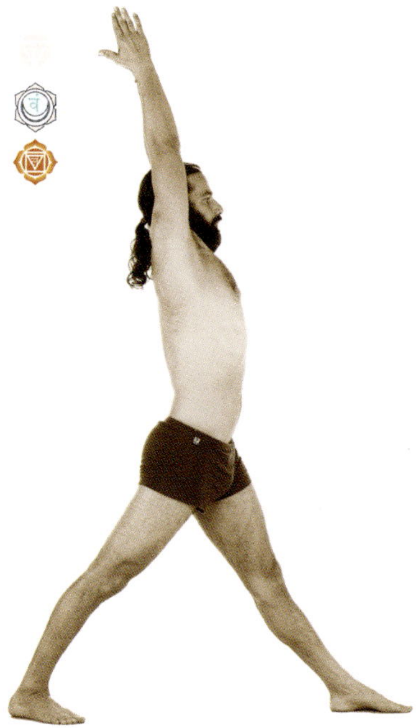

133
पार्श्व उत्तान आसन (ऊर्ध्व हस्त आरम्भ अवस्था)
Pārśva uttāna āsana
(ūrdhva hasta, ārambhā avasthā)
Flankendehnung (Arme über den Kopf gestreckt, Ausgangsposition)

पार्श्वोत्तानासन (ऊर्ध्वहस्तारम्भावस्था)
Pārśvottānāsana (ūrdhvahasta, ārambhāvasthā)

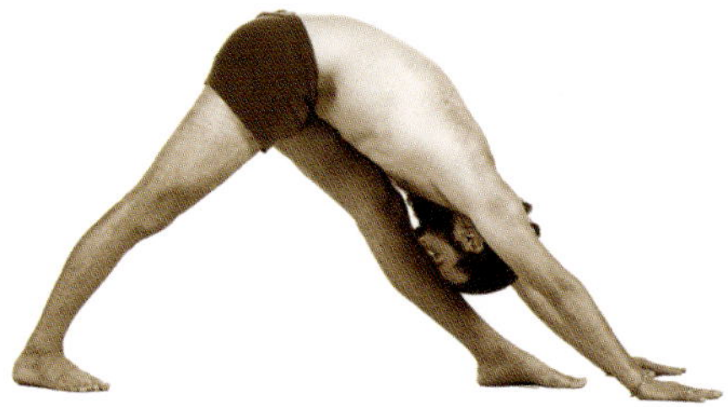

134
पार्श्व उत्तान आसन (हस्त भू)
Pārśva uttāna āsana (hasta bhū)
Flankendehnung (Hände auf der Erde)

पार्श्वोत्तानासन (हस्तभू)
Pārśvottānāsana (hastabhū)

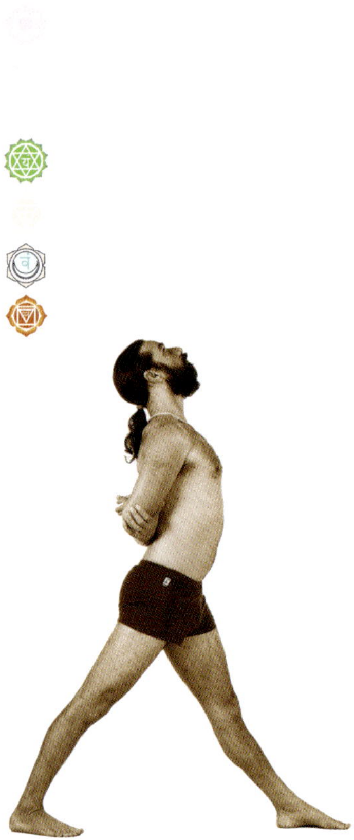

135
पार्श्व उत्तान आसन (पृष्ठ कफोणि बद्ध आरम्भ अवस्था)
Pārśva uttāna āsana
(pṛṣṭha kaphoṇi baddha, ārambha avasthā)
Flankendehnung (Arme hinter dem Rücken verschränkt, Ausgangsposition)

पार्श्वोत्तानासन (पृष्ठकफोणिबद्धारम्भावस्था)
Pārśvottānāsana (pṛṣṭhakaphoṇibaddhārambhāvasthā)

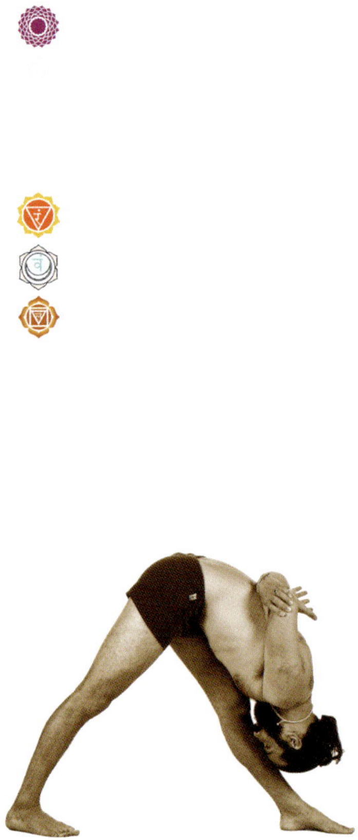

136
पार्श्व उत्तान आसन (पृष्ठ कफोणि बद्ध)
Pārśva uttāna āsana (pṛṣṭha kaphoṇi baddha)
Flankendehnung (Arme hinter dem Rücken verschränkt)

पार्श्वोत्तानासन (पृष्ठकफोणिबद्ध)
Pārśvottānāsana (pṛṣṭhakaphoṇibaddha)

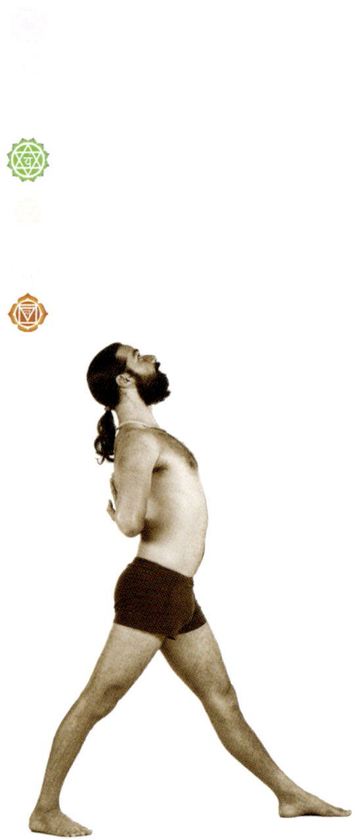

137
पार्श्व उत्तान आसन (पृष्ठ नमस्कार आरम्भ अवस्था)
Pārśva uttāna āsana
(pṛṣṭha namaskāra, ārambha avasthā)
Flankendehnung (Hände in Gebetshaltung hinter dem Rücken, Ausgangsposition)

पार्श्वोत्तानासन (पृष्ठनमस्कारारम्भावस्था)
Pārśvottānāsana (pṛṣṭhanamaskārārambhāvasthā)

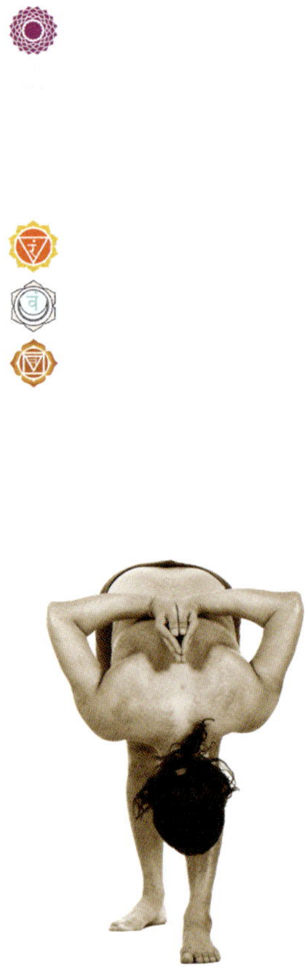

138
पार्श्व उत्तान आसन (पृष्ठ नमस्कार)
Pārśva uttāna āsana (pṛṣṭha namaskāra)
Flankendehnung (Hände in Gebetshaltung hinter dem Rücken)

पार्श्वोत्तानासन (पृष्ठनमस्कार)
Pārśvottānāsana (pṛṣṭhanamaskāra)

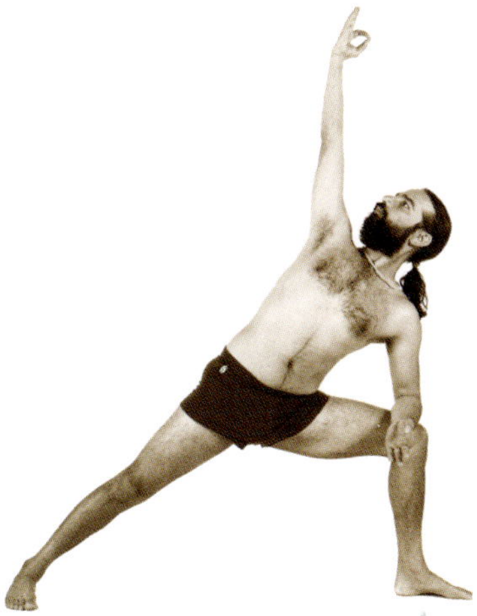

139
अर्ध पार्श्व कोण आसन
Ardha pārśva koṇa āsana
Halbe Seitliche Winkelhaltung

अर्धपार्श्वकोणासन
Ardhapārśvakoṇāsana

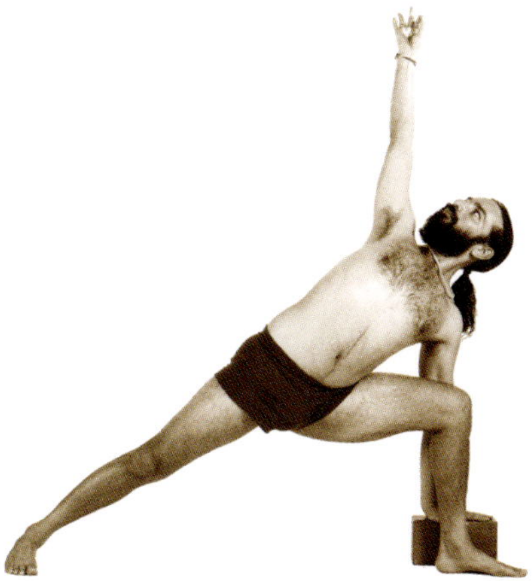

140
पार्श्व कोण आसन (सालम्ब बहिर्हस्त)
Pārśva koṇa āsana (sālamba bahirhasta)
Seitliche Winkelhaltung (Hand außerhalb des Fußes auf Yogablock gestützt)

पार्श्वकोणासन (सालम्बबहिर्हस्त)
Pārśvakoṇāsana (sālambabahirhasta)

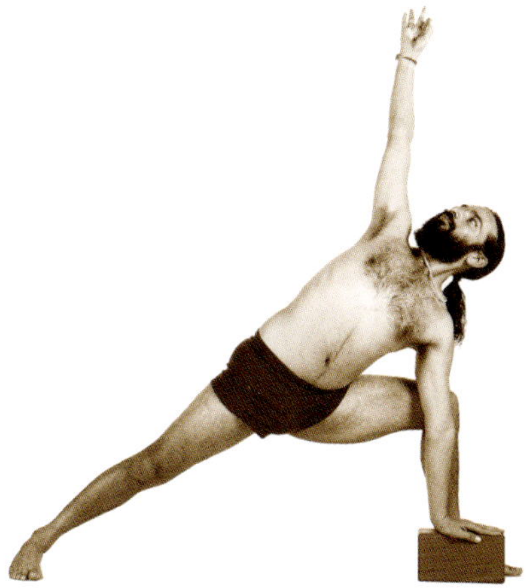

141
पार्श्व कोण आसन (सालम्ब अन्तर्हस्त)
Pārśva koṇa āsana (sālamba antarhasta)
Seitliche Winkelhaltung (Hand innerhalb des Fußes auf Yogablock gestützt)

पार्श्वकोणासन (सालम्बान्तर्हस्त)
Pārśvakoṇāsana (sālambantarhasta)

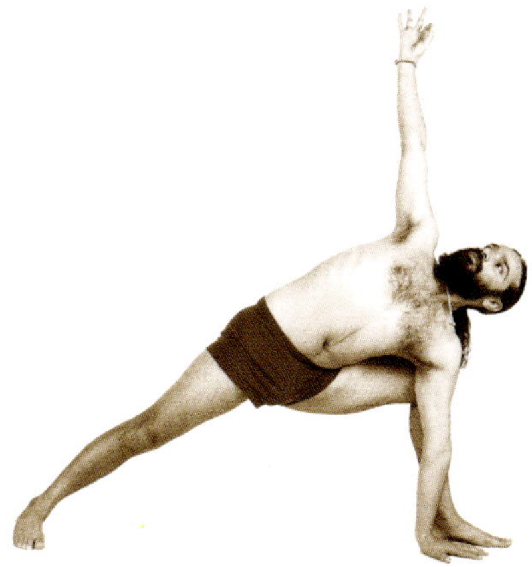

142
पार्श्व कोण आसन (अन्तर्हस्त)
Pārśva koṇa āsana (antarhasta)
Seitliche Winkelhaltung (Hand innerhalb des Fußes)

पार्श्वकोणासन (अन्तर्हस्त)
Pārśvakoṇāsana (antarhasta)

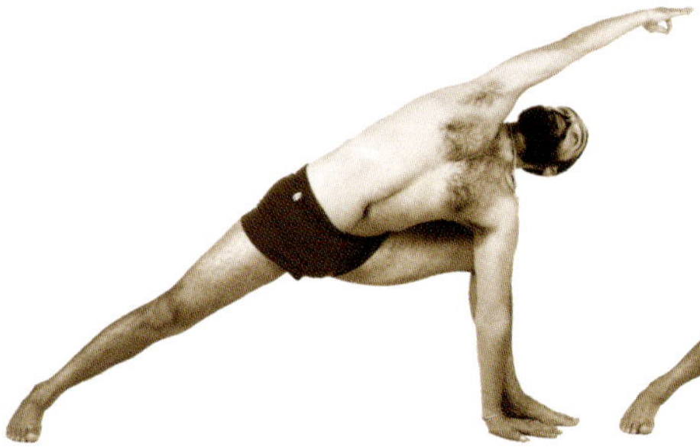

143
पूर्ण पार्श्व कोण आसन (अन्तर्हस्त)
Pūrṇa pārśva koṇa āsana (antarhasta)
Vollständige Seitliche Winkelhaltung (Hand innerhalb des Fußes)

पूर्णपार्श्वकोणासन (अन्तर्हस्त)
Pūrṇapārśvakoṇāsana (antarhasta)

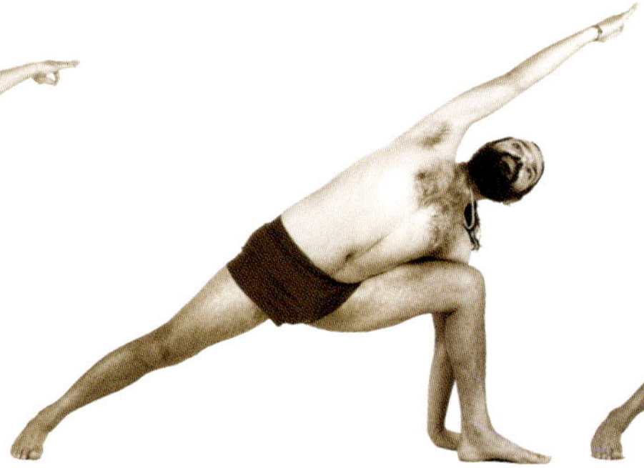

144
पूर्ण पार्श्व कोण आसन (बहिर्हस्त)
Pūrṇa pārśva koṇa āsana (bahirhasta)
Vollständige Seitliche Winkelhaltung (Hand außerhalb des Fußes)

पूर्णपार्श्वकोणासन (बहिर्हस्त)
Pūrṇapārśvakoṇāsana (bahirhasta)

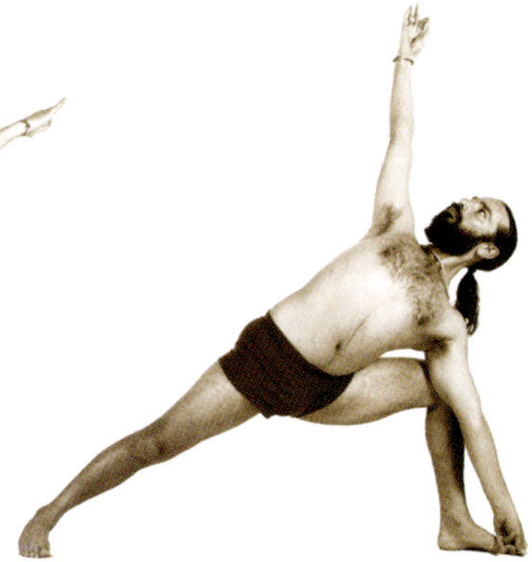

145
पार्श्व कोण आसन (बद्ध पाद अङ्गुष्ठ)
Pārśva koṇa āsana (baddha pāda aṅguṣṭha)
Seitliche Winkelhaltung (großer Zeh gehalten)

पार्श्वकोणासन (बद्धपादाङ्गुष्ठ)
Pārśvakoṇāsana (baddhapādāṅguṣṭha)

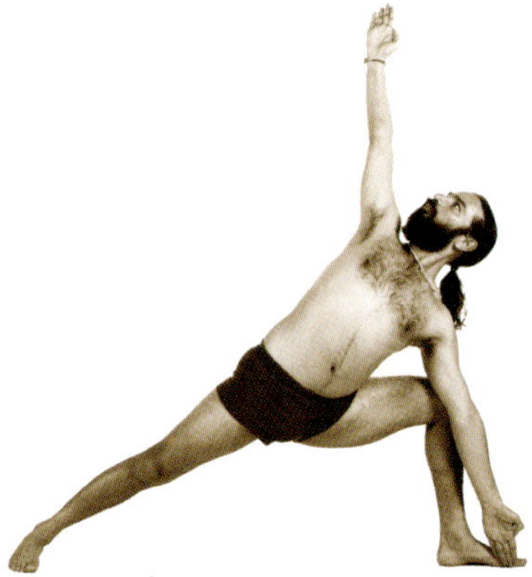

146
पार्श्व कोण आसन
Pārśva koṇa āsana
Seitliche Winkelhaltung

पार्श्वकोणासन
Pārśvakoṇāsana

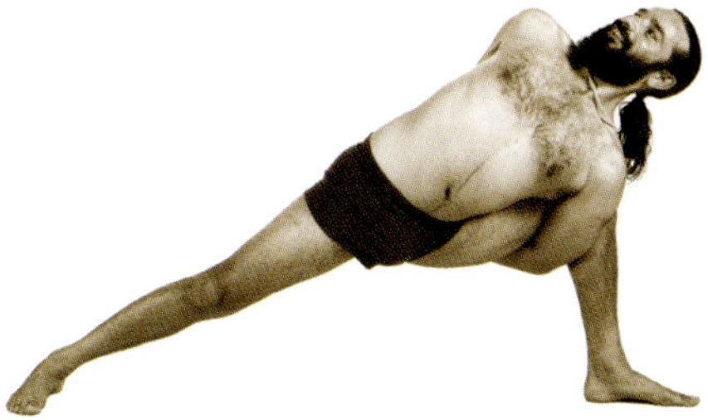

147
पार्श्व कोण आसन (उरु रज्जु हस्त)
Pārśva koṇa āsana (uru rajju hasta)
Seitliche Winkelhaltung (Hände einen Oberschenkel umfassend ineinander verhakt)

पार्श्वकोणासन (उरुरज्जुहस्त)
Pārśvakoṇāsana (ururajjuhasta)

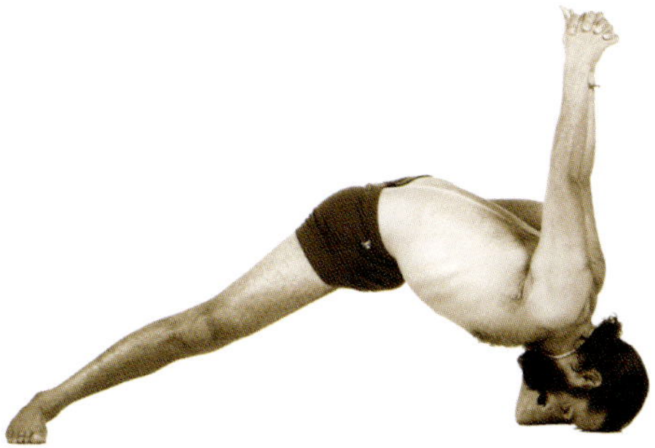

148
शीर्ष पाद अङ्गुष्ठ पार्श्व कोण आसन
Śirṣa pāda aṅguṣṭha pārśva koṇa āsana
Kopf-zum-großen-Zeh-Seitliche-Winkelhaltung

शीर्षापादाङ्गुष्ठपार्श्वकोणासन
Śirṣapādāṅguṣṭhapārśvakoṇāsana

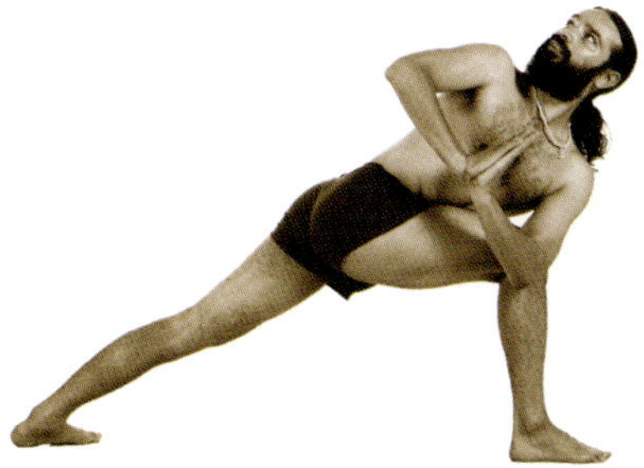

149
परिवृत्त पार्श्व कोण आसन (नमस्कार हस्त)
Parivṛtta pārśva koṇa āsana (namaskāra hasta)
Gedrehte Seitliche Winkelhaltung (Hände in Gebetshaltung)

परिवृत्तपार्श्वकोणासन (नमस्कारहस्त)
Parivṛttapārśvakoṇāsana (namaskārahasta)

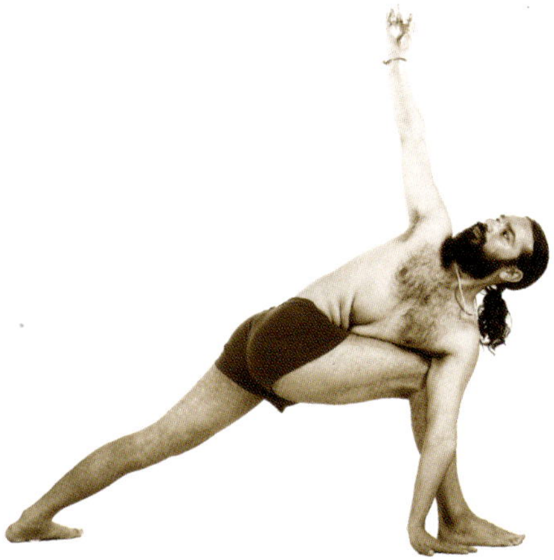

150
परिवृत्त पार्श्व कोण आसन
Parivṛtta pārśva koṇa āsana
Gedrehte Seitliche Winkelhaltung

परिवृत्तपार्श्वकोणासन
Parivṛttapārśvakoṇāsana

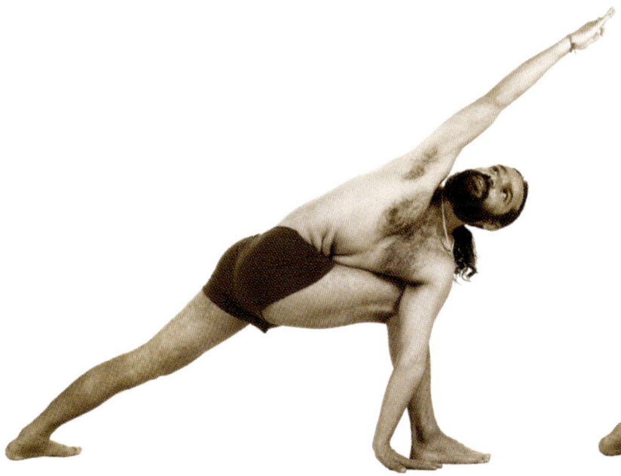

151
परिवृत्त पूर्ण पार्श्व कोण आसन
Parivṛtta pūrṇa pārśva koṇa āsana
Vollständige Gedrehte Seitliche Winkelhaltung

परिवृत्तपूर्णपार्श्वकोणासन
Parivṛttapūrṇapārśvakoṇāsana

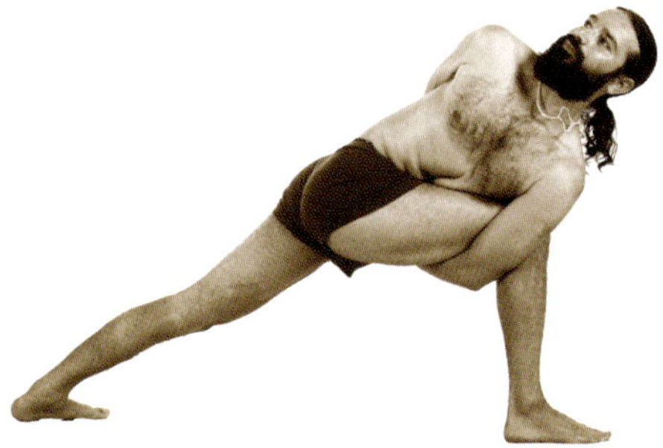

152
परिवृत्त पार्श्व कोण आसन (रज्जु हस्त)
Parivṛtta pārśva koṇa āsana (rajju hasta)
Gedrehte Seitliche Winkelhaltung (Hände ineinander verhakt)

परिवृत्तपार्श्वकोणासन (रज्जुहस्त)
Parivṛttapārśvakoṇāsana (rajjuhasta)

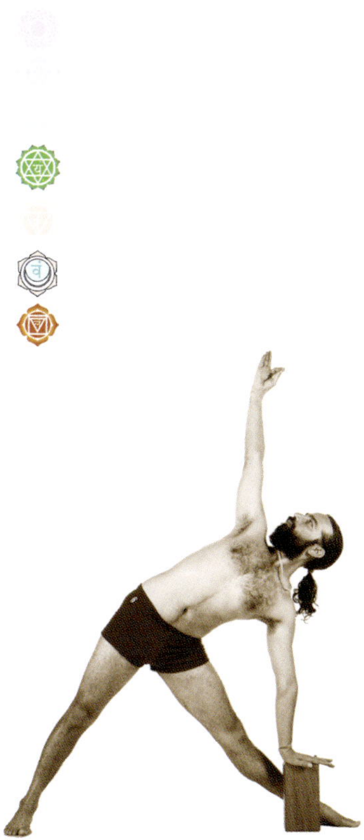

153
त्रिकोण आसन (सालम्ब अन्तर्हस्त)
Trikoṇa āsana (sālamba antarhasta)
Dreieckhaltung (Hand innerhalb des Fußes auf Yogablock gestützt)

त्रिकोणासन (सालम्ब अन्तर्हस्त)
Trikoṇāsana (sālamba antarhasta)

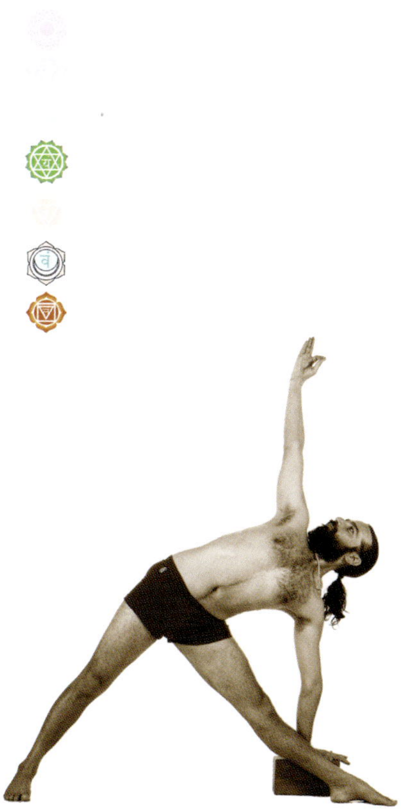

154
त्रिकोण आसन (सालम्ब बहिर्हस्त)
Trikoṇa āsana (sālamba bahirhasta)
Dreieckhaltung (Hand außerhalb des Fußes auf Yogablock gestützt)

त्रिकोणासन (सालम्ब बहिर्हस्त)
Trikoṇāsana (sālambabahirhasta)

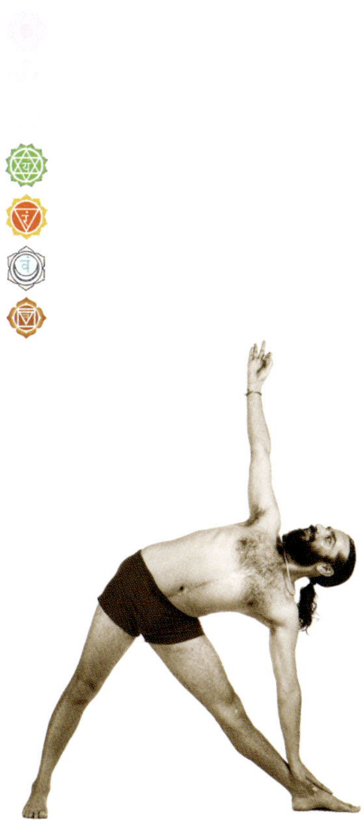

155
त्रिकोण आसन (पाद हस्त)
Trikoṇa āsana (pāda hasta)
Dreieckhaltung (Hand auf dem Fußrücken)

त्रिकोणासन (पादहस्त)
Trikoṇāsana (pādahasta)

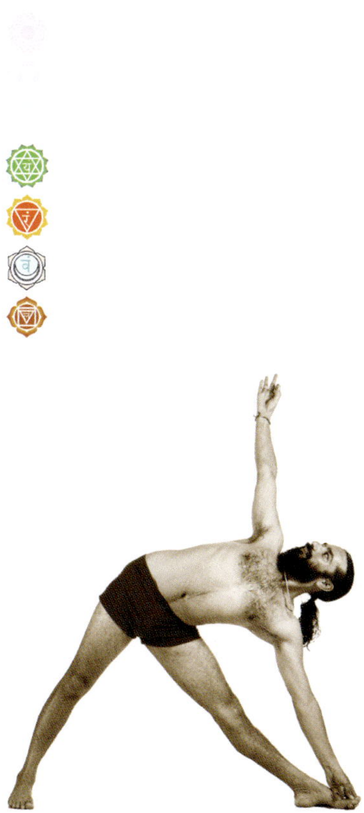

156
त्रिकोण आसन (बद्ध पाद अङ्गुष्ठ)
Trikoṇa āsana (baddha pāda aṅguṣṭha)
Dreieckhaltung (großer Zeh gehalten)

त्रिकोणासन (बद्धपादाङ्गुष्ठ)
Trikoṇāsana (baddhapādāṅguṣṭha)

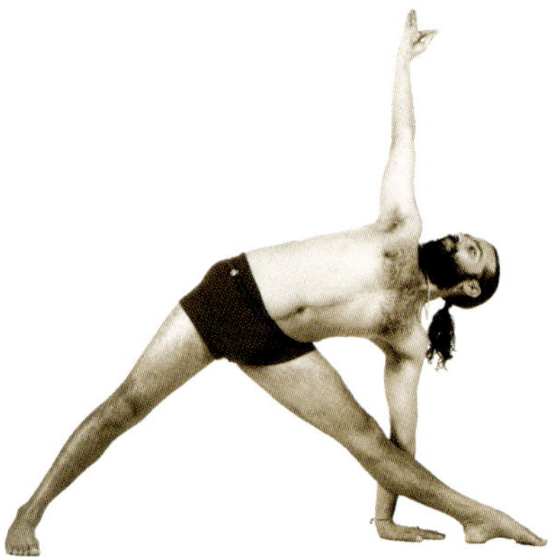

157
त्रिकोण आसन (हस्त भू, बहिर्हस्त)
Trikoṇa āsana (hasta bhū, bahirhasta)
Dreieckhaltung (Hand außerhalb des Fußes auf der Erde)

त्रिकोणासन (हस्तभू,बहिर्हस्त)
Trikoṇāsana (hastabhū, bahirhasta)

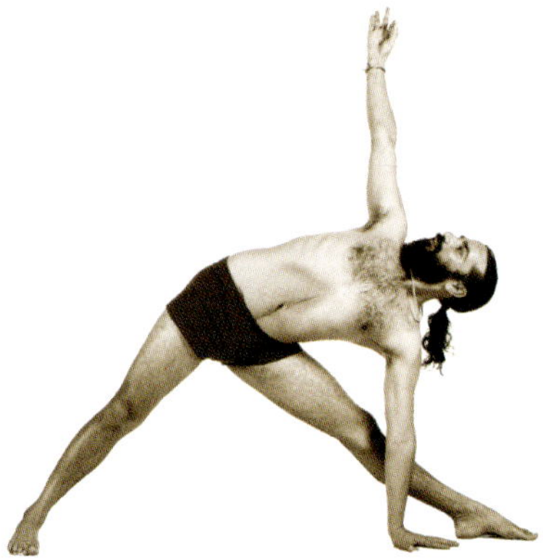

158
त्रिकोण आसन (हस्त भू, अन्तर्हस्त)
Trikoṇa āsana (hasta bhū, antarhasta)
Dreieckhaltung (Hand innerhalb des Fußes auf der Erde)

त्रिकोणासन (हस्तभू,अन्तर्हस्त)
Trikoṇāsana (hastabhū, antarhasta)

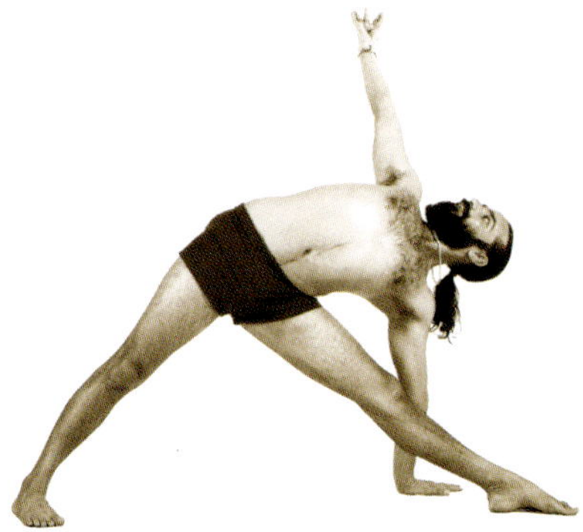

159
त्रिकोण आसन (हस्त भू, बहिर्हस्त परिवृत्तबहिः)
Trikoṇa āsana (hasta bhū, bahirhasta parivṛtta bahiḥ)
Dreieckhaltung (Hand außerhalb des Fußes auf der Erde, Becken geöffnet)

त्रिकोणासन (हस्तभू, बहिर्हस्तपरिवृत्तबहिः)
Trikoṇāsana (hastabhū, bahirhastaparivṛttabahiḥ)

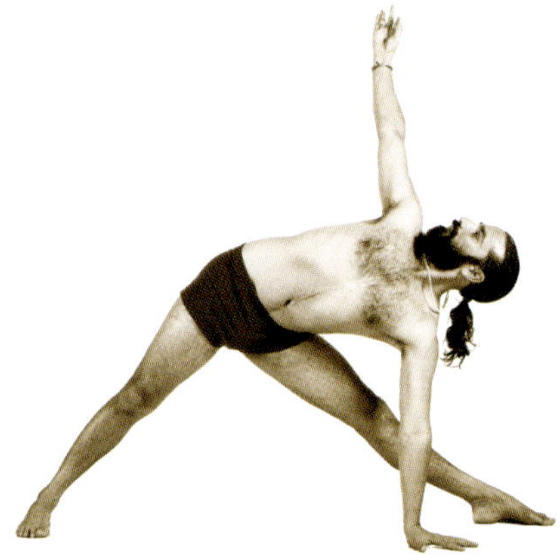

160
त्रिकोण आसन (हस्त भू, अन्तर्हस्त परिवृत्तबहिः)
Trikoṇa āsana (hasta bhū, antarhasta parivṛtta bahiḥ)
Dreieckhaltung (Hand innerhalb des Fußes auf der Erde, Becken geöffnet)

त्रिकोणासन (हस्तभू, अन्तर्हस्तपरिवृत्तबहिः)
Trikoṇāsana (hastabhū, antarhastaparivṛttabahiḥ)

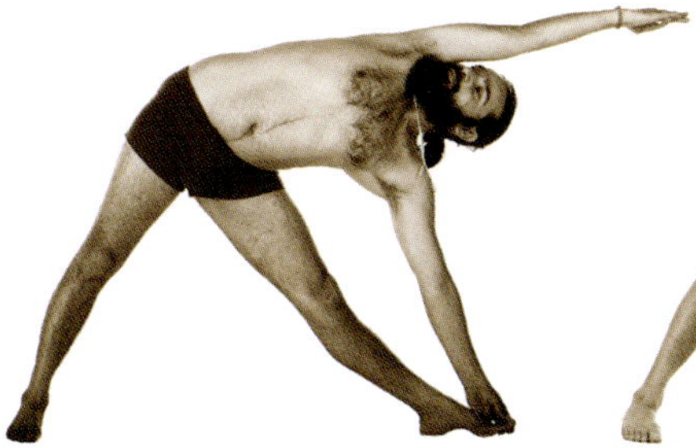

161
पूर्ण त्रिकोण आसन (बद्ध पाद अङ्गुष्ठ)
Pūrṇa trikoṇa āsana (baddha pāda aṅguṣṭha)
Vollständige Dreieckhaltung (großer Zeh gehalten)

पूर्णत्रिकोणासन (बद्धपादाङ्गुष्ठ)
Pūrṇatrikoṇāsana (baddhapādaṅguṣṭha)

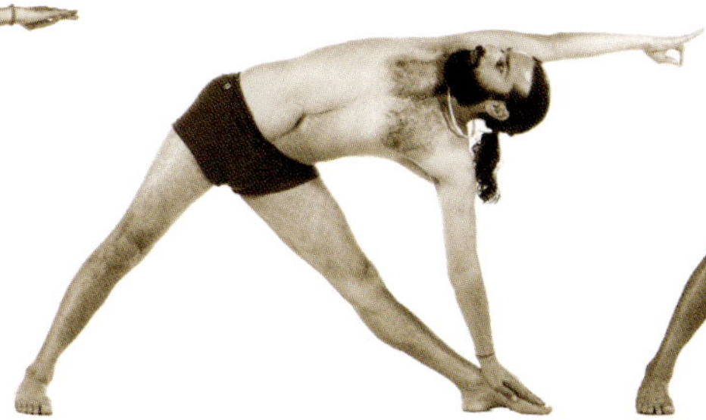

162
पूर्ण त्रिकोण आसन (पाद हस्त)
Pūrṇa trikoṇa āsana (pāda hasta)
Vollständige Dreieckhaltung (Hand auf dem Fußrücken)

पूर्णत्रिकोणासन (पादहस्त)
Pūrṇatrikoṇāsana (pādahasta)

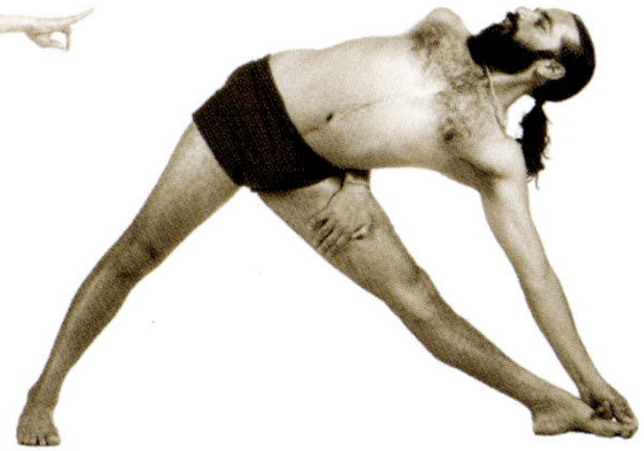

163
त्रिकोण आसन (बद्ध पाद अङ्गुष्ठ, उरु हस्त)
Trikoṇa āsana (baddha pāda aṅguṣṭha, uru hasta)
Dreieckhaltung (großer Zeh gehalten, Hand auf dem Oberschenkel)

त्रिकोणासन (बद्धपादाङ्गुष्ठ, उरुहस्त)
Trikoṇāsana (baddhapādāṅguṣṭha, uruhasta)

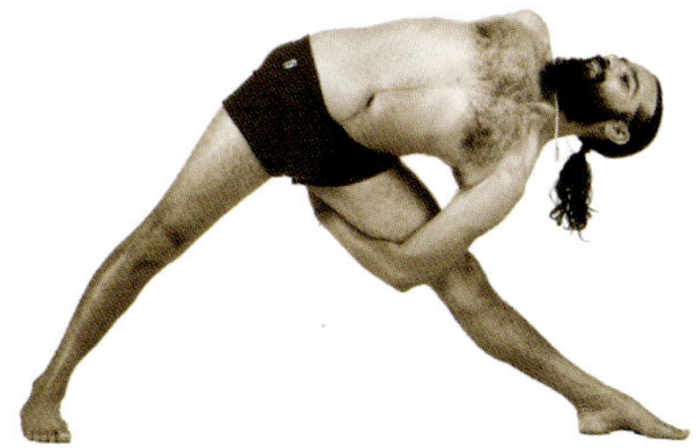

164
विक त्रिकोण आसन (उरु बद्ध, रज्जु हस्त)
Vika trikoṇa āsana (uru baddha, rajju hasta)
Anspruchsvolle Dreieckhaltung (Hände einen Oberschenkel umfassend ineinander verhakt)

विकत्रिकोणासन (उरुबद्ध, रज्जुहस्त)
Vikatrikoṇāsana (urubaddha, rajjuhasta)

Bevor man etwas Neues lernt, sollte man das üben, was man bereits kann.

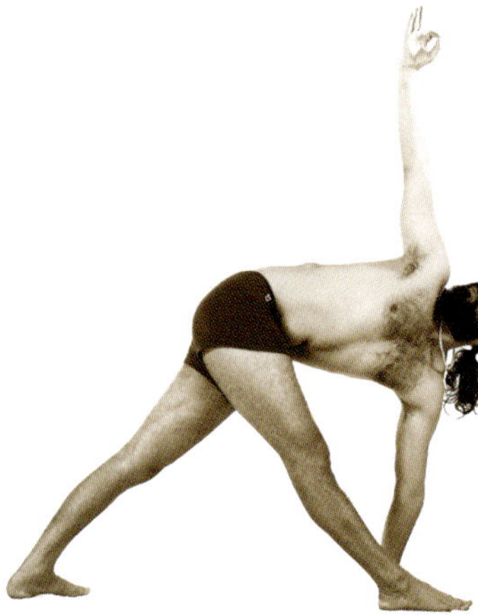

165
परिवृत्त त्रिकोण आसन (अन्तर्हस्त भू)
Parivṛtta trikoṇa āsana (antaṛ hasta bhū)
Gedrehte Dreieckhaltung (Hand innerhalb des Fußes auf der Erde)

परिवृत्तत्रिकोणासन (अन्तर्हस्तभू)
Parivṛttatrikoṇāsana (antaṛhastabhū)

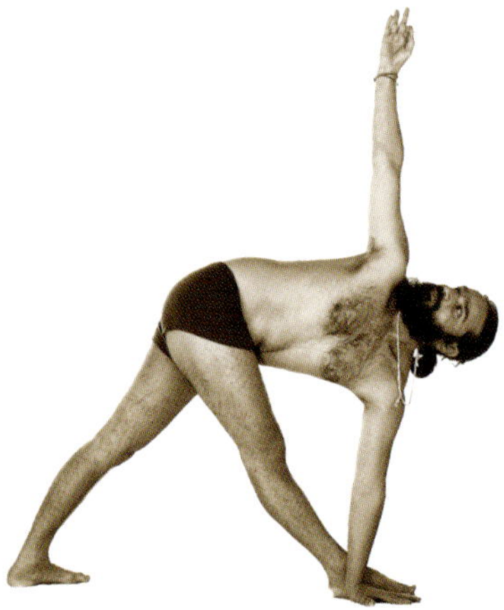

166
परिवृत्त त्रिकोण आसन (बहिर्हस्त भू)
Parivṛtta trikoṇa āsana (bahir hasta bhū)
Gedrehte Dreieckhaltung (Hand außerhalb des Fußes auf der Erde)

परिवृत्तत्रिकोणासन (बहिर्हस्तभू)
Parivṛttatrikoṇāsana (bahirhastabhū)

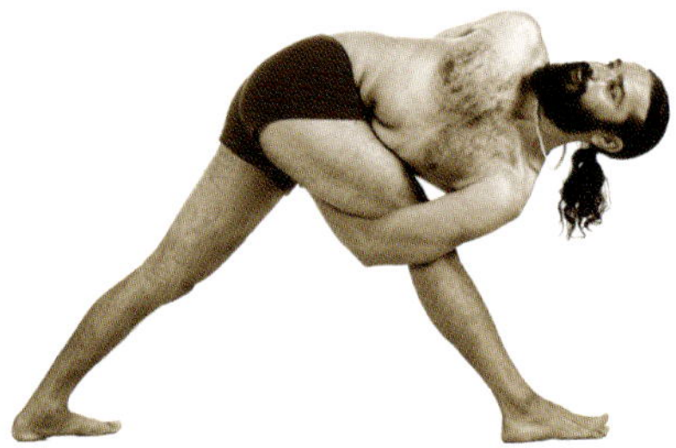

167
परिवृत्त विकटत्रिकोण आसन (रज्जु हस्त)
Parivṛtta vikaṭa trikoṇa āsana (rajju hasta)
Anspruchsvolle Gedrehte Dreieckhaltung (Hände ineinander verhakt)

परिवृत्तविकटत्रिकोणासन (रज्जुहस्त)
Parivṛttavikaṭatrikoṇāsana (rajjuhasta)

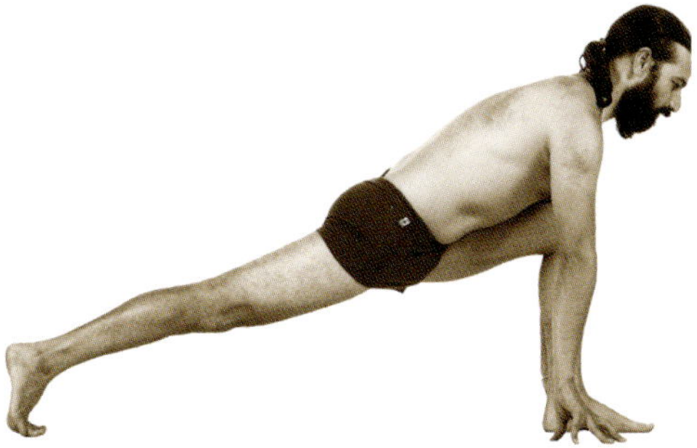

168
वीर आसन (हस्त अङ्गुल भू)
Vīra āsana (hasta aṅgula bhū)
Heldenhaltung (Fingerspitzen auf der Erde)

वीरासन (हस्ताङ्गुलभू)
Vīrāsana (hastāṅgulabhū)

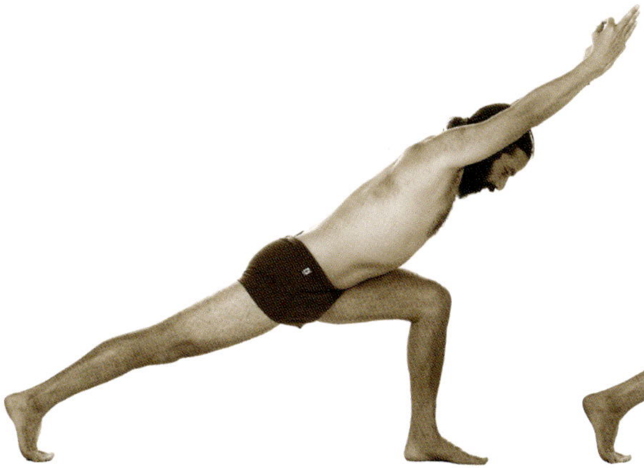

169
क्षितिज वीर आसन (अधोमुख)
Kṣitija vīra āsana (adhomukha)
Dem Horizont Zugewandte Heldenhaltung (Gesicht nach unten gerichtet)

क्षितिजवीरासन (अधोमुख)
Kṣitijavīrāsana (adhomukha)

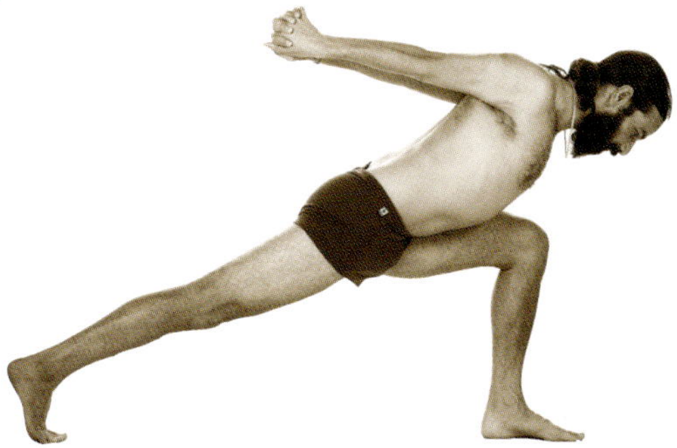

170
क्षितिज वीर आसन (पृष्ठ हस्त उत्तान)
Kṣitija vīra āsana (pṛṣṭha hasta uttāna)
Dem Horizont Zugewandte Heldenhaltung (Arme hinter dem Rücken gestreckt)

क्षितिजवीरासन (पृष्ठहस्तोत्तान)
Kṣitijavīrāsana (pṛṣṭhahastottāna)

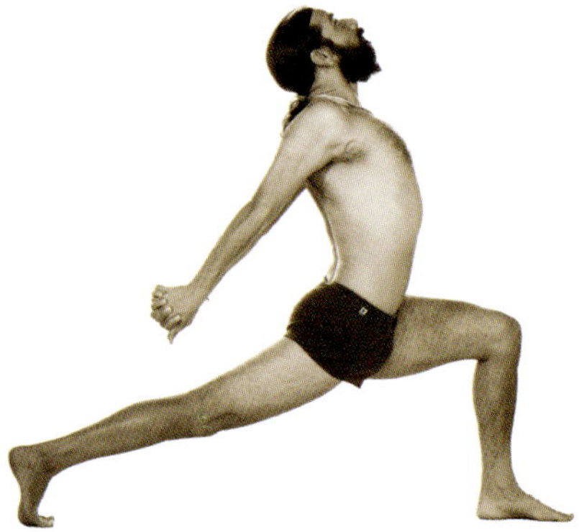

171
वीर आसन (हस्त बद्ध पृष्ठ उत्तान)
Vīra āsana (hasta baddha pṛṣṭha uttāna)
Heldenhaltung (Hände verschränkt hinter den Rücken gestreckt)

वीरासन (हस्तबद्धपृष्ठोत्तान)
Vīrāsana (hastabaddhapṛṣṭhottāna)

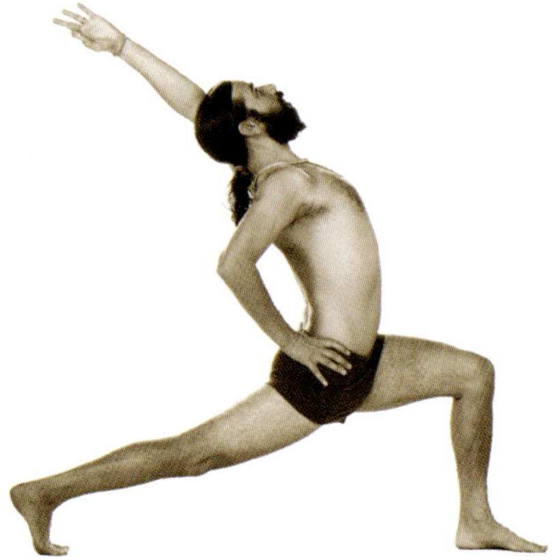

172
वीर आसन (एक कटि हस्त)
Vīra āsana (eka kaṭi hasta)
Heldenhaltung (eine Hand auf der Hüfte)

वीरासन (एककटिहस्त)
Vīrāsana (ekakaṭihasta)

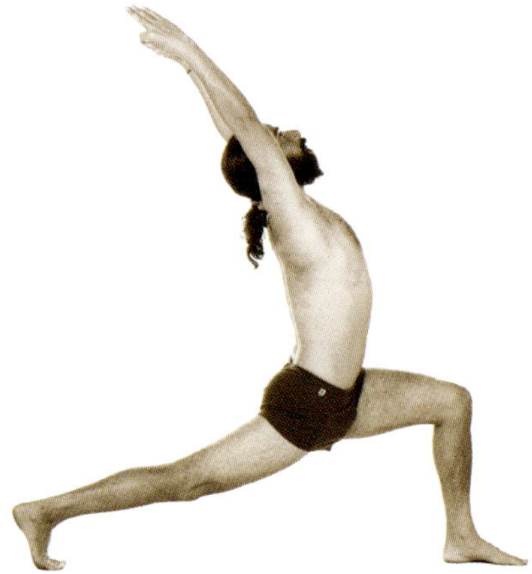

173
वीर आसन (ज्ञान मुद्रा)
Vīra āsana (jñāna mudrā)
Heldenhaltung (Hände in Jñāna Mudrā)

वीरासन (ज्ञानमुद्रा)
Vīrāsana (jñanamudrā)

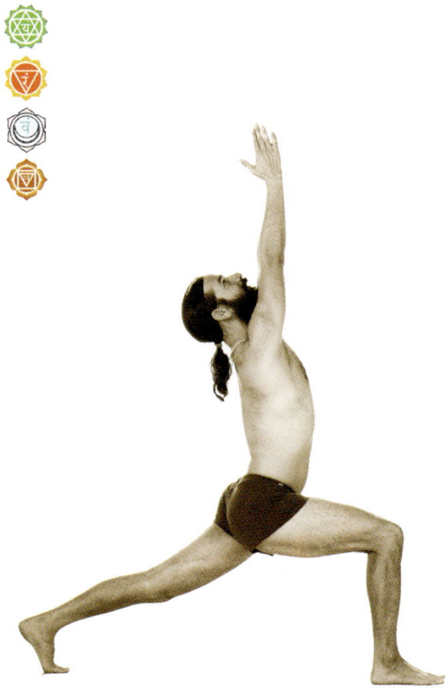

174
वीर आसन
Vīra āsana
Heldenhaltung

वीरासन
Vīrāsana

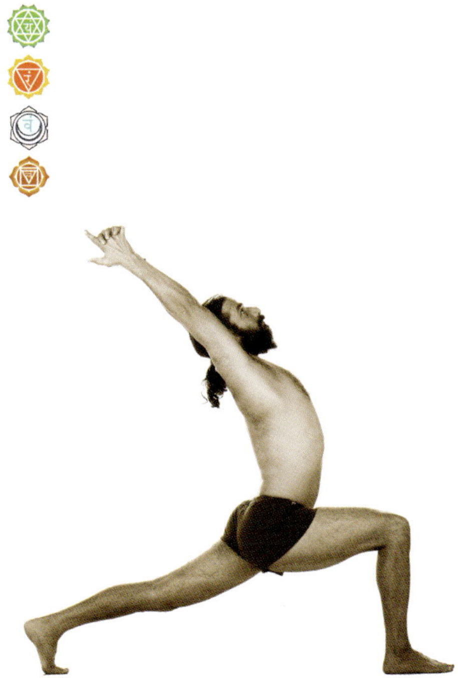

175
वीर आसन (आकाश तर्जनी मुद्रा)
Vīra āsana (ākāśa tarjanī mudrā)
Heldenhaltung (Zeigefinger zeigen zum Himmel)

वीरासन (आकाशतर्जनीमुद्रा)
Vīrāsana (ākāśatarjanīmudrā)

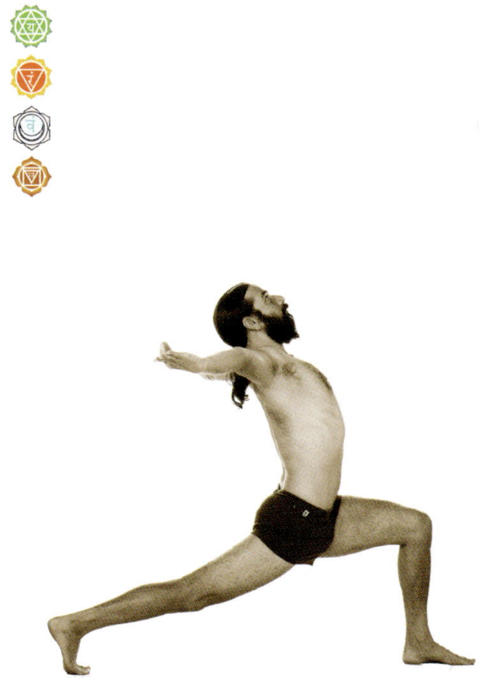

176
वीर आसन (विराट हस्त ज्ञान मुद्रा)
Vīra āsana (virāṭa hasta jñāna mudrā)
Heldenhaltung (Arme weit zur Seite gestreckt, Hände in Jñāna Mudrā)

वीरासन (विराटहस्तज्ञानमुद्रा)
Vīrāsana (virāṭahastajñānamudrā)

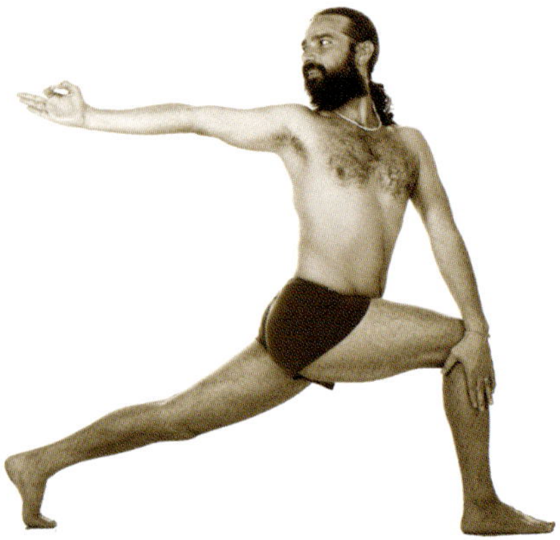

177
परिवृत्त वीरा आसन (विपरीत हस्त जानु)
Parivṛtta vīra āsana (viparīta hasta jānu)
Gedrehte Heldenhaltung (Hand umfasst das gegenüberliegende Knie)

परिवृत्तवीरासन (विपरीतहस्तजानु)
Parivṛttavīrāsana (viparītahastajānu)

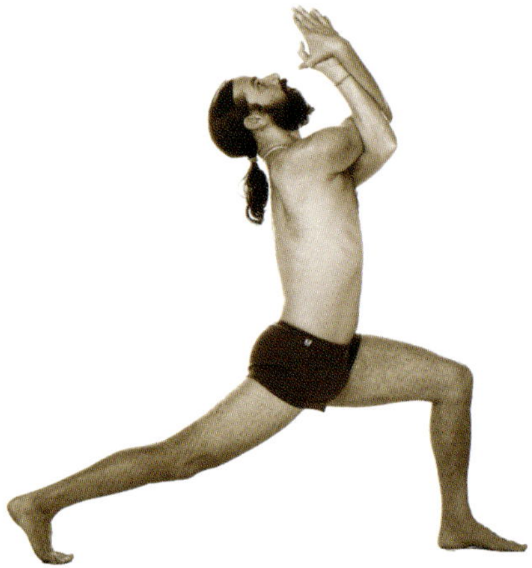

178
वीर आसन (गरुड हस्त)
Vīra āsana (garuḍa hasta)
Heldenhaltung (Arme in Adlerhaltung)

वीरासन (गरुडहस्त)
Vīrāsana (garuḍahasta)

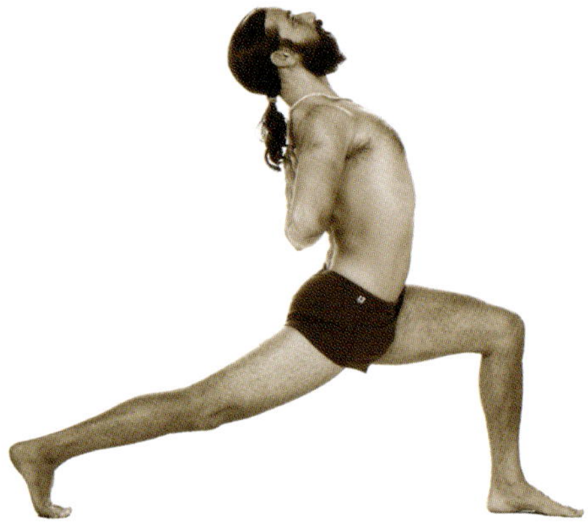

179
वीर आसन (पृष्ठ नमस्कार)
Vīra āsana (pṛṣṭha namaskāra)
Heldenhaltung (Hände in Gebetshaltung hinter dem Rücken)

वीरासन (पृष्ठनमस्कार)
Vīrāsana (pṛṣṭhanamaskāra)

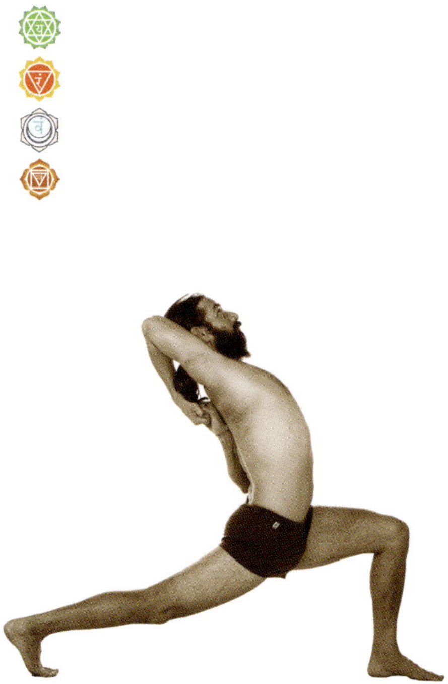

180
वीर आसन (गो मुख हस्त)
Vīra āsana (go mukha hasta)
Heldenhaltung (Hände in Kuhkopfhaltung)

वीरासन (गोमुखहस्त)
Vīrāsana (gomukhahasta)

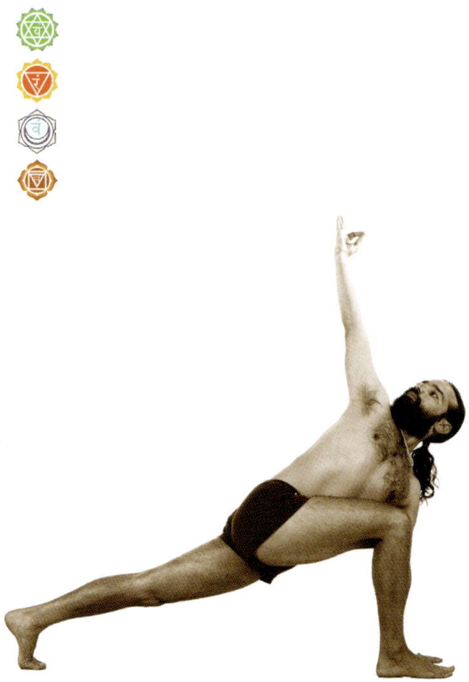

181
परिवृत्त वीर आसन (अन्तर्हस्त, विराट हस्त)
Parivṛtta vīra āsana (antarhasta, virāṭa hasta)
Gedrehte Heldenhaltung (Hand innerhalb des Fußes, Arme weit gestreckt)

परिवृत्तवीरासन (अन्तर्हस्त, विराटहस्त)
Parivṛttavīrāsana (antarhasta, virātahasta)

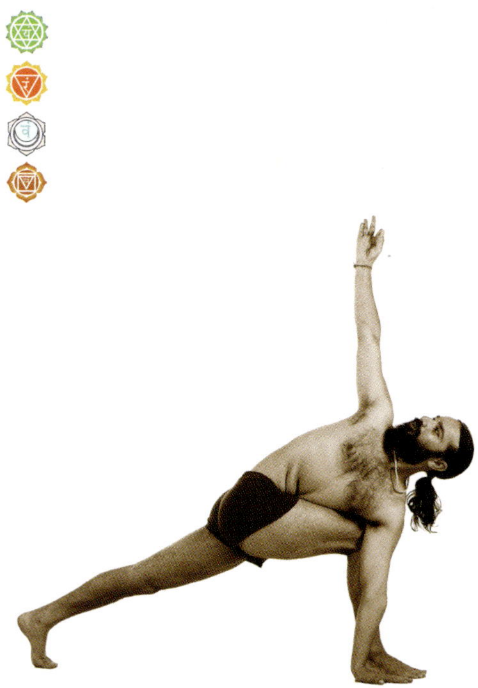

182
परिवृत्त वीर आसन (बहिर्हस्त, विराट हस्त)
Parivṛtta vīra āsana (bahirhasta, virāṭa hasta)
Gedrehte Heldenhaltung (Hand außerhalb des Fußes, Arme weit gestreckt)

परिवृत्तवीरासन (बहिर्हस्त, विराटहस्त)
Parivṛttavīrarāsana (bahirhasta, virātahasta)

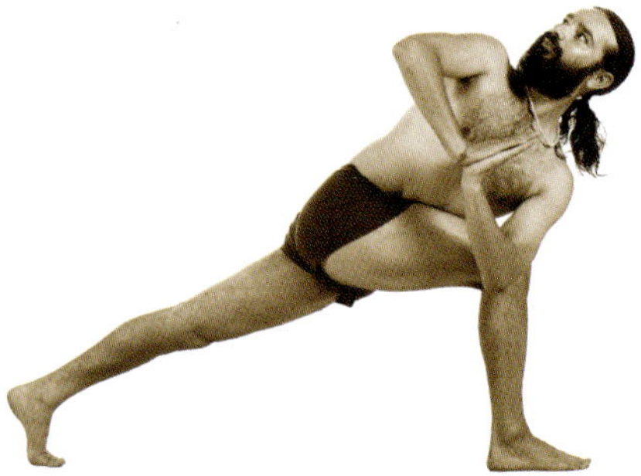

183
परिवृत्त नमस्कार वीर आसन
Parivṛtta namaskāra vīra āsana
Betende Gedrehte Heldenhaltung

परिवृत्तनमस्कारवीरासन
Parivṛttanamaskāravīrāsana

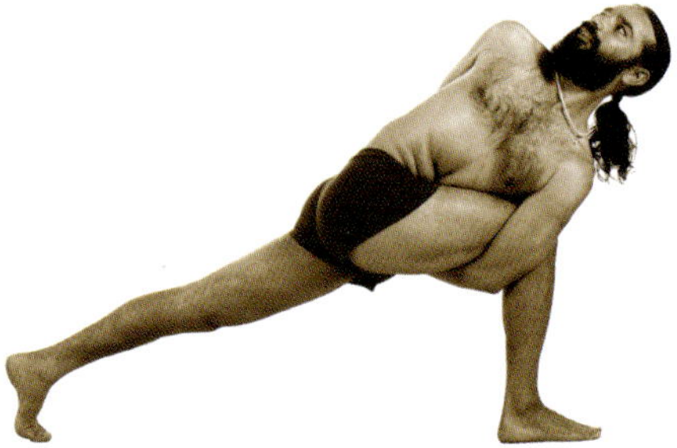

184
परिवृत्त वीर आसन (रज्जु हस्त)
Parivṛtta vīra āsana (rajju hasta)
Gedrehte Heldenhaltung
(Hände ineinander verhakt)

परिवृत्तवीरासन (रज्जुहस्त)
Parivṛttavīrāsana (rajjuhasta)

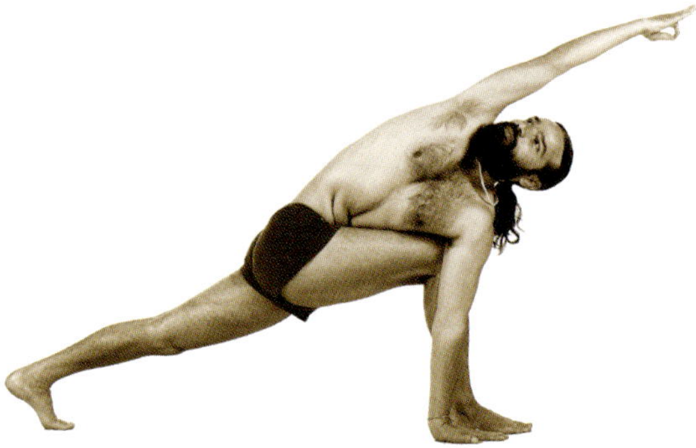

185
परिवृत्त पूर्ण वीर आसन (बहिर्हस्त भू)
Parivṛtta pūrṇa vīra āsana (bahirhasta bhū)
Vollständige Gedrehte Heldenhaltung
(Hand außerhalb des Fußes auf der Erde)

परिवृत्तपूर्णवीरासन (बहिर्हस्तभू)
Parivṛttapūrṇavīrāsana (bahirhastabhū)

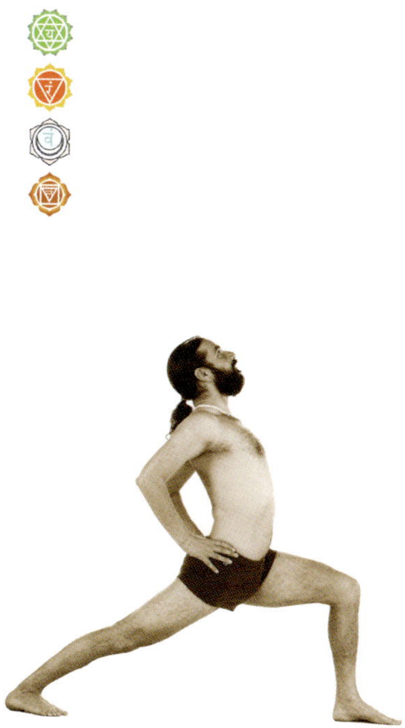

186
वीर भद्र आसन (कटि हस्त)
Vīra bhadra āsana (kati hasta)
Schöne Kriegerhaltung (Hände auf der Hüfte)

वीरभद्रासन (कटिहस्त)
Vīrabhadrāsana (kaṭihasta)

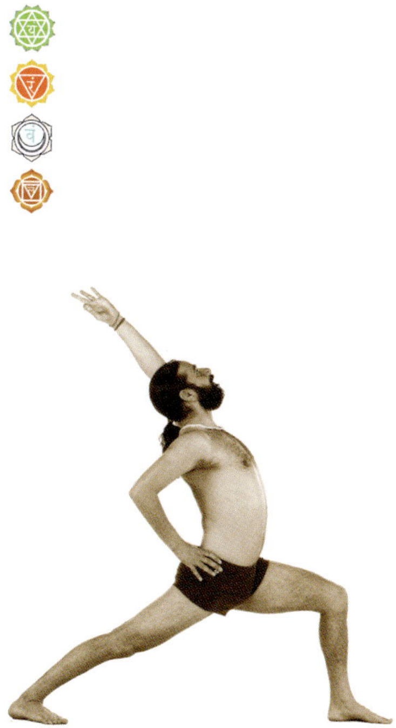

187
वीर भद्र आसन (एक कटि हस्त)
Vīra bhadra āsana (eka kati hasta)
Schöne Kriegerhaltung (eine Hand auf der Hüfte)

वीरभद्रासन (एककटिहस्त)
Vīrabhadrāsana (ekakaṭihasta)

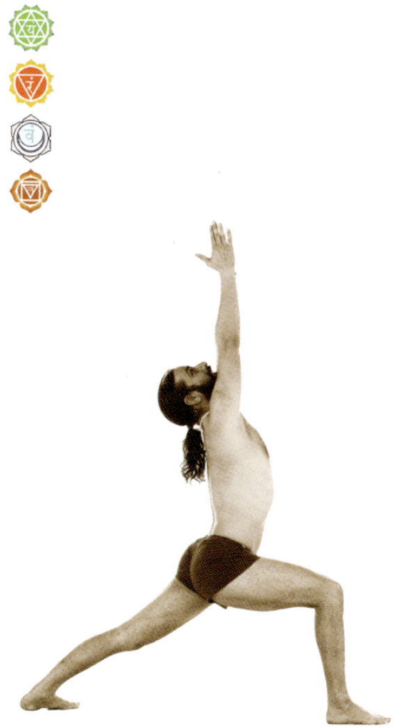

188
वीर भद्र आसन (ऊर्ध्व नमस्कार)
Vīra bhadra āsana (ūrdhva namaskāra)
Schöne Kriegerhaltung (Hände in Gebetshaltung über den Kopf gestreckt)

वीरभद्रासन (ऊर्ध्वनमस्कार)
Vīrabhadrāsana (ūrdhvanamaskāra)

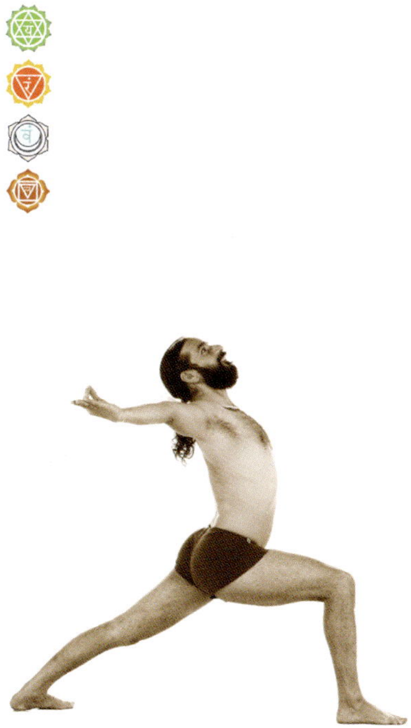

189
वीर भद्र आसन (विराट हस्त)
Vīra bhadra āsana (virāṭa hasta)
Schöne Kriegerhaltung (Arme weit zur Seite gestreckt)

वीरभद्रासन (विराटहस्त)
Vīrabhadrāsana (virāṭahasta)

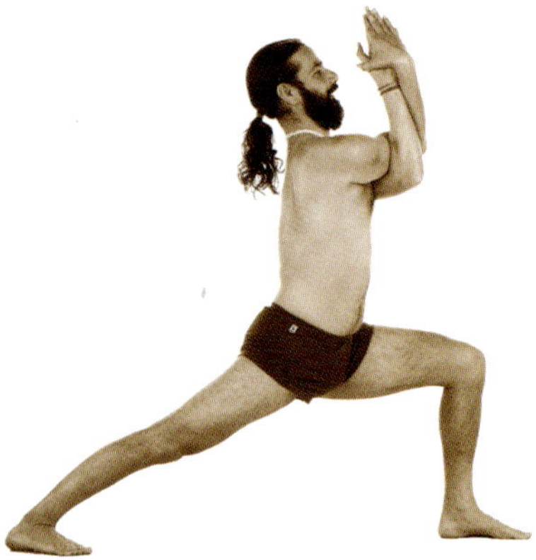

190
वीर भद्र आसन (गरुड हस्त)
Vīra bhadra āsana (garuḍa hasta)
Schöne Kriegerhaltung (Arme in Adlerhaltung)

वीरभद्रासन (गरुडहस्त)
Vīrabhadrāsana (garuḍahasta)

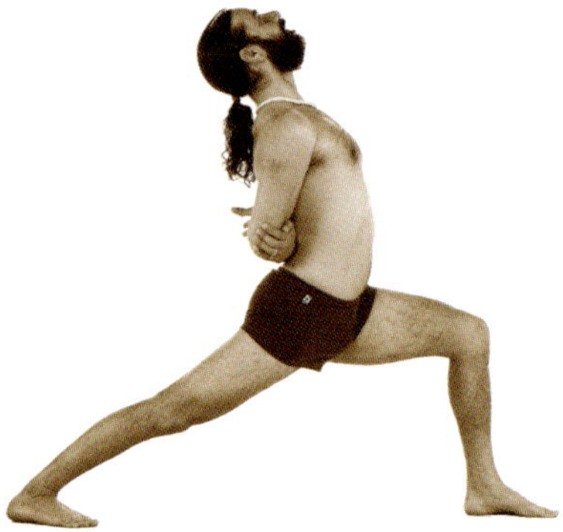

191
वीर भद्र आसन (पृष्ठ कफोणि बद्ध)
Vīra bhadra āsana (pṛṣṭha kaphoṇi baddha)
Schöne Kriegerhaltung (Arme hinter dem Rücken verschränkt)

वीरभद्रासन (पृष्ठकफोणिबद्ध)
Vīrabhadrāsana (pṛṣṭhakaphoṇibaddha)

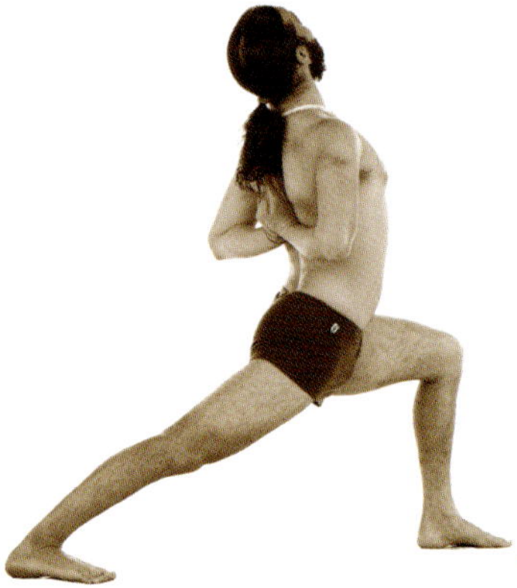

192
वीर भद्र आसन (पृष्ठ नमस्कार)
Vīra bhadra āsana (pṛṣṭha namaskāra)
Schöne Kriegerhaltung (Hände in Gebetshaltung hinter dem Rücken)

वीरभद्रासन (पृष्ठनमस्कार)
Vīrabhadrāsana (pṛṣṭhanamaskāra)

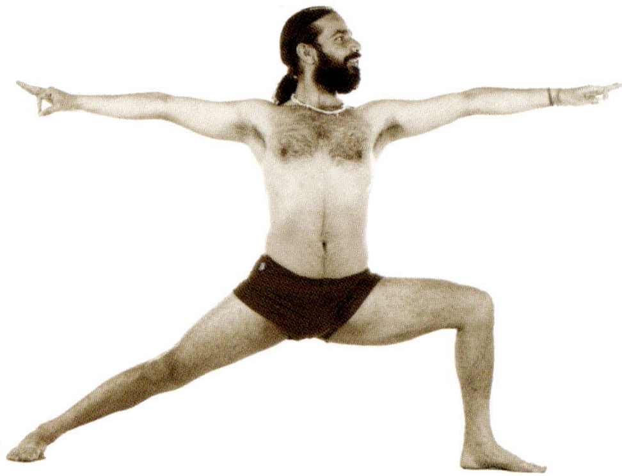

193
महा वीर भद्र आसन (ज्ञान मुद्रा)
Mahā vīra bhadra āsana (jñāna mudrā)
Große Schöne Kriegerhaltung (Hände in Jñāna Mudrā)

महावीरभद्रासन (ज्ञानमुद्रा)
Mahāvīrabhadrāsana (jñānamudrā)

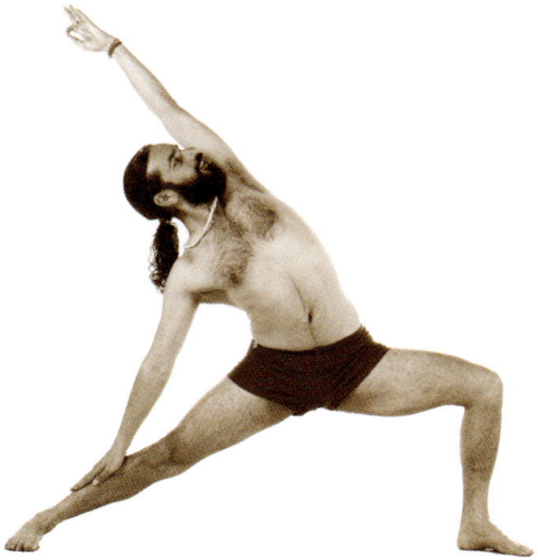

194
नृत्त महा वीर भद्र आसन (ऊर्ध्व मुख)
Nṛtya mahā vīra bhadra āsana (ūrdhva mukha)
Tanzende Große Schöne Kriegerhaltung (Gesicht nach oben gerichtet)

नृत्तमहावीरभद्रासन (ऊर्ध्वमुख)
Nṛtyamahāvīrabhadrāsana (ūrdhvamukha)

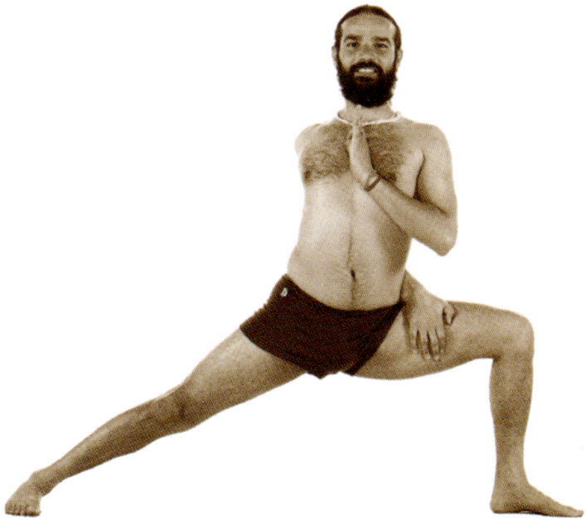

195
महा वीर भद्र आसन (उरु हस्त, ज्ञान मुद्रा)
Mahā vīra bhadra āsana (uru hasta, jñāna mudrā)
Große Schöne Kriegerhaltung (eine Hand auf dem Oberschenkel, die andere in Jñāna Mudrā)

महावीरभद्रासन (उरुहस्त, ज्ञानमुद्रा)
Mahāvīrabhadrāsana (uruhasta, jñānamudrā)

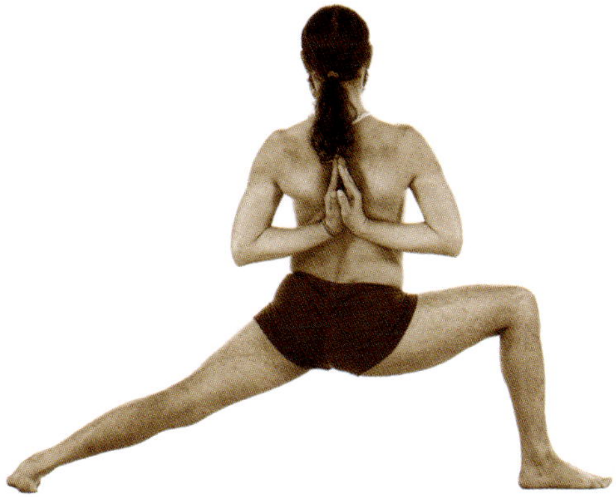

196
महा वीर भद्र आसन (पृष्ठ नमस्कार)
Mahā vīra bhadra āsana (pṛṣṭha namaskāra)
Große Schöne Kriegerhaltung (Hände in Gebetshaltung hinter dem Rücken)

महावीरभद्रासन (पृष्ठनमस्कार)
Mahāvīrabhadrāsana (pṛṣṭhanamaskāra)

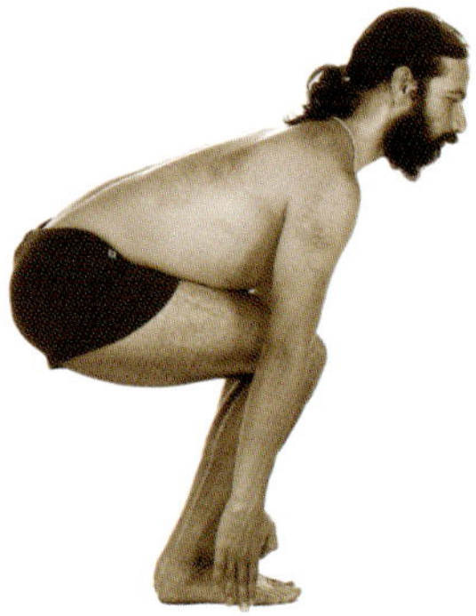

197
उत्कट आसन (हस्त अङ्गुल भू)
Utkaṭa āsana (hasta aṅgula bhū)
Krafthaltung (Fingerspitzen auf der Erde)

उत्कटासन (हस्ताङ्गुलभू)
Utkaṭāsana (hastāṅgulabhū)

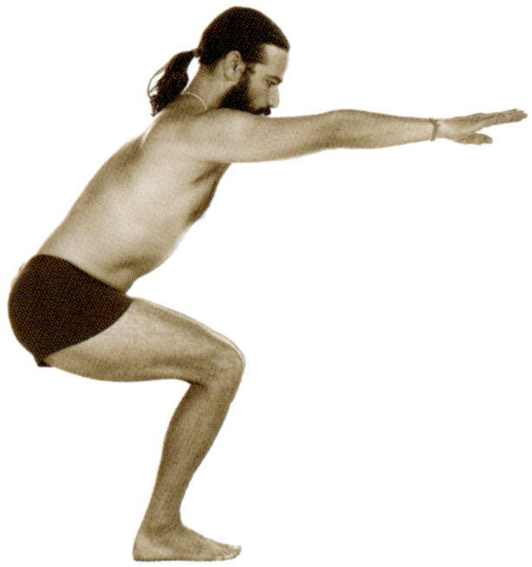

198
उत्कट आसन (समक्ष हस्त)
Utkaṭa āsana (samakṣa hasta)
Krafthaltung (Arme nach vorn gestreckt)

उत्कटासन (समक्षहस्त)
Utkaṭāsana (samakṣahasta)

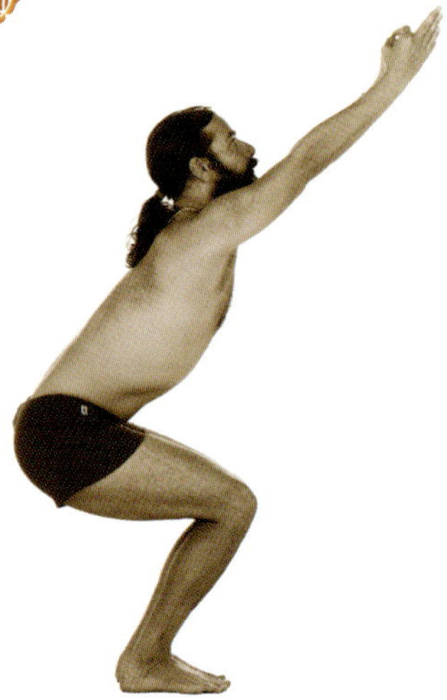

199
उत्कट आसन (ज्ञान मुद्रा)
Utkaṭa āsana (jñāna mudrā)
Krafthaltung (Hände in Jñāna Mudrā)

उत्कटासन (ज्ञानमुद्रा)
Utkaṭāsana (jñānamudrā)

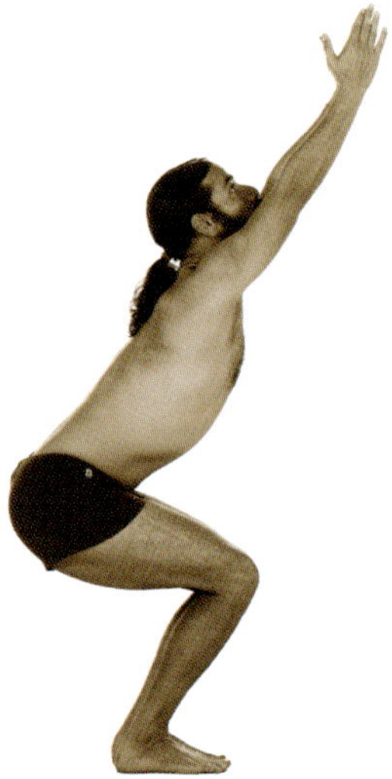

200
उत्कट आसन
Utkaṭa āsana
Krafthaltung

उत्कटासन
Utkaṭāsana

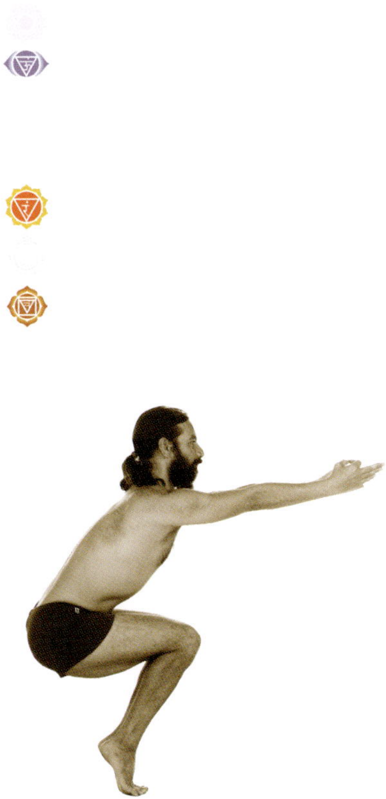

201
उत्तोलन उत्कट आसन (समक्ष हस्त)
Uttolana utkaṭa āsana (samakṣa hasta)
Balancierte Krafthaltung
(Arme nach vorn gestreckt)

उत्तोलनोत्कटासन (समक्षहस्त)
Uttolanotkaṭāsana (samakṣahasta)

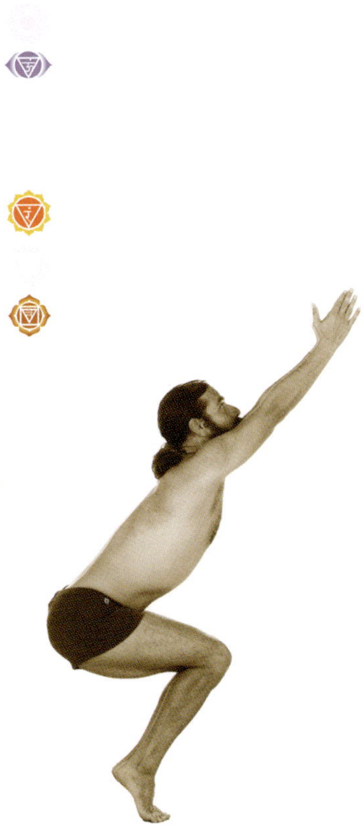

202
उत्तोलन उत्कट आसन
Uttolana utkaṭa āsana
Balancierte Krafthaltung

उत्तोलनोत्कटासन
Uttolanotkaṭāsana

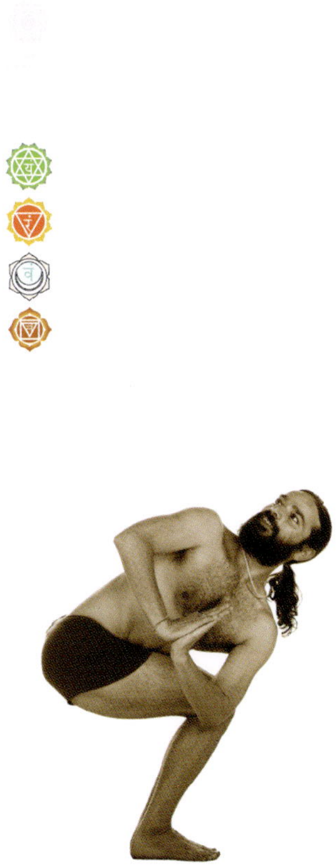

203
परिवृत्त उत्कट आसन (नमस्कार हस्त)
Parivṛtta utkaṭa āsana (namaskāra hasta)
Gedrehte Krafthaltung
(Hände in Gebetshaltung)

परिवृत्तोत्कटासन (नमस्कारहस्त)
Parivṛttotkaṭāsana (namaskārahasta)

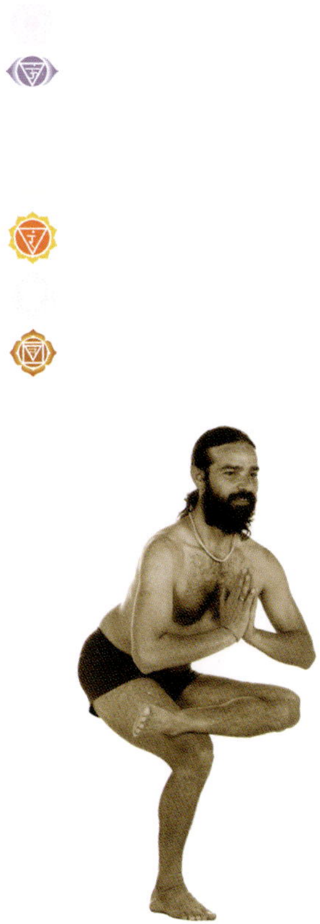

204
उत्तोलन उत्कट आसन (एक पाद जानु)
Utollana utkaṭa āsana (eka pāda jānu)
Balancierte Krafthaltung
(ein Fuß auf dem Knie)

उत्तोलनोत्कटासन (एकपादजानु)
Uttolanotkaṭāsana (ekapādajānu)

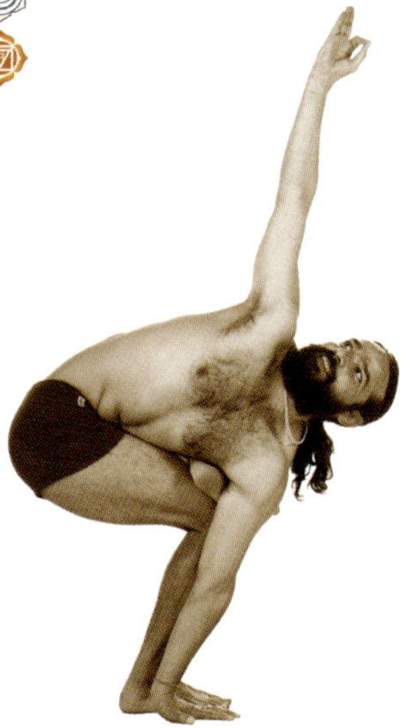

205
परिवृत्त योग दण्ड उत्कट आसन
Parivṛtta yoga daṇḍa utkaṭa āsana
Gedrehte Gestreckte Krafthaltung

परिवृत्तयोगदण्डोत्कटासन
Parivṛttayogadaṇḍotkaṭāsana

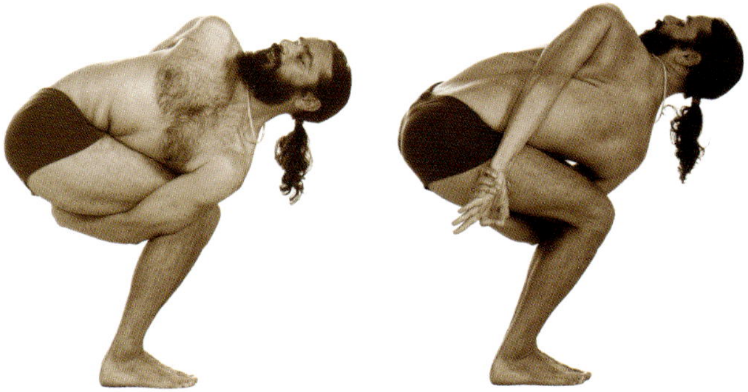

206
परिवृत्त उत्कट आसन (रज्जु हस्त)
Parivṛtta utkaṭa āsana (rajju hasta)
Gedrehte Krafthaltung (eine Hand umfasst das Handgelenk der anderen)

परिवृत्तोत्कटासन (रज्जुहस्त)
Parivṛttotkaṭāsana (rajjuhasta)

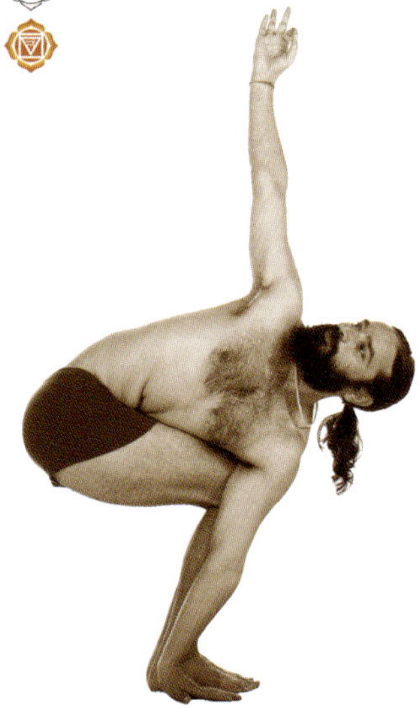

207
परिवृत्त उत्कट आसन (विराट हस्त भू)
Parivṛtta utkaṭa āsana (virāṭa hasta bhū)
Gedrehte Krafthaltung (eine Hand auf der Erde, ein Arm weit nach oben gestreckt)

परिवृत्तोत्कटासन (विराटहस्तभू)
Parivṛttotkaṭāsana (virāṭahastabhū)

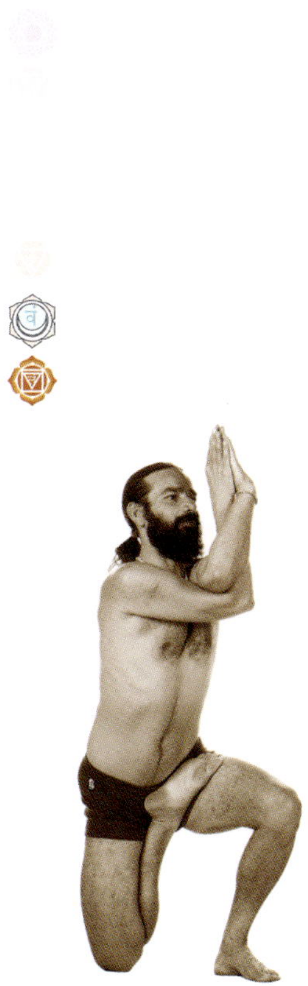

208
वातायन आसन (गरुड हस्त)
Vātāyana āsana (garuḍa hasta)
Fensterhaltung (Arme in Adlerhaltung)

वातायनासन (गरुडहस्त)
Vātāyanāsana (garuḍahasta)

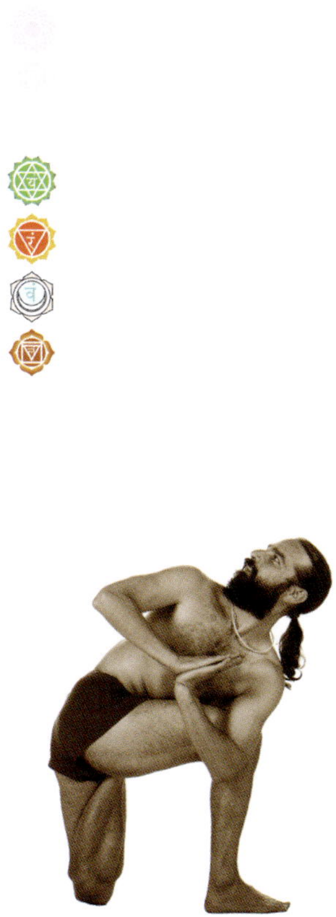

209
परिवृत्त वातायनासन (नमस्कार हस्त)
Parivṛtta vātāyana āsana (namaskāra hasta)
Gedrehte Fensterhaltung (Hände in Gebetshaltung)

परिवृत्तवातायनासन (नमस्कारहस्त)
Parivṛttavātāyanāsana (namaskārahasta)

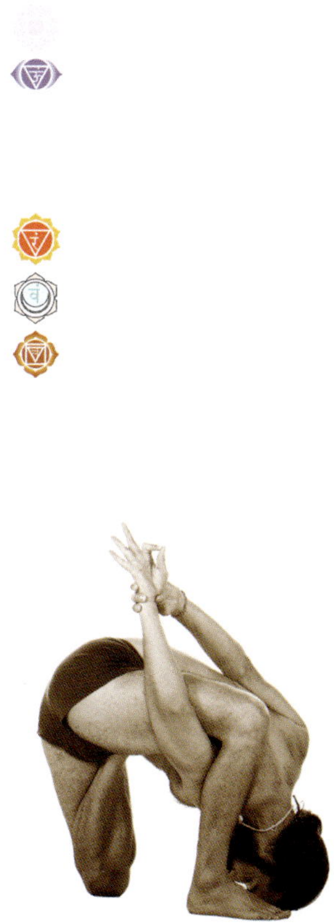

210
वातायन आसन (ललाट भू,रज्जु हस्त)
Vātāyana āsana (lalāṭa bhū, rajju hasta)
Fensterhaltung (Stirn auf der Erde, eine Hand umfasst das Handgelenk der anderen)

वातायनासन (ललाटभू, रज्जुहस्त)
Vātāyanāsana (lalāṭabhū, rajjuhasta)

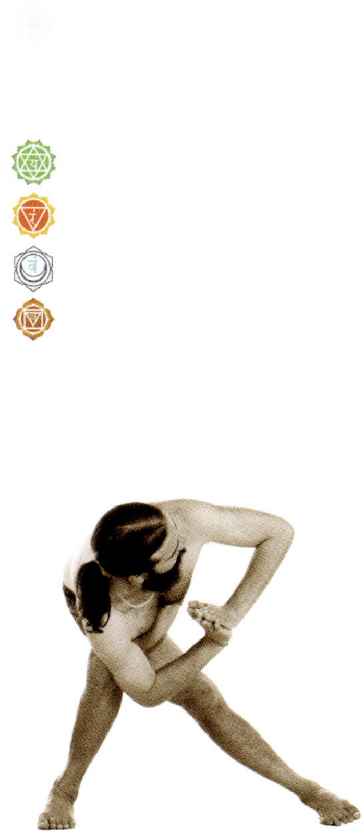

211
निरङ्कार नमस्कार आसन
Niraṅkāra namaskāra āsana
Gestaltlose Gebetshaltung

निरङ्कारनमस्कारासन
Niraṅkāranamaskārāsana

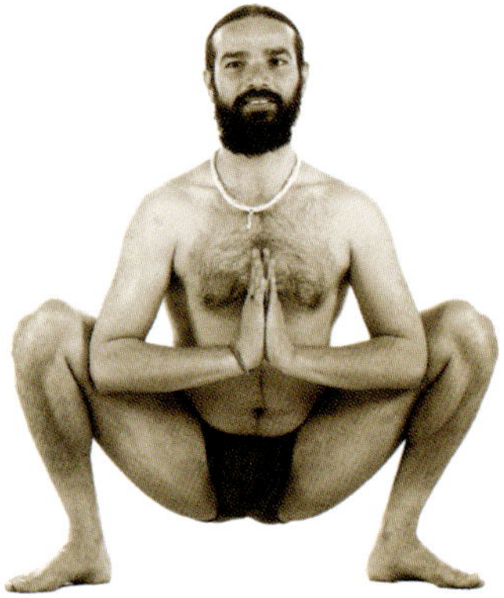

212
भू मङ्गला देवी आसन (नमस्कार)
Bhū maṅgalā devī āsana (namaskāra)
Glückbringende-Göttin-Haltung (Hände in Gebetshaltung)

भूमङ्गलादेवीसन (नमस्कार)
Bhūmaṅgalādevīāsana (namaskāra)

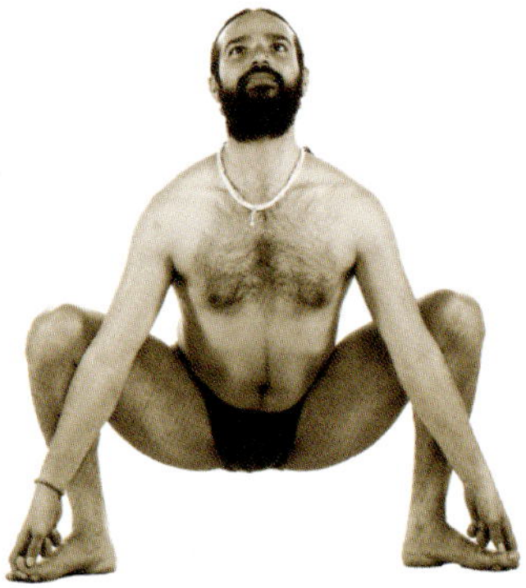

213
भू मङ्गला देवी आसन
Bhū maṅgalā devī āsana
Glückbringende-Göttin-Haltung

भूमङ्गलादेवीसन
Bhūmaṅgalādevīāsana

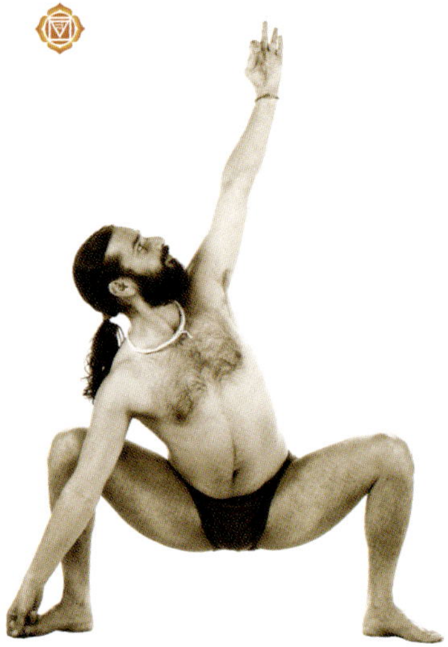

214
धात्री देवी आसन
Dhātri devī āsana
Gebende-Göttin-Haltung

धात्रीदेवीसन
Dhātridevīāsana

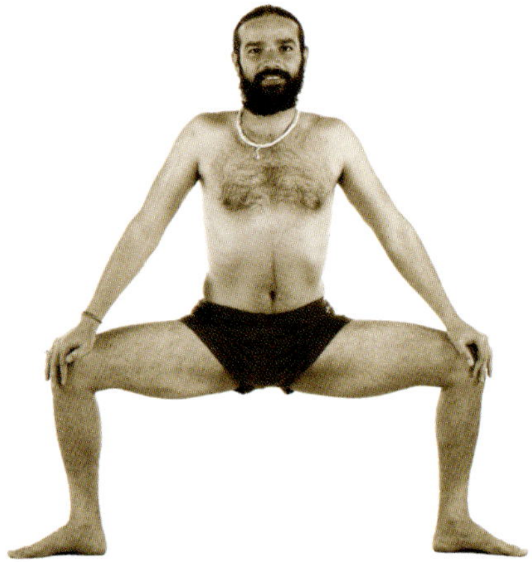

215
देवी शैल पुत्री आसन
Devī śaila putrī āsana
Tochter-der-Göttin-des-Berges-Haltung

देवीशैलपुत्रीसन
Devīśailaputrīāsana

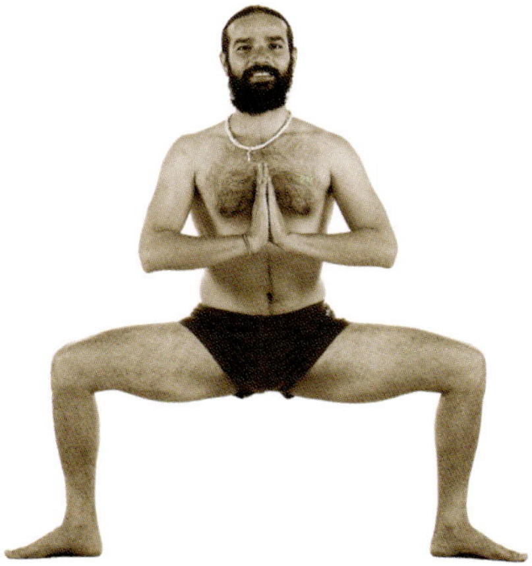

216
देवी ब्रह्म चारिणी आसन (नमस्कार)
Devī brahma cāriṇī āsana (namaskāra)
Göttin-der-Strenge-Haltung (Hände in Gebetshaltung)

देवीब्रह्मचारिण्यासन (नमस्कार)
Devībrahmacāriṇyāsana (namaskāra)

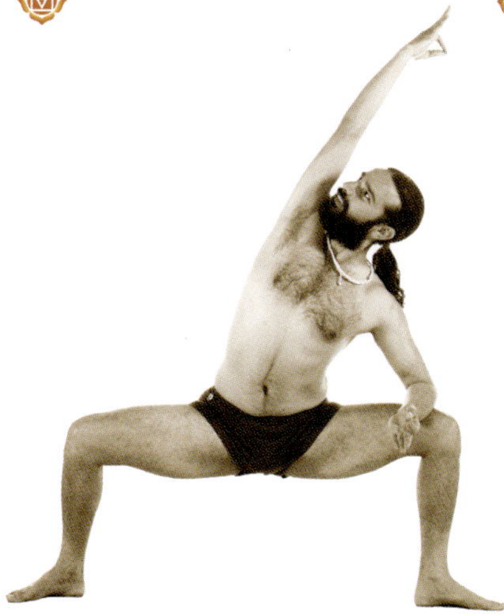

217
देवी चन्द्र घण्टा आसन
Devī candra ghaṇṭā āsana
Mondglockengöttinhaltung

देवीचन्द्रघण्टासन
Devīcandraghaṇṭāsana

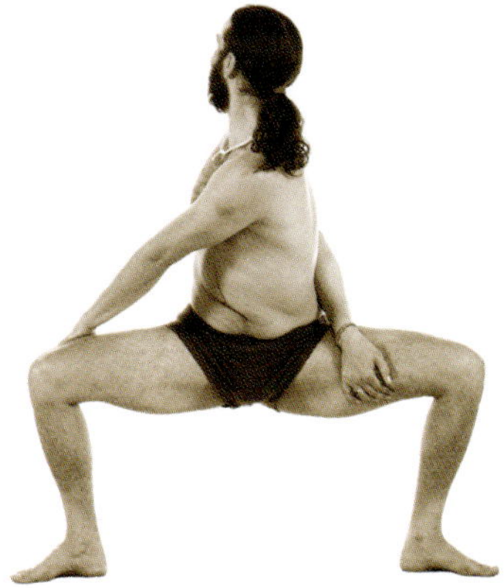

218
देवी कुण्डलिनी आसन
Devī kuṇḍalinī āsana
Schlangengöttin-Krafthaltung

देवीकुण्डलिन्यासन
Devīkuṇḍalinyāsana

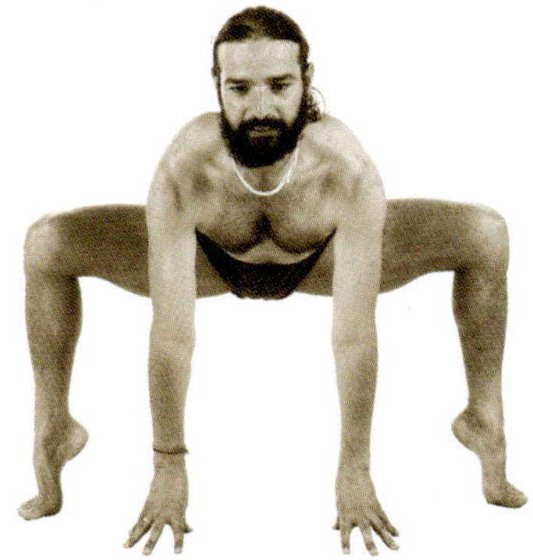

219
उत्तोलन भू देवी आसन
Utollana bhū devī āsana
Balancierte Mutter-Erde-Haltung

उत्तोलनभूदेवीासन
Utollanabhūdevīāsana

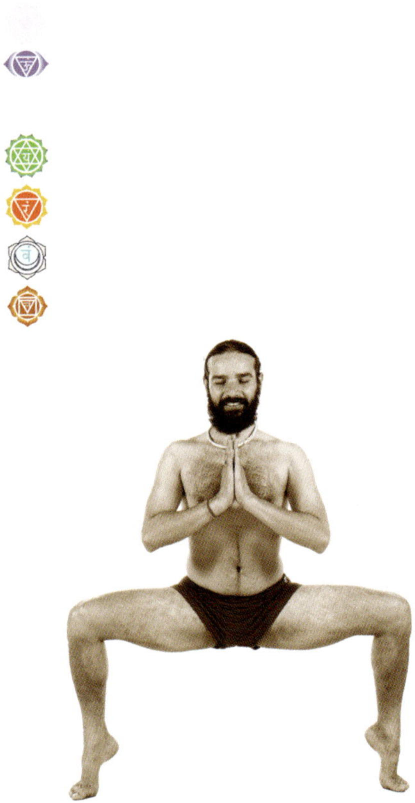

220
उत्तोलन भू देवी आसन (नमस्कार)
Utollana bhū devi āsana (namaskāra)
Balancierte Mutter-Erde-Haltung (Hände in Gebetshaltung)

उत्तोलनभूदेवीासन (नमस्कार)
Utollanabhūdeviāsana (namaskāra)

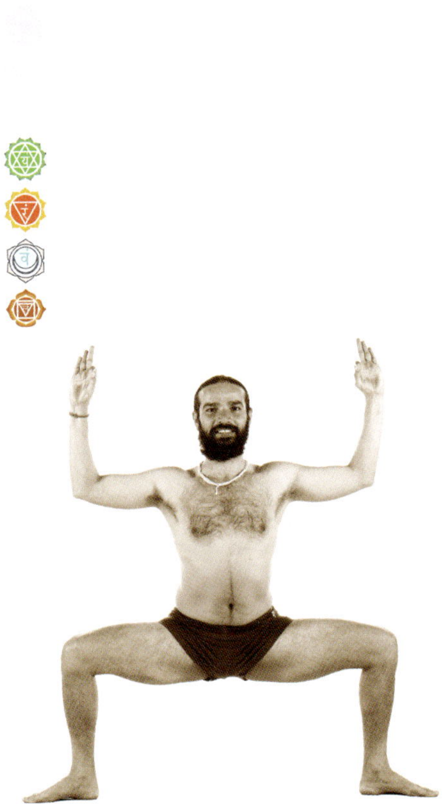

221
देवी भैरवी आसन
Devī bhairavī āsana
Furchtlose Göttinnenhaltung

देवीभैरवीासन
Devībhairavīāsana

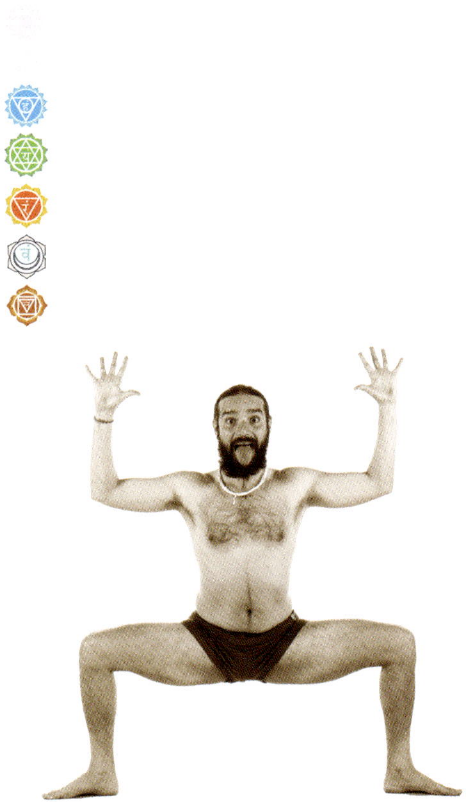

222
देवी काली आसन
Devī kālī āsana
Göttin-der-Zeit-Haltung

देवीकालीासन
Devīkālīāsana

Jeder Moment ist heil und vollkommen.

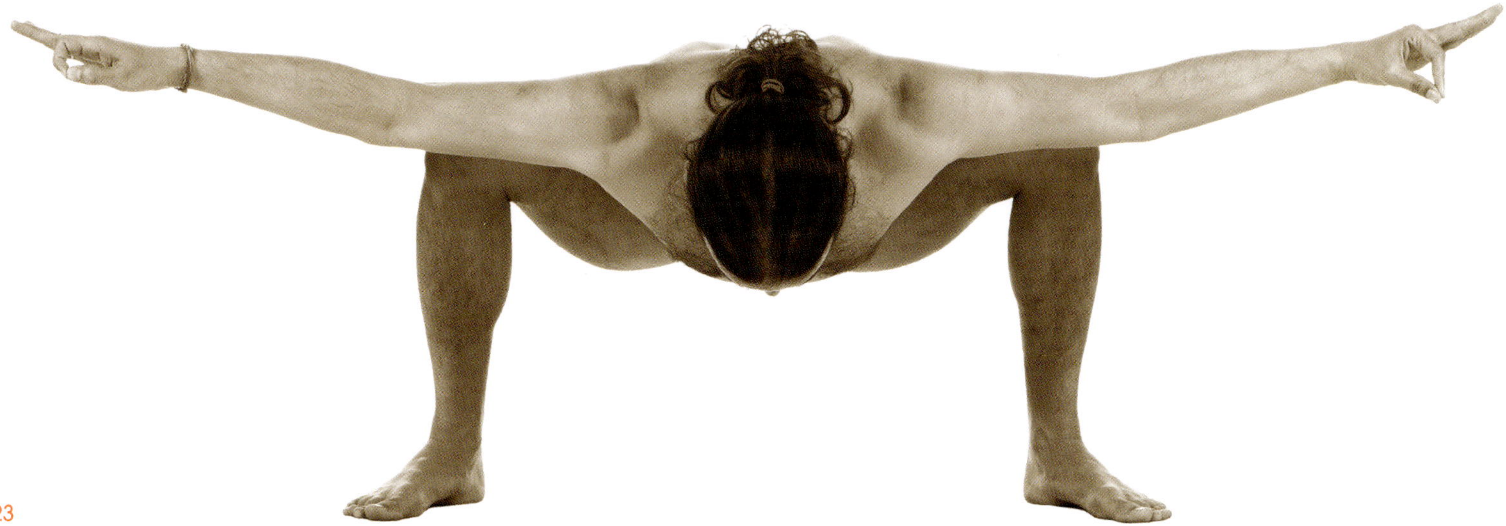

223
शक्ति कामाक्षी देवी आसन
Śakti kāmākṣī devī āsana
Göttin-der-Schönheit-und-Göttlichen-Macht-Haltung

शक्तिकामाक्षीदेवीासन
Śaktikāmākṣīdevīāsana

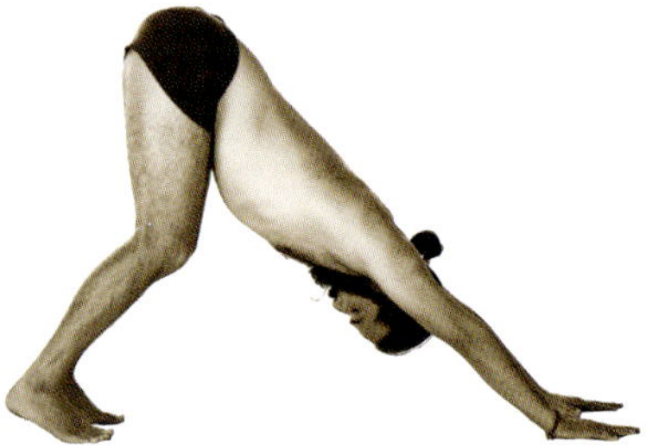

224
अर्ध पर्वत आसन
Ardha parvata āsana
Halbe Berghaltung

अर्धपर्वतासन
Ardhaparvatāsana

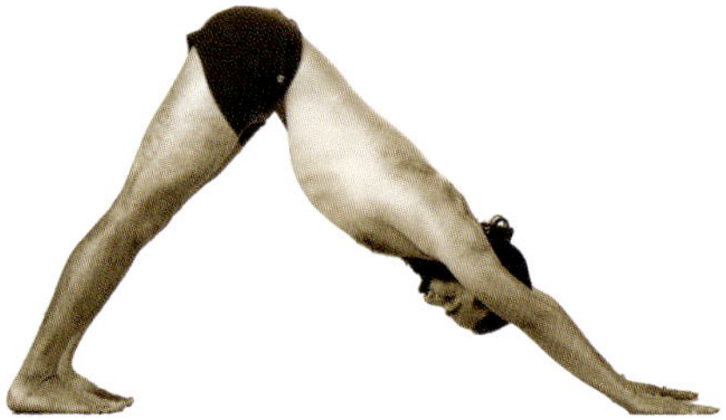

225
पर्वत आसन
Parvata āsana
Berghaltung

पर्वतासन
Parvatāsana

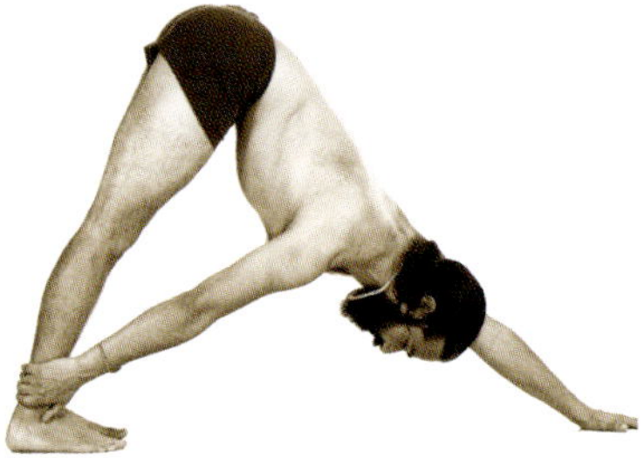

226
पर्वत आसन (एक हस्त पाद बद्ध)
Parvata āsana (eka hasta pāda baddha)
Berghaltung (eine Hand umfasst den Knöchel)

पर्वतासन (एकहस्तपादबद्ध)
Parvatāsana (ekahastapādabaddha)

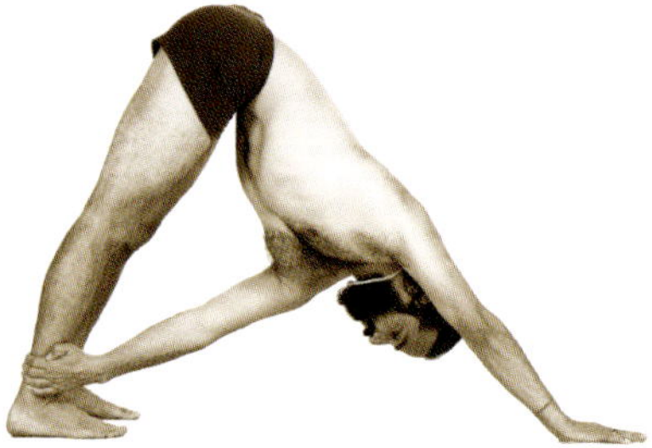

227
पर्वत आसन (विपरीत एक हस्त पाद बद्ध)
Parvata āsana (viparīta eka pāda hasta baddha)
Berghaltung (eine Hand umfasst den gegenüberliegenden Knöchel)

पर्वतासन (विपरीतैकपादहस्तबद्ध)
Parvatāsana (viparītaikapādahastabaddha)

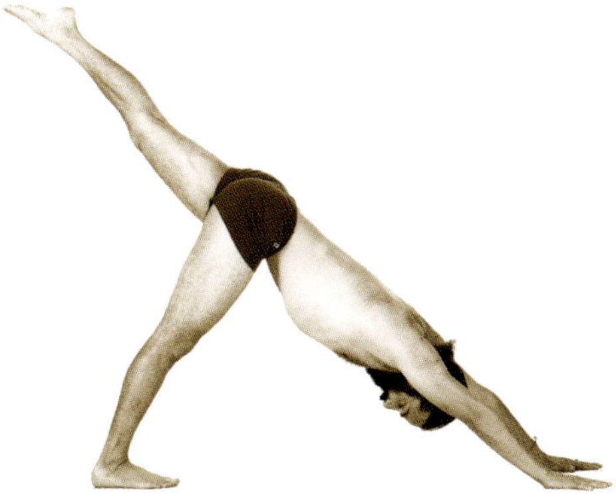

228
पर्वत आसन (ऊर्ध्व एक पाद)
Parvata āsana (ūrdhva eka pāda)
Berghaltung (ein Bein nach oben gestreckt)

पर्वतासन (ऊर्ध्वैकपाद)
Parvatāsana (ūrdhvaikapāda)

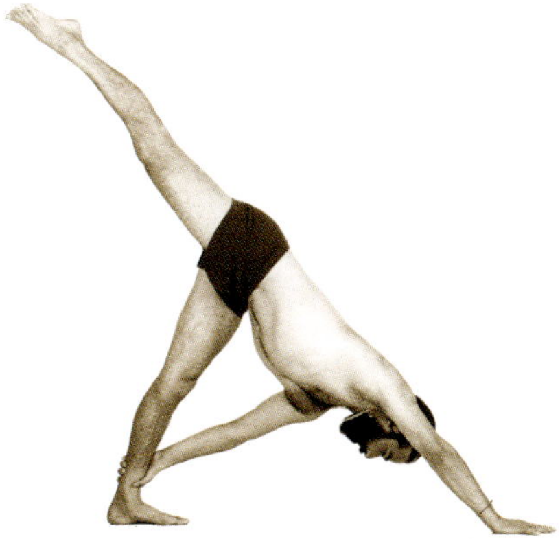

229
पर्वत आसन (एक हस्त पाद बद्ध, ऊर्ध्व एक पाद)
Parvata āsana (hasta pāda baddha, ūrdhva eka pāda)
Berghaltung (ein Bein nach oben gestreckt, eine Hand umfasst den Knöchel)

पर्वतासन (हस्तपादबद्ध, ऊर्ध्वैकपाद)
Parvatāsana (hastapādabaddha, ūrdhvaikapāda)

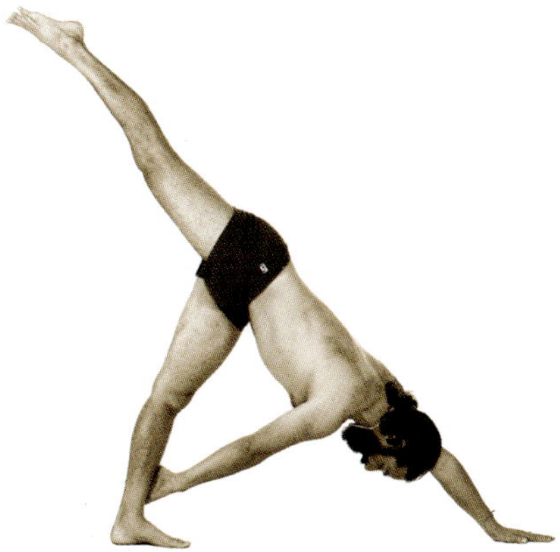

230
पर्वत आसन (विपरीत एक हस्त पाद बद्ध, ऊर्ध्व एक पाद)
Parvata āsana (viparīta eka hasta pāda baddha, ūrdhva eka pāda)
Berghaltung (eine Hand umfasst den gegenüberliegenden Knöchel, ein Bein nach oben gestreckt)

पर्वतासन (विपरीतहस्तपादबद्ध, ऊर्ध्वैकपाद)
Parvatāsana (viparītaikahastapādabaddha, ūrdhvaikapāda)

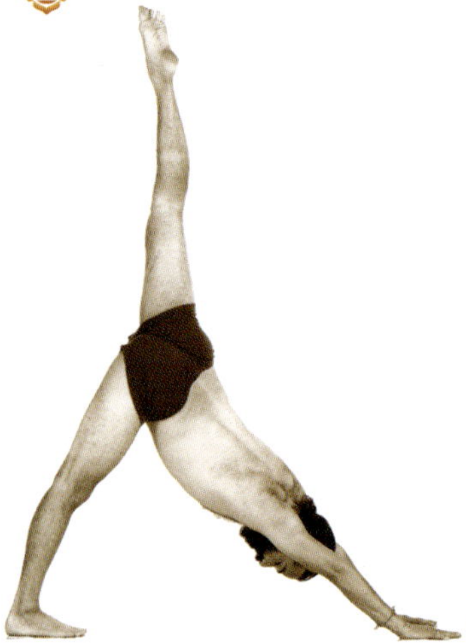

231
पर्वत आसन (ऊर्ध्व एक पाद, बहिर्वृत्त)
Parvata āsana (ūrdhva eka pāda, bahirvṛtta)
Berghaltung (ein Bein nach oben gestreckt und nach außen gedreht)

पर्वतासन (ऊर्ध्वैकपाद, बहिर्वृत्त)
Parvatāsana (ūrdhvaikapāda, bahirvṛtta)

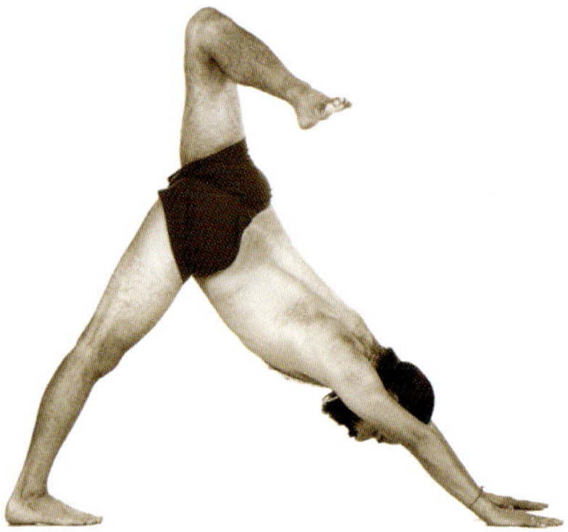

232
पर्वत आसन (एक पाद वृश्चिक)
Parvata āsana (eka pāda vṛścika)
Berghaltung (ein Bein in Skorpionhaltung)

पर्वतासन (एकपादवृश्चिक)
Parvatāsana (ekapādavṛścika)

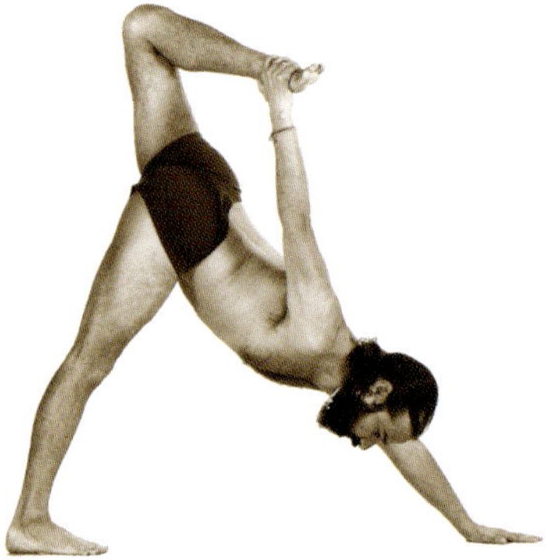

233
वृश्चिक पर्वत आसन (विकट)
Vṛścika parvata āsana (vikaṭa)
Skorpion-Berghaltung (anspruchsvolle Variation)

वृश्चिकपर्वतासन (विकट)
Vṛścikaparvatāsana (vikata)

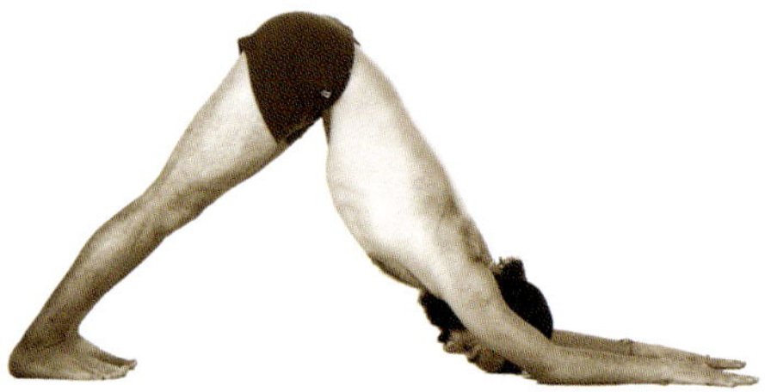

234
पर्वत आसन (कफोणि भू)
Parvata āsana (kaphoṇi bhū)
Berghaltung (Ellbogen auf der Erde)

पर्वतासन (कफोणिभू)
Parvatāsana (kaphonibhū)

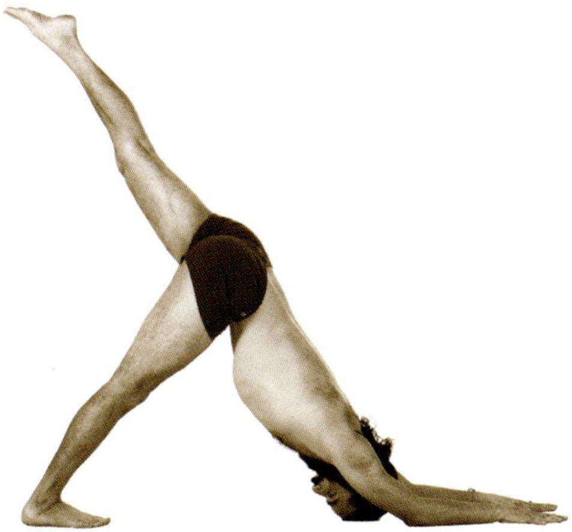

235
पर्वत आसन (कफोणि भू, ऊर्ध्व एक पाद)
Parvata āsana (kaphoṇi bhū, ūrdhva eka pāda)
Berghaltung (Ellbogen auf der Erde, ein Bein nach oben gestreckt)

पर्वतासन (कफोणिभू, ऊर्ध्वैकपाद)
Parvatāsana (kaphoṇibhū, ūrdhvaikapāda)

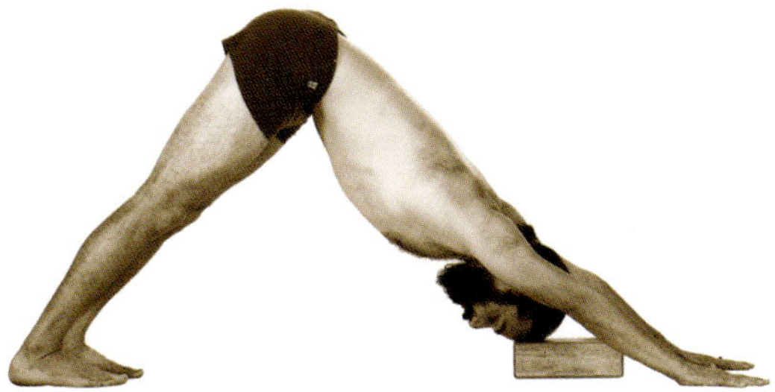

236
अधोमुख श्वान आसन (सालम्ब)
Adhomukha śvāna āsana (sālamba)
Herabschauender Hund (auf Yogablock gestützt)

अधोमुखश्वानासन (सालम्ब)
Adhomukhaśvānāsana (sālamba)

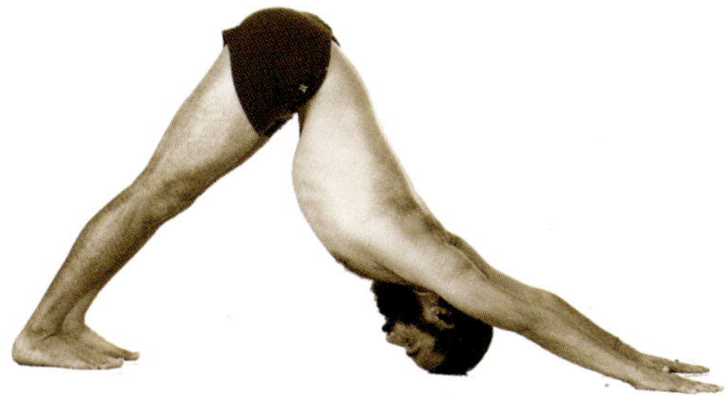

237
अधोमुख श्वान आसन
Adhomukha śvāna āsana
Herabschauender Hund

अधोमुखश्वानासन
Adhomukhaśvānāsana

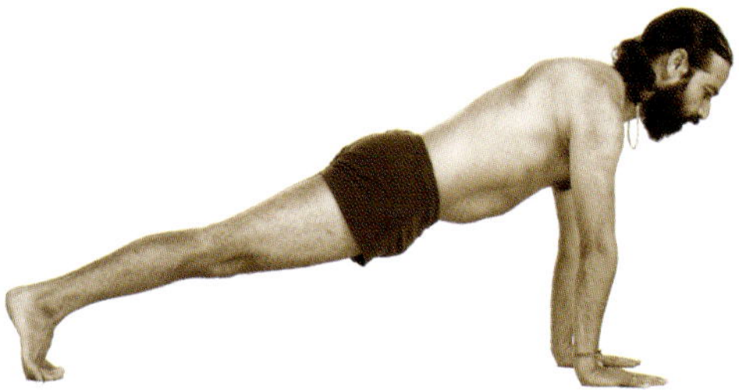

238
चतुः अङ्ग दण्ड आसन
Catuḥ aṅga daṇḍa āsana
Viergliedrige Stabhaltung

चतुरङ्गदण्डासन
Caturaṅgadaṇḍāsana

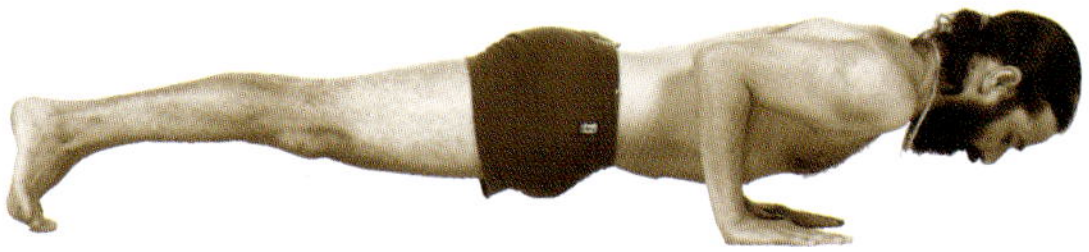

239
चतुः अङ्ग भू दण्ड आसन
Catuḥ aṅga bhū daṇḍa āsana
Geerdete Viergliedrig Stabhaltung

चतुरङ्गभूदण्डासन
Caturaṅgabhūdaṇḍāsana

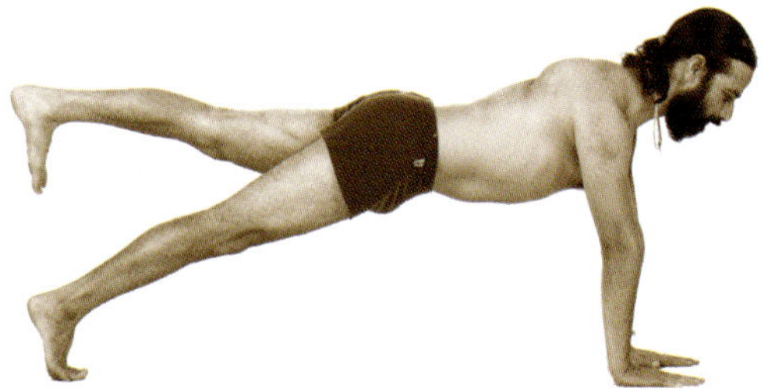

240
त्रि अङ्ग दण्ड आसन
Tri aṅga daṇḍa āsana
Dreigliedrige Stabhaltung

त्रयङ्गदण्डासन
Trayaṅgadaṇḍāsana

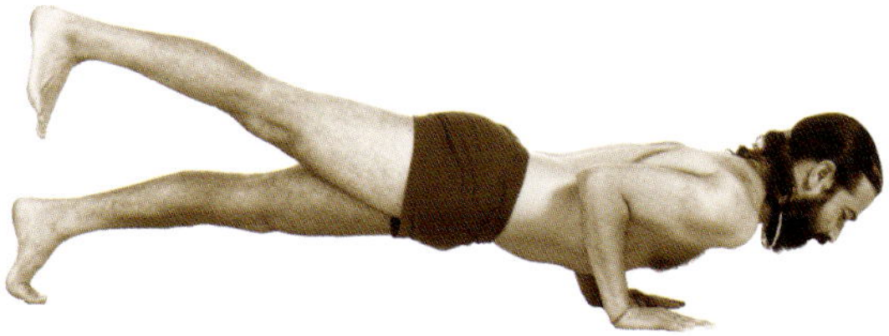

241
त्रि अङ्ग भू दण्ड आसन
Tri aṅga bhū daṇḍa āsana
Geerdete Dreigliedrige Stabhaltung

त्रयङ्गभूदण्डासन
Trayaṅgabhūdaṇḍāsana

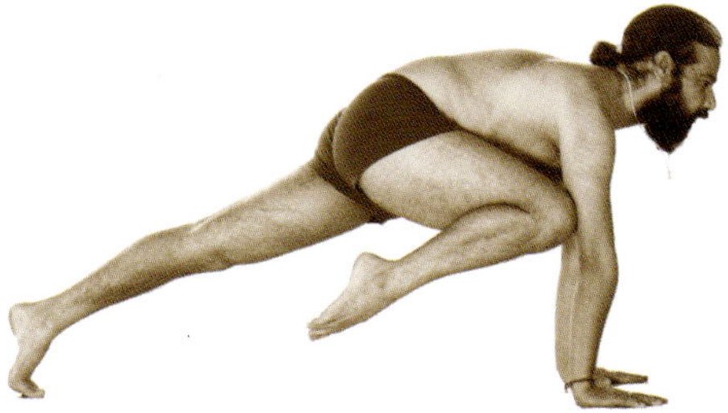

242
चतुः अङ्ग दण्ड आसन (जानु कफोणि)
Catuḥ aṅga daṇḍa āsana (jānu kaphoṇi)
Viergliedrige Stabhaltung (Knie zum Ellbogen)

चतुरङ्गदण्डासन (जानुकफोणि)
Caturaṅgadaṇḍāsana (jānukaphoṇi)

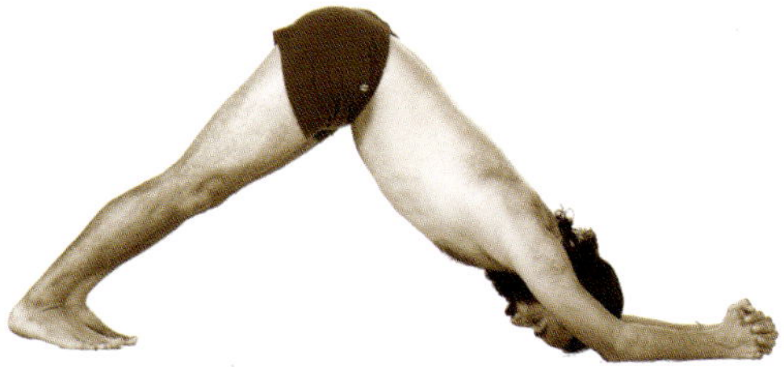

243
पर्वत आसन (कफोणि भू, बद्ध अङ्गुल)
Parvata āsana (kaphoṇi bhū, baddha aṅgula)
Berghaltung (Ellbogen auf der Erde, Hände verschränkt)

पर्वतासन (कफोणिभू, बद्धाङ्गुल)
Parvatāsana (kaphoṇibhū, baddhaṅgula)

Jedes Hindernis ist eine Möglichkeit zu wachsen.

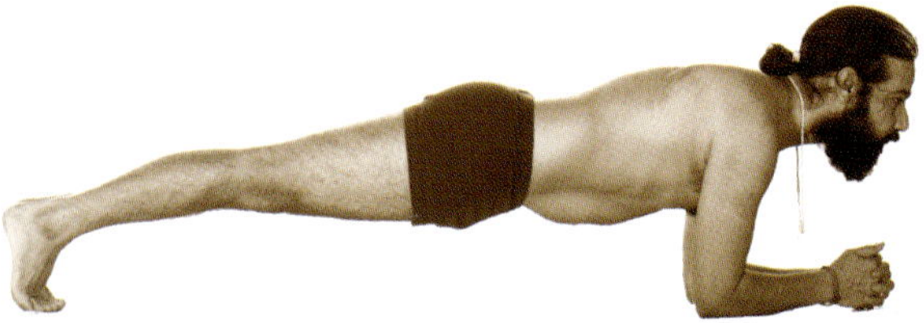

244
चतुः अङ्ग दण्ड आसन (कफोणि भू बद्ध अङ्गुल)
Catuḥ aṅga daṇḍa āsana (kaphoṇi bhū baddha aṅgula)
Viergliedrige Stabhaltung (Ellbogen auf der Erde, Hände verschränkt)

चतुरङ्गदण्डासन (कफोणिभूबद्धाङ्गुल)
Caturaṅgadaṇḍāsana (kaphoṇibhūbaddhāṅgula)

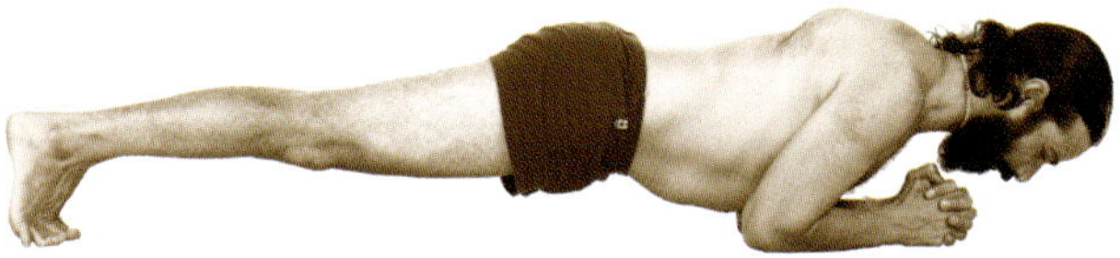

245
चतुः अङ्ग भू दण्ड आसन (कफोणि भू बद्ध अङ्गुल)
Catuḥ aṅga bhū daṇḍa āsana (kaphoṇi bhū baddha aṅgula)
Geerdete Viergliedrige Stabhaltung (Ellbogen auf der Erde, Hände verschränkt)

चतुरङ्गभूदण्डासन (कफोणिभूबद्धाङ्गुल)
Caturaṅgabhūdaṇḍāsana (kaphoṇibhūbaddhāṅgula)

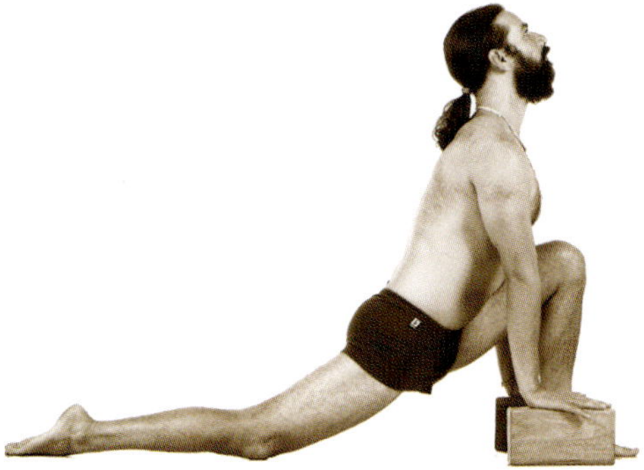

246
चेतक आसन (सालम्ब)
Cetaka āsana (sālamba)
Pferdehaltung (auf Yogablock gestützt)

चेतकासन (शालम्ब)
Cetakāsana (sālamba)

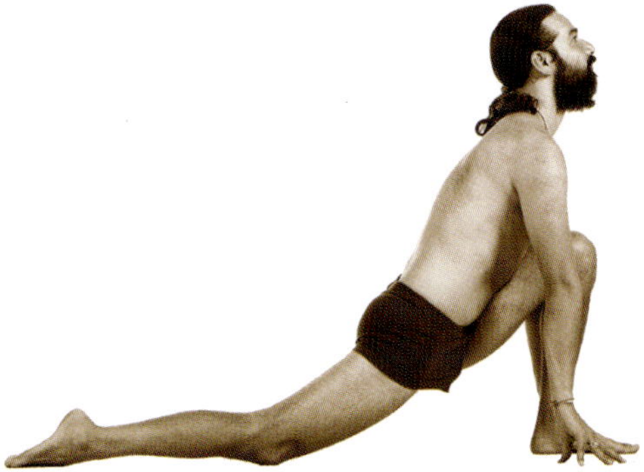

247
चेतक आसन (हस्त अङ्गुल भू)
Cetaka āsana (hasta aṅgula bhū)
Pferdehaltung (Fingerspitzen auf der Erde)

चेतकासन (हस्ताङ्गुलभू)
Cetakāsana (hastāṅgulabhū)

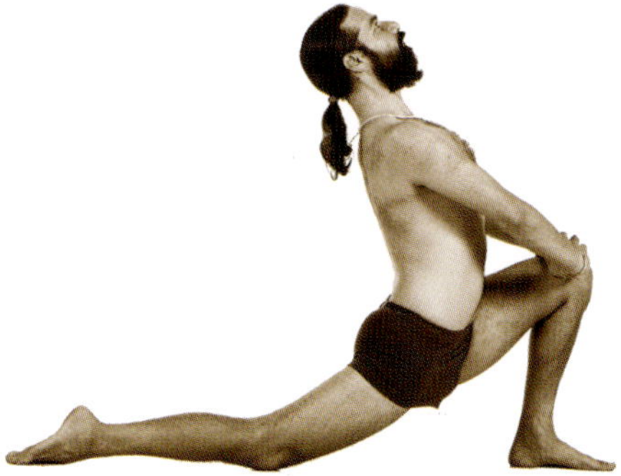

248
चेतक आसन (जानु हस्त)
Cetaka āsana (jānu hasta)
Pferdehaltung (Hände auf dem Knie)

चेतकासन (जानुहस्त)
Cetakāsana (jānuhasta)

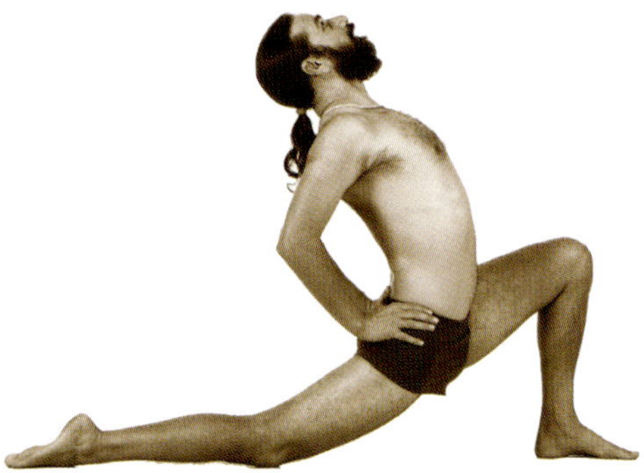

249
चेतक आसन (कटि हस्त)
Cetaka āsana (kati hasta)
Pferdehaltung (Hände auf der Hüfte)

चेतकासन (कटिहस्त)
Cetakāsana (katihasta)

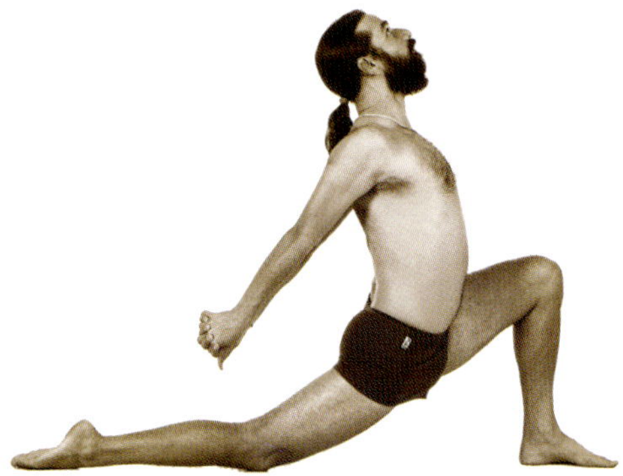

250
चेतक आसन (पृष्ठ हस्त उत्तान)
Cetaka āsana (pṛṣṭha hasta uttāna)
Pferdehaltung (Arme hinter dem Rücken gestreckt)

चेतकासन (पृष्ठहस्तोत्तान)
Cetakāsana (pṛṣṭhahastottāna)

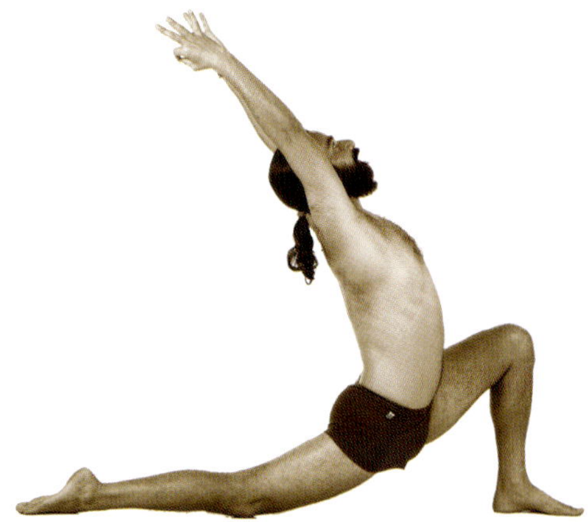

251
चेतक आसन
Cetaka āsana
Pferdehaltung

चेतकासन
Cetakāsana

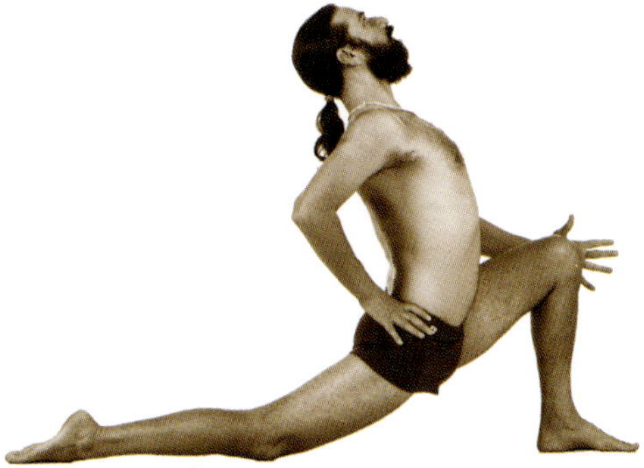

252
चेतक आसन (जानु कटि हस्त)
Cetaka āsana (jānu kati hasta)
Pferdehaltung (eine Hand auf der Hüfte, die andere Hand am Knie)

चेतकासन (जानुकटिहस्त)
Cetakāsana (jānukatihasta)

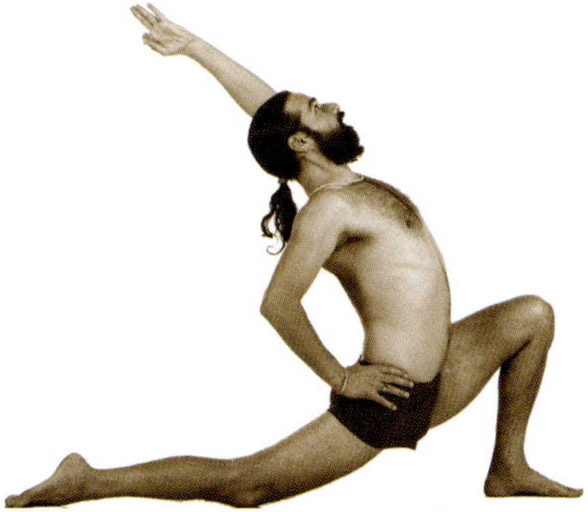

253
चेतक आसन (एक हस्त ऊर्ध्व कटि)
Cetaka āsana (eka hasta ūrdhva kati)
Pferdehaltung (eine Hand auf der Hüfte, ein Arm hinter den Kopf gestreckt)

चेतकासन (एकहस्तोर्ध्वकटि)
Cetakāsana (ekahastordhvakati)

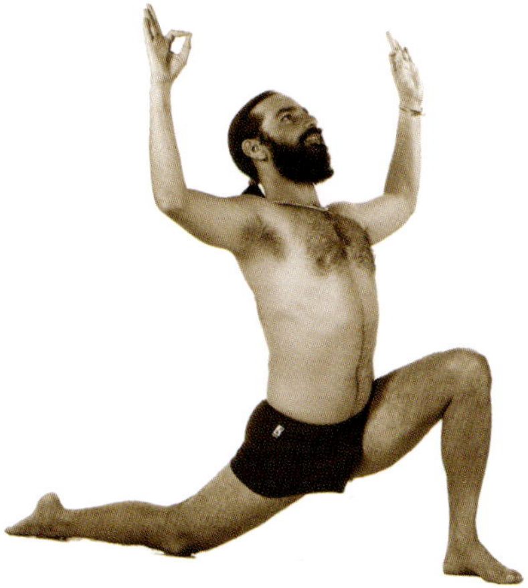

254
चेतक आसन (देवी हस्त)
Cetaka āsana (devī hasta)
Pferdehaltung (Arme in Göttinnenhaltung)

चेतकासन (देवीहस्त)
Cetakāsana (devīhasta)

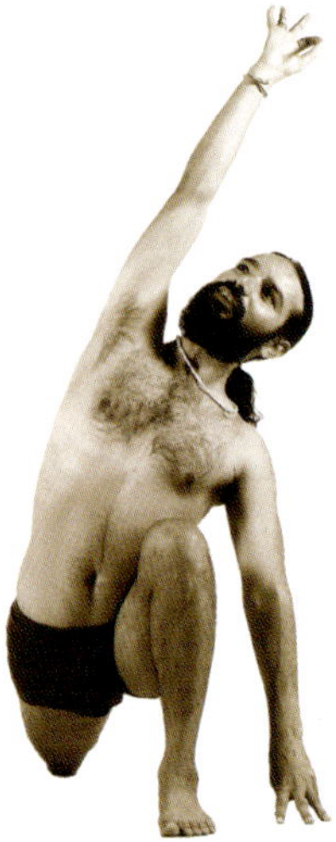

255
पार्श्व चेतक आसन (एक हस्त अङ्गुल भू)
Pārśva cetaka āsana (eka hasta aṅgula bhū)
Seitliche Pferdehaltung (eine Hand auf der Erde)

पार्श्वचेतकासन (एकहस्ताङ्गुलभू)
Pārśvacetakāsana (ekahastaṅgulabhū)

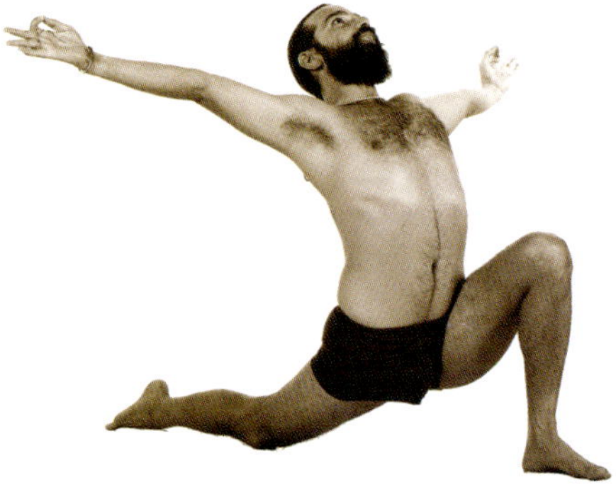

256
चेतक आसन (विराट हस्त)
Cetaka āsana (virāṭa hasta)
Pferdehaltung (Arme weit zur Seite gestreckt)

चेतकासन (विराटहस्त)
Cetakāsana (virāṭahasta)

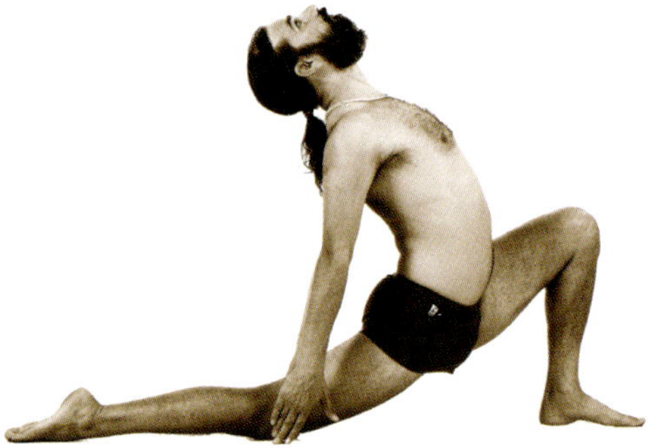

257
चेतक आसन (पृष्ठ अङ्गुल भू)
Cetaka āsana (pṛṣṭha aṅgula bhū)
Pferdehaltung (Fingerspitzen hinter dem Körper auf der Erde)

चेतकासन (पृष्ठाङ्गुलभू)
Cetakāsana (pṛṣṭhaṅgulabhū)

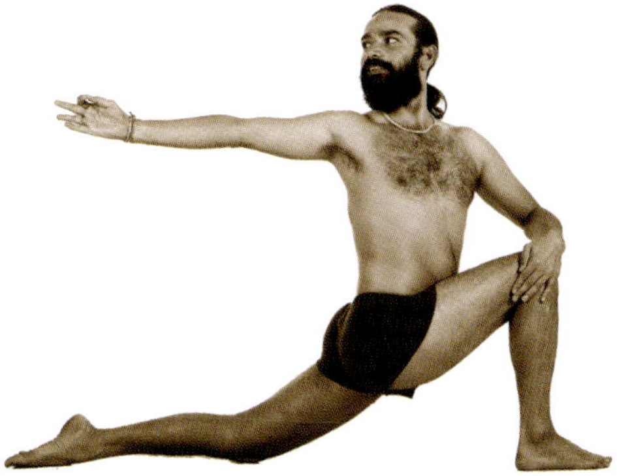

258
परिवृत्त चेतक आसन (विपरीत हस्त जानु)
Parivṛtta cetaka āsana (viparīta hasta jānu)
Gedrehte Pferdehaltung (Hand am gegenüberliegenden Knie)

परिवृत्तचेतकासन (विपरीतहस्तजानु)
Parivṛttacetakāsana (viparītahastajānu)

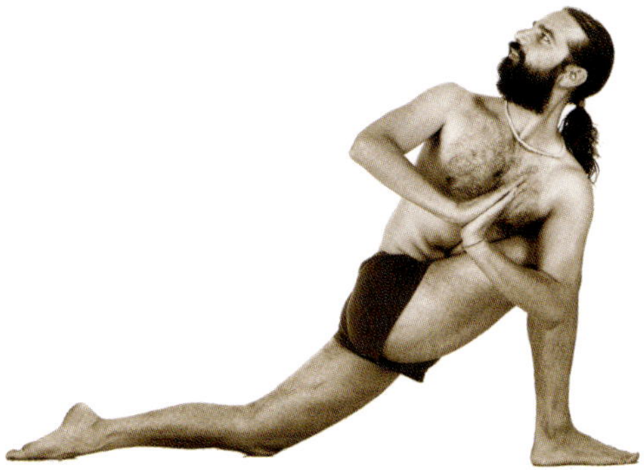

259
परिवृत्त चेतक आसन (नमस्कार हस्त)
Parivṛtta cetaka āsana (namaskāra hasta)
Gedrehte Pferdehaltung (Hände in Gebetshaltung)

परिवृत्तचेतकासन (नमस्कारहस्त)
Parivṛttacetakāsana (namaskārahasta)

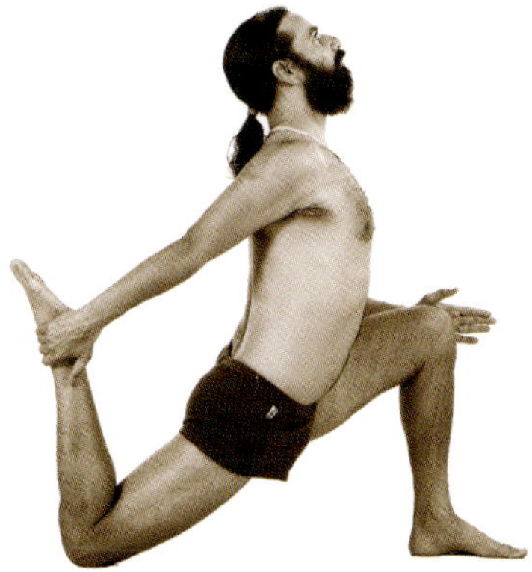

260
धनुः चेतक आसन (एक हस्त जानु)
Dhanuḥ cetaka āsana (eka hasta jānu)
Bogen-Pferdehaltung (eine Hand zum Knie)

धनुश्चेतकासन (एकहस्तजानु)
Dhanuścetakāsana (ekahastajānu)

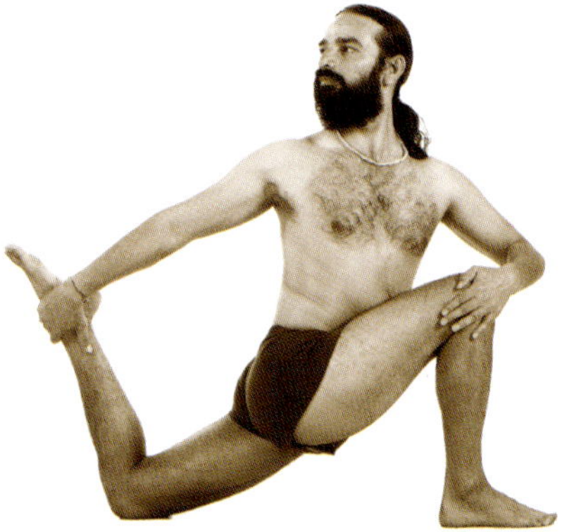

261
परिवृत्त धनु:चेतक आसन (विपरीत हस्त जानु)
Parivṛtta dhanuḥ cetaka āsana (viparīta hasta jānu)
Gedrehte Bogen-Pferdehaltung
(Hand am gegenüberliegenden Knie)

परिवृत्तधनुश्चेतकासन (विपरीतहस्तजानु)
Parivṛttadhanuścetakāsana (viparītahastajānu)

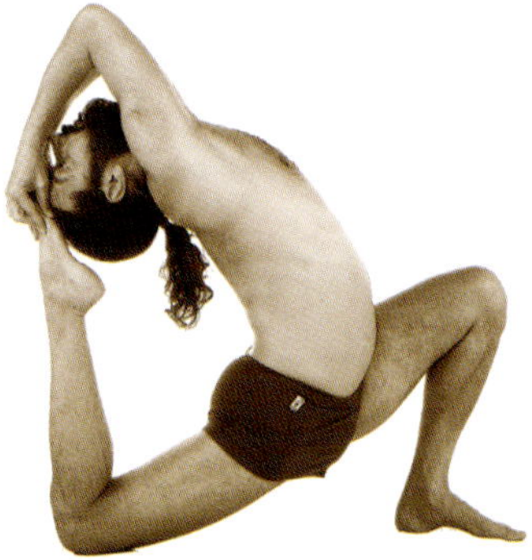

262
चेतक कपोत आसन (पाद ललाट)
Cetaka kapota āsana (pāda lalāṭa)
Tauben-Pferdehaltung (Fuß zur Stirn)

चेतककपोतासन (पादललाट)
Cetakakapotāsana (pādalalāṭa)

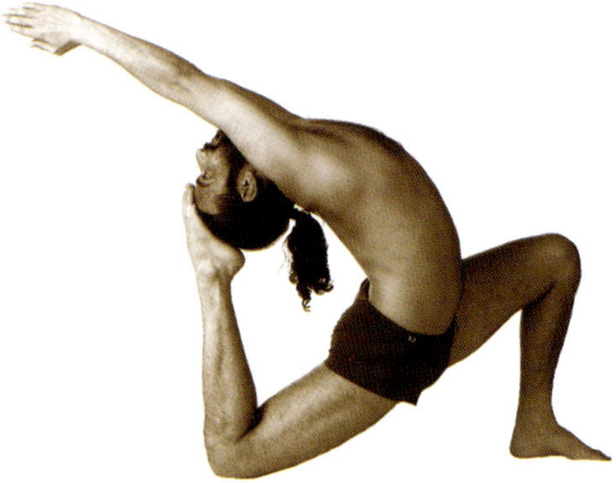

263
चेतक कपोत आसन (पादललाट,हस्त उत्तान)
Cetaka kapota āsana (pāda lalāṭa, hasta uttāna)
Tauben-Pferdehaltung
(Fuß zur Stirn, Arme gestreckt)

चेतककपोतासन (पादललाट,हस्तोत्तान)
Cetakakapotāsana (pādalalāṭa, hastottāna)

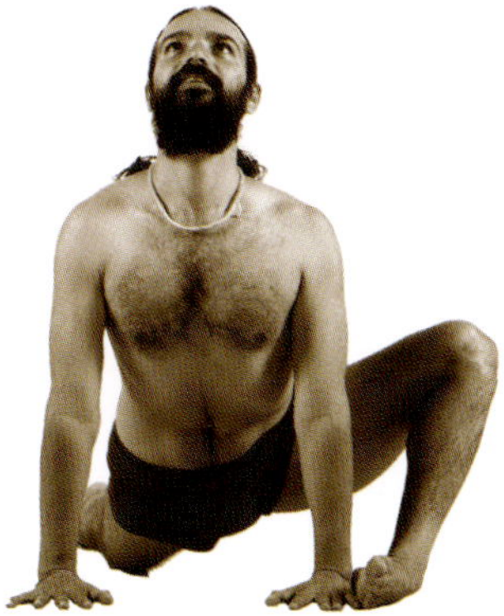

264
कृकलास आसन (पार्श्व जानु, ऊर्ध्व मुख)
Kṛkalāsa āsana (pārśva jānu, ūrdhva mukha)
Eidechsenhaltung (Knie nach außen geöffnet, Gesicht nach oben gerichtet)

कृकलासासन (पार्श्वजानु, ऊर्ध्वमुख)
Kṛkalāsāsana (pārśvajānu, ūrdhvamukha)

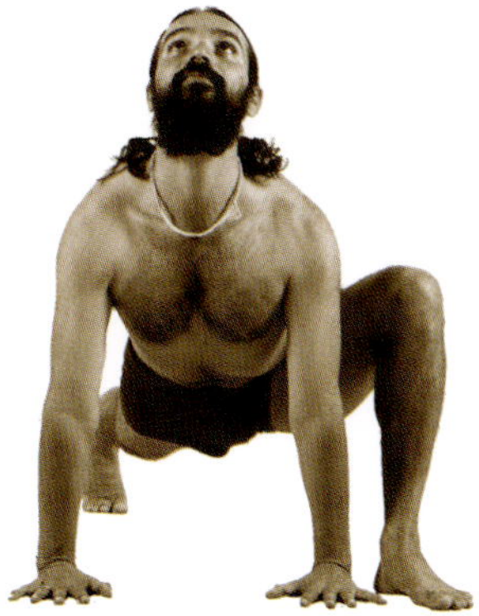

265
कृकलास आसन (ऊर्ध्व मुख)
Kṛkalāsa āsana (ūrdhva mukha)
Eidechsenhaltung (Gesicht nach oben gerichtet)

कृकलासासन (ऊर्ध्वमुख)
Kṛkalāsāsana (ūrdhvamukha)

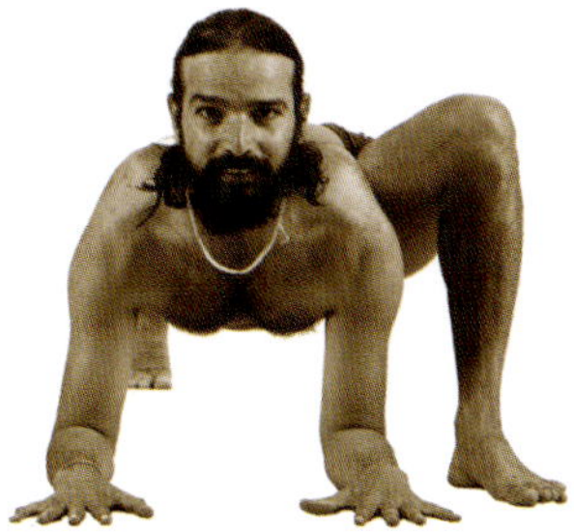

266
कृकलास आसन (कफोणि भू)
Kṛkalāsa āsana (kaphoṇi bhū)
Eidechsenhaltung (Ellbogen auf der Erde)

कृकलासासन (कफोणिभू)
Kṛkalāsāsana (kaphoṇibhū)

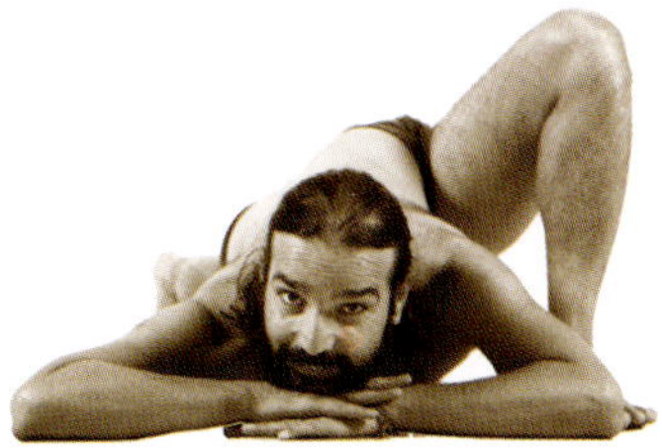

267
पूर्ण कृकलास आसन
Pūrṇa kṛkalāsa āsana
Vollständige Eidechsenhaltung

पूर्णकृकलासासन
Pūrṇakṛkalāsāsana

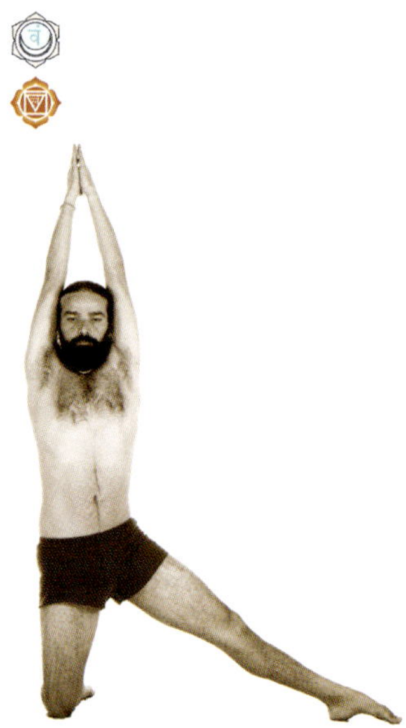

268
नमस्कार परिघ आसन
Namaskāra parigha āsana
Betende Torhaltung

नमस्कारपरिघासन
Namaskāraparighāsana

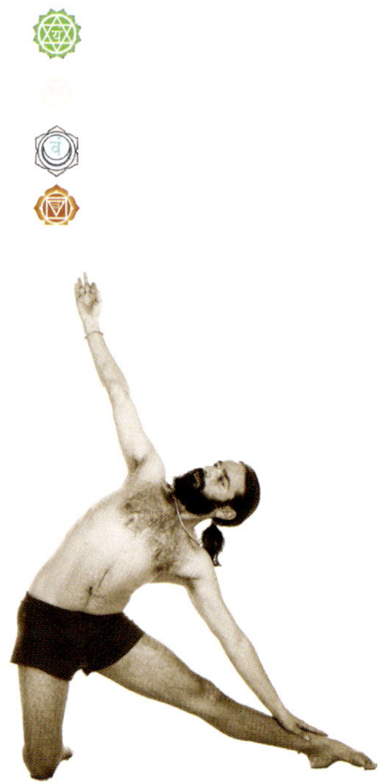

269
चन्द्र परिघ आसन (विराट हस्त)
Candra parigha āsana (virāṭa hasta)
Mond-Torhaltung (Arme weit zur Seite gestreckt)

चन्द्रपरिघासन (विराटहस्त)
Candraparighāsana (virāṭahasta)

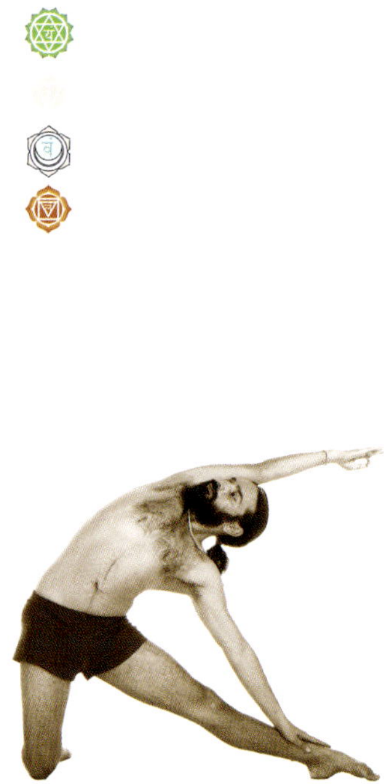

270
कोण परिघ आसन
Koṇa parigha āsana
Abgewinkelte Torhaltung

कोणपरिघासन
Koṇaparighāsana

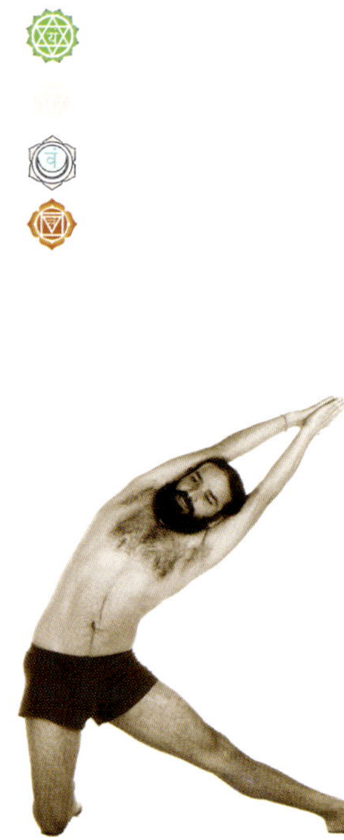

271
नमस्कार चन्द्र परिघ आसन
Namaskāra candra parigha āsana
Betende Mond-Torhaltung

नमस्कारचन्द्रपरिघासन
Namaskāracandraparighāsana

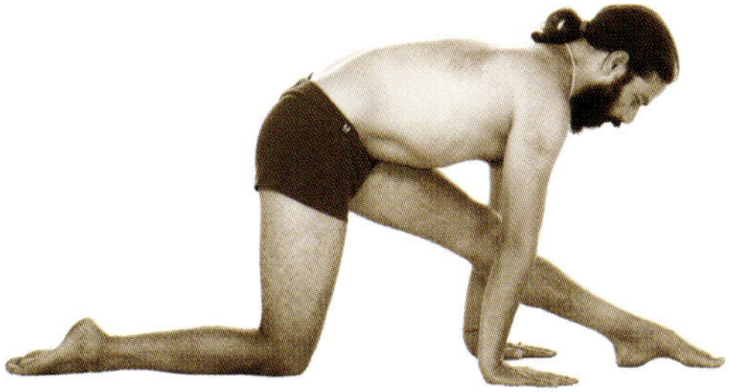

272
परिघ आसन (हस्त भू समक्ष)
Parigha āsana (hasta bhū samakṣa)
Torhaltung (Hände auf der Erde vorderhalb des Knies)

परिघासन (हस्तभूसमक्ष)
Parighāsana (hastabhūsamakṣa)

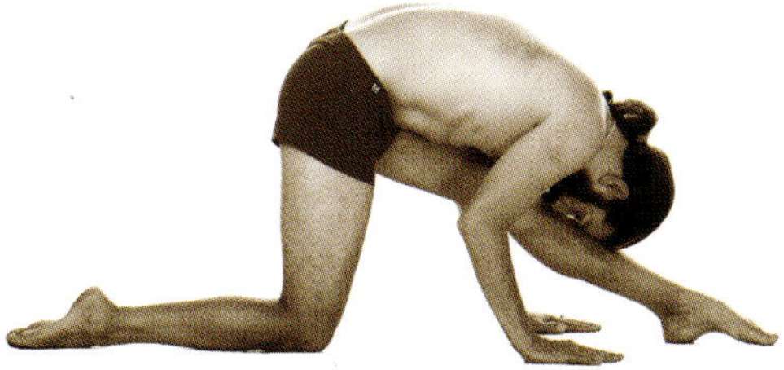

273
जानु शिर परिघ आसन (हस्त भू समक्ष)
Jānu śira parigha āsana (hasta bhū samakṣa)
Kopf-zum-Knie-Torhaltung (Hände auf der Erde vorderhalb des Knies)

जानुशिरपरिघासन (हस्तभूसमक्ष)
Jānuśiraparighāsana (hastabhūsamakṣa)

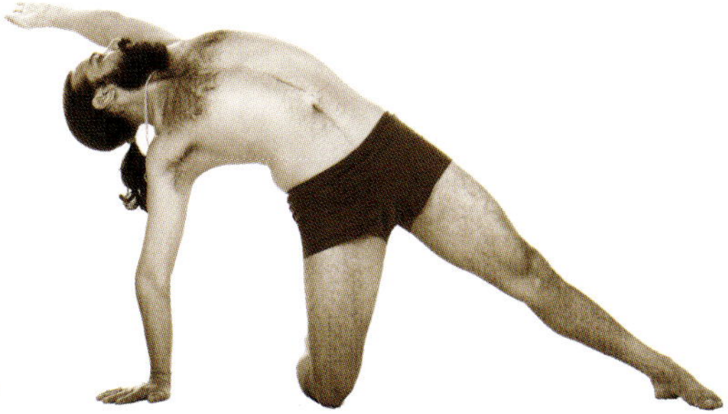

274
अप्सरा परिघ आसन (एक हस्त भू)
Apsarā parigha āsana (eka hasta bhū)
Engel-Torhaltung (eine Hand auf der Erde)

अप्सरापरिघासन (एकहस्तभू)
Apsarāparighāsana (ekahastabhū)

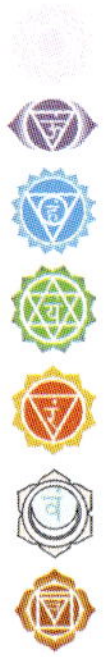

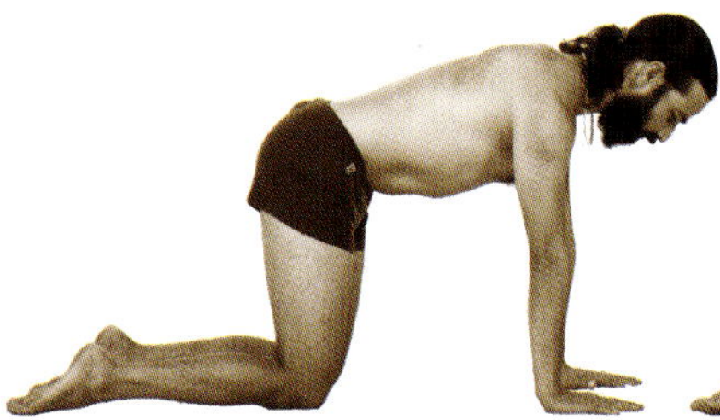

275
फलकम् आसन (मार्जारी आरम्भ अवस्था)
Phalakaṃ āsana (mārjārī ārambha avasthā)
Tischhaltung (Ausgangsposition für die Herabschauende Katze)

फलकमासन (मार्जार्यारम्भावस्था)
Phalakamāsana (mārjāryārambhavasthā)

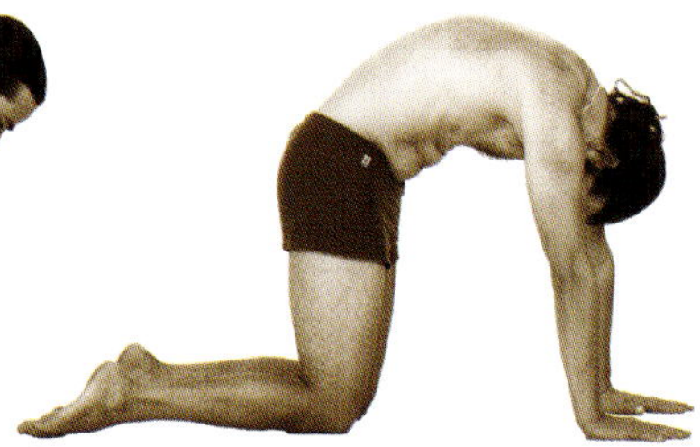

276
अधो मुख मार्जारी आसन
Adho mukha mārjārī āsana
Herabschauende Katze

अधोमुखमार्जार्यासन
Adhomukhamārjāryāsana

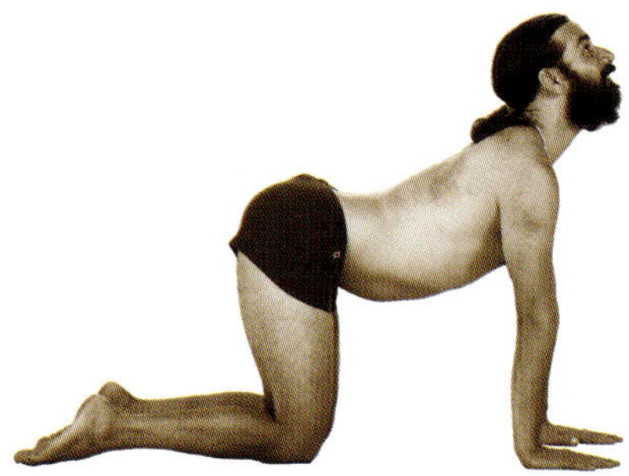

277
ऊर्ध्व मुख मार्जारी आसन
Ūrdhva mukha mārjārī āsana
Aufwärtsschauende Katze

ऊर्ध्वमुखमार्जार्यासन
Ūrdhvamukhamārjāryāsana

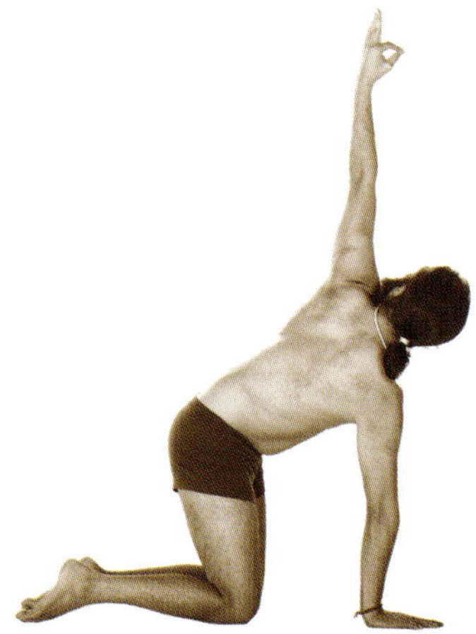

278
परिवृत्त मार्जारी आसन (विराट हस्त)
Parivṛtta mārjāri āsana (virāṭa hasta)
Gedrehte Katzenhaltung (ein Arm nach oben gestreckt)

परिवृत्तमार्जारासन (विराटहस्त)
Parivṛttamārjārāsana (virāṭahasta)

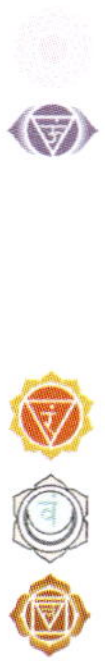

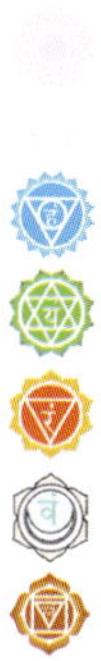

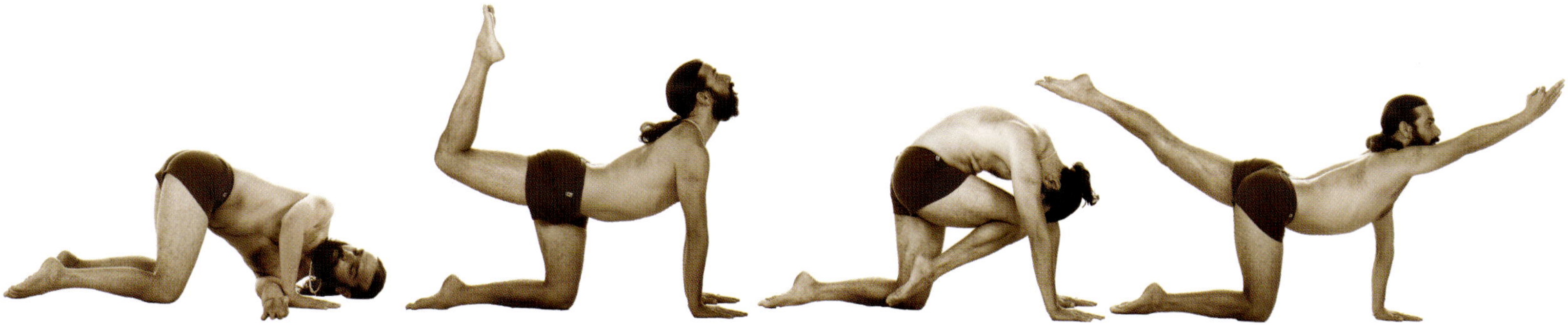

279
परिवृत्त मार्जार आसन (स्कन्ध भू)
Parivṛtta mārjāra āsana (skandha bhū)
Gedrehte Katzenhaltung (Schulter auf der Erde)

परिवृत्तमार्जारासन(स्कन्धभू)
Parivṛttamārjārāsana (skandhabhū)

280
शार्दूल आसन (ऊर्ध्व मुख)
Śārdūla āsana (ūrdhva mukha)
Tigerhaltung (Gesicht nach oben gerichtet)

शार्दूलासन (ऊर्ध्वमुख)
Śārdūlāsana (ūrdhvamukha)

281
शार्दूल आसन (जानुललाट)
Śārdūla āsana (jānu lalāṭa)
Tigerhaltung (Knie zur Stirn)

शार्दूलासन (जानुललाट)
Śārdūlāsana (jānulalāṭa)

282
उत्तोलन शार्दूल आसन
Uttolana śārdūla āsana
Balancierte Tigerhaltung

उत्तोलनशार्दूलासन
Uttolanaśārdūlāsana

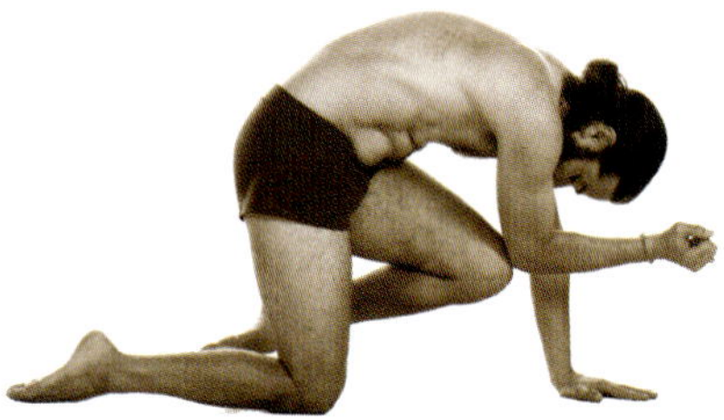

283
उत्तोलन शार्दूल आसन (विपरीत जानु कफोणि)
Uttolana śārdūla āsana (viparīta jānu kaphoṇi)
Balancierte Tigerhaltung (gegenüberliegendes Knie zum Ellbogen)

उत्तोलनशार्दूलासन (विपरीतजानुकफोणि)
Uttolanaśārdūlāsana (viparītajānukaphoṇi)

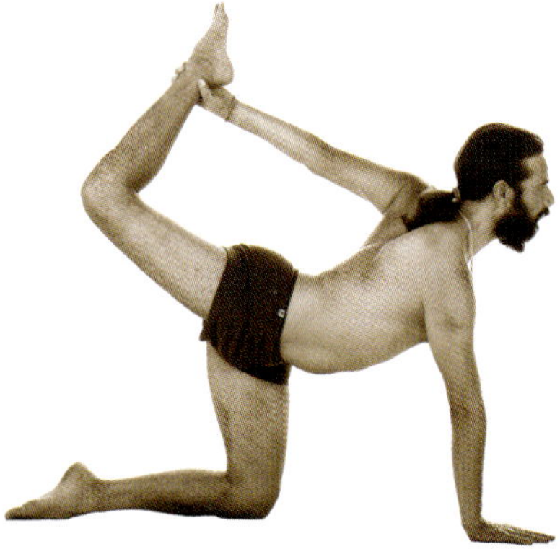

284
धनुः शार्दूल आसन (विपरीत एक हस्त)
Dhanuḥ śārdūla āsana (viparīta eka hasta)
Gebogene Tigerhaltung (Hand umfasst den gegenüberliegenden Knöchel)

धनुर्शार्दूलासन (विपरीतैकहस्त)
Dhanurśārdūlāsana (viparītaikahasta)

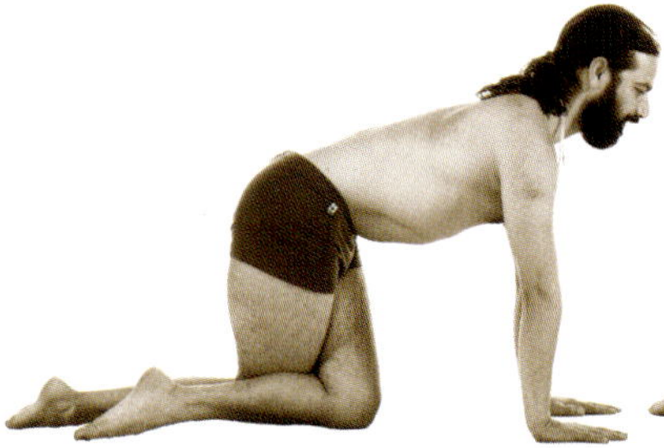

285
गरुड पाद फलकम् आसन
Garuḍa pāda phalakaṃ āsana
Tischhaltung mit Beinen in Adlerhaltung

गरुडपादफलकमासन
Garuḍapādaphalakamāsana

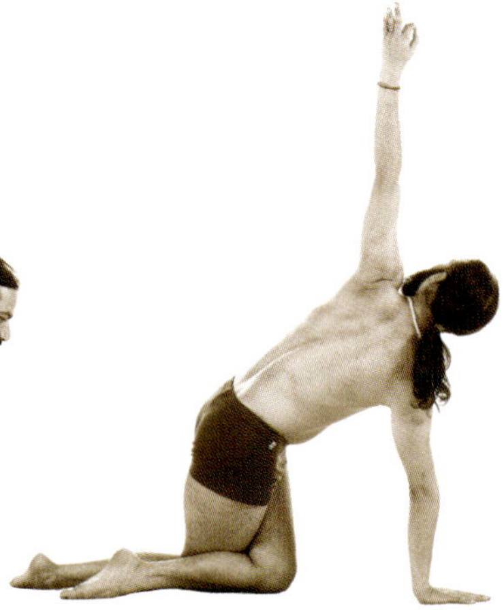

286
परिवृत्त गरुड पाद फलकम् आसन (विराट हस्त)
Parivṛtta garuḍa pāda phalakaṃ āsana (virāṭa hasta)
Gedrehte Tischhaltung mit Beinen in Adlerhaltung (ein Arm nach oben gestreckt)

परिवृत्तगरुडपादफलकमासन (विराटहस्त)
Parivṛttagaruḍapādaphalakamāsana (virāṭahasta)

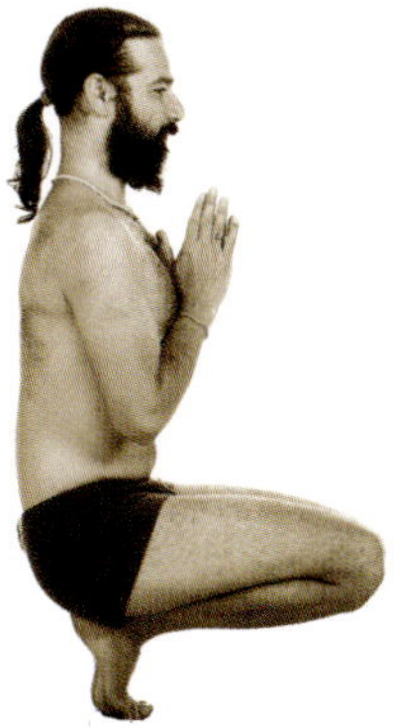

287
उत्तोलन पाद अङ्गुष्ठ आसन (नमस्कार)
Uttolana pāda aṅguṣṭha āsana (namaskāra)
Balancierter Zehensitz (Hände in Gebetshaltung)

उत्तोलनपादाङ्गुष्ठासन (नमस्कार)
Uttolanapādāṅguṣṭhāsana (namaskāra)

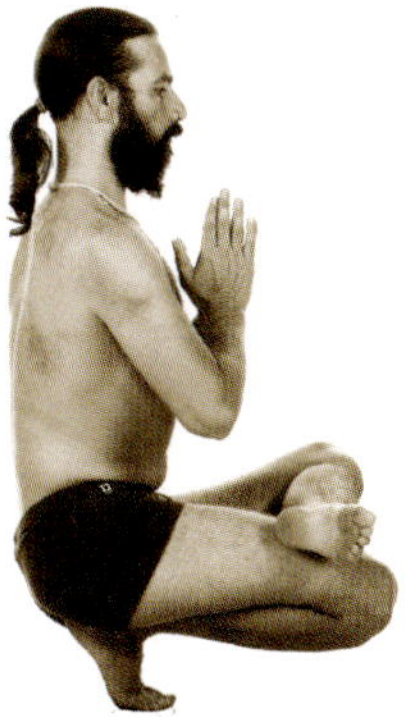

288
उत्तोलन एक पाद अङ्गुष्ठ आसन (नमस्कार)
Uttolana eka pāda aṅguṣṭha āsana (namaskāra)
Balancierter Einbeiniger Zehensitz (Hände in Gebetshaltung)

उत्तोलनैकपादाङ्गुष्ठासन (नमस्कार)
Uttolanaikapādāṅguṣṭhāsana (namaskāra)

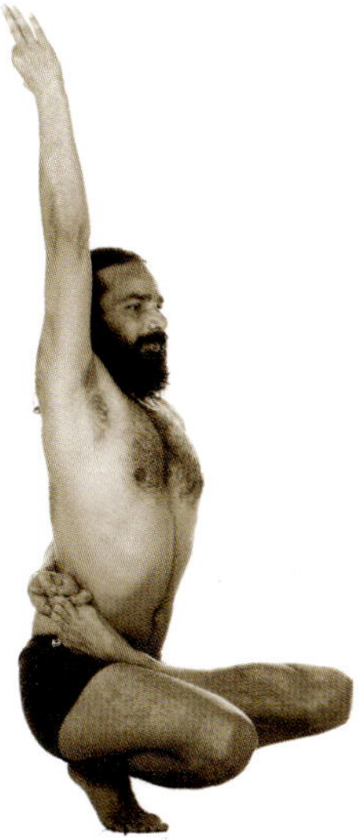

289
उत्तोलन एक पाद अङ्गुष्ठ आसन (अर्ध बद्ध पद्म, एक ऊर्ध्व हस्त)
Uttolana eka pāda aṅguṣṭha āsana (ardha baddha padma, eka ūrdhva hasta)
Balancierter Einbeiniger Zehensitz (ein Bein im gebundenen halben Lotossitz, ein Arm nach oben gestreckt)

उत्तोलनैकपादाङ्गुष्ठासन (अर्धबद्धपद्म, एकोर्ध्वहस्त)
Uttolanaikapādāṅguṣṭhāsana (ardhabaddhapadma, ekordhvahasta)

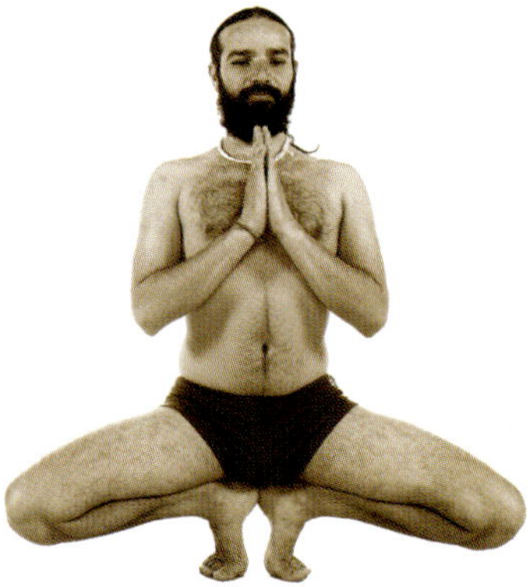

290
उत्तोलन पाद अङ्गुष्ठ आसन (प्रसरित जानु, हृदय नमस्कार)
Uttolana pāda aṅguṣṭha āsana
(prasarita jānu, hṛdayaḥ namaskāra)
**Balancierter Zehensitz (Knie geöffnet,
Hände in Gebetshaltung)**

उत्तोलनपादाङ्गुष्ठासन (प्रसरितजानु, हृदयनमस्कार)
Uttolanapādāṅguṣṭhāsana (prasaritajānu, hṛdayanamaskāra)

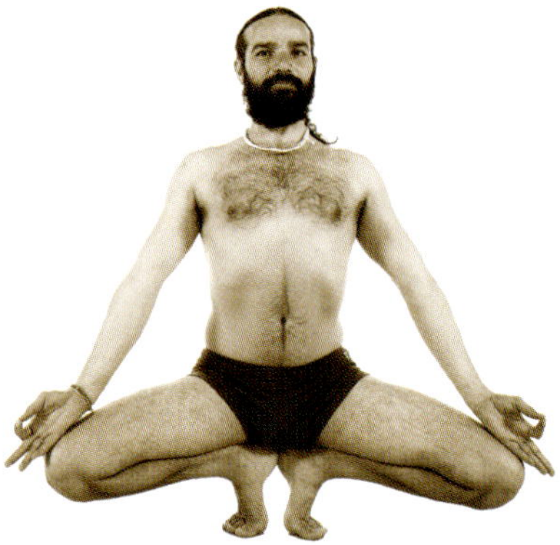

291
उत्तोलन पाद अङ्गुष्ठ आसन (प्रसरित जानु)
Uttolana pāda aṅguṣṭha āsana (prasarita jānu)
Balancierter Zehensitz (Knie geöffnet)

उत्तोलनपादाङ्गुष्ठासन (प्रसरितजानु)
Uttolanapādāṅguṣṭhāsana (prasaritajānu)

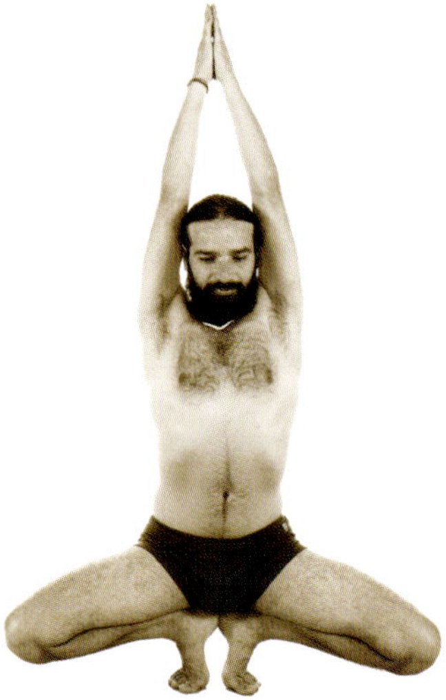

292
उत्तोलन पाद अङ्गुष्ठ आसन (प्रसरितजानु, ऊर्ध्व हस्त नमस्कार)
Uttolana pāda aṅguṣṭha āsana (prasarita jānu,
ūrdhva hasta namaskāra)
**Balancierter Zehensitz (Knie geöffnet,
Hände in Gebetshaltung über den Kopf gestreckt)**

उत्तोलनपादाङ्गुष्ठासन (प्रसरितजानु, ऊर्ध्वहस्तनमस्कार)
Uttolanapādāṅguṣṭhāsana (prasaritajānu, ūrdhvahastanamaskāra)

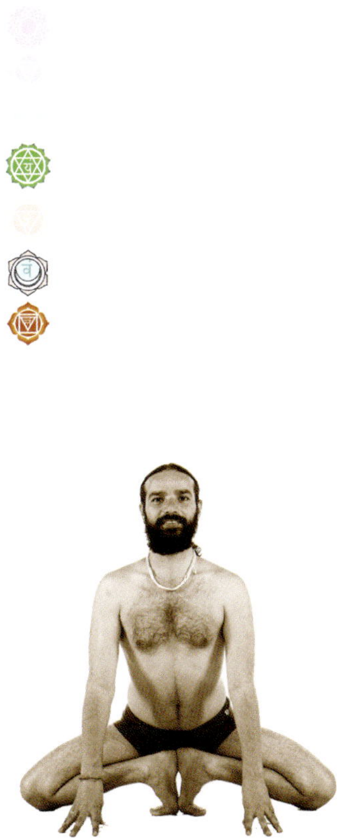

293
योनि मुद्रा आसन (हस्त अङ्गुल भू)
Yoni mudrā āsana (hasta aṅgula bhū)
Quelle-des-Lebens-Haltung (Fingerspitzen auf der Erde)

योनिमुद्रासन (हस्ताङ्गुलभू)
Yonimudrāsana (hastāṅgulabhū)

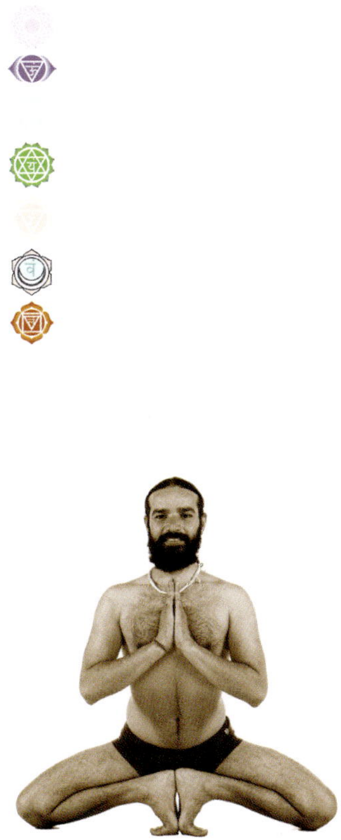

294
नमस्कार योनि मुद्रा आसन
Namaskāra yoni mudrā āsana
Betende Quelle-des-Lebens-Haltung

नमस्कारयोनिमुद्रासन
Namaskārayonimudrāsana

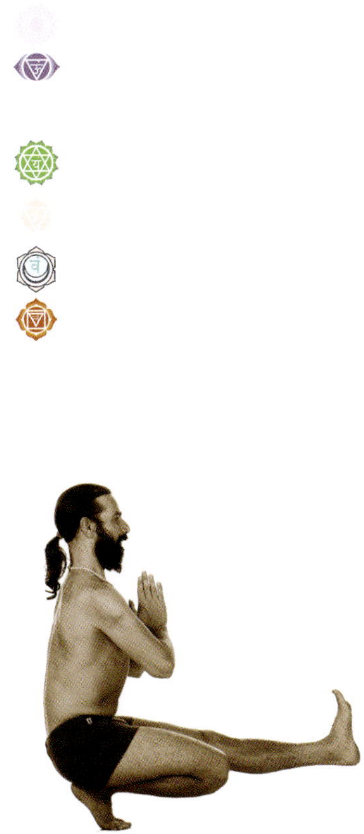

295
अचल अचम्भेनाथ आसन (नमस्कार)
Acala Acambhenātha āsana (namaskāra)
Haltung des Weisen Acala Acambhe Natha (Hände in Gebetshaltung)

अचल अचम्भेनाथासन (नमस्कार)
Acalaacambhenāthāsana (namaskāra)

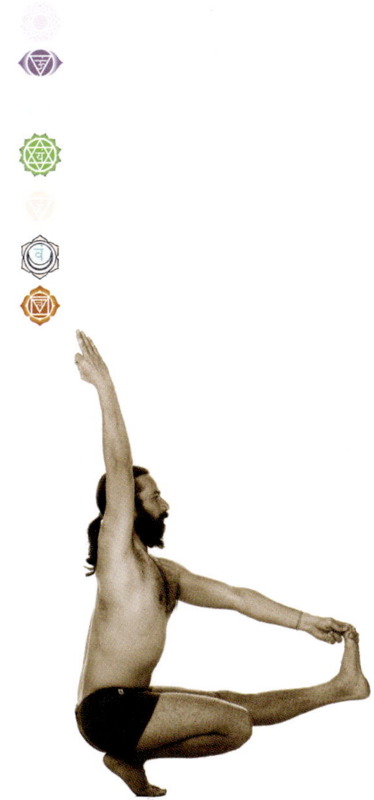

296
अचल अचम्भेनाथ आसन
Acala Acambhenātha āsana
Haltung des Weisen Acala Acambhe Natha

अचल अचम्भेनाथासन
Acalaacambhenātha āsana

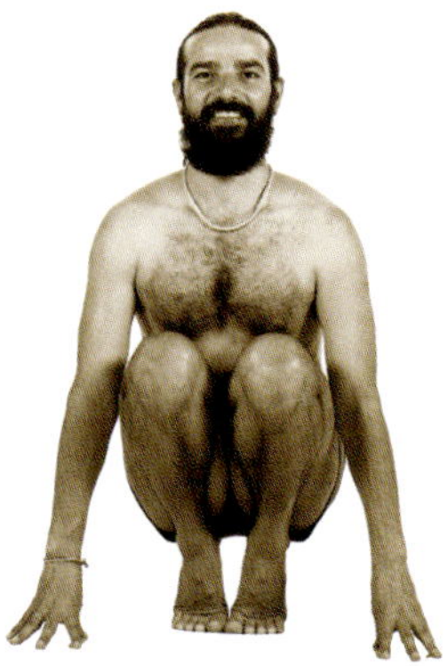

297
उत्तोलन काग आसन (हस्त अङ्गुल भू)
Uttolana kāga āsana (hasta aṅgula bhū)
Balancierte Krähenhaltung (Fingerspitzen auf der Erde)

उत्तोलनकागासन (हस्ताङ्गुलभू)
Uttolanakāgāsana (hastāṅgulabhū)

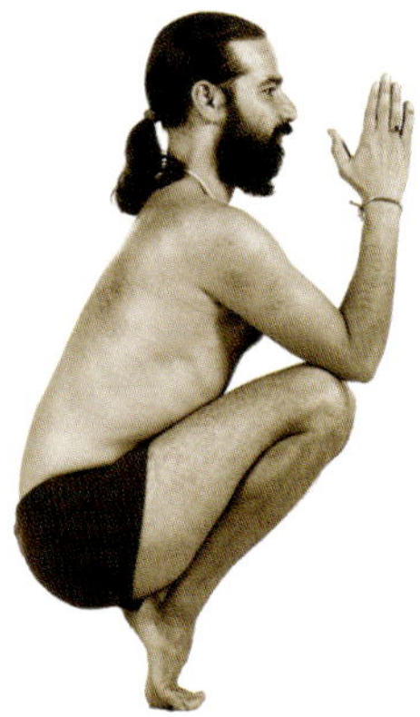

298
उत्तोलन नमस्कार काग आसन
Uttolana namaskāra kāga āsana
Balancierte Betende Krähenhaltung

उत्तोलननमस्कारकागासन
Uttolananamaskārakāgāsana

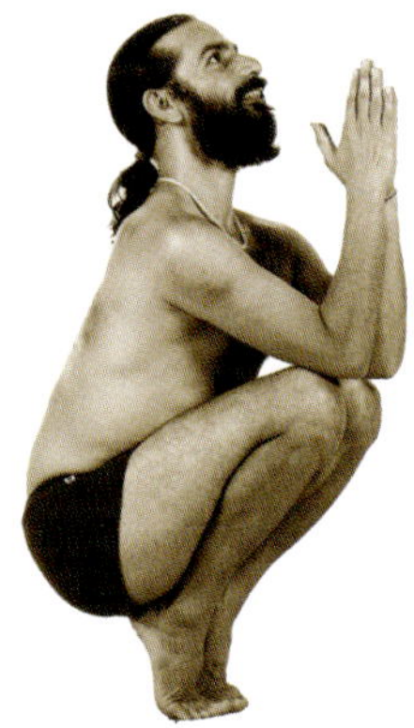

299
उत्तोलन नमस्कार काग आसन (ऊर्ध्व दृष्टि)
Uttolana namaskāra kāga āsana (ūrdhva dṛṣṭi)
Balancierte Betende Krähenhaltung (Blick nach oben gerichtet)

उत्तोलननमस्कारकागासन (ऊर्ध्वदृष्टि)
Uttolananamaskārakāgāsana (ūrdhvadṛṣṭi)

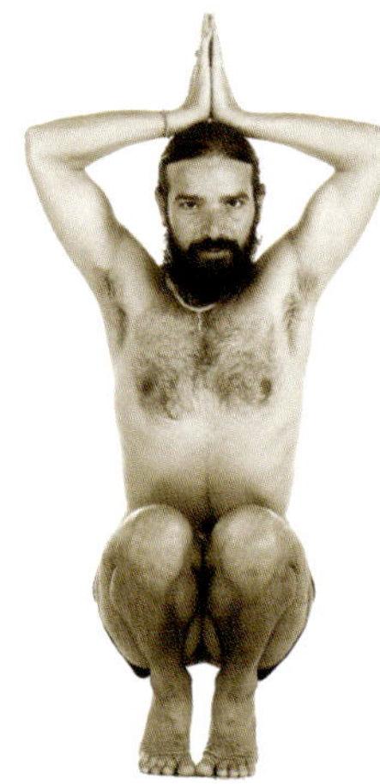

300
उत्तोलन काग आसन (शीर्ष नमस्कार)
Uttolana kāga āsana (śīrṣa namaskāra)
Balancierte Krähenhaltung (Hände in Gebetshaltung auf dem Kopf)

उत्तोलनकागासन (शीर्षनमस्कार)
Uttolanakāgāsana (śīrṣanamaskāra)

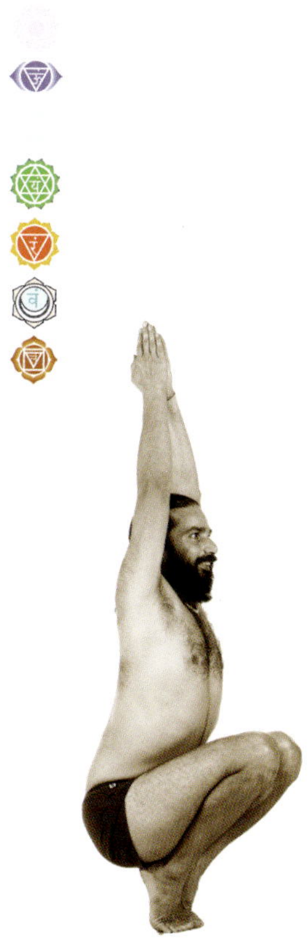

301
उत्तोलन काग आसन (ऊर्ध्व हस्त)
Uttolana kāga āsana (ūrdhva hasta)
Balancierte Krähenhaltung (Arme über den Kopf gestreckt)

उत्तोलनकागासन (ऊर्ध्वहस्त)
Uttolanakāgāsana (ūrdhvahasta)

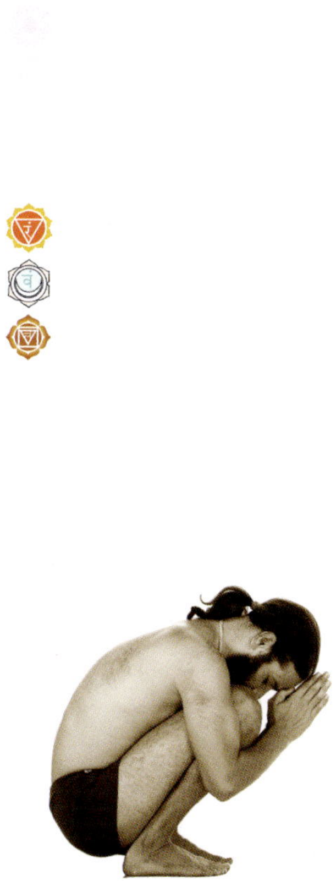

302
नमस्कार काग आसन
Namaskāra kāga āsana
Betende Krähenhaltung

नमस्कारकागासन
Namaskārakāgāsana

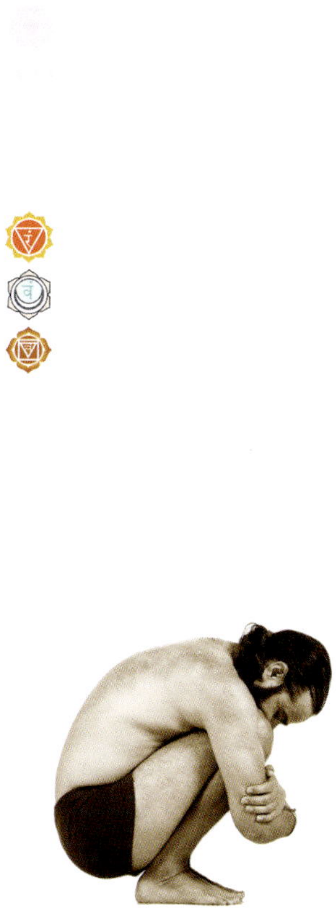

303
काग आसन (जानु बद्ध)
Kāga āsana (jānu baddha)
Krähenhaltung (Arme um die Knie verschränkt)

कागासन (जानुबद्ध)
Kāgāsana (jānubaddha)

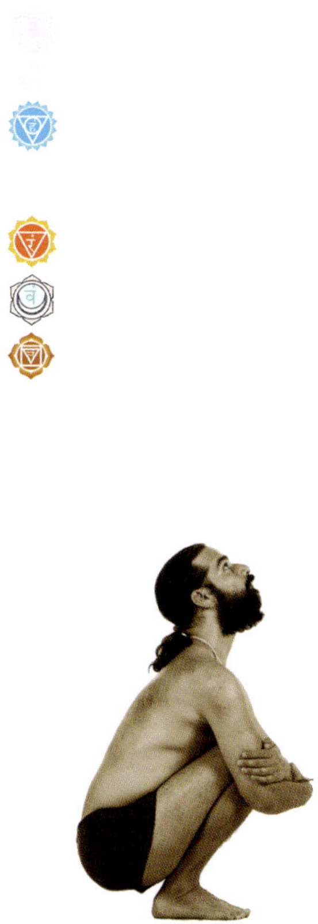

304
काग आसन (जानु बद्ध ,ऊर्ध्व दृष्टि)
Kāga āsana (jānu baddha, ūrdhva dṛṣṭi)
Krähenhaltung (Arme um die Knie verschränkt, Blick nach oben gerichtet)

कागासन (जानुबद्ध ,ऊर्ध्वदृष्टि)
Kāgāsana (jānubaddha, ūrdhvadṛṣṭi)

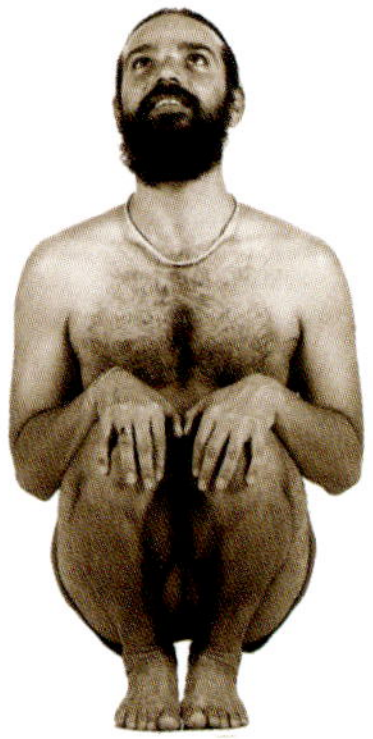

305
काग आसन (ऊर्ध्वदृष्टि)
Kāga āsana (ūrdhva dṛṣṭi)
Krähenhaltung (Blick nach oben gerichtet)

कागासन (ऊर्ध्वदृष्टि)
Kāgāsana (ūrdhvadṛṣṭi)

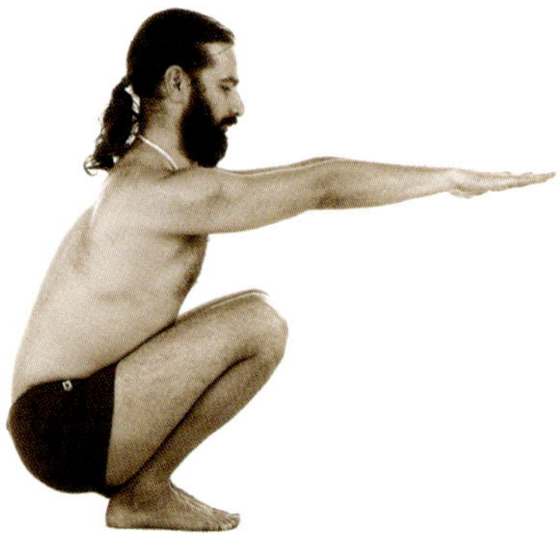

306
काग आसन (समक्ष हस्त)
Kāga āsana (samakṣa hasta)
Krähenhaltung (Arme nach vorn gestreckt)

कागासन (समक्षहस्त)
Kāgāsana (samakṣahasta)

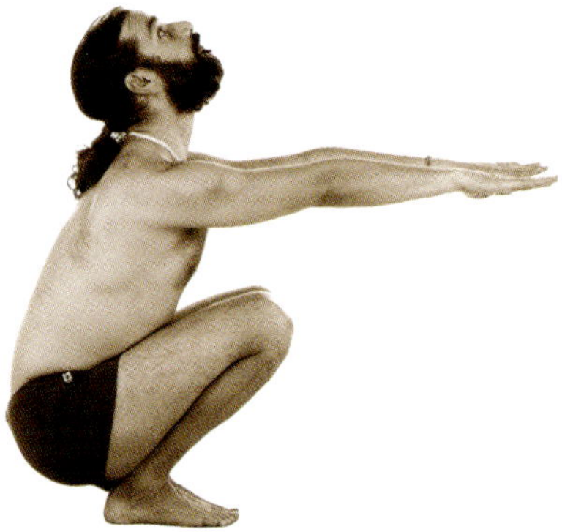

307
काग आसन (समक्ष हस्त, ऊर्ध्व दृष्टि)
Samakṣa hasta kāga āsana (ūrdhva dṛṣṭi)
Krähenhaltung (Arme nach vorn gestreckt, Blick nach oben gerichtet)

कागासन (समक्षहस्त, ऊर्ध्वदृष्टि)
Samakṣahastakāgāsana (ūrdhvadṛṣṭi)

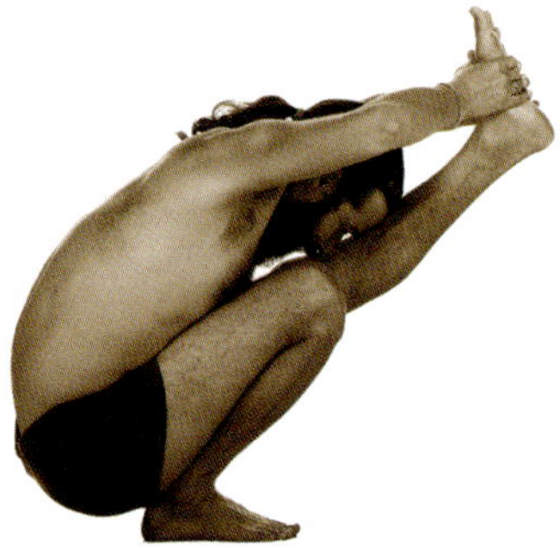

308
जानु शिर काग आसन (क्षितिज पाद)
Jānuśira kāga āsana (kṣitija pāda)
Kopf-zum-Knie-Krähenhaltung (Bein zum Horizont gestreckt)

जानुशिरकागासन (क्षितिजपाद)
Jānuśirakāgāsana (kṣitijapāda)

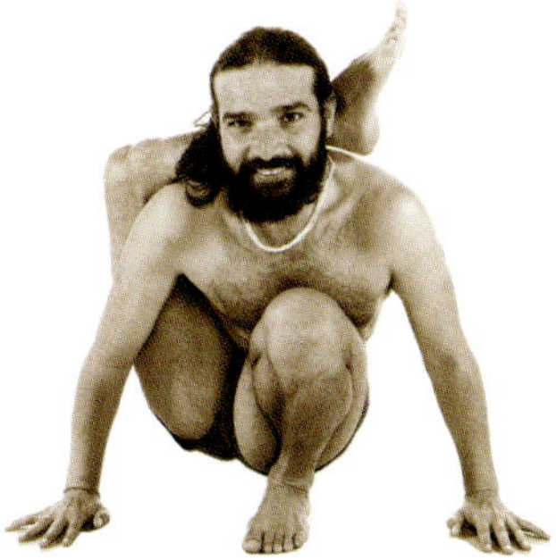

309
भैरव काग आसन
Bhairava kāga āsana
Furchtlose Krähenhaltung

भैरवकागासन
Bhairavakāgāsana

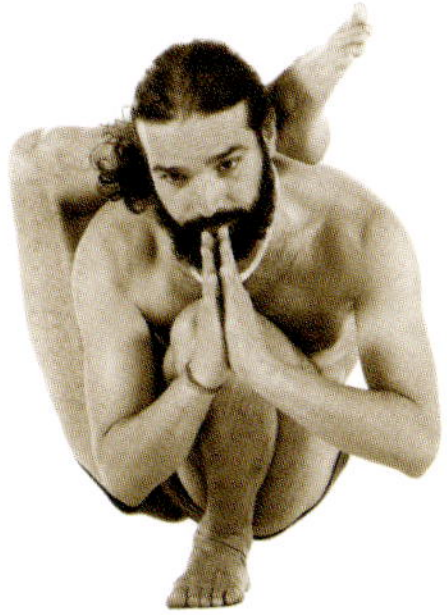

310
नमस्कार भैरव काग आसन
Namaskāra bhairava kāga āsana
Furchtlose Betende Krähenhaltung

नमस्कारभैरवकागासन
Namaskārabhairavakāgāsana

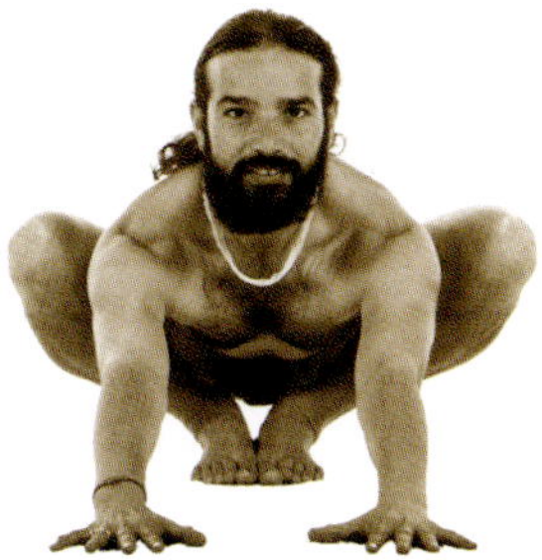

311
काग आसन (भू नमन ,समक्ष दृष्टि)
Kāga āsana (bhū namana, samakṣa dṛṣṭi)
Krähenhaltung (zur Erde gebeugt, Blick nach vorn gerichtet)

कागासन (भूनमन, समक्षदृष्टि)
Kāgāsana (bhūnamana, samakṣadṛṣṭi)

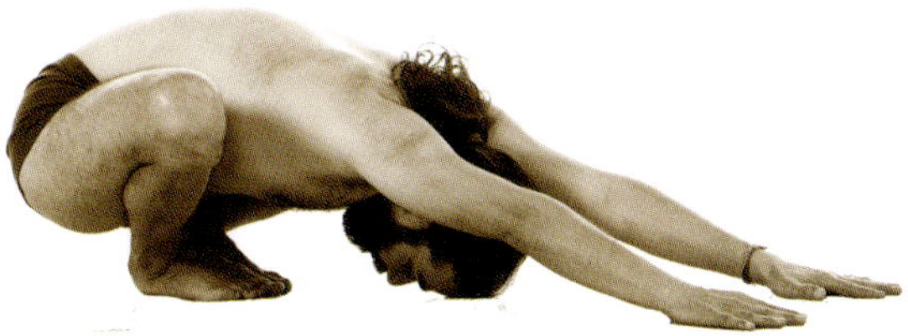

312
काग आसन (भू नमन)
Kāga āsana (bhū namana)
Krähenhaltung (zur Erde gebeugt)

कागासन (भूनमन)
Kāgāsana (bhūnamana)

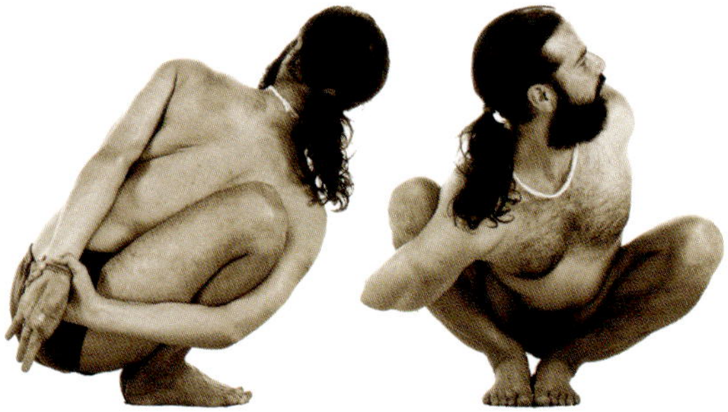

313
काग आसन (एक जानु बद्ध)
Kāga āsana (eka jānu baddha)
Krähenhaltung (eine Hand umfasst das Handgelenk der anderen um ein Knie herum)

कागासन (एकजानुबद्ध)
Kāgāsana (ekajānubaddha)

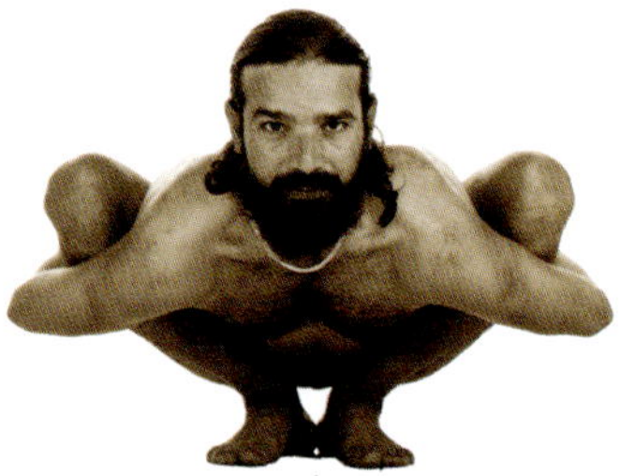

314
कूर्म काग आसन (जानु बद्ध)
Kūrma kāga āsana (jānu baddha)
Schildkröten-Krähenhaltung (Arme umfassen die Knie)

कूर्मकागासन (जानुबद्ध)
Kūrmakāgāsana (jānubaddha)

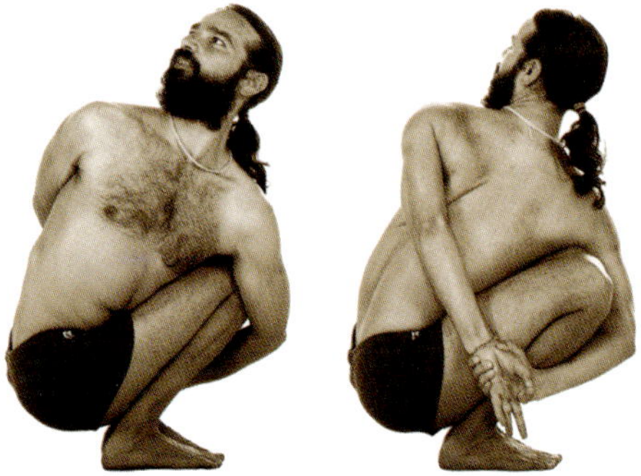

315
परिवृत्त काग आसन (जानु बद्ध)
Parivṛtta kāga āsana (jānu baddha)
Gedrehte Krähenhaltung (eine Hand umfasst das Handgelenk der anderen um ein Knie herum)

परिवृत्तकागासन (जानुबद्ध)
Parivṛttakāgāsana (jānubaddha)

Sitzhaltungen

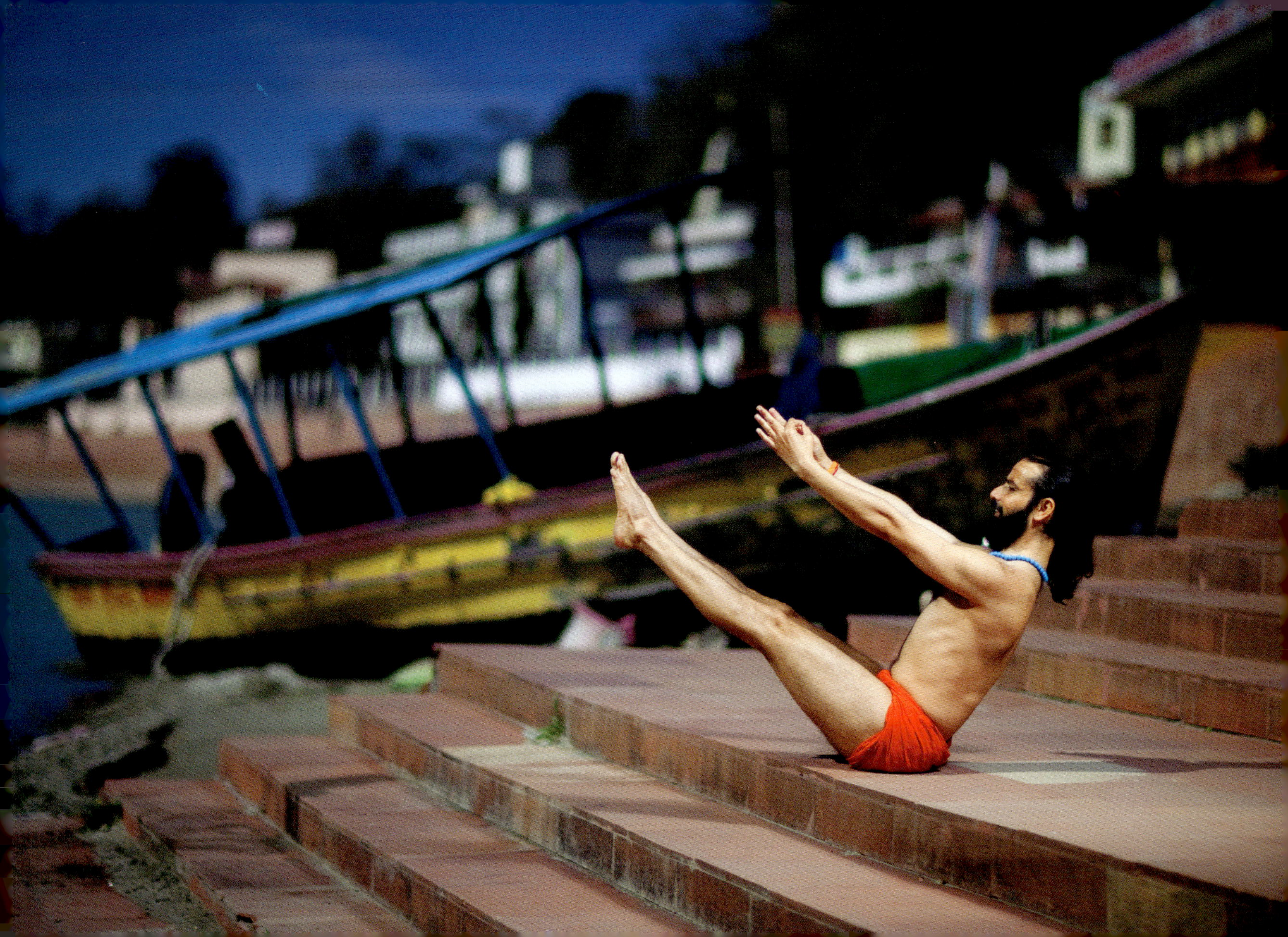

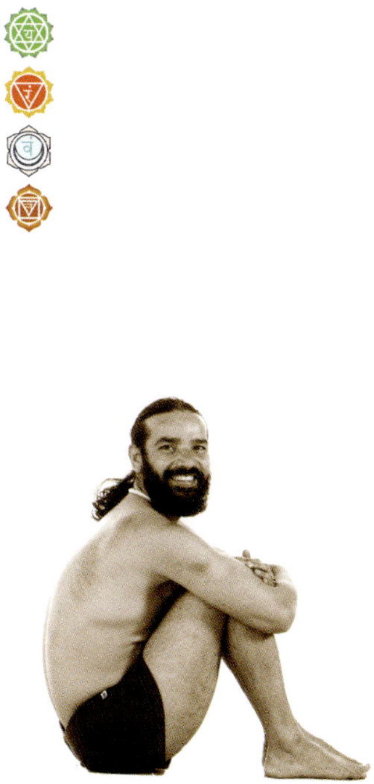

316
सुख आनन्द आसन
Sukha ānanda āsana
Freudebringender Einfacher Meditationssitz

सुखानन्दासन
Sukhānandāsana

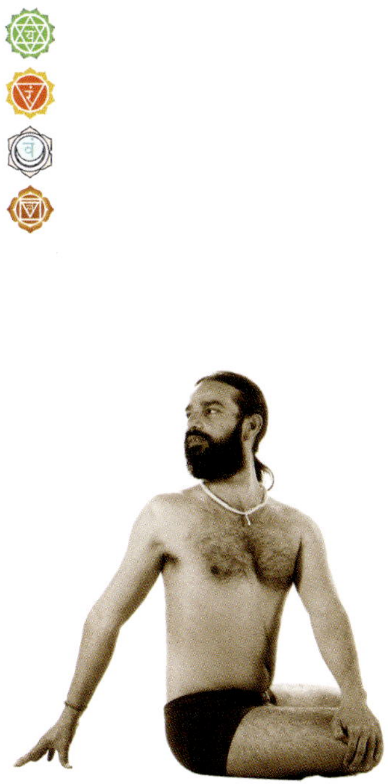

317
परिवृत्त सुख आसन
Parivṛtta sukha āsana
Gedrehter Einfacher Meditationssitz

परिवृत्तसुखासन
Parivṛttasukhāsana

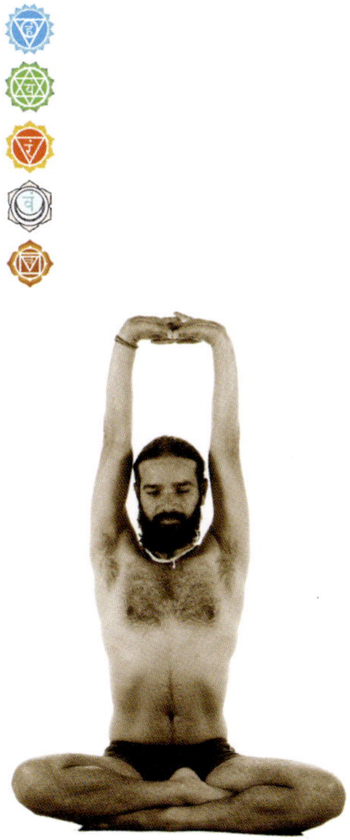

318
सुख आसन (ऊर्ध्व करतल)
Sukha āsana (ūrdhva karatala)
Einfacher Meditationssitz (Arme über den Kopf gestreckt, Handflächen zeigen nach oben)

सुखासन (ऊर्ध्वकरतल)
Sukhāsana (ūrdhvakaratala)

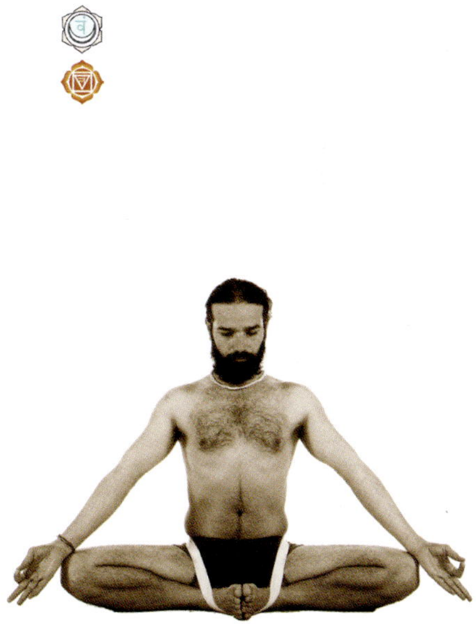

319
पार्वती आसन (सरज्जु)
Pārvatī āsana (sarajju)
Göttliche-Mutter-Haltung (durch Yogagurt unterstützt)

पार्वत्यासन (सरज्जु)
Pārvatiyāsana (sarajju)

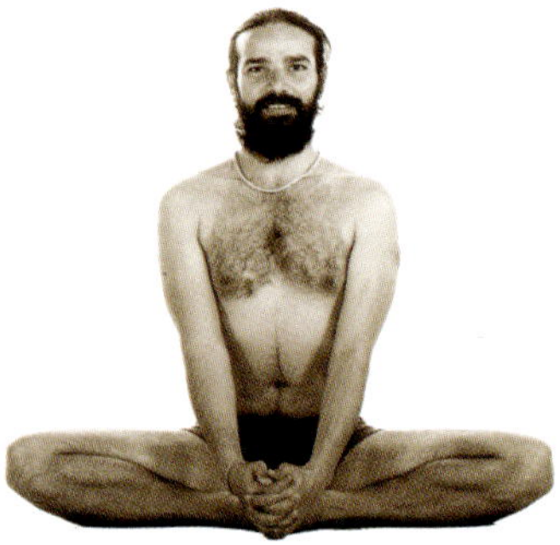

320
पार्वती आसन (बद्ध हस्त पाद)
Pārvatī āsana (baddha hasta pāda)
Göttliche-Mutter-Haltung (Hände halten die Füße)

पार्वत्यासन (बद्धहस्तपाद)
Pārvatyāsana (baddhahastapāda)

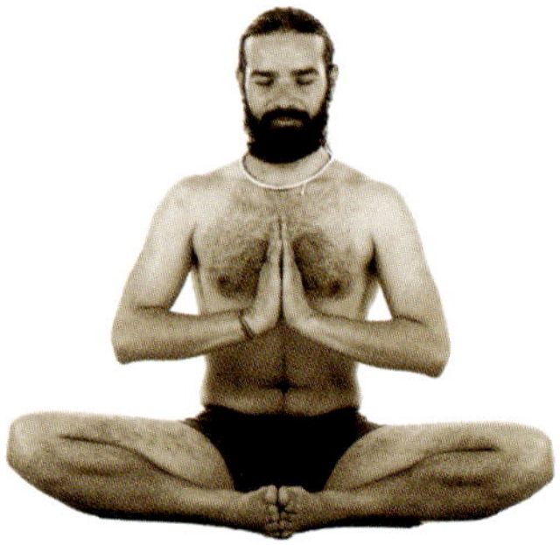

321
नमस्कार पार्वती आसन
Namaskāra pārvatī āsana
Betende Göttliche-Mutter-Haltung

नमस्कारपार्वत्यासन
Namaskārapārvatyāsana

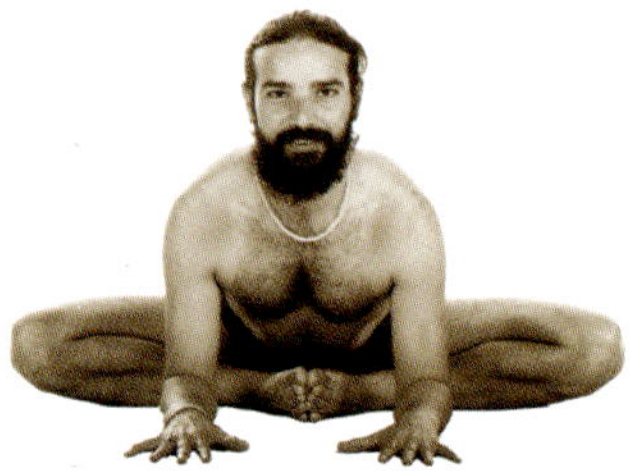

322
पार्वती आसन (कफोणि भू)
Pārvatī āsana (kaphoṇi bhū)
Göttliche-Mutter-Haltung (Ellbogen auf der Erde)

पार्वत्यासन (कफोणिभू)
Pārvatyāsana (kaphoṇibhū)

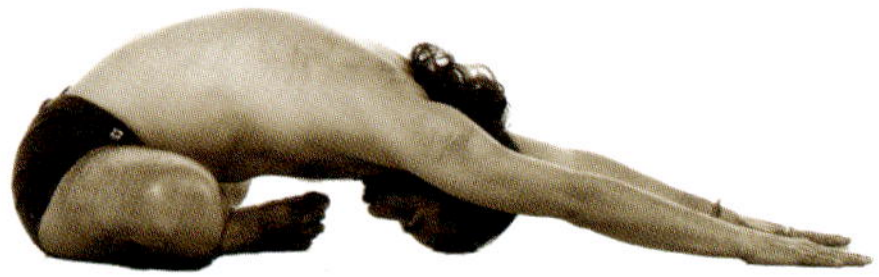

323
पार्वती आसन (ललाट भू)
Pārvatī āsana (lalāṭa bhū)
Göttliche-Mutter-Haltung (Stirn auf der Erde)

पार्वत्यासन (ललाटभू)
Pārvatyāsana (lalāṭabhū)

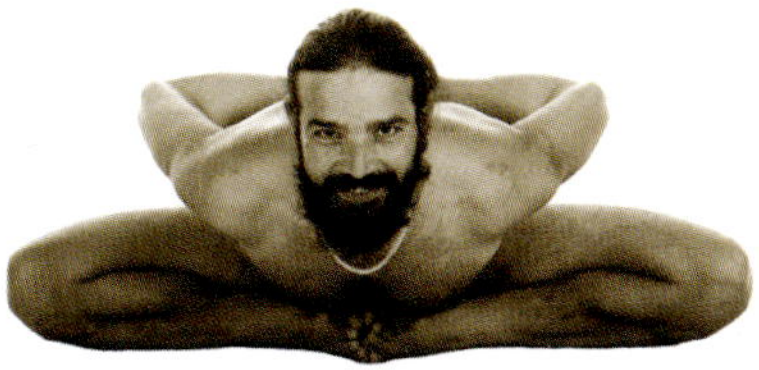

324
पार्वती आसन (हृदय पाद ,पृष्ठ नमस्कार)
Pārvatī āsana (hṛdayaḥ pāda, pṛṣṭha namaskāra)
Göttliche-Mutter-Haltung (Brust zu den Füßen, Hände in Gebetshaltung hinter dem Rücken)

पार्वत्यासन (हृदयपाद ,पृष्ठनमस्कार)
Pārvatyāsana (hṛdayapāda, pṛṣṭhanamaskāra)

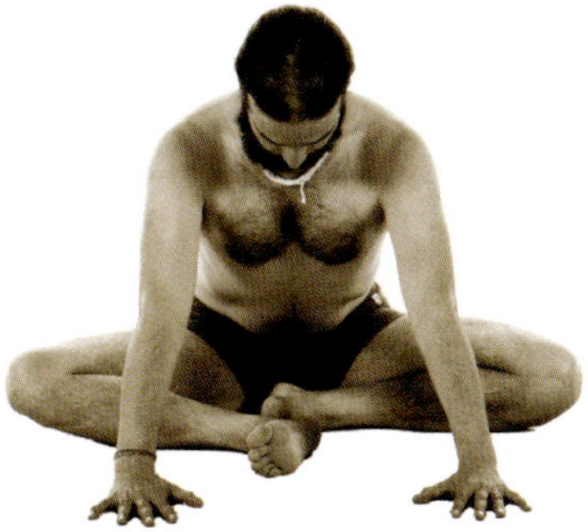

325
पार्वती आसन (पाद पृष्ठ, कर तल भू)
Pārvatī āsana (pāda pṛṣṭha, karatala bhū)
Göttliche-Mutter-Haltung (ein Fuß hinter dem anderen, Handflächen auf der Erde)

पार्वत्यासन (पादपृष्ठ, करतलभू)
Pārvatyāsana (pādapṛṣṭha, karatalabhū)

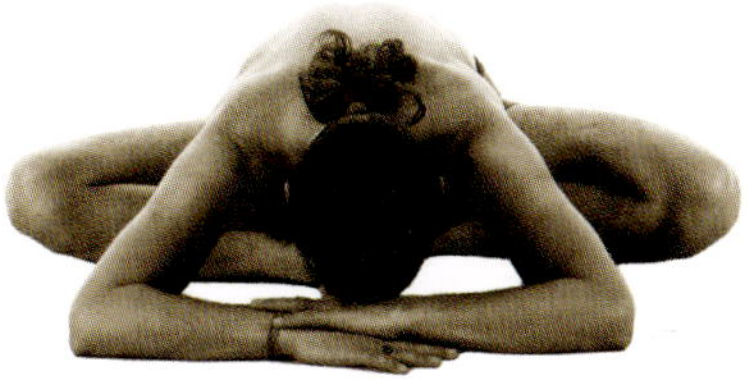

326
पार्वती आसन (पाद पृष्ठ, ललाट हस्त भू)
Pārvatī āsana (pāda pṛṣṭha, lalāṭa hasta bhū)
Göttliche-Mutter-Haltung (ein Fuß hinter dem anderen, Stirn auf der Erde)

पार्वत्यासन (पादपृष्ठ, ललाटहस्तभू)
Pārvatyāsana (pādapṛṣṭha, lalāṭahastabhū)

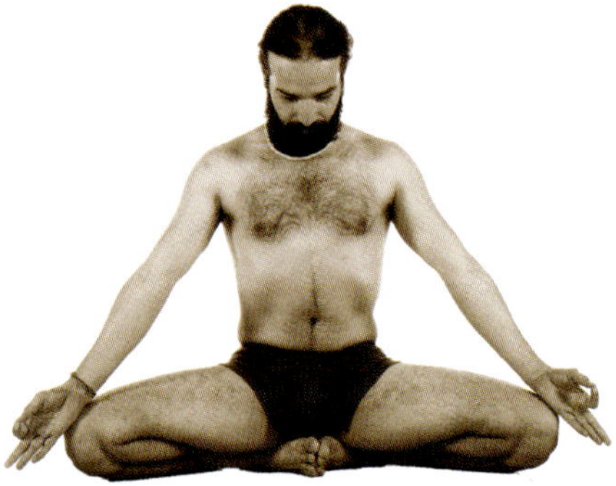

327
गोरक्ष नाथ आसन
Gorakṣa Nātha āsana
Haltung des Weisen Goraksa Nātha

गोरक्षनाथासन
Gorakṣanāthāsana

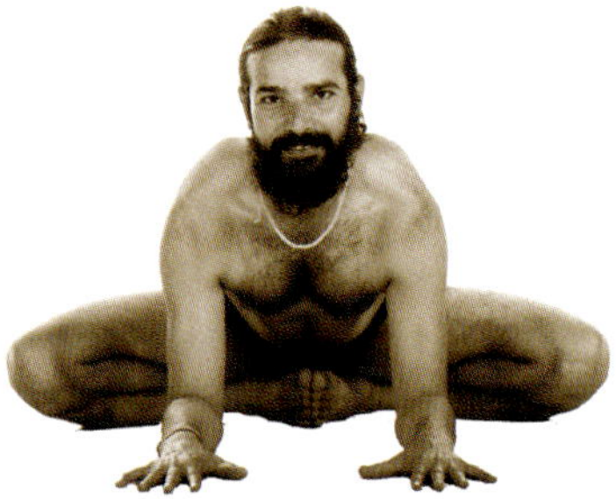

328
गोरक्ष नाथ आसन (कफोणि भू)
Gorakṣa Nātha āsana (kaphoṇi bhū)
Haltung des Weisen Goraksa Nātha (Ellbogen auf der Erde)

गोरक्षनाथासन (कफोणिभू)
Gorakṣanāthāsana (kaphoṇibhū)

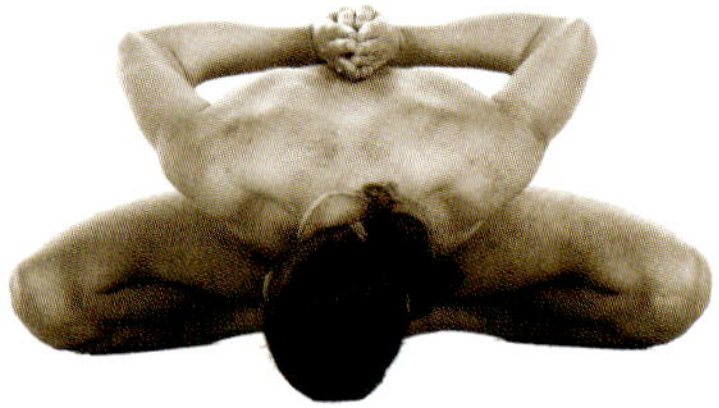

329
गोरक्ष नाथ आसन (ललाट भू पृष्ठ नमस्कार)
Gorakṣa Nātha āsana (lalāṭa bhū, pṛṣṭha namaskāra)
Haltung des Weisen Goraksa Nātha (Stirn auf der Erde, Hände in Gebetshaltung hinter dem Rücken)

गोरक्षनाथासन (ललाटभू ,पृष्ठनमस्कार)
Gorakṣanāthāsana (lalāṭabhū, pṛṣṭhanamaskāra)

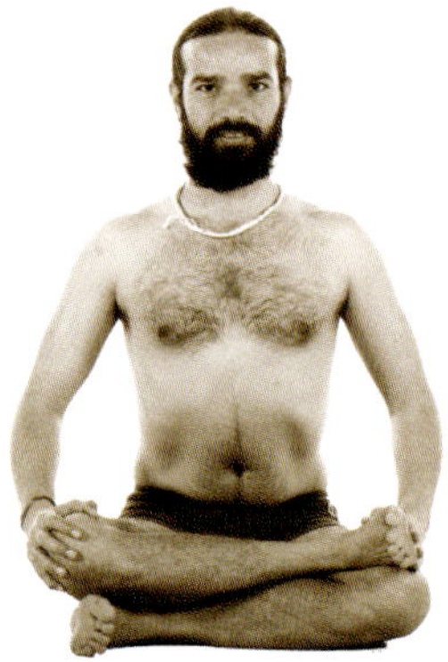

330
समिधा स्थापन आसन (जानु हस्त)
Samidhā sthāpana āsana (jānu hasta)
Heiliger-Holzscheit-Haltung (Hände auf den Knien)

समिधास्थापनासन (जानुहस्त)
Samidhāsthāpanāsana (jānuhasta)

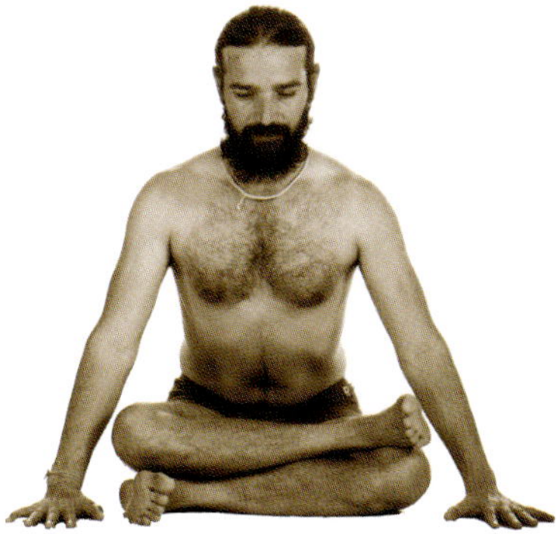

331
समिधा स्थापन (हस्त भू)
Samidhā sthāpana āsana (hasta bhū)
Heiliger-Holzscheit-Haltung
(Hände auf der Erde)

समिधास्थापन (हस्तभू)
Samidhāsthāpanāsana (hastabhū)

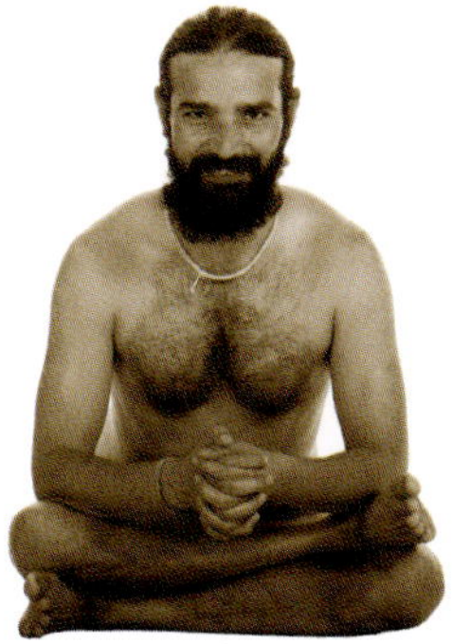

332
समिधा स्थापन आसन (कफोणि जानु)
Samidhā sthāpana āsana (kaphoṇi jānu)
Heiliger-Holzscheit-Haltung
(Ellbogen auf den Knien)

समिधास्थापनासन (कफोणिजानु)
Samidhāsthāpanāsana (kaphoṇijānu)

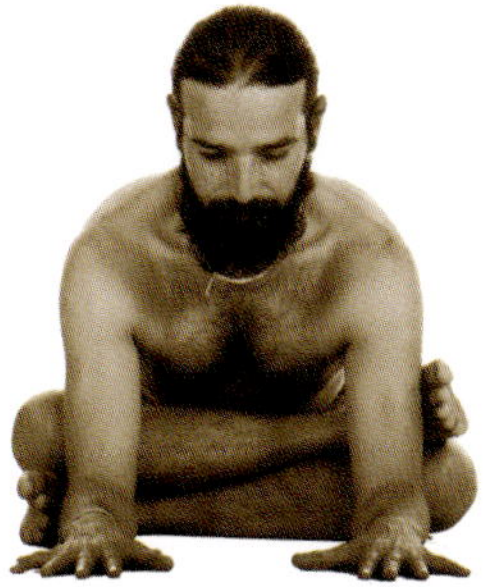

333
समिधा स्थापन आसन (कफोणि भू)
Samidhā sthāpana āsana (kaphoṇi bhū)
Heiliger-Holzscheit-Haltung
(Ellbogen auf der Erde)

समिधास्थापनासन (कफोणिभू)
Samidhāsthāpanāsana (kaphoṇibhū)

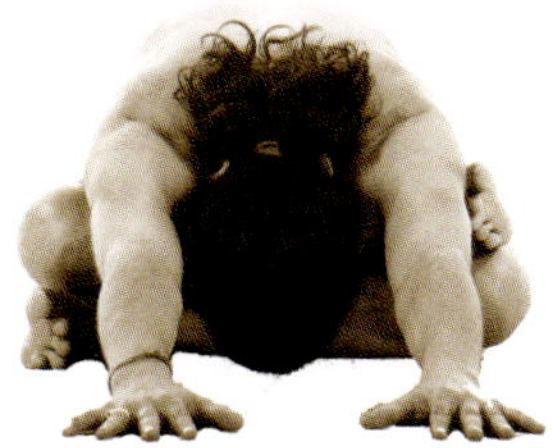

334
समिधा स्थापन आसन (हस्त ललाट भू)
Samidhā sthāpana āsana (hasta lalāṭa bhū)
Heiliger-Holzscheit-Haltung
(Hände und Stirn auf der Erde)

समिधास्थापनासन (हस्तललाटभू)
Samidhāsthāpanāsana (hastalalāṭabhū)

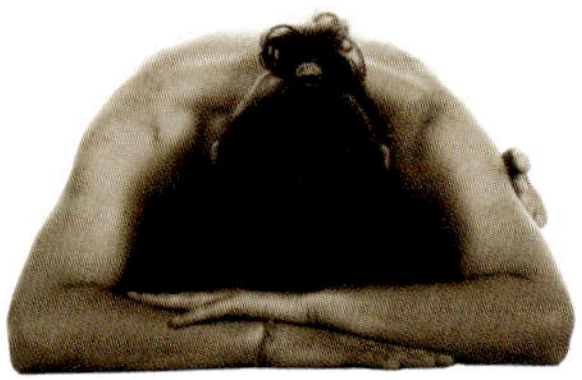

335
समिधा स्थापन आसन (ललाट हस्त भू)
Samidhā sthāpana āsana (lalāṭa hasta bhū)
Heiliger-Holzscheit-Haltung (Stirn auf aufeinanderliegenden Händen)

समिधास्थापनासन (ललाटहस्तभू)
Samidhāsthāpanāsana (lalāṭahastabhū)

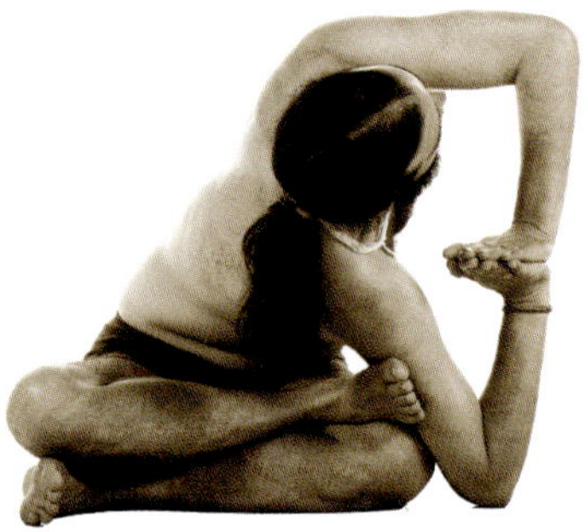

336
परिवृत्त समिधा स्थापन आसन (नमस्कार)
Parivṛtta samidhā sthāpana āsana (namaskāra)
Gedrehte Heiliger-Holzscheit-Haltung (Hände in Gebetshaltung)

परिवृत्तसमिधास्थापनासन (नमस्कार)
Parivṛttasamidhāsthāpanāsana (namaskāra)

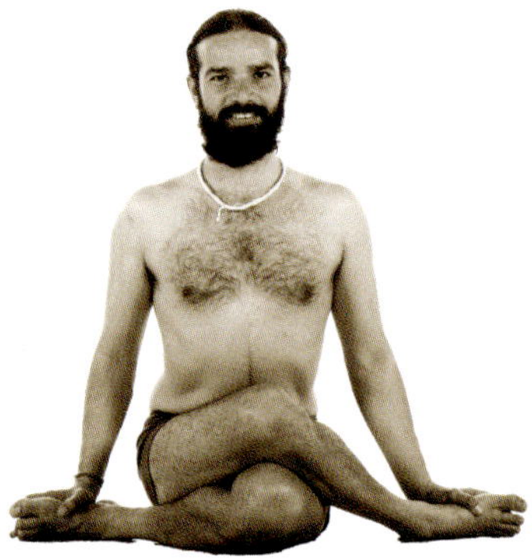

337
गो मुख आसन (हस्त पाद)
Go mukha āsana (hasta pāda)
Kuhkopfhaltung (Hände auf den Fußsohlen)

गोमुखासन (हस्तपाद)
Gomukhāsana (hastapāda)

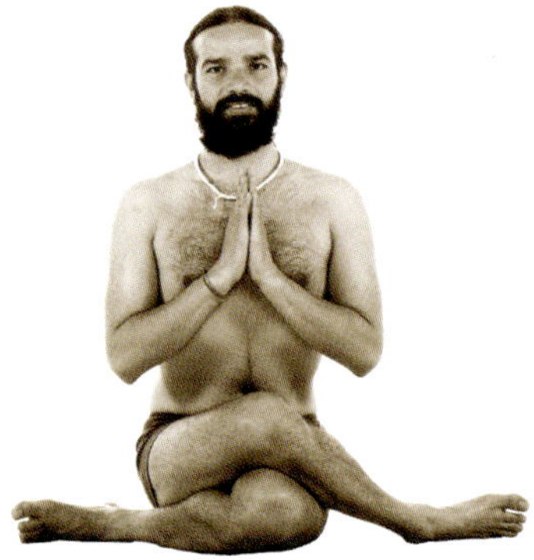

338
नमस्कार गो मुख आसन
Namaskāra go mukha āsana
Betende Kuhkopfhaltung

नमस्कारगोमुखासन
Namaskāragomukhāsana

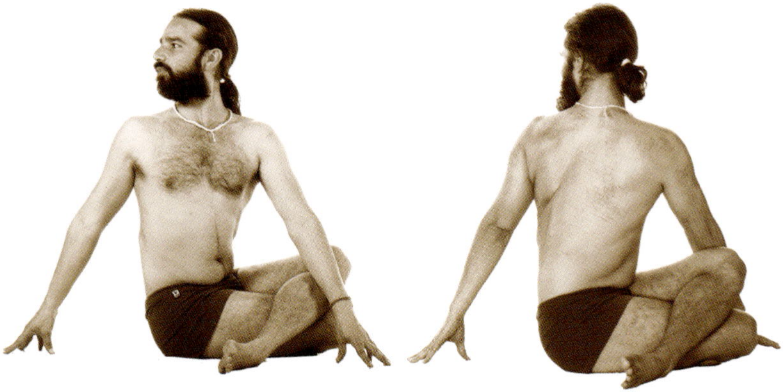

339
परिवृत्त गो मुख आसन (हस्त अङ्गुल भू)
Parivṛtta go mukha āsana (hasta aṅgula bhū)
Gedrehte Kuhkopfhaltung
(Fingerspitzen auf der Erde)

परिवृत्तगोमुखासन (हस्ताङ्गुलभू)
Parivṛttagomukhāsana (hastāṅgulabhū)

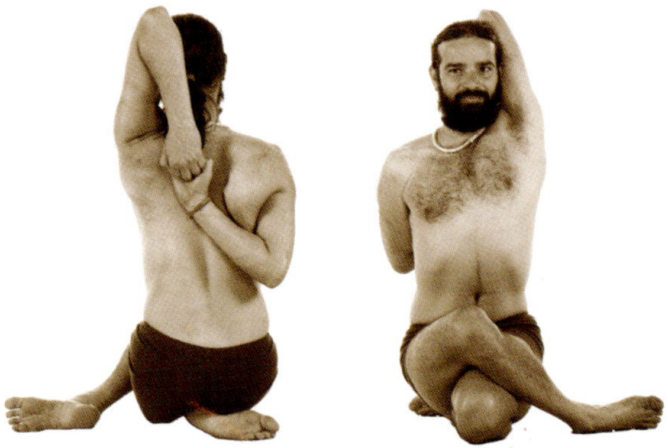

340
गो मुख आसन (गुल्फ मूल)
Go mukha āsana (gulpha mūla)
Kuhkopfhaltung (auf dem Knöchel sitzend)

गोमुखासन (गुल्फमूल)
Gomukhāsana (Gulphamūla)

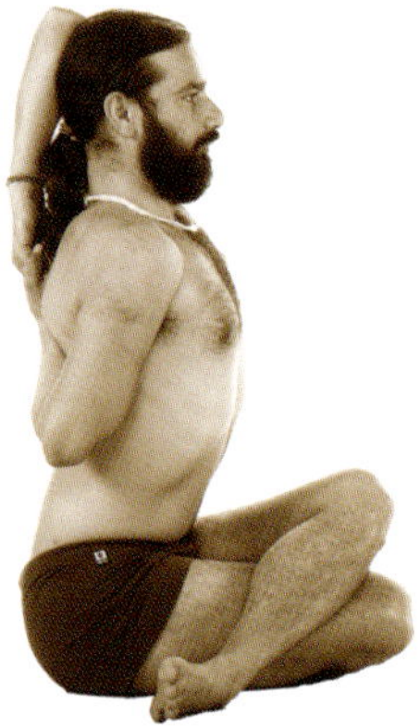

341
गो मुख आसन
Go mukha āsana
Kuhkopfhaltung

गोमुखासन
Gomukhāsana

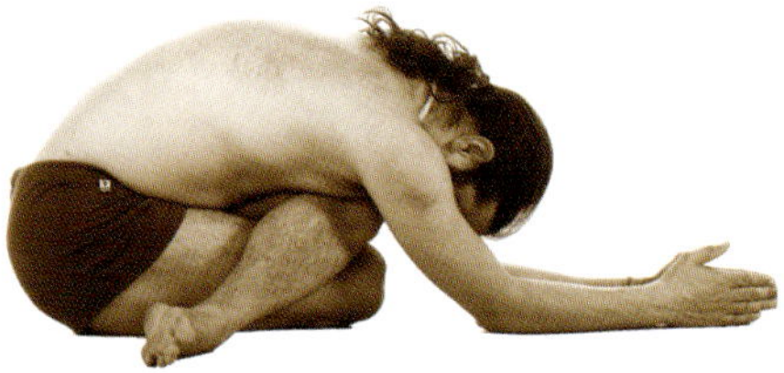

342
गो मुख आसन (भू नमन)
Go mukha āsana (bhū namana)
Kuhkopfhaltung (die Erde ehrend)

गोमुखासन (भूनमन)
Gomukhāsana (bhūnamana)

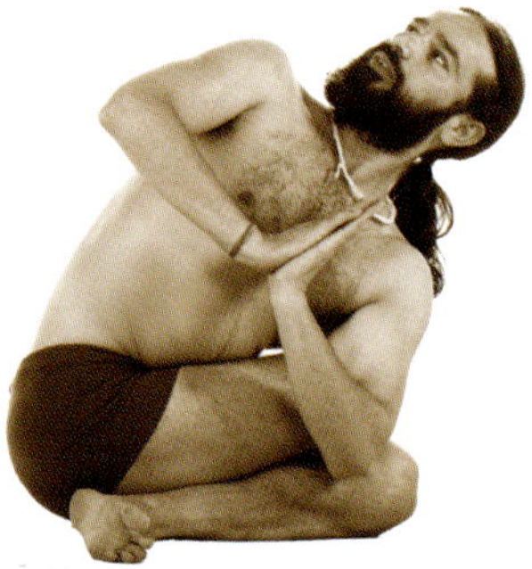

343
परिवृत्त गो मुख आसन (नमस्कार)
Parivṛtta go mukha āsana (namaskāra)
Gedrehte Kuhkopfhaltung (Hände in Gebetshaltung)

परिवृत्तगोमुखासन (नमस्कार)
Parivṛttagomukhāsana (namaskāra)

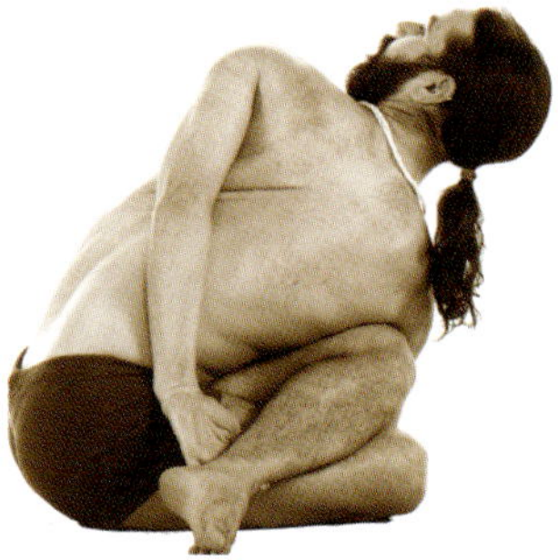

344
परिवृत्त गो मुख आसन (विपरीत बद्ध गुल्फ)
Parivṛitta go mukha āsana (viparīta baddha gulpha)
Gedrehte Kuhkopfhaltung (eine Hand umfasst den gegenüberliegenden Knöchel)

परिवृत्तगोमुखासन (विपरीतबद्धगुल्फ)
Parivṛittagomukhāsana (viparītabaddhagul-pha)

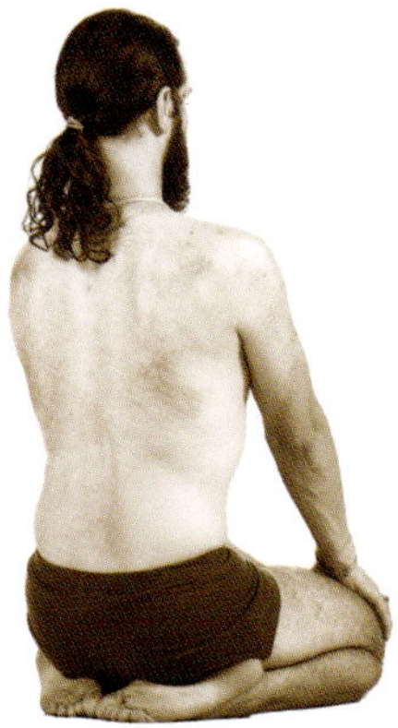

345
वज्र आसन (पाद अङ्गुष्ठ स्पर्श)
Vajra āsana (pāda aṅguṣṭha sparśa)
Donnerkeilhaltung
(Zehen berühren einander)

वज्रासन (पादाङ्गुष्ठस्पर्श)
Vajrāsana (pādāṅguṣṭhasparśa)

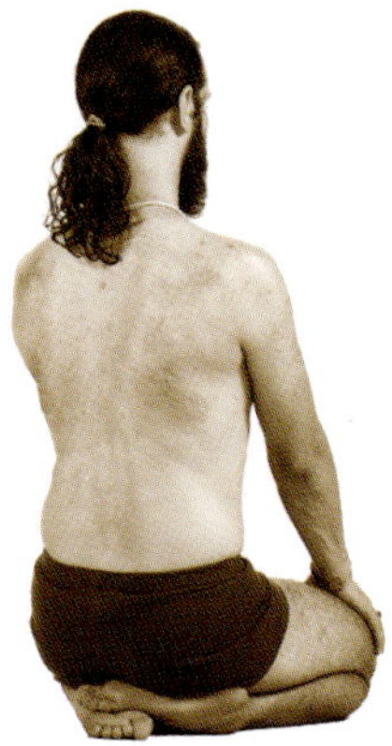

346
वज्र आसन (पाद उपरि पाद)
Vajra āsana (pāda upari pāda)
Donnerkeilhaltung
(ein Fuß liegt auf dem anderen)

वज्रासन (पादोपरिपाद)
Vajrāsana (pādoparipāda)

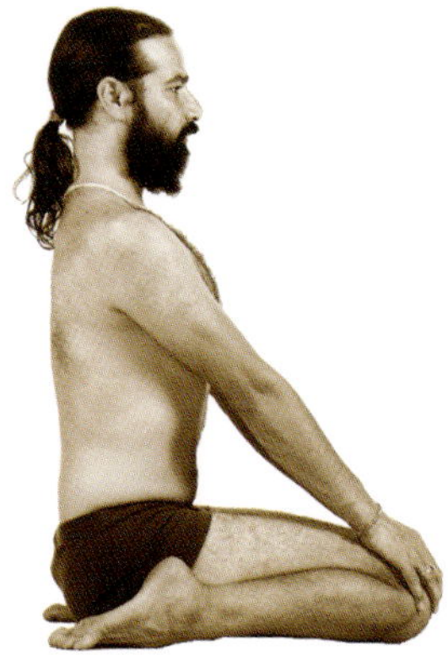

347
वज्र आसन(नितम्ब भू)
Vajra āsana (nitamba bhū)
Donnerkeilhaltung (Gesäß auf der Erde)

वज्रासन (नितम्बभू)
Vajrāsana (nitambabhū)

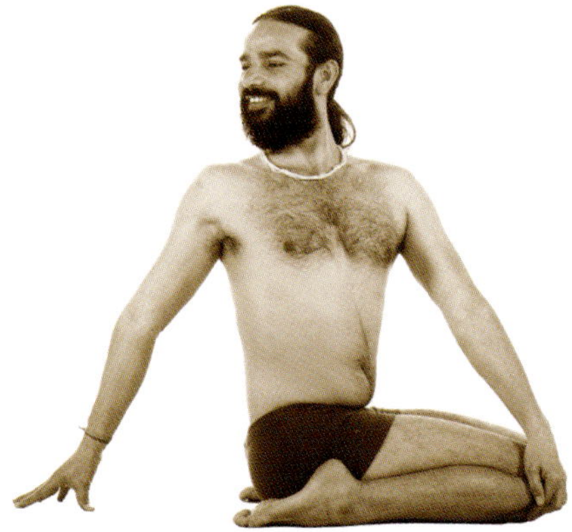

348
परिवृत्त वज्र आसन (नितम्ब भू)
Parivṛtta vajra āsana (nitamba bhū)
Gedrehte Donnerkeilhaltung
(Gesäß auf der Erde)

परिवृत्तवज्रासन (नितम्बभू)
Parivṛttavajrāsana (nitambabhū)

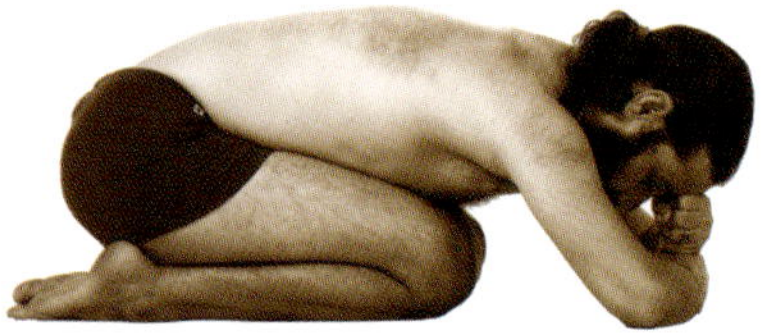

349
वज्र योग मुद्रा आसन (मुष्टिका ललाट धर)
Vajra yoga mudrā āsana (muṣṭikā lalāṭa dhara)
Donnerkeil-Siegel-des-Yoga-Haltung (Stirn auf aufeinanderliegenden Fäusten)

वज्रयोगमुद्रासन (मुष्टिकाललाटधर)
Vajrayogamudrāsana (muṣṭikālalāṭadhara)

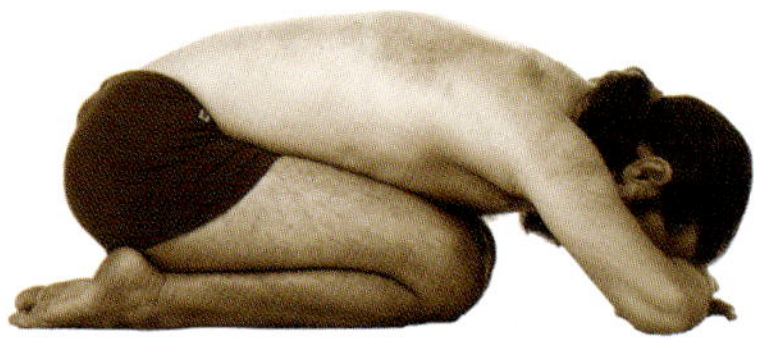

350
वज्र योग मुद्रा आसन (हस्त ललाट धर)
Vajra yoga mudrā āsana (hasta lalāṭa dhara)
Donnerkeil-Siegel-des-Yoga-Haltung (Stirn auf aufeinanderliegenden Händen)

वज्रयोगमुद्रासन (हस्तललाटधर)
Vajrayogamudrāsana (hastalalāṭadhara)

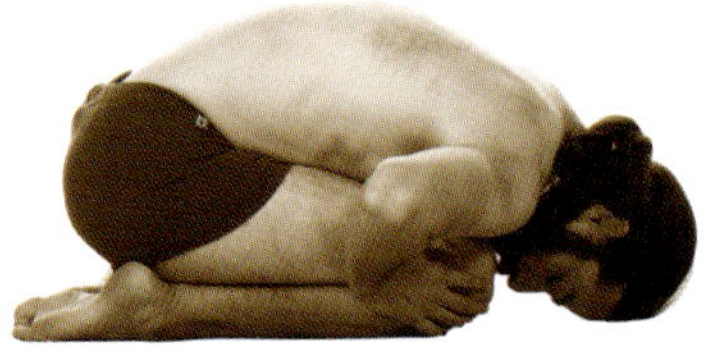

351
वज्र योग मुद्रा आसन (हस्त जानु)
Vajra yoga mudrā āsana (hasta jānu)
Donnerkeil-Siegel-des-Yoga-Haltung (Hände an den Knien)

वज्रयोगमुद्रासन (हस्तजानु)
Vajrayogamudrāsana (hastajānu)

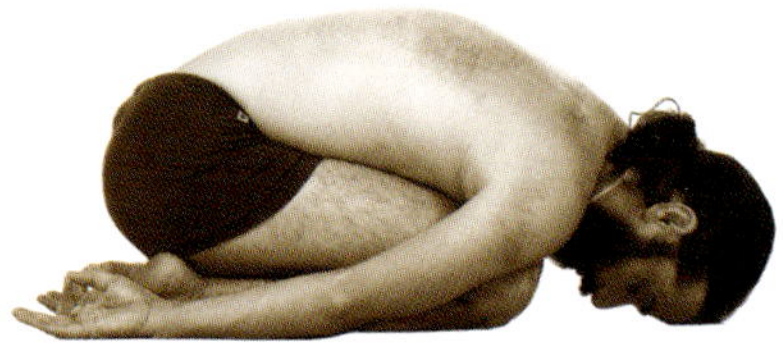

352
वज्र योग मुद्र आसन (पृष्ठ हस्त,)
Vajra yoga mudrā āsana (pṛṣṭha hasta)
Donnerkeil-Siegel-des-Yoga-Haltung (Arme nach hinten gestreckt)

वज्रयोगमुद्रासन (पृष्ठहस्त)
Vajrayogamudrāsana (pṛṣṭhahasta)

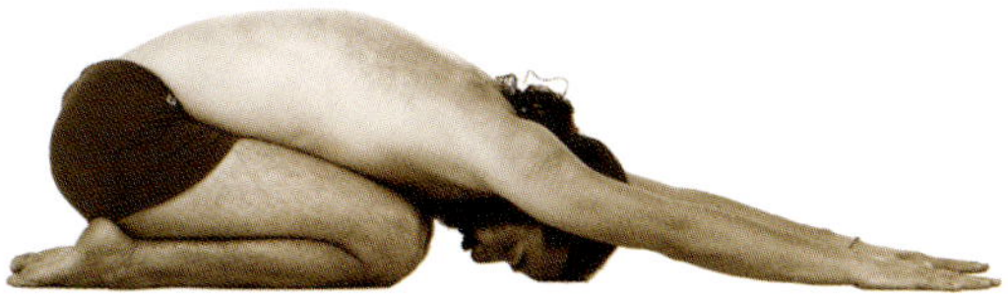

353
वज्र योग मुद्रा आसन
Vajra yoga mudrā āsana
Donnerkeil-Siegel-des-Yoga-Haltung

वज्रयोगमुद्रासन
Vajrayogamudrāsana

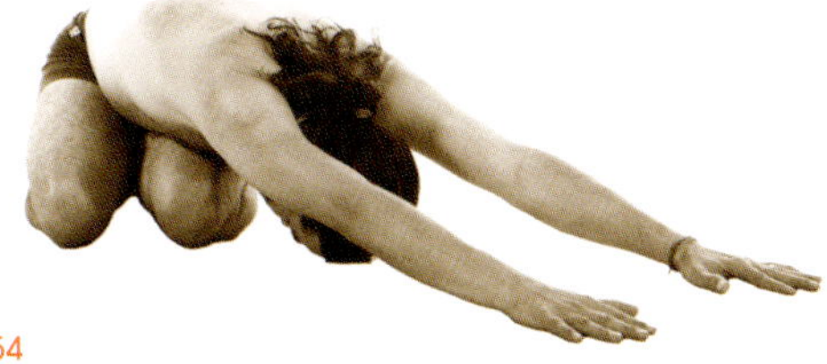

354
पार्श्ववज्र योग मुद्रा आसन
Pārśva vajra yoga mudrā āsana
Seitliche Donnerkeil-Siegel-des-Yoga-Haltung

पार्श्ववज्रयोगमुद्रासन
Pārśvavajrayogamudrāsana

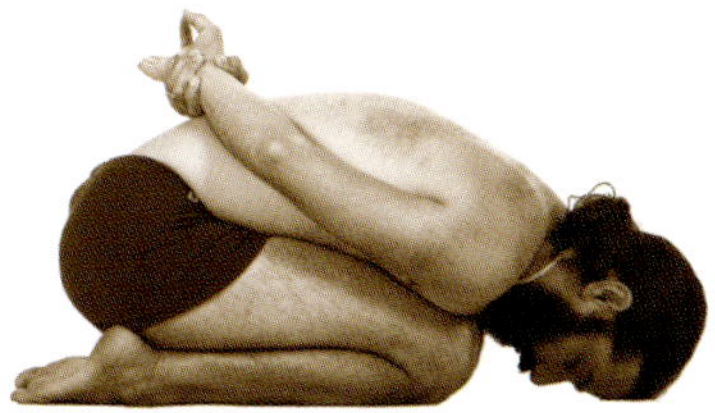

355
वज्र योग मुद्रा आसन (पृष्ठ हस्त बद्ध)
Vajra yoga mudrā āsana (pṛṣṭha hasta baddha)
Donnerkeil-Siegel-des-Yoga-Haltung (eine Hand umfasst das Handgelenk der anderen hinter dem Rücken)

वज्रयोगमुद्रासन (पृष्ठहस्तबद्ध)
Vajrayogamudrāsana (pṛṣṭhahastabaddha)

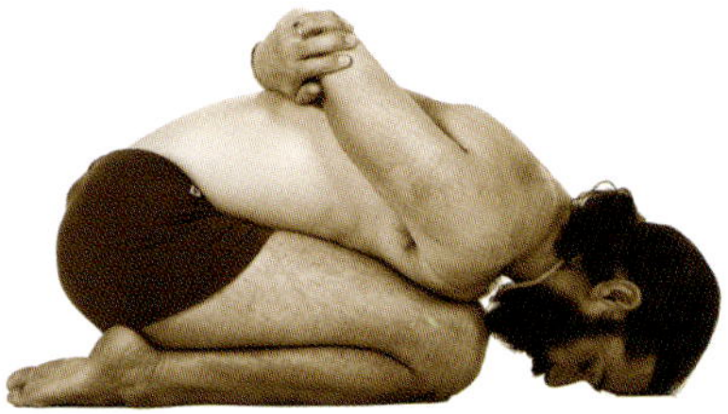

356
वज्र योग मुद्रा (पृष्ठ कफोणि बद्ध)
Vajra yoga mudrā (pṛṣṭha kaphoṇi baddha)
Donnerkeil-Siegel-des-Yoga-Haltung (Arme hinter dem Rücken verschränkt)

वज्रयोगमुद्रा (पृष्ठकफोणिबद्ध)
Vajrayogamudrā (pṛṣṭhakaphoṇibaddha)

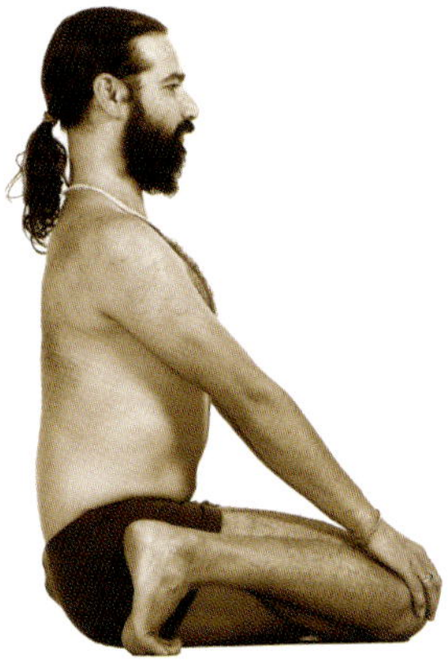

357
विकट वज्र आसन (नितम्ब भू)
Vikaṭa vajra āsana (nitamba bhū)
Anspruchsvolle Donnerkeilhaltung (Gesäß auf der Erde)

विकटवज्रासन (नितम्बभू)
Vikaṭavajrāsana (nitambabhū)

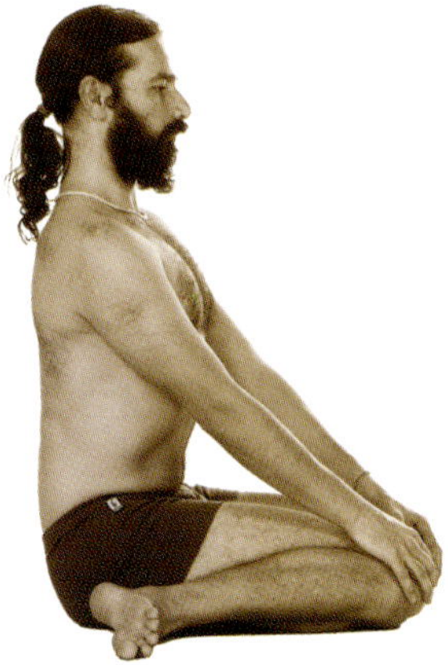

358
ब्रह्मचर्य आसन
Brahmacarya āsana
Beherrschung-der-Lebensenergie-Haltung

ब्रह्मचर्यासन
Brahmacaryāsana

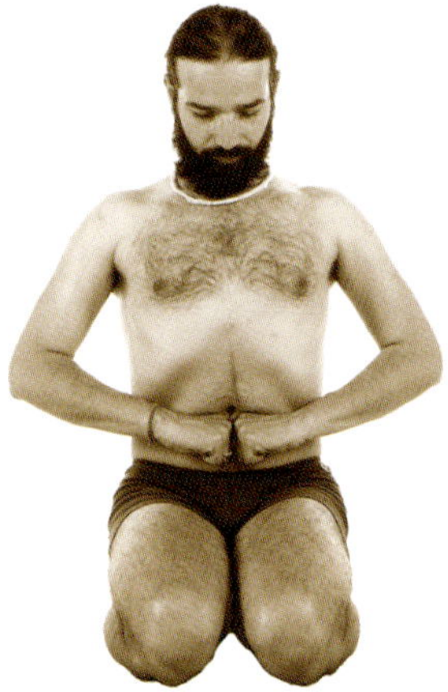

359
मण्डूक आसन (मुष्टि नाभ, आरम्भ अवस्था)
Maṇḍūka āsana (muṣṭi nābha, ārambha avasthā)
Froschhaltung (Fäuste zum Nabel, Ausgangsposition)

मण्डूकासन (मुष्टिनाभ, आरम्भावस्था)
Maṇḍūkāsana (muṣṭinābha, ārambhavasthā)

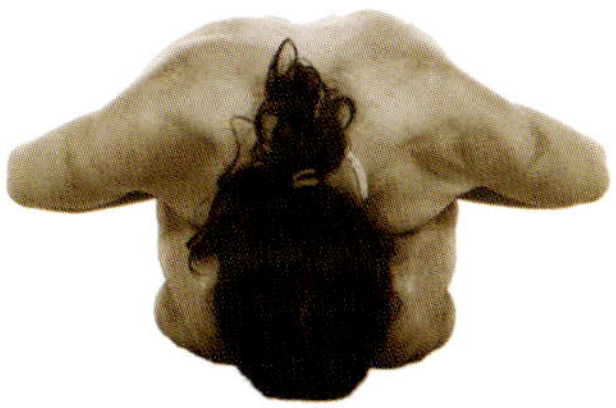

360
मण्डूक आसन (मुष्टि नाभ ललाट भू)
Maṇḍūka āsana (muṣṭi nābha, lalāṭa bhū)
Froschhaltung (Fäuste zum Nabel, Stirn auf der Erde)

मण्डूकासन (एकमुष्टिनाभ, ललाटभू)
Maṇḍūkāsana (muṣṭinābha, lalāṭabhū)

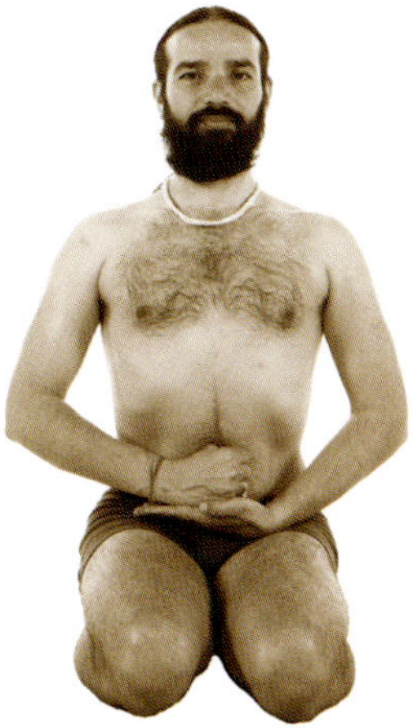

361
मण्डूक आसन (एक मुष्टि नाभ, आरम्भ अवस्था)
Maṇḍūka āsana (eka muṣṭi nābha, ārambha avasthā)
Froschhaltung (eine Faust zum Nabel, Ausgangsposition)

मण्डूकासन (एकमुष्टिनाभ, आरम्भावस्था)
Maṇḍūkāsana (ekamuṣṭinābha, ārambhavasthā)

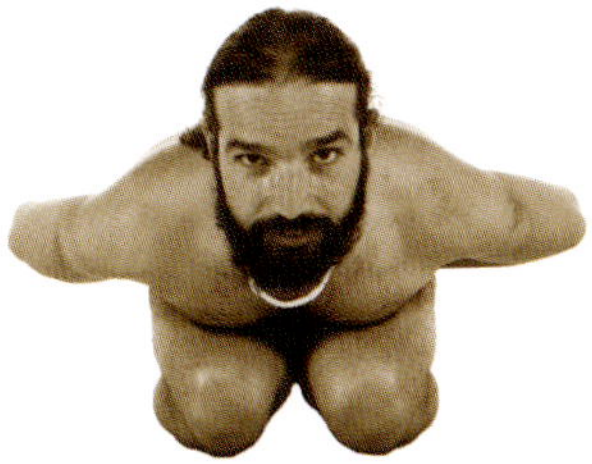

362
मण्डूक आसन (एक मुष्टि नाभ)
Maṇḍūka āsana (eka muṣṭi nābha)
Froschhaltung (eine Faust zum Nabel)

मण्डूकासन (एकमुष्टिनाभ)
Maṇḍūkāsana (ekamuṣṭinābha)

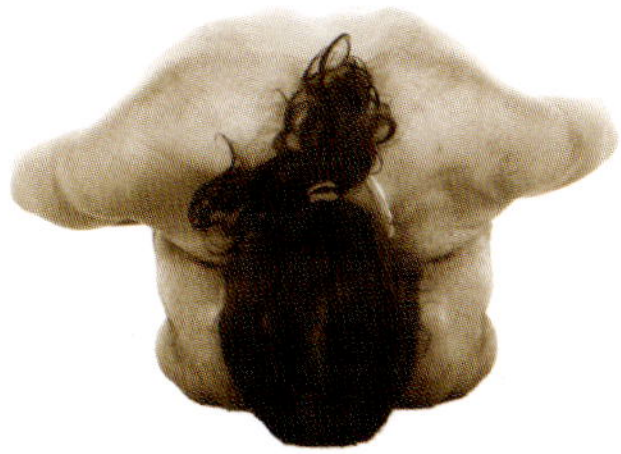

363
मण्डूक आसन (एक मुष्टि नाभ ललाट भू)
Maṇḍūka āsana (eka muṣṭi nābha, lalāṭa bhū)
Froschhaltung (eine Faust zum Nabel, Stirn auf der Erde)

मण्डूकासन (एकमुष्टिनाभ, ललाटभू)
Maṇḍūkāsana (ekamuṣṭinābha, lalāṭabhū)

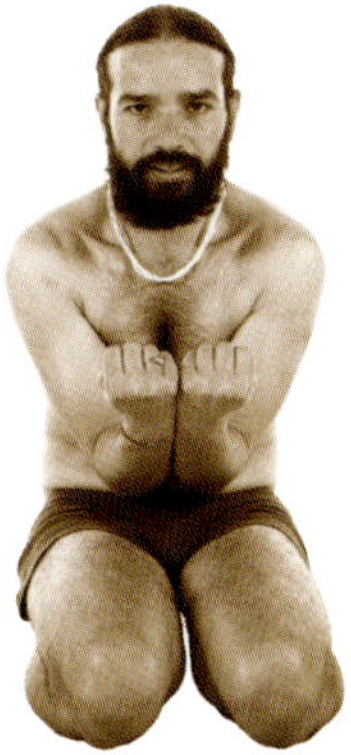

364
मण्डूक आसन (कफोणि नाभ, आरम्भ अवस्था)
Maṇḍūka āsana (kaphoṇi nābha, ārambha avasthā)
Froschhaltung (Ellbogen zum Nabel, Ausgangsposition)

मण्डूकासन (कफोणिनाभ, आरम्भावस्था)
Maṇḍūkāsana (kaphoṇinābha, ārambhāvasthā)

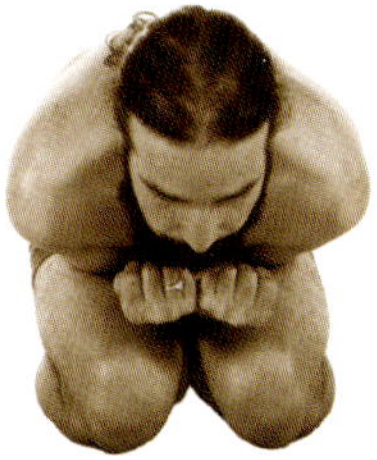

365
मण्डूक आसन (कफोणि नाभ)
Maṇḍūka āsana (kaphoṇi nābha)
Froschhaltung (Ellbogen zum Nabel)

मण्डूकासन (कफोणिनाभ)
Maṇḍūkāsana (kaphoṇinābha)

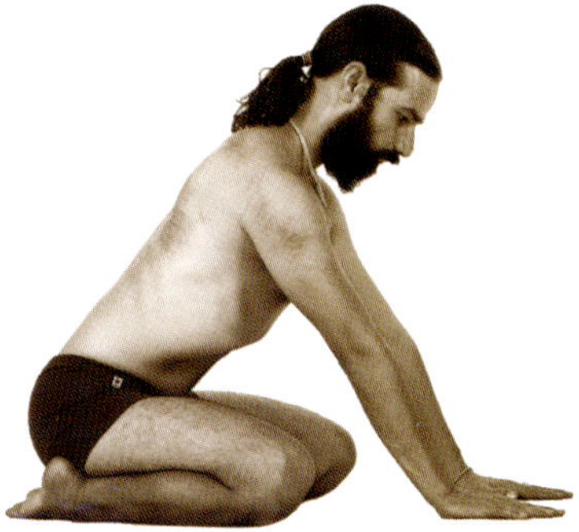

366
बालक आसन (आरम्भ अवस्था)
Bālaka āsana (ārambha avasthā)
Kindhaltung (Ausgangsposition)

बालकासन (आरम्भावस्था)
Bālakāsana (ārambhāvasthā)

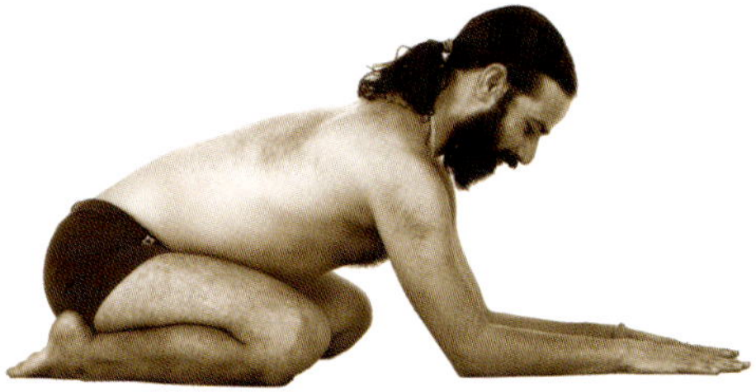

367
बालक आसन (कफोणि भू)
Bālaka āsana (kaphoṇi bhū)
Kindhaltung (Ellbogen auf der Erde)

बालकासन (कफोणिभू)
Bālakāsana (kaphoṇibhū)

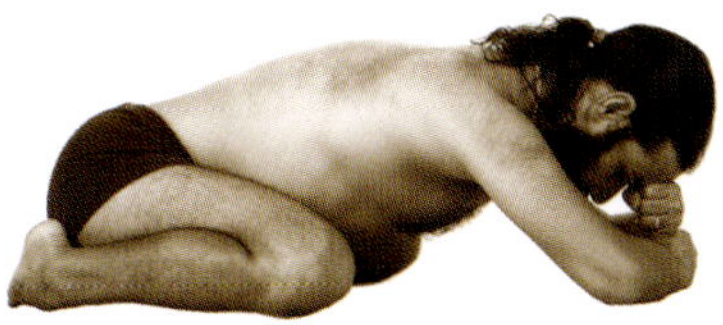

368
बालक आसन (मुष्टिका ललाट धर)
Bālaka āsana (muṣṭika lalāṭa dhara)
Kindhaltung (Stirn auf aufeinanderliegenden Fäusten)

बालकासन (मुष्टिकाललाटधर)
Bālakāsana (muṣṭikalalāṭadhara)

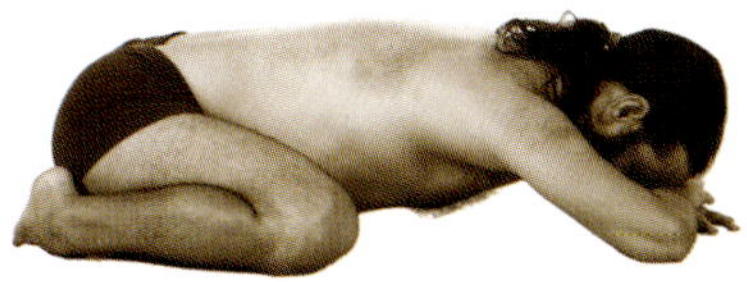

369
बालक आसन (हस्त ललाट धर)
Bālaka āsana (hasta lalāṭa dhara)
Kindhaltung (Stirn auf aufeinanderliegenden Händen)

बालकासन (हस्तललाटधर)
Bālakāsana (hastalalāṭadhara)

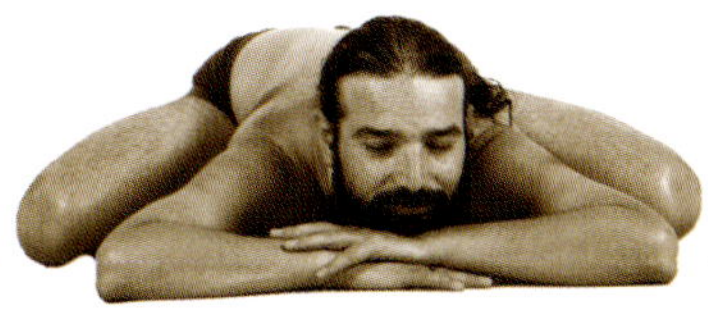

370
बालक आसन (कर पृष्ठ हनु धर)
Bālaka āsana (kara pṛṣṭha hanu dhara)
Kindhaltung (Kinn auf aufeinanderliegenden Händen)

बालकासन (करपृष्ठहनुधर)
Bālakāsana (karapṛṣṭhahanudhara)

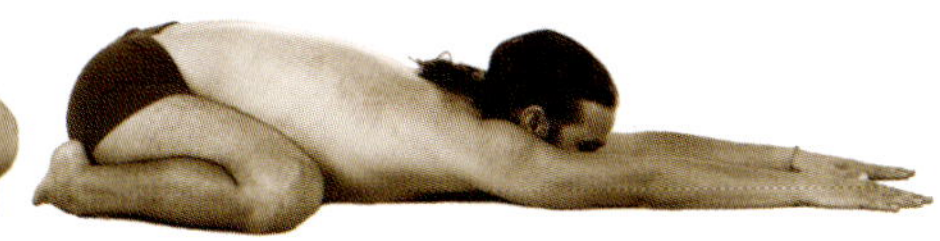

371
बालक आसन (हनु भू)
Bālaka āsana (hanu bhū)
Kindhaltung (Kinn auf der Erde)

बालकासन (हनुभू)
Bālakāsana (hanubhū)

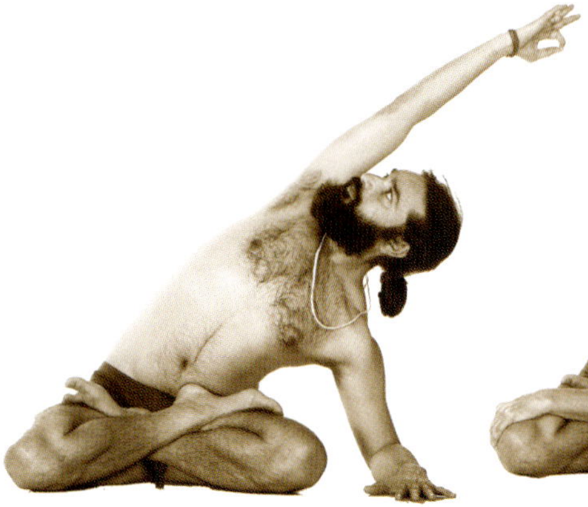

372
पार्श्व पद्म आसन (कफोणि भू)
Pārśva padma āsana (kaphoṇi bhū)
Flankendehnung-Lotossitz
(ein Ellbogen auf der Erde)

पार्श्वपद्मासन (कफोणिभू)
Pārśvapadmāsana (kaphoṇibhū)

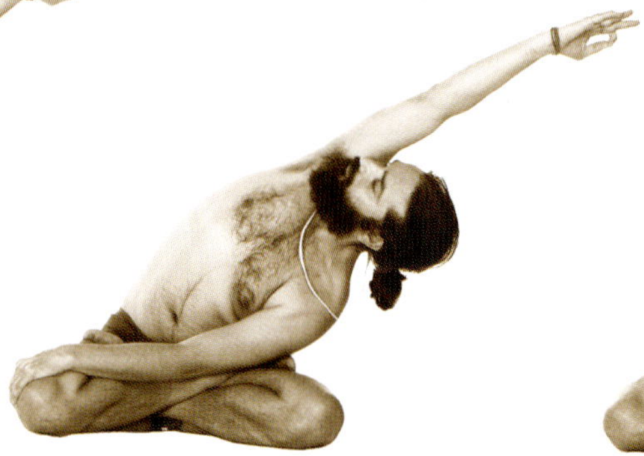

373
परिवृत्त पार्श्व पद्म आसन
Parivṛtta pārśva padma āsana
Gedrehter Flankendehnung-Lotossitz

परिवृत्तपार्श्वपद्मासन
Parivṛttapārśvapadmāsana

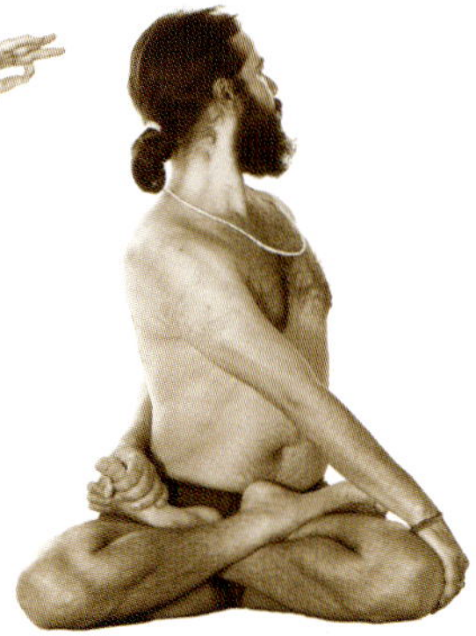

374
परिवृत्त पद्म आसन
Parivṛtta padma āsana
Gedrehter Lotossitz

परिवृत्तपद्मासन
Parivṛttapadmāsana

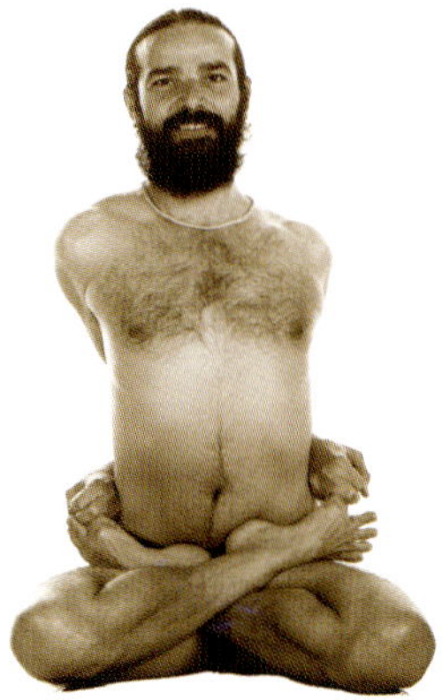

375
बद्ध पद्म आसन
Baddha padma āsana
Gebundener Lotossitz

बद्धपद्मासन
Baddhapadmāsana

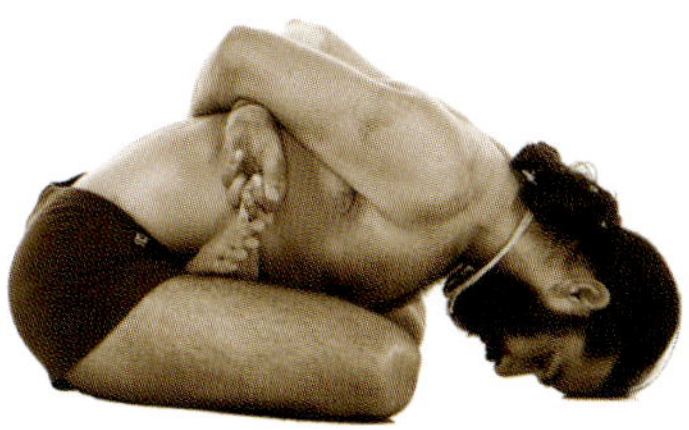

376
योग मुद्रा आसन
Yoga mudrā āsana
Siegel-des-Yoga-Haltung

योगमुद्रासन
Yogamudrāsana

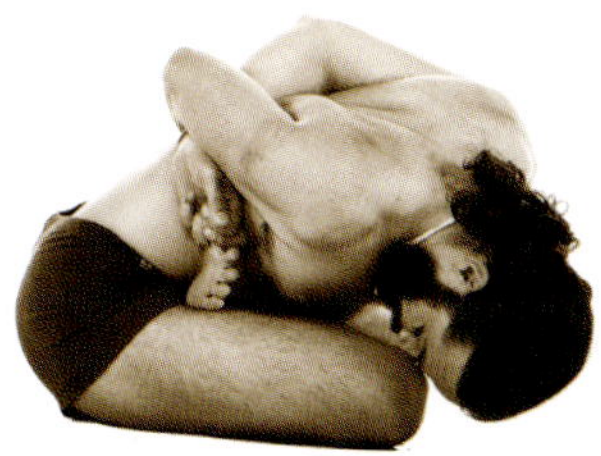

377
सुश्रुत योग मुद्रा आसन (जानु ललाट)
Suśruta yoga mudrā āsana (jānu lalāṭa)
Siegel des Weisen Suśruta (Stirn zum Knie)

सुश्रुतयोगमुद्रासन (जानुललाट)
Suśrutayogamudrāsana (jānulalāṭa)

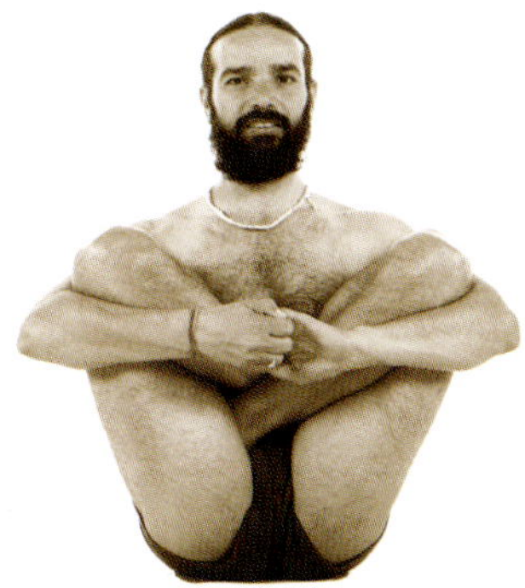

378
उत्तोलन पद्म नाभि आसन (रज्जु हस्त)
Uttolana padma nābhi āsana (rajju hasta)
Balancierte Lotos-Nabelhaltung
(Hände ineinander verhakt)

उत्तोलनपद्मनाभ्यासन (रज्जुहस्त)
Uttolanapadmanābhyāsana (rajjuhasta)

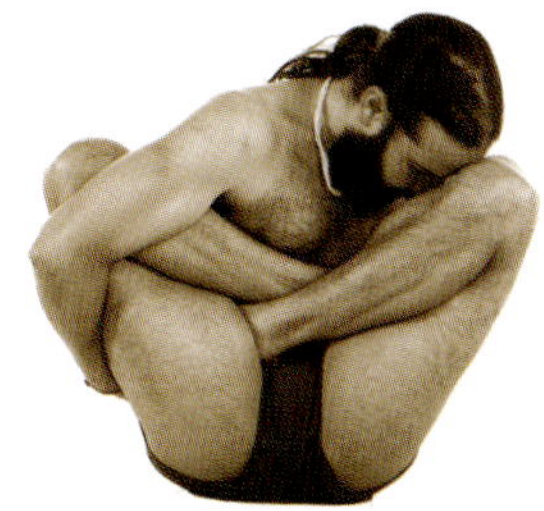

379
उत्तोलन पद्म नाभि आसन (एक जानु ललाट रज्जु हस्त)
Uttolana padma nābhi āsana (eka jānu lalāṭa rajju hasta)
Balancierte Lotos-Nabelhaltung
(Hände ineinander verhakt, ein Knie zur Stirn)

उत्तोलनपद्मनाभ्यासन (एकजानुललाटरज्जुहस्त)
Uttolanapadmānābhyāsana (ekajānulalāṭarajjuhasta)

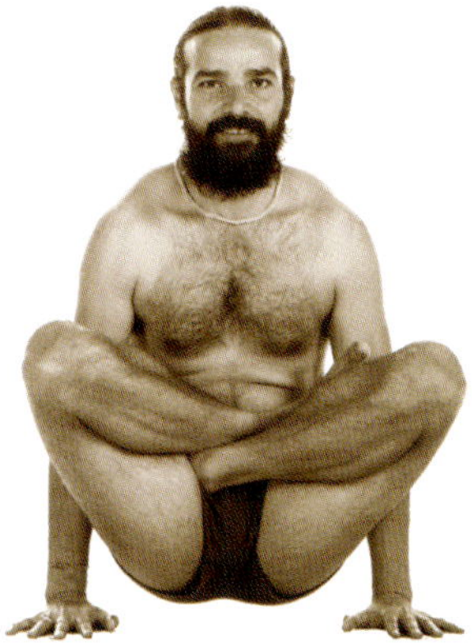

380
उत्तोलन पद्म आसन
Uttolana padma āsana
Balancierter Lotossitz

उत्तोलनपद्मासन
Uttolanapadmāsana

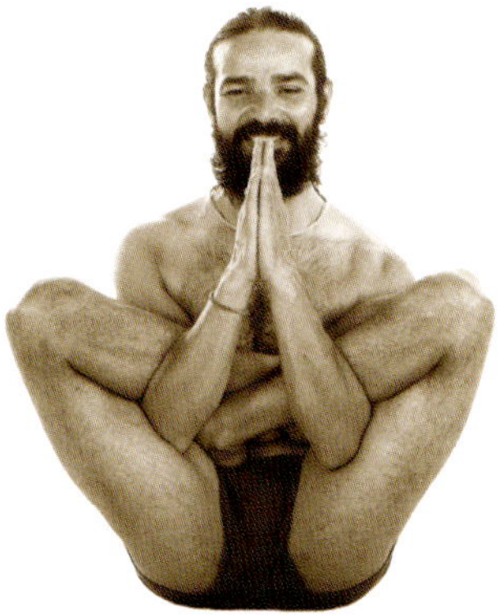

381
उपविष्ट गर्भ पिण्ड आसन (नमस्कार)
Upaviṣṭa garbha piṇḍa āsana (namaskāra)
Mutterleibssitz (Hände in Gebetshaltung)

उपविष्टगर्भपिण्डासन (नमस्कार)
Upaviṣṭagarbhapiṇḍāsana (namaskāra)

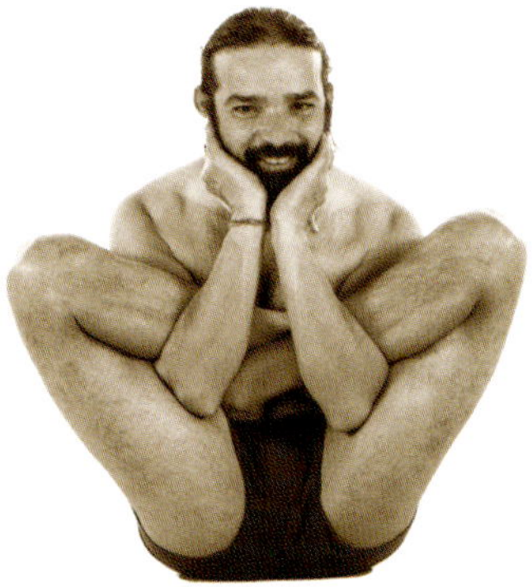

382
उपविष्ट गर्भ पिण्ड आसन
Upaviṣṭa garbha piṇḍa āsana
Mutterleibssitz

उपविष्टगर्भपिण्डासन
Upaviṣṭagarbhapiṇḍāsana

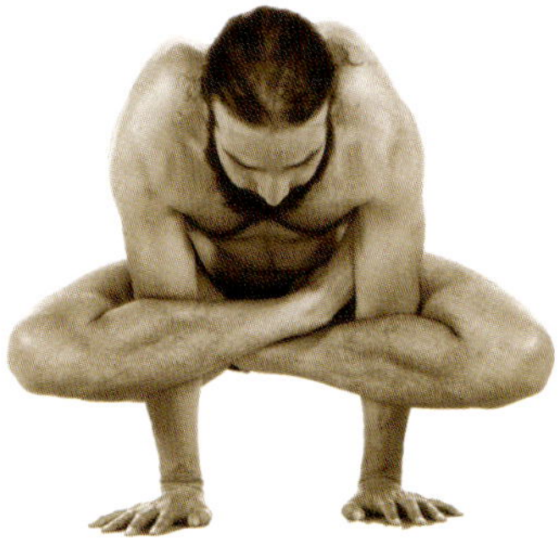

383
कुक्कुट आसन
Kukkuṭa āsana
Hahnhaltung

कुक्कुटासन
Kukkuṭāsana

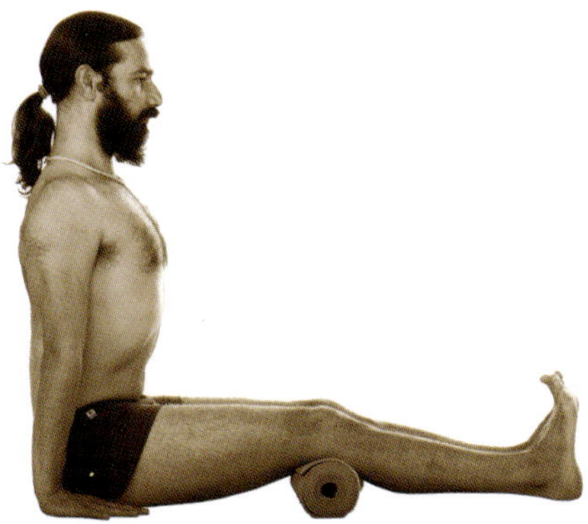

384
दण्ड आसन (सालम्ब)
Daṇḍa āsana (sālamba)
Stockhaltung (Beine auf Yogamatte aufliegend)

दण्डासन (सालम्ब)
Daṇḍāsana (sālamba)

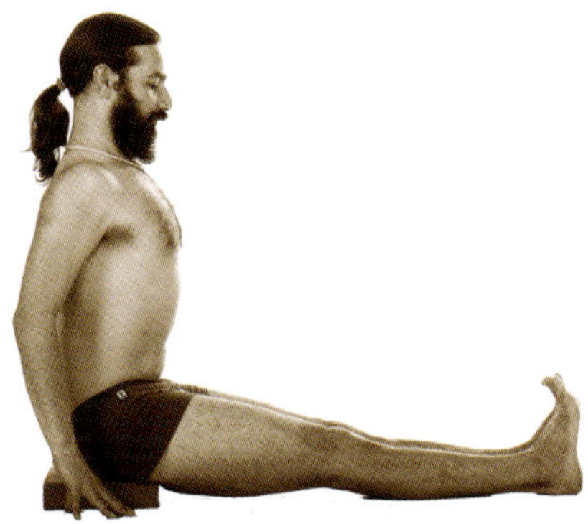

385
दण्ड आसन (सालम्ब मूल)
Daṇḍa āsana (sālamba mūla)
Stockhaltung (Gesäß erhöht)

दण्डासन (सालम्बमूल)
Daṇḍāsana (sālambamūla)

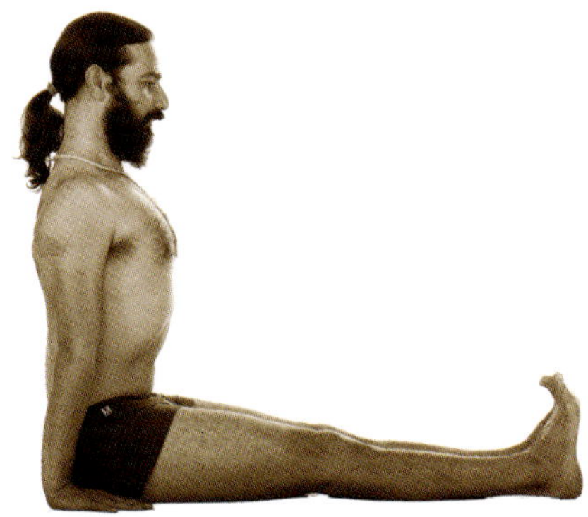

386
दण्ड आसन
Daṇḍa āsana
Stockhaltung

दण्डासन
Daṇḍāsana

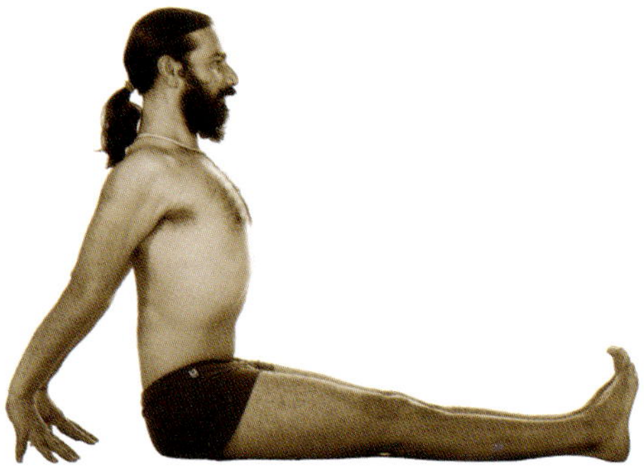

387
दण्ड आसन (पृष्ठ अङ्गुल भू)
Daṇḍa āsana (pṛṣṭha aṅgula bhū)
Stockhaltung (Fingerspitzen hinter dem Rücken auf der Erde)

दण्डासन (पृष्ठाङ्गुलभू)
Daṇḍāsana (pṛṣṭhāṅgulabhū)

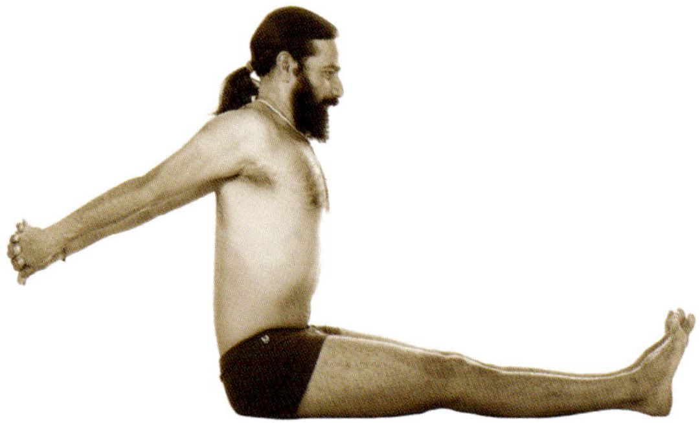

388
दण्ड आसन (पृष्ठ हस्त उत्तान)
Daṇḍa āsana (pṛṣṭha hasta uttāna)
Stockhaltung (Arme hinter dem Rücken gestreckt)

दण्डासन (पृष्ठहस्तोत्तान)
Daṇḍāsana (pṛṣṭhahastottāna)

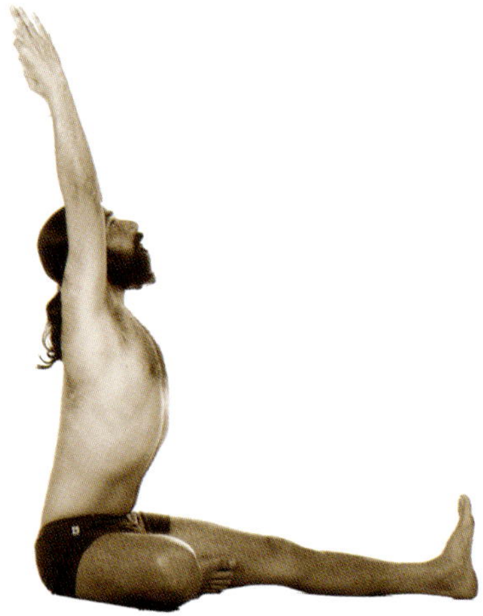

389
जानु शीर्ष आसन (आरम्भ अवस्था)
Jānu śīrṣa āsana (ārambha āvasthā)
Kopf-zum-Knie-Haltung (Ausgangsposition)

जानुशीर्षासन (आरम्भावस्था)
Jānuśīrṣāsana (ārambhāvasthā)

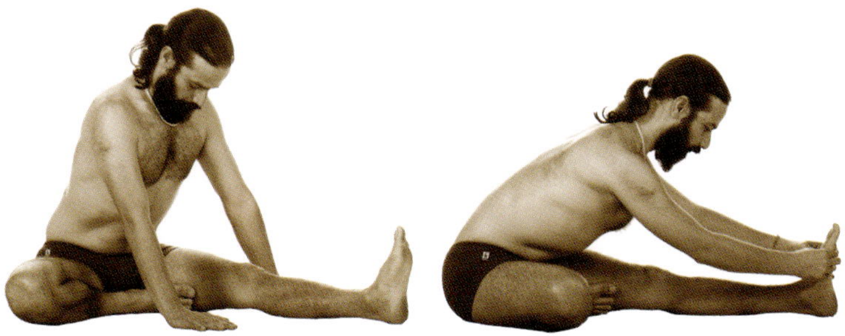

390
अर्ध जानु शीर्ष आसन
Ardha jānu śīrṣa āsana
Halbe Kopf-zum-Knie-Haltung

अर्धजानुशीर्षासन
Ardhajānuśīrṣāsana

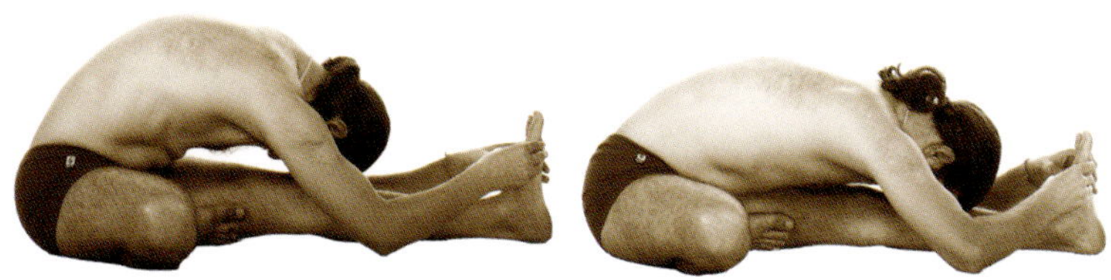

391
जानु शीर्ष आसन (कफोणि भू)
Jānu śīrṣa āsana (kaphoṇi bhū)
Kopf-zum-Knie-Haltung (Ellbogen auf der Erde)

जानुशीर्षासन (कफोणिभू)
Jānuśīrśāsana (kaphoṇibhū)

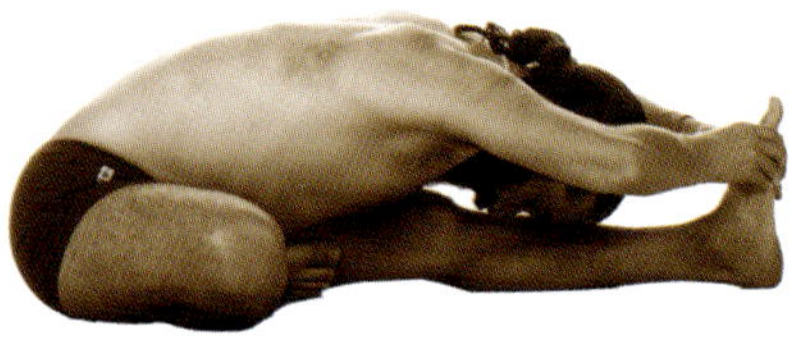

392
जानु शीर्ष आसन (उत्कफोणि)
Jānu śīrṣa āsana (utkaphoṇi)
Kopf-zum-Knie-Haltung (Ellbogen angehoben)

जानुशीर्षासन (उत्कफोणि)
Jānuśīrṣāsana (utkaphoṇi)

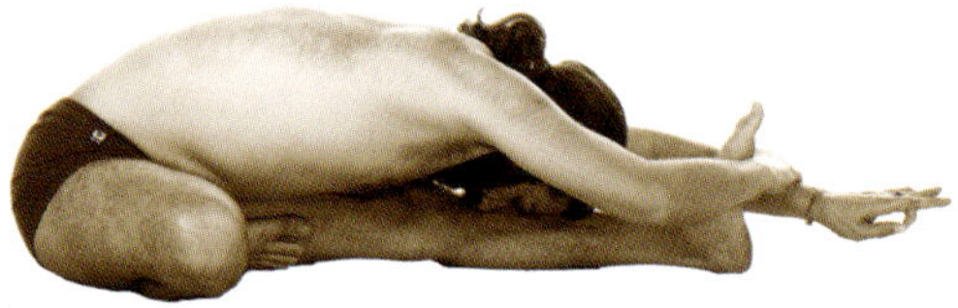

393
जानु शीर्ष आसन (बद्ध हस्त)
Jānu śīrṣa āsana (baddha hasta)
Kopf-zum-Knie-Haltung (eine Hand umfasst das Handgelenk der anderen)

जानुशीर्षासन (बद्धहस्त)
Jānuśīrṣāsana (baddhahasta)

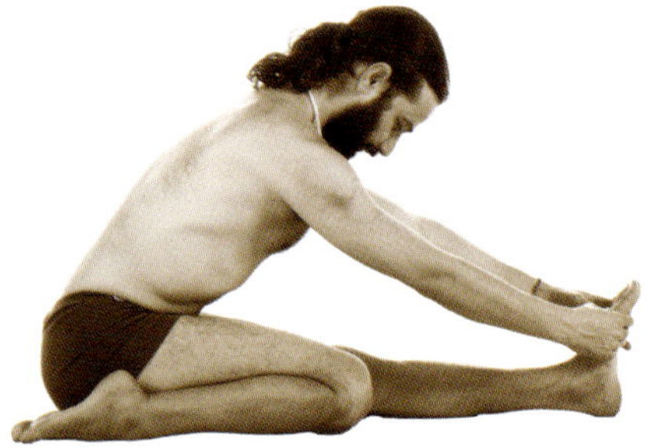

394
अर्ध वज्र जानु शीर्ष आसन
Ardha vajra jānu śīrṣa āsana
Halbe Donnerkeil-Kopf-zum-Knie-Haltung

अर्धवज्रजानुशीर्षासन
Ardhavajrajānuśīrṣāsana

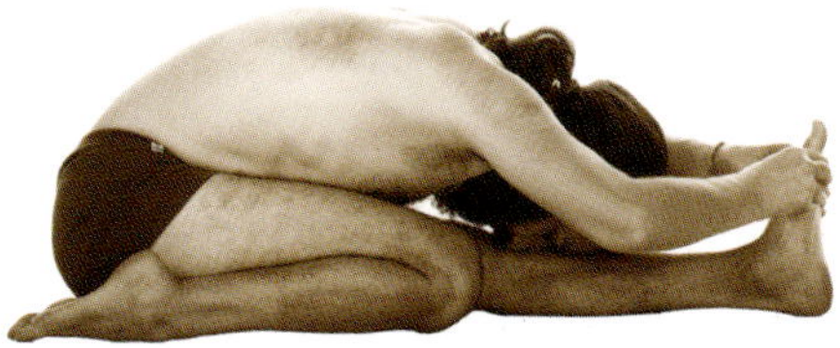

395
वज्र जानु शीर्ष आसन (उत्कफोणि)
Vajra jānu śīrṣa āsana (utkaphoṇi)
Donnerkeil-Kopf-zum-Knie-Haltung (Ellbogen angehoben)

वज्रजानुशीर्षासन (उत्कफोणि)
Vajrajānuśīrṣāsana (utkaphoṇi)

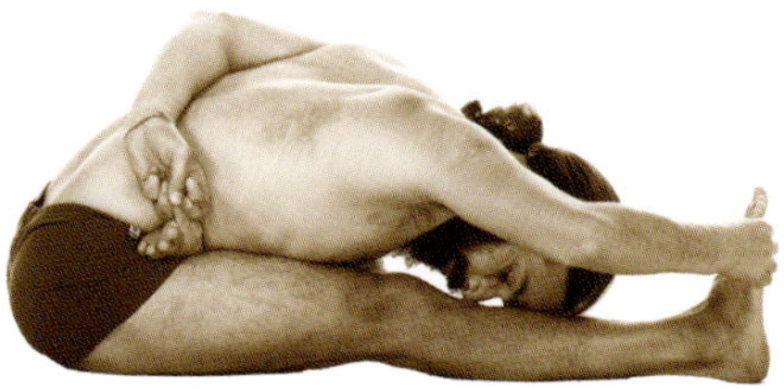

396
अर्ध बद्ध पद्म जानु शीर्ष आसन (उत्कफोणि)
Ardha baddha padma jānu śīrṣa āsana (utkaphoṇi)
Halber-Gebundener-Lotos-Kopf-zum-Knie-Haltung (Ellbogen angehoben)

अर्धबद्धपद्मजानुशीर्षासन (उत्कफोणि)
Ardhabaddhapadmajānuśīrṣāsana (utkaphoṇi)

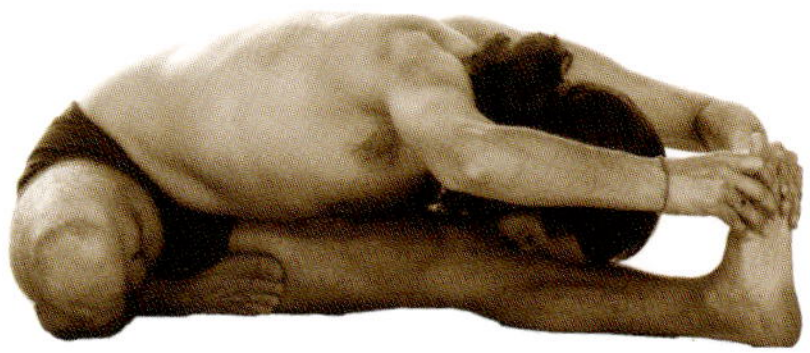

397
जानु शीर्ष आसन (एक पाद उपरि मूल, उत्कफोणि)
Jānu śīrṣa āsana (eka pāda upari mūla, utkaphoṇi)
Kopf-zum-Knie-Haltung (auf einem Fuß sitzend, Ellbogen angehoben)

जानुशीर्षासन (एकपादोपरिमूल, उत्कफोणि)
Jānuśīrṣāsana (ekapādoparimūla, utkaphoṇi)

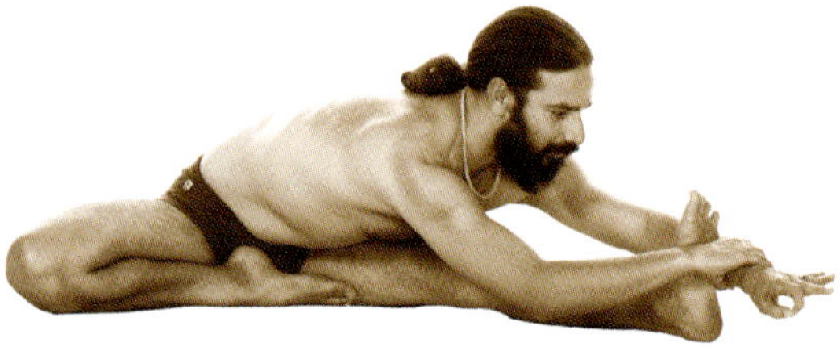

398
पार्श्व जानु शीर्ष आसन (बद्ध हस्त,आरम्भ अवस्था)
Pārśva jānu śīrṣa āsana (baddha hasta, ārambha āvasthā)
Seitliche Kopf-zum-Knie-Haltung (eine Hand umfasst das Handgelenk der anderen, Ausgangsposition)

पार्श्वजानुशीर्षासन (बद्धहस्तारम्भावस्था)
Pārśvajānuśīrṣāsana (baddhahasta, ārambhāvasthā)

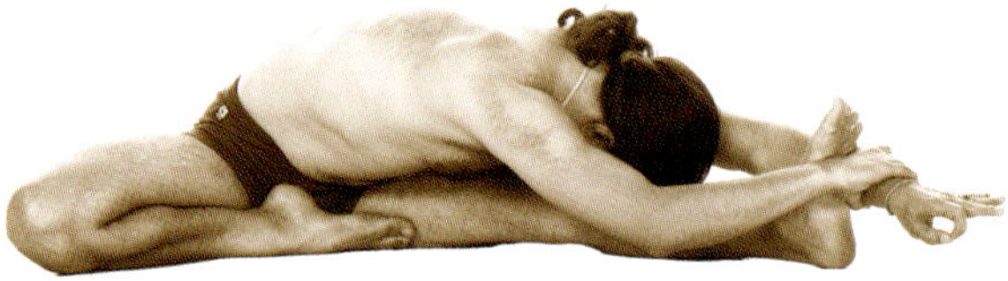

399
पार्श्व जानु शीर्ष आसन (बद्ध हस्त)
Pārśva jānu śīrṣa āsana (baddha hasta)
Seitliche Kopf-zum-Knie-Haltung (eine Hand umfasst das Handgelenk der anderen)

पार्श्वजानुशीर्षासन (बद्धहस्त)
Pārśvajānuśīrṣāsana (baddhahasta)

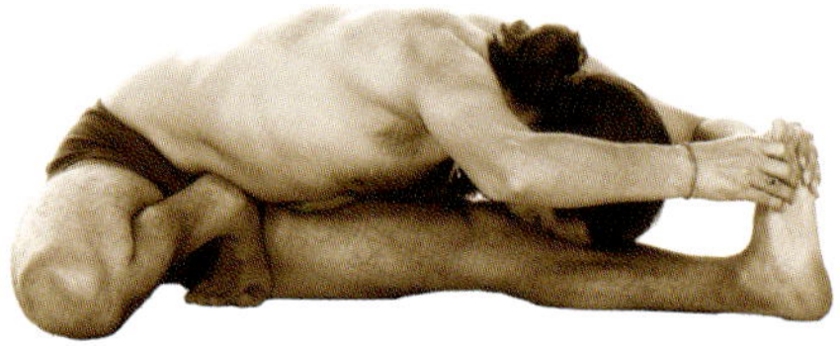

400
पाद अङ्गुल भू जानु शीर्ष आसन
Pāda aṅgula bhū jānu śīrṣa āsana
Zehen-zur-Erde-Kopf-zum-Knie-Haltung

पादाङ्गुलभूजानुशीर्षासन
Pādāṅgulabhūjānuśīrṣāsana

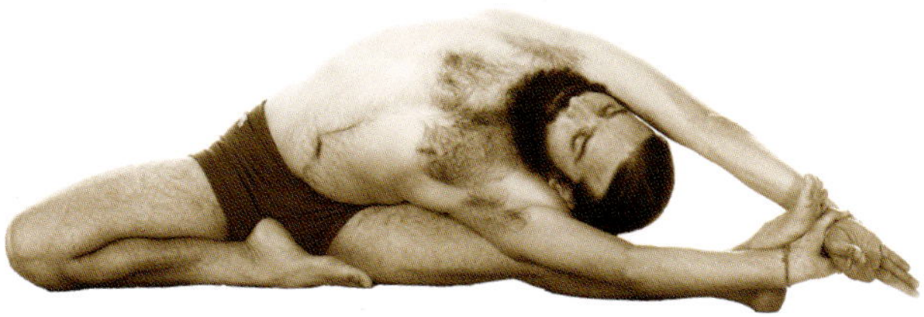

401
परिवृत्त पार्श्व जानु शीर्ष आसन (बद्ध हस्त)
Parivṛtta pārśva jānu śīrṣa āsana (baddha hasta)
Gedrehte Seitliche Kopf-zum-Knie-Haltung (eine Hand umfasst das Handgelenk der anderen)

परिवृत्तपार्श्वजानुशीर्षासन (बद्धहस्त)
Parivṛttapārśvajānuśīrṣāsana (baddhahasta)

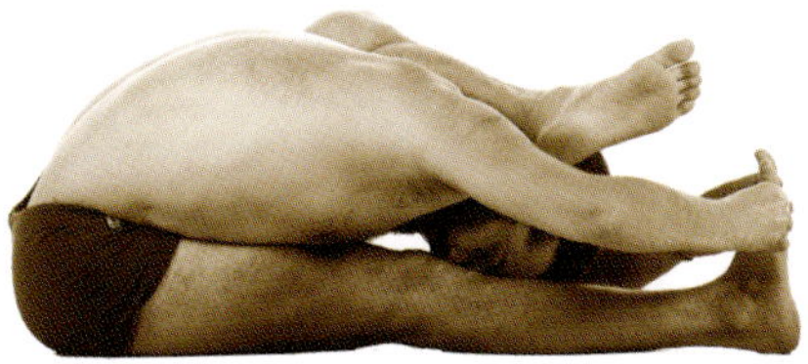

402
जानु शिर भैरव आसन (उत्कफोणि)
Jānu śira bhairava āsana (utkaphoṇi)
Kopf-zum-Knie-Furchtloshaltung (Ellbogen angehoben)

जानुशिरभैरवासन (उत्कफोणि)
Jānuśirabhairavāsana (utkaphoṇi)

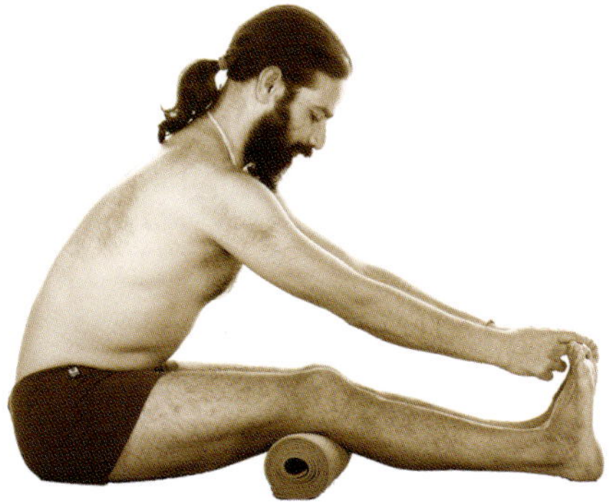

403
अर्ध पश्चिम उत्तान आसन (सालम्ब)
Ardha paścima uttāna āsana (sālamba)
Halbe Rückendehnung (Beine auf Yogamatte aufliegend)

अर्धपश्चिमोत्तानासन (सालम्ब)
Ardhapaścimottānāsana (sālamba)

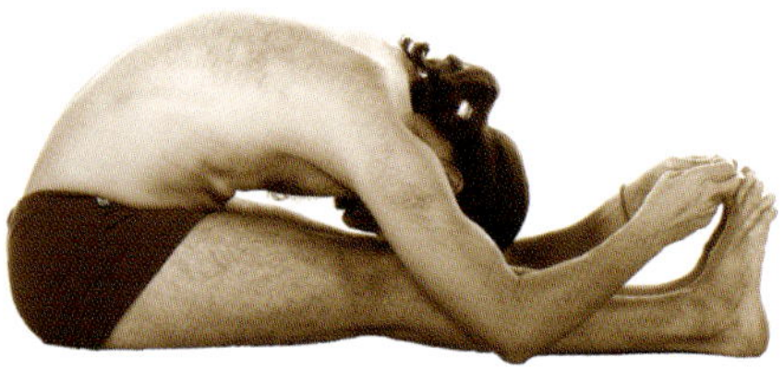

404
पश्चिम उत्तान आसन (कफोणि भू जानु शीर्ष)
Paścima uttāna āsana (kaphoṇi bhū jānu śīrṣa)
Rückendehnung (Ellbogen auf der Erde, Kopf zum Knie, Kinn zum Hals, runder Rücken)

पश्चिमोत्तानासन (कफोणिभूजानुशीर्ष)
Paścimottānāsana (kaphoṇibhūjānuśīrṣa)

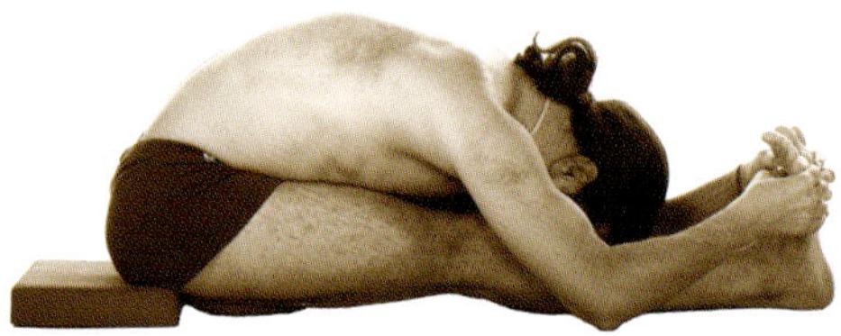

405
पश्चिम उत्तान आसन (कफोणि भू, सालम्बमूल)
Paścima uttāna āsana (kaphoṇi bhū, sālamba mūla)
Rückendehnung (Ellbogen auf der Erde, Gesäß erhöht)

पश्चिमोत्तानासन (कफोणिभू, सालम्बमूल)
Paścimottānāsana (kaphoṇibhū, sālambamūla)

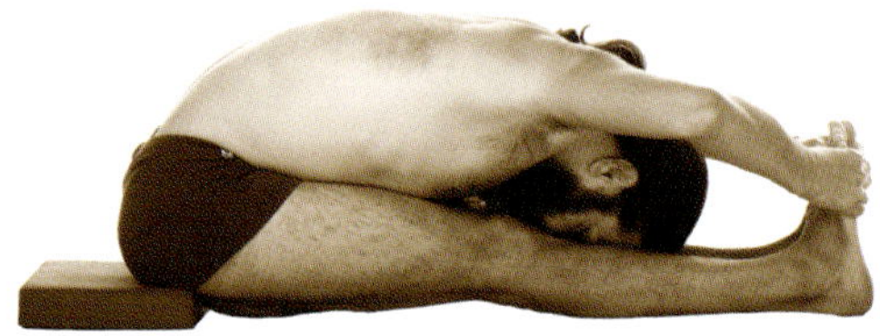

406
पश्चिम उत्तान आसन (उत्कफोणि, सालम्ब मूल)
Paścima uttāna āsana (utkaphoṇi bhū, sālamba mūla)
Rückendehnung (Ellbogen angehoben, Gesäß erhöht)

पश्चिमोत्तानासन (उत्कफोणि, सालम्बमूल)
Paścimottānāsana (utkaphoṇibhū, sālambamūla)

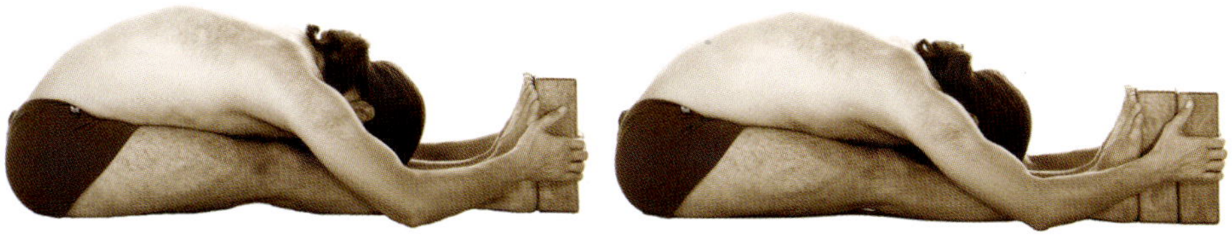

407
पश्चिम उत्तान आसन (कफोणि भू सालम्ब पाद)
Paścima uttāna āsana (kaphoṇi bhū, sālamba pāda)
Rückendehnung (Ellbogen auf der Erde, Füße durch Yogablock unterstützt)

पश्चिमोत्तानासन (कफोणिभूसालम्बपाद)
Paścimottānāsana (kaphoṇibhūsālambapāda)

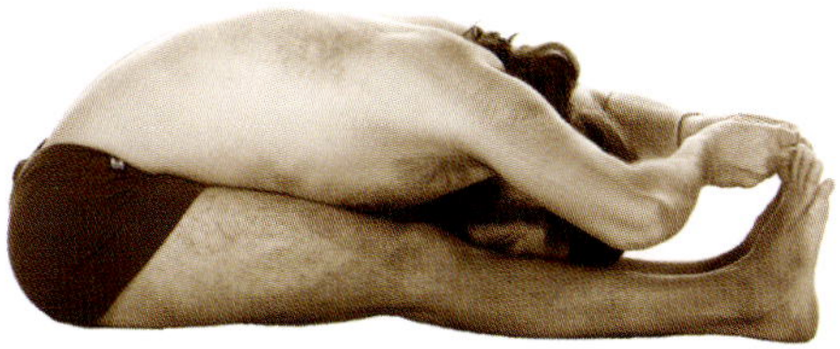

408
पश्चिम उत्तान आसन (उत्कफोणि, बद्ध पाद अङ्गुष्ठ)
Paścima uttāna āsana (utkaphoṇi, baddha pāda aṅguṣṭha)
Rückendehnung (Ellbogen angehoben, große Zehen gehalten)

पश्चिमोत्तानासन (उत्कफोणि, बद्धपादाङ्गुष्ठ)
Paścimottānāsana (utkaphoṇi baddhapādāṅguṣṭha)

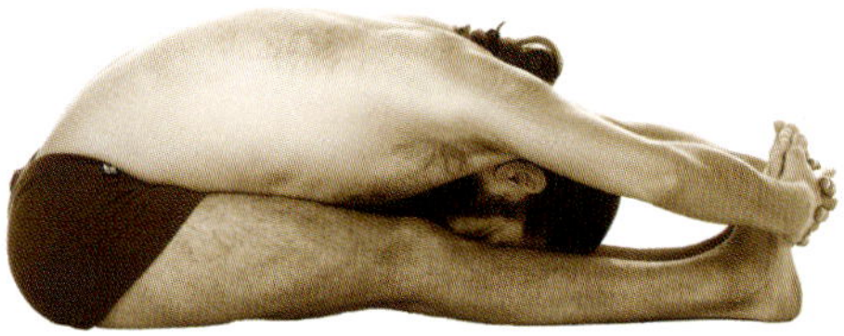

409
पश्चिम उत्तान आसन (उत्कफोणि, हस्त पाद बद्ध)
Paścima uttāna āsana (utkaphoṇi, hasta pāda baddha)
**Rückendehnung (Ellbogen angehoben,
Hände um die Fußsohlen verschränkt)**

पश्चिमोत्तानासन (उत्कफोणि, हस्तपादबद्ध)
Paścimottānāsana (utkaphoṇi, hastapādabaddha)

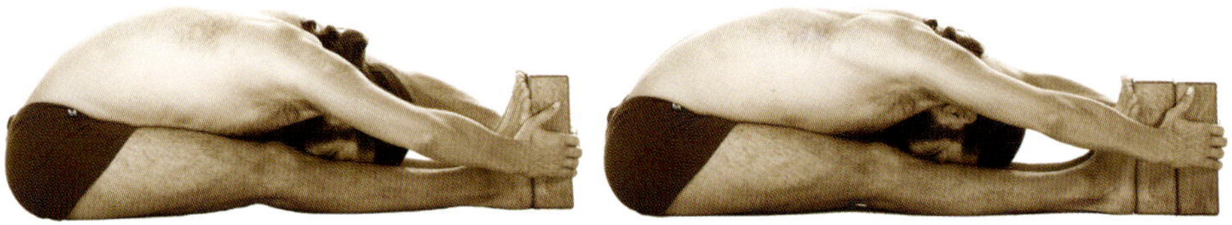

410
पश्चिम उत्तान आसन (उत्कफोणि, सालम्ब पाद)
Paścima uttāna āsana (utkaphoṇi, sālamba pāda)
**Rückendehnung (Ellbogen angehoben,
Füße durch Yogablock unterstützt)**

पश्चिमोत्तानासन (उत्कफोणि, सालम्बपाद)
Paścimottānāsana (utkaphoṇi, sālambapāda)

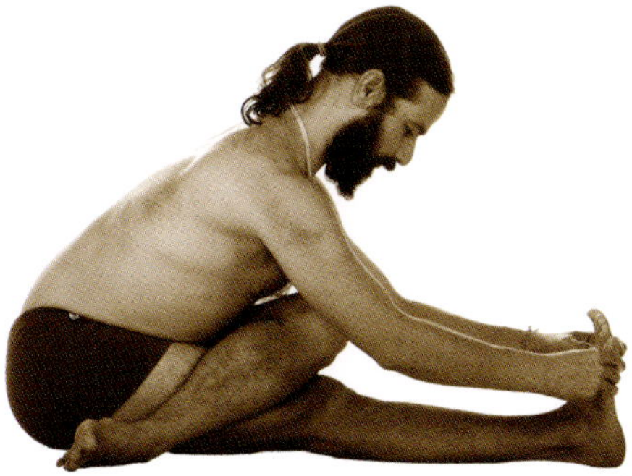

411
गो मुख पश्चिम उत्तान आसन
Go mukha paścima uttāna āsana
Kuhkopf-Rückendehnung

गोमुखपश्चिमोत्तानासन
Gomukhapaścimottānāsana

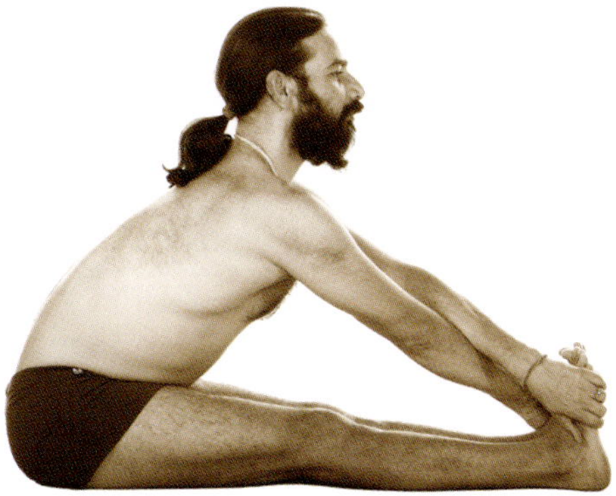

412
अर्ध पश्चिम उत्तान (विपरीत हस्त पाद बद्ध)
Ardha paścima uttāna (viparīta hasta pāda baddha)
Halbe Rückendehnung (Hände umfassen den jeweils gegenüberliegenden Fuß)

अर्धपश्चिमोत्तान (विपरीतहस्तपादबद्ध)
Ardhapaścimottāna (viparītahastapādabaddha)

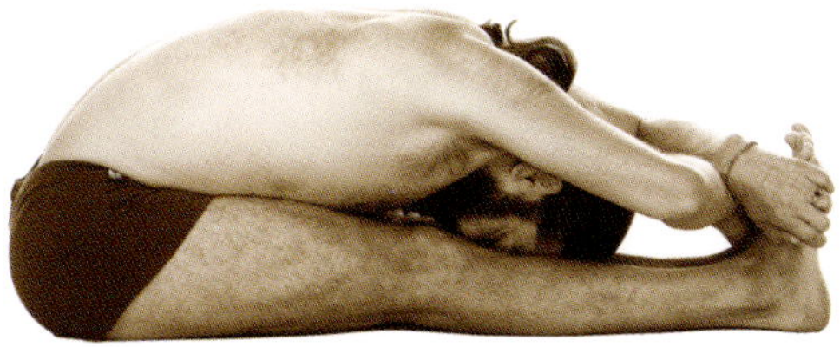

413
पश्चिम उत्तान (विपरीत हस्त पाद बद्ध)
Paścima uttāna (viparīta hasta pāda baddha)
Rückendehnung (Hände umfassen den jeweils gegenüberliegenden Fuß)

पश्चिमोत्तान (विपरीतहस्तपादबद्ध)
Paścimottāna (viparītahastapādabaddha)

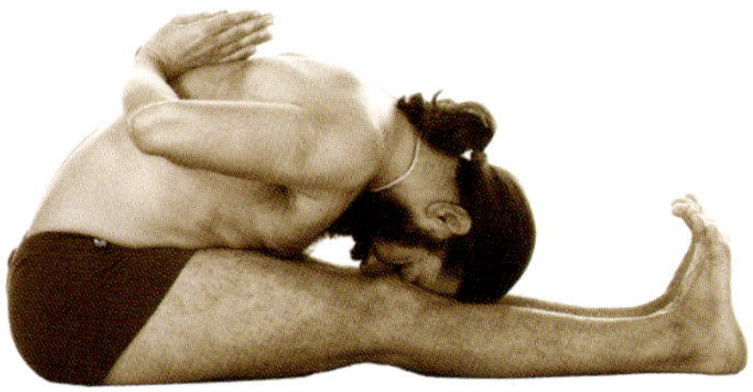

414
पश्चिम उत्तान आसन (पृष्ठ नमस्कार)
Paścima uttāna āsana (pṛṣṭha namaskāra)
Rückendehnung (Hände in Gebetshaltung hinter dem Rücken)

पश्चिमोत्तानासन (पृष्ठनमस्कार)
Paścimottānāsana (pṛṣṭhanamaskāra)

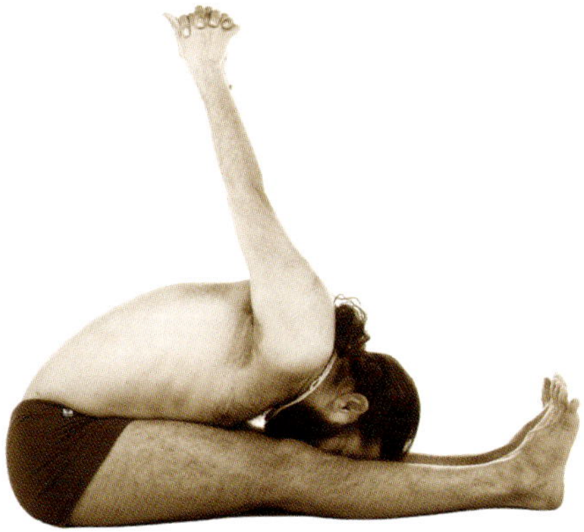

415
पश्चिम उत्तान आसन (पृष्ठ हस्त उत्तान)
Paścima uttāna āsana (pṛṣṭha hasta uttāna)
Rückendehnung (Arme hinter dem Rücken gestreckt)

पश्चिमोत्तानासन (पृष्ठहस्तोत्तान)
Paścimottānāsana (pṛṣṭhahastottāna)

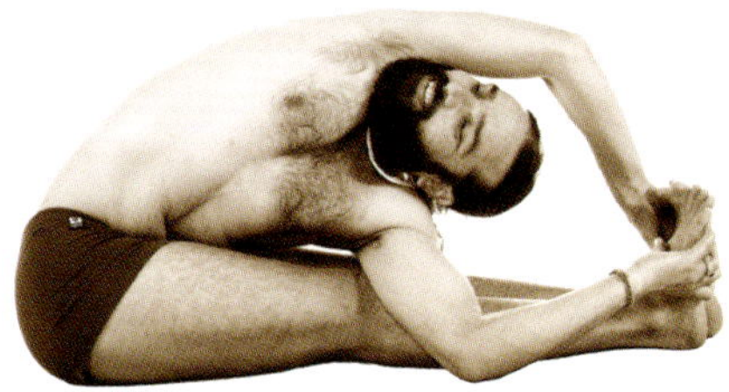

416
परिवृत्त पश्चिम उत्तान आसन
Parivṛtta paścima uttāna āsana
Gedrehte Rückendehnung

परिवृत्तपश्चिमोत्तानासन
Parivṛttapaścimottānāsana

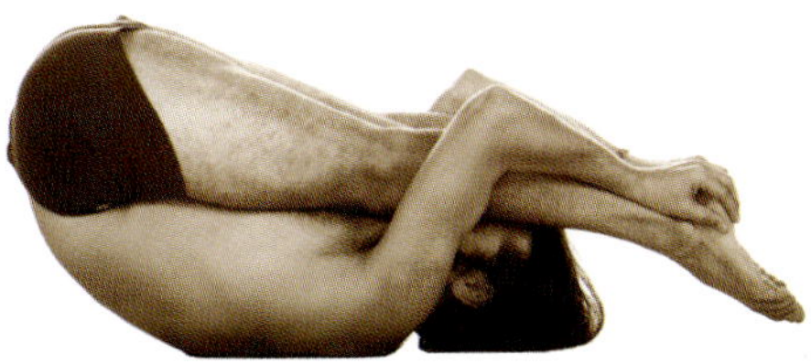

417
पश्चिम उत्तान आसन (मेरु भू)
Paścima uttāna āsana (meru bhū)
Rückendehnung (Wirbelsäule auf der Erde)

पश्चिमोत्तानासन (मेरुभू)
Paścimottānāsana (merubhū)

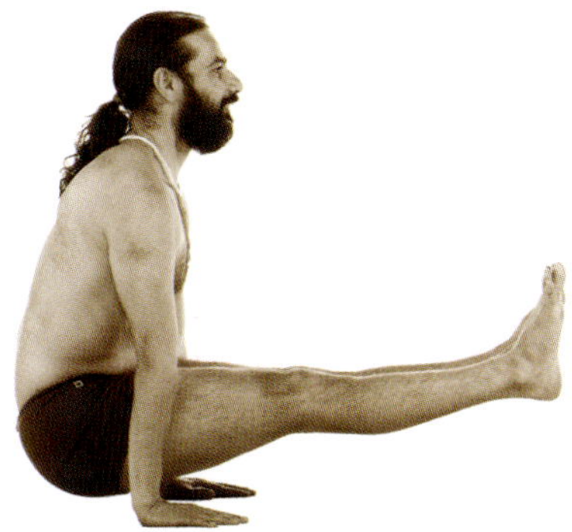

418
दण्ड तुला आसन (कर तल भू)
Daṇḍa tulā āsana (karatala bhū)
Balancierte Stockhaltung (Handflächen auf der Erde)

दण्डतुलासन (करतलभू)
Daṇḍatulāsana (karatalabhū)

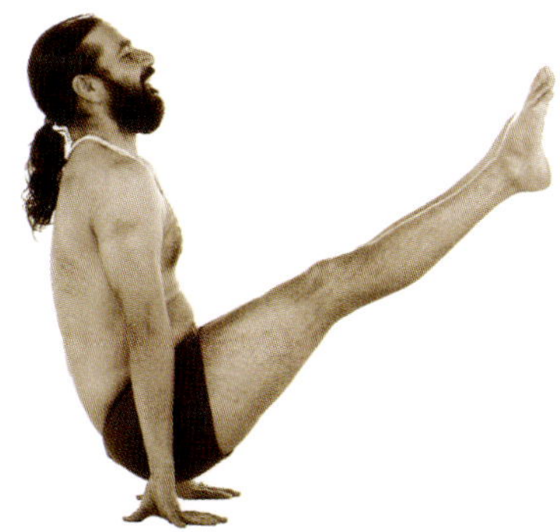

419
दण्ड तुला आसन (उत्तान पाद, हस्त अङ्गुल भू)
Daṇḍa tulā āsana (uttāna pāda, hasta aṅgula bhū)
Balancierte Stockhaltung (Beine angehoben, Fingerspitzen auf der Erde)

दण्डतुलासन (उत्तानपाद, हस्ताङ्गुलभू)
Daṇḍatulāsana (uttānapāda, hastāṅgulabhū)

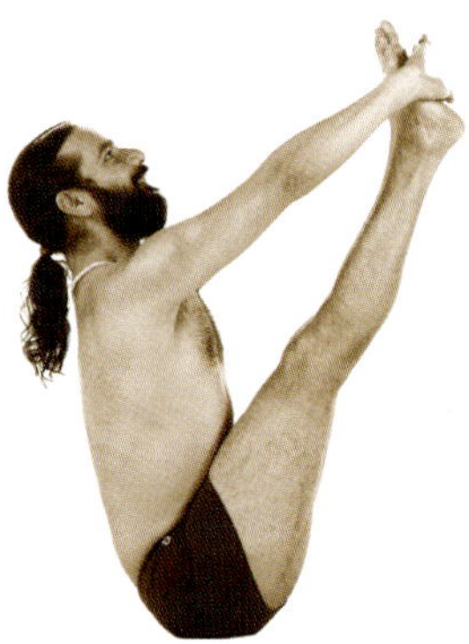

420
उत्तोलन पश्चिम उत्तान आसन (आरम्भ अवस्था)
Uttolana paścima uttāna āsana (ārambha avasthā)
Balancierte Rückendehnung (Ausgangsposition)

उत्तोलनपश्चिमोत्तानासन (आरम्भावस्था)
Uttolanapaścimottānāsana (ārambhāvasthā)

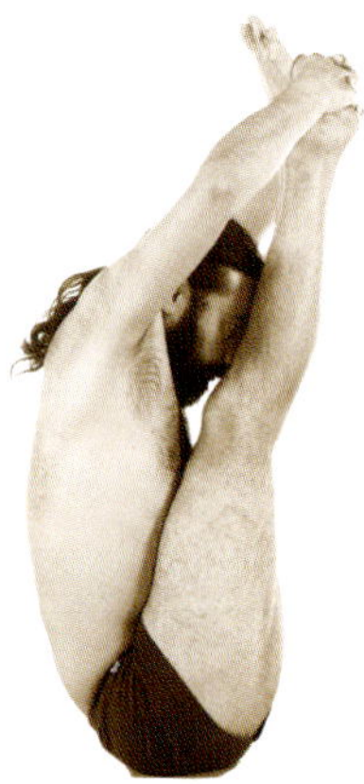

421
उत्तोलन पश्चिम उत्तान आसन
Uttolana paścima uttāna āsana
Balancierte Rückendehnung

उत्तोलनपश्चिमोत्तानासन
Uttolanapaścimottānāsana

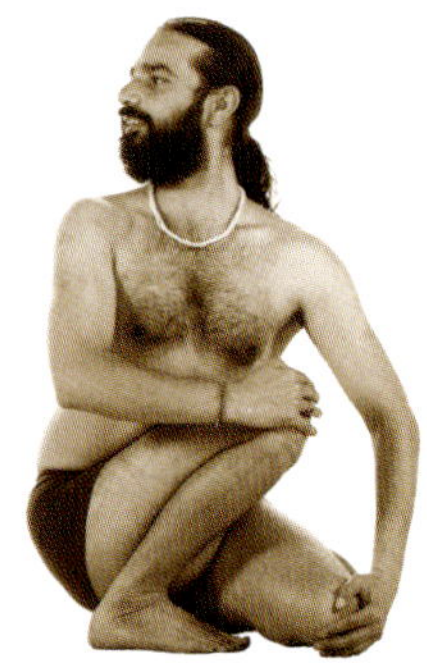

422
उदर आकुञ्चन आसन
Udara ākuñcana āsana
Bauchreinigungshaltung

उदराकुञ्चनासन
Udarākuñcanāsana

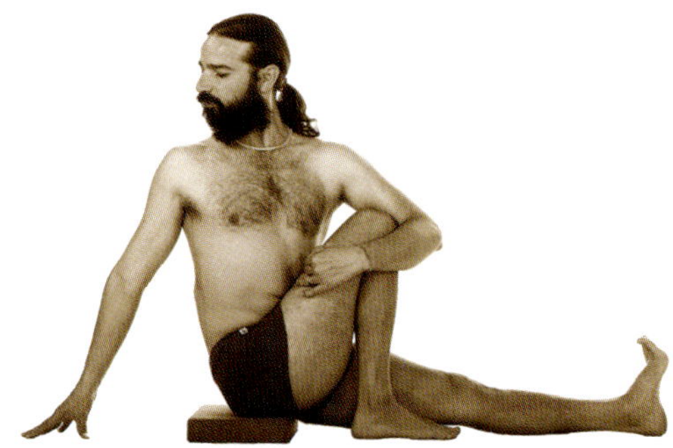

423
परिवृत्त वक्र आसन (अन्तर्पार्श्व पाद, सालम्ब मूल)
Parivṛtta vakra āsana (antarpārśva pāda, sālamba mūla)
Drehsitz (Bein angewinkelt, Gesäß erhöht)

परिवृत्तवक्रासन (अन्तर्पार्श्वपाद, सालम्बमूल)
Parivṛttavakrāsana (antarpārśvapāda, sālambamūla)

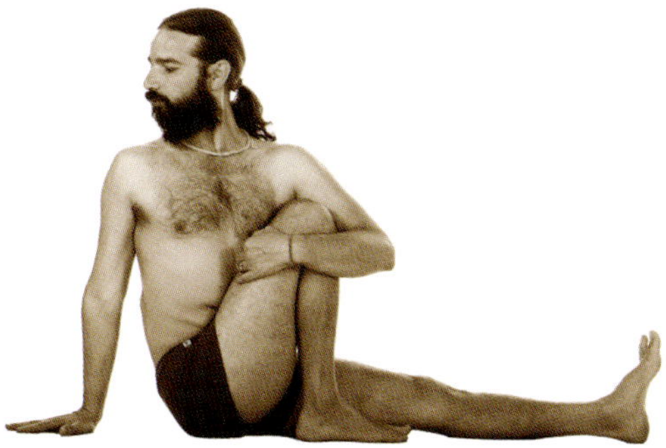

424
परिवृत्त वक्र आसन (अन्तर्पार्श्व पाद)
Parivṛtta vakra āsana (antarpārśva pāda)
Drehsitz (Bein angewinkelt)

परिवृत्तवक्रासन (अन्तर्पार्श्वपाद)
Parivṛttavakrāsana (antarpārśvapāda)

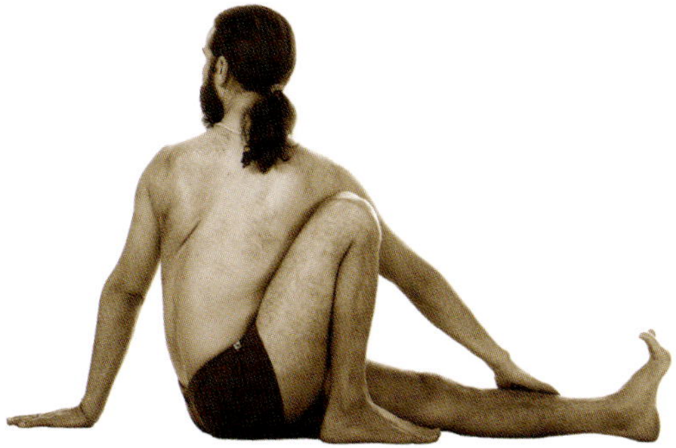

425
विपरीत परिवृत्त वक्र आसन (अन्तर्पार्श्व पाद)
Viparīta parivṛtta vakra āsana (antarpārśva pāda)
Umgekehrter Drehsitz (Bein angewinkelt)

विपरीतपरिवृत्तवक्रासन (अन्तर्पार्श्वपाद)
Viparītaparivṛttavakrāsana (antarpārśvapāda)

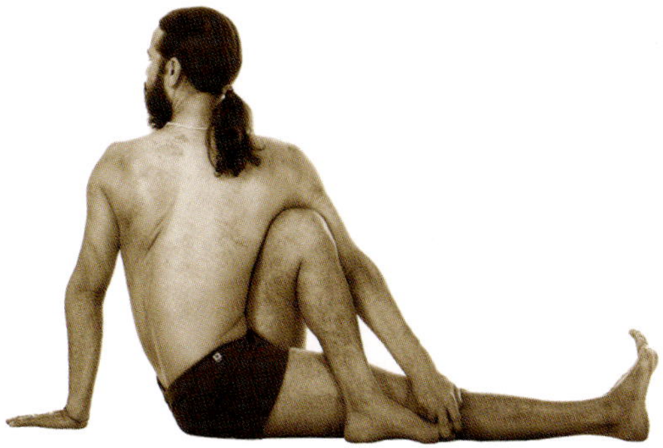

426
परिवृत्त वक्र आसन (बद्ध पाद अङ्गुष्ठ)
Parivṛtta vakra āsana (baddha pāda aṅguṣṭha)
Drehsitz (großer Zeh gehalten)

परिवृत्तवक्रासन (बद्धपादाङ्गुष्ठ)
Parivṛttavakrāsana (badhapādāṅguṣṭha)

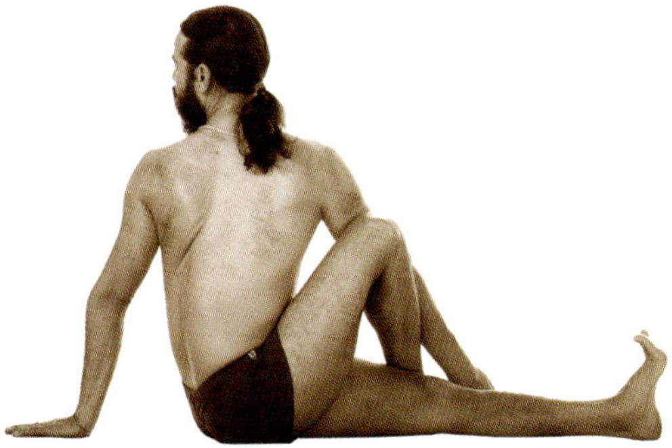

427
विपरीत परिवृत्त वक्र आसन
Viparīta parivṛtta vakra āsana
Umgekehrter Drehsitz

विपरीतपरिवृत्तवक्रासन
Viparītaparivṛttavakrāsana

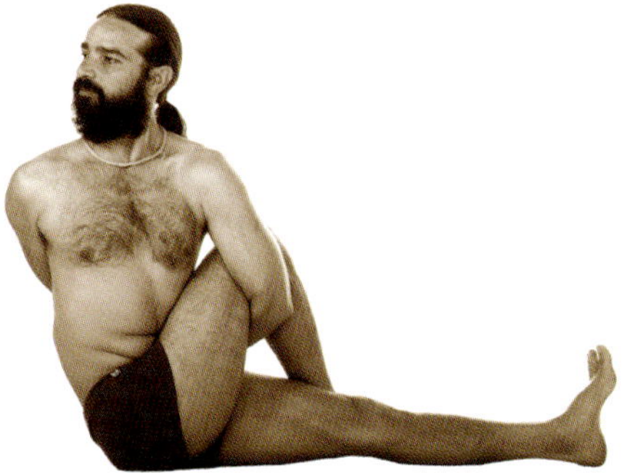

428
परिवृत्त वक्र आसन (रज्जु हस्त)
Parivṛtta vakra āsana (rajju hasta)
Verschlungener Drehsitz (Hände verschränkt)

परिवृत्तवक्रासन (रज्जुहस्त)
Parivṛttavakrāsana (rajjuhasta)

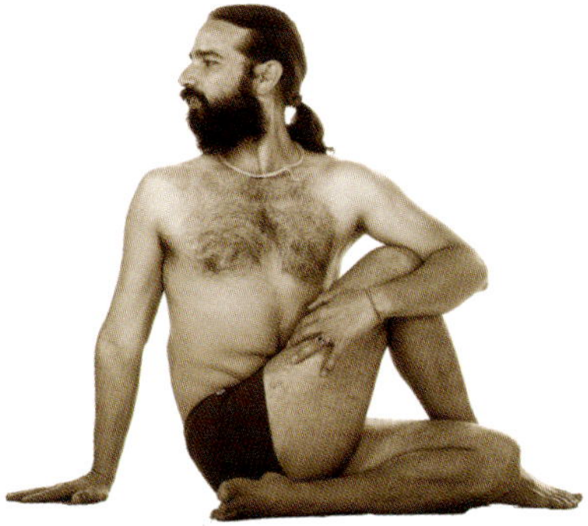

429
अर्ध मत्स्येन्द्र आसन (बद्ध जानु)
Ardha Matsyendra āsana (baddha jānu)
Halbe Haltung des Weisen Matsyendra (Arm umfasst das Knie)

अर्धमत्स्येन्द्रासन (बद्धजानु)
Ardhamatsyendrāsana (baddhajānu)

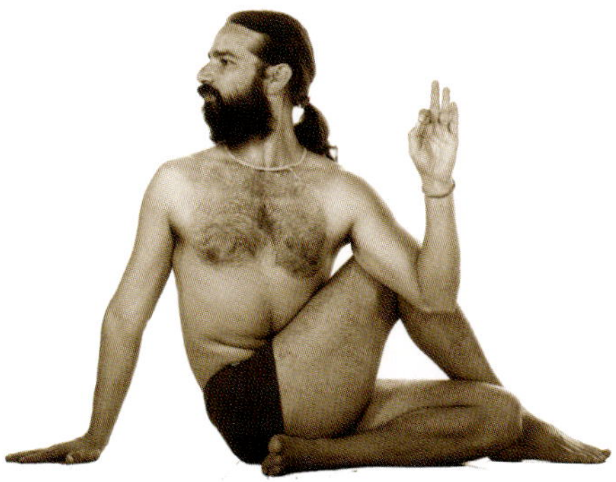

430
अर्ध मत्स्येन्द्र आसन (ज्ञान मुद्रा, पृष्ठ)
Ardha Matsyendra āsana (jñāna mudrā)
Halbe Haltung des Weisen Matsyendra
(Hand in Jñāna Mudrā)

अर्धमत्स्येन्द्रासन (ज्ञानमुद्रा)
Ardhamatsyendrāsana (jñānamudrā)

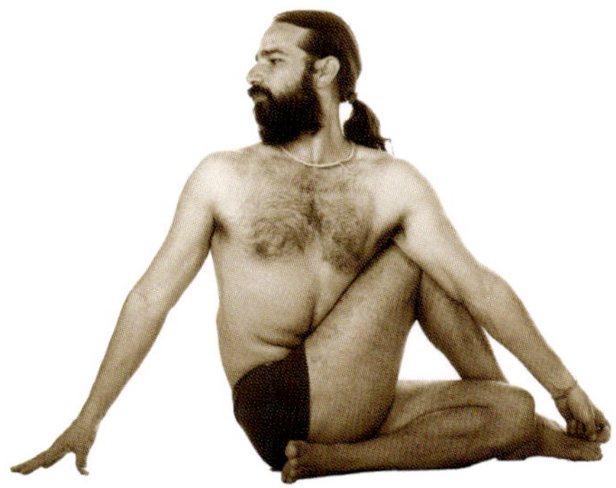

431
अर्ध मत्स्येन्द्र आसन
Ardha Matsyendra āsana
Halbe Haltung des Weisen Matsyendra

अर्धमत्स्येन्द्रासन
Ardhamatsyendrāsana

Fange dort an,
wo du gerade bist.
Es ist nie zu spät.

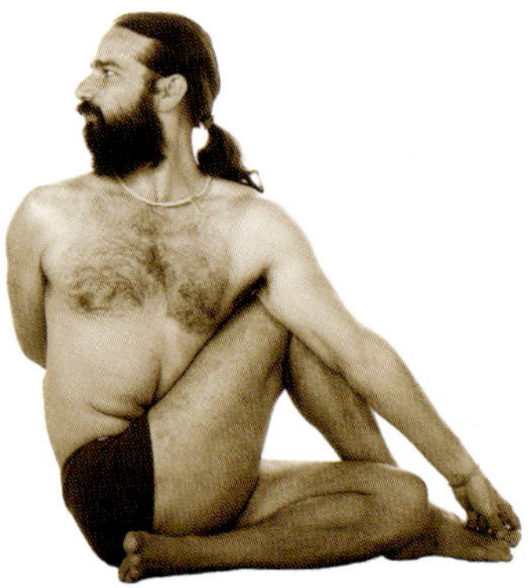

432
अर्ध मत्स्येन्द्र आसन (पृष्ठ उरु हस्त)
Ardha Matsyendra āsana (pṛṣṭha uru hasta)
Halbe Haltung des Weisen Matsyendra
(Hand um den Rücken zum Oberschenkel geführt)

अर्धमत्स्येन्द्रासन (पृष्ठोरुहस्त)
Ardhamatsyendrāsana (pṛṣṭhoruhasta)

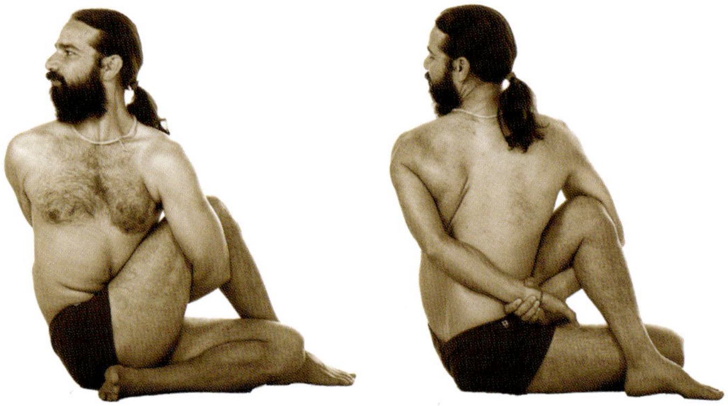

433
अर्ध मत्स्येन्द्र आसन (रज्जु हस्त)
Ardha Matsyendra āsana (rajju hasta)
Halbe Haltung des Weisen Matsyendra
(eine Hand umgreift das Handgelenk der anderen)

अर्धमत्स्येन्द्रासन (रज्जुहस्त)
Ardhamatsyendrāsana (rajjuhasta)

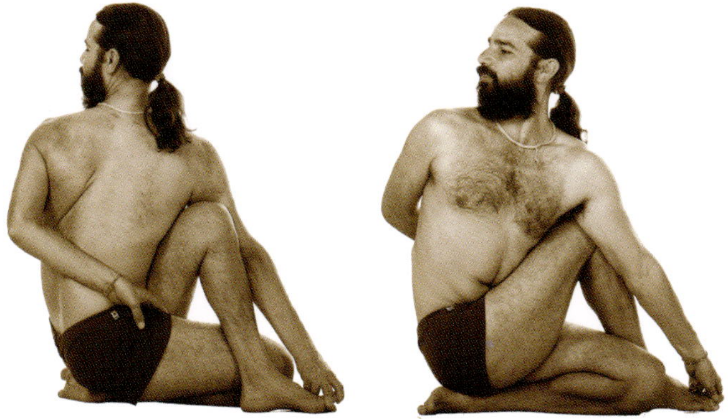

434
वज्र अर्ध मत्स्येन्द्र आसन (पृष्ठ उरु हस्त)
Vajra ardha Matsyendra āsana (pṛṣṭha uru hasta)
Halbe Donnerkeilhaltung des Weisen Matsyendra (Hand um den Rücken zum Oberschenkel geführt)

वज्रार्धमत्स्येन्द्रासन (पृष्ठोरुहस्त)
Vajrārdhamatsyendraāsana (pṛṣṭhoruhasta)

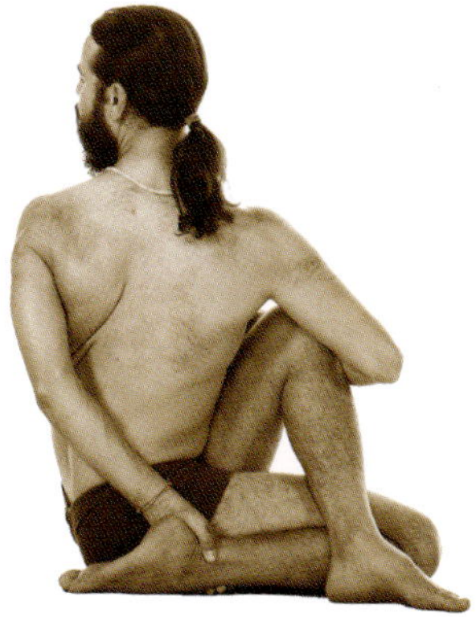

435
अर्ध वज्र मत्स्येन्द्र आसन (बद्ध जानु, बद्ध हस्त गुल्फ)
Ardha vajra Matsyendra āsana (baddha jānu, baddha hasta gulpha)
Halbe Donnerkeilhaltung des Weisen Matsyendra (Arm umfasst das gegenüberliegende Knie, Hand umfasst den gegenüberliegenden Knöchel)

अर्धवज्रमत्स्येन्द्रासन (बद्धजानु,बद्धहस्तगुल्फ)
Ardhavajrāmatsyendrāsana (baddhajānu, baddhahastagulpha)

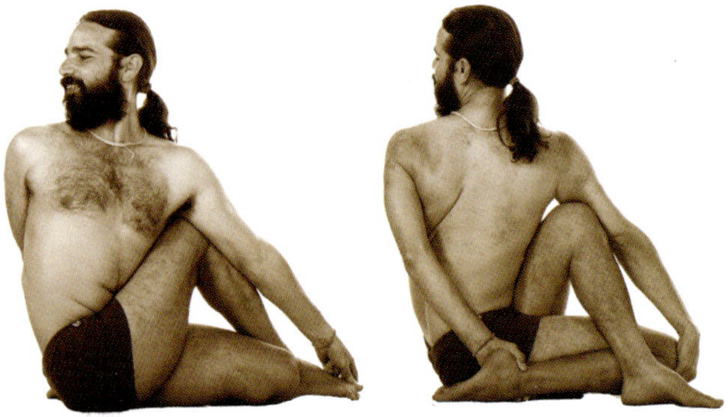

436
अर्ध वज्र मत्स्येन्द्र आसन (बद्ध पाद, बद्ध हस्तगुल्फ)
Ardha vajrā Matsyendra āsana (baddha pāda, baddha hasta gulpha)
Halbe Donnerkeilhaltung des Weisen Matsyendra
(Hände umfassen Knie und Knöchel eines Beines)

अर्धवज्रमत्स्येन्द्रासन (बद्धपाद, बद्धहस्तगुल्फ)
Ardhavajrāmatsyendrāsana (baddhapāda, baddhastagulpha)

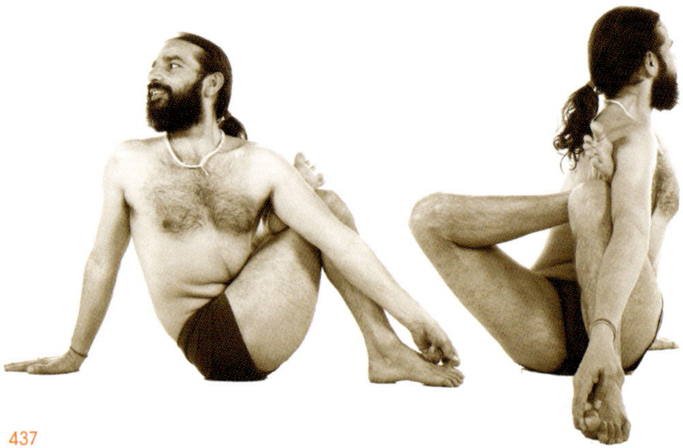

437
योग दण्ड मत्स्यइन्द्र आसन
Yoga daṇḍa Matsyendra āsana
Yoga-Danda-Haltung des Weisen Matsyendra

योगदण्डमत्स्येन्द्रासन
Yogadaṇḍamatsyendrāsana

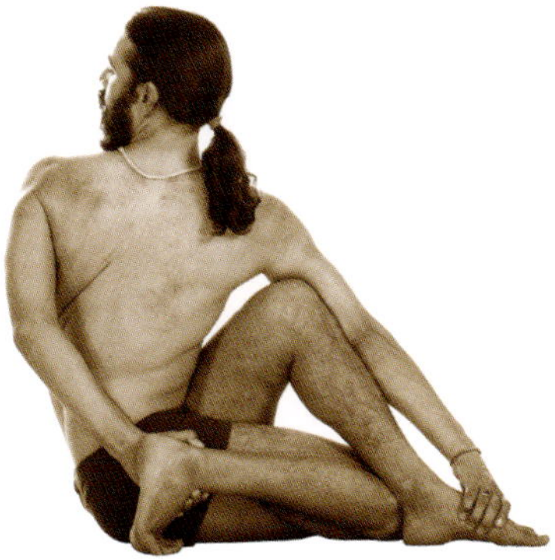

438
विकट मत्स्येन्द्र आसन
Vikaṭa Matsyendra āsana
Anspruchsvolle Haltung des Weisen Matsyendra

विकटमत्स्येन्द्रासन

Vikaṭamatsyendrāsana

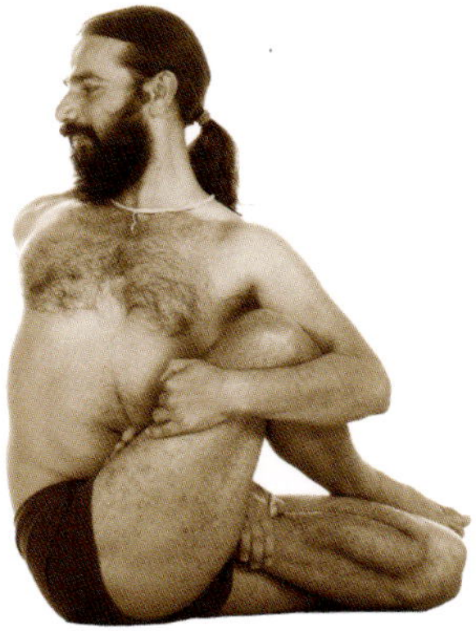

439
पूर्णमत्स्येन्द्रआसन (बद्ध जानु)
Pūrṇa Matsyendra āsana (baddha jānu)
Vollständige Haltung des Weisen Matsyendra (ein Arm umfasst das Knie)

पूर्णमत्स्येन्द्रासन (बद्धजानु)
Pūrṇamatsyendrāsana (baddhajānu)

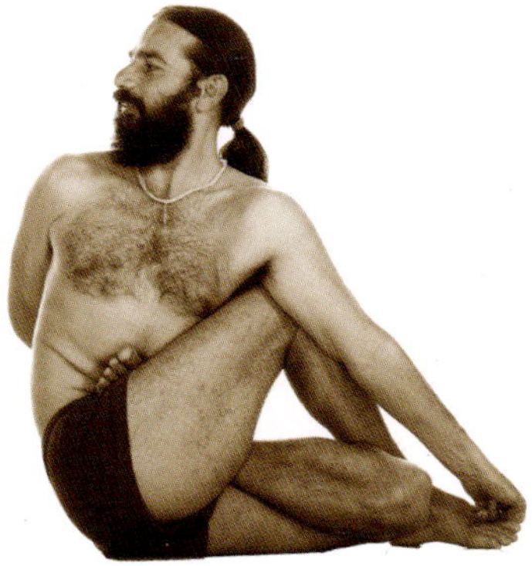

440
पूर्णमत्स्येन्द्र आसन
Pūrṇa Matsyendra āsana āsana
Vollständige Haltung des Weisen Matsyendra

पूर्णमत्स्येन्द्रासन
Pūrṇamatsyendraāsanāsana

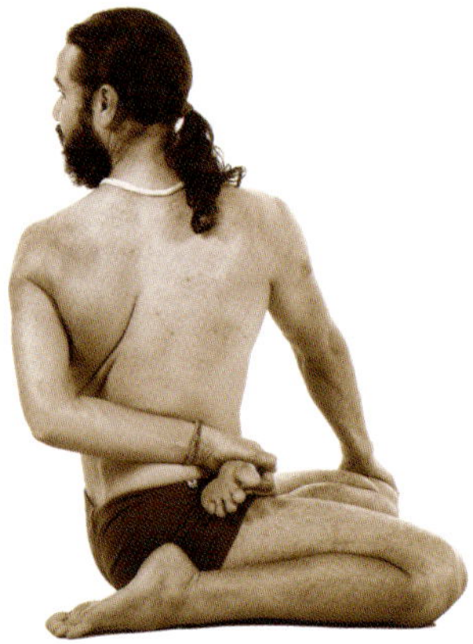

441
परिवृत्त भारद्वाज आसन
Parivṛtta Bhārdvāja āsana
Gedrehte Haltung des Weisen Bhārdvāja

परिवृत्तभारद्वाजासन
Parivṛttabhārdvājāsana

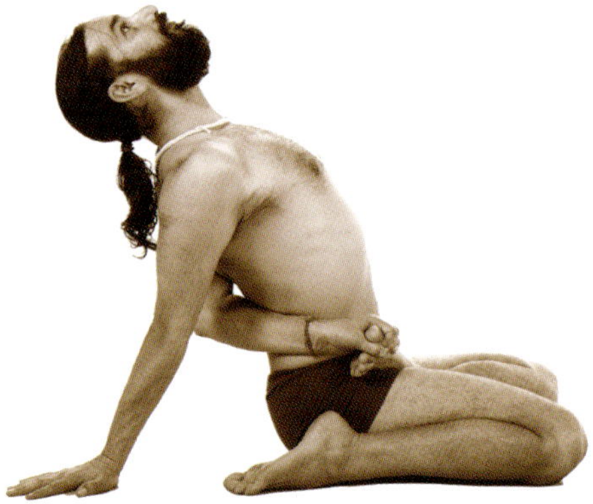

442
ऊर्ध्व मुख भारद्वाज आसन
Ūrdhva mukha Bhārdvāja āsana
Haltung des Weisen Bhardvaja mit nach oben gerichtetem Gesicht

---

ऊर्ध्वमुखभारद्वाजासन
Ūrdhvamukhabhāradvājāsana

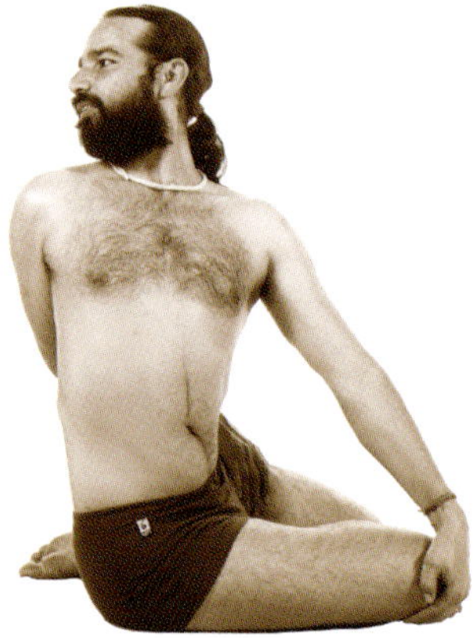

443
परिवृत्त भारद्वाज आसन (जानु हस्त, उरु हस्त)
Parivṛtta Bhārdvāja āsana (jānu hasta, uru hasta)
Gedrehte Haltung des Weisen Bhārdvāja (eine Hand auf dem Knie, die andere auf dem Oberschenkel)

परिवृत्तभारद्वाजासन (जानुहस्त,उरुहस्त)
Parivṛttabhārdvājāsana (jānuhasta, uruhasta)

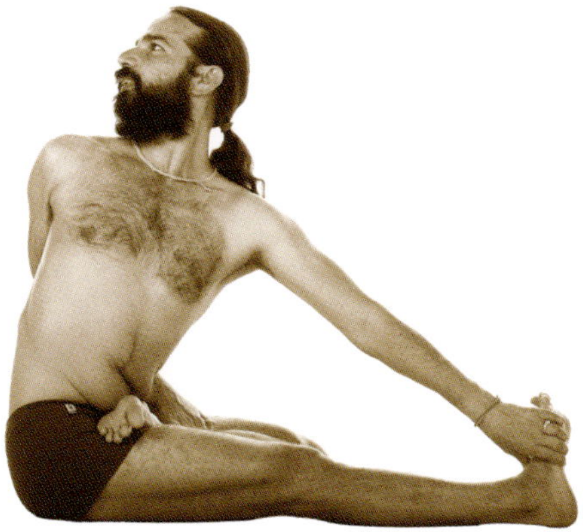

444
परिवृत्त भारद्वाज आसन (एक पाद दण्ड)
Parivṛtta Bhāradvāja āsana (eka pāda daṇḍa)
Gedrehte Haltung des Weisen Bhārdvāja (ein Bein gestreckt in Stockhaltung)

परिवृत्तभारद्वाजासन (एकपाददण्ड)
Parivṛttabhāradvājāsana (ekapādadaṇḍa)

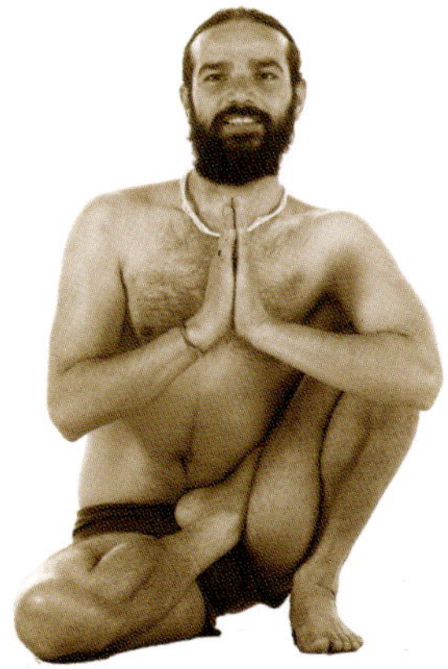

445
नमन मरीचि आसन
Namana Marīci āsana
Bescheidene Haltung des Weisen Marīci

नमनमरीच्यासन
Namanamarīcyāsana

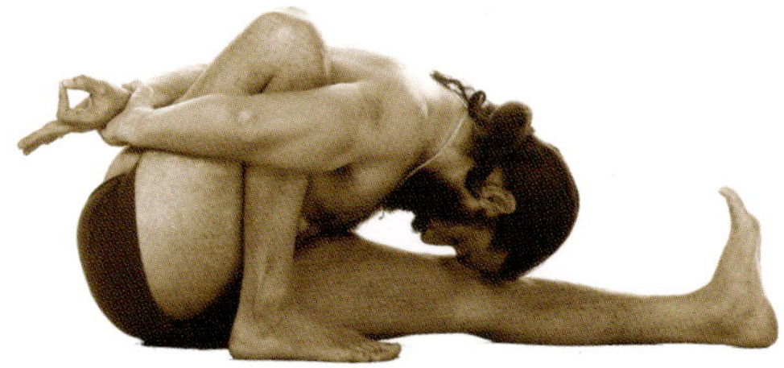

446
मरीचि आसन (जानु शीर्ष)
Marīci āsana (jānu śīrṣa)
Haltung des Weisen Marīci (Kopf zum Knie)

मरीच्यासन (जानुशीर्ष)
Marīcyāsana (jānuśīrṣa)

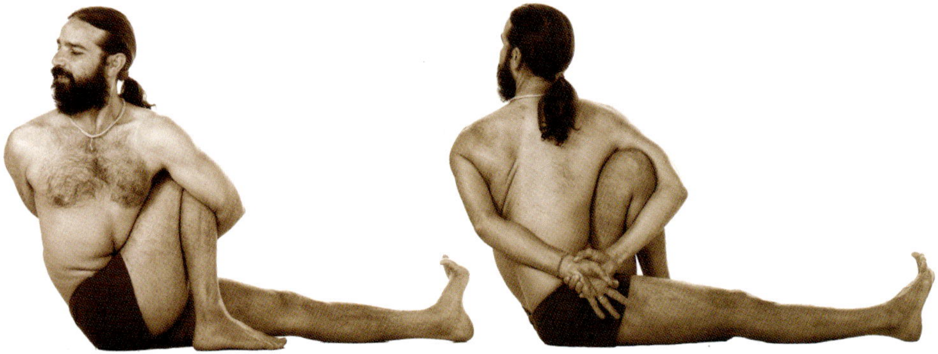

447
परिवृत्त मरीचि आसन
Parivṛtta Marīci āsana
Gedrehte Haltung des Weisen Marīci

परिवृत्तमरीच्यासन
Parivṛttamarīcyāsana

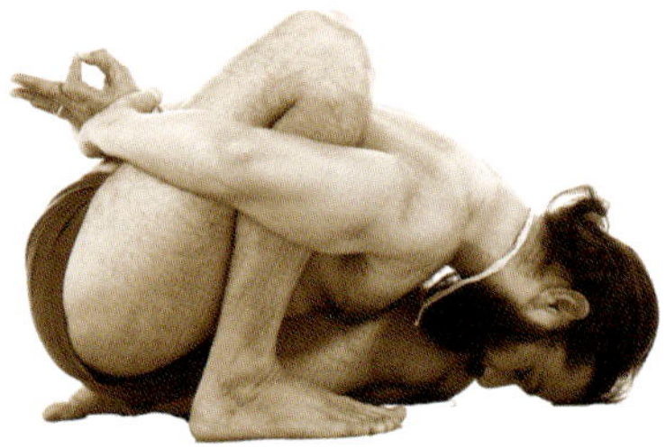

448
मरीचि आसन (एक पाद वज्र ,ललाट भू)
Marīci āsana (eka pāda vajra, lalāṭa bhū)
Haltung des Weisen Marīci (ein Bein in Donnerkeilhaltung, Stirn auf der Erde)

मरीच्यासन (एकपादवज्र, ललाटभू)
Marīcyāsana (ekapādavajra, lalāṭabhū)

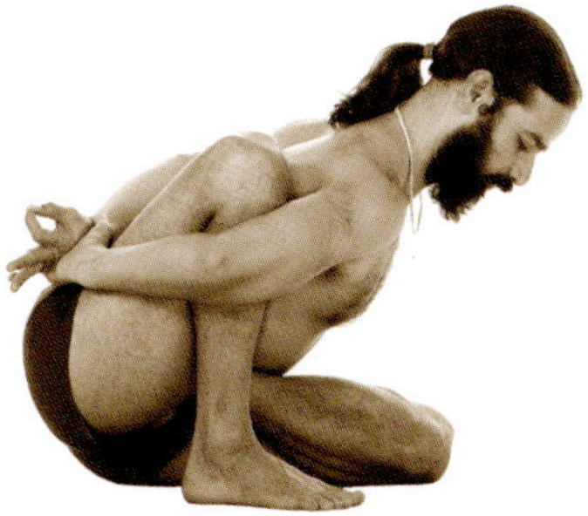

449
अर्धपद्म मरीचि आसन
Ardha padma Marīci āsana
Halber Lotossitz des Weisen Marīci

अर्धपद्ममरीच्यासन
Ardhapadmamarīcyāsana

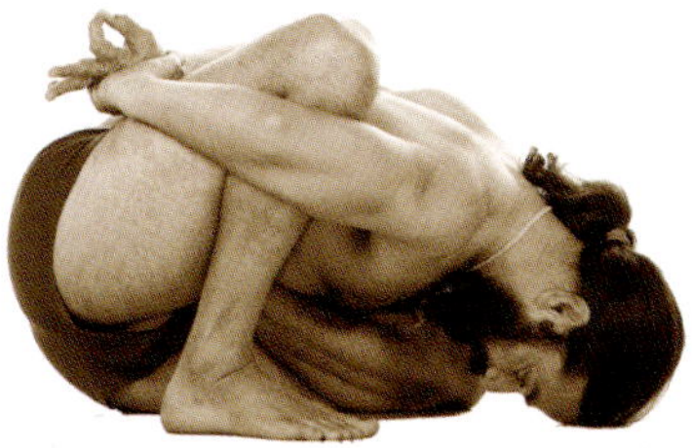

450
अर्धपद्म मरीचि आसन (ललाट भू)
Ardha padma Marīci āsana (lalāṭa bhū)
Halber Lotossitz des Weisen Marīci (Stirn auf der Erde)

अर्धपद्ममरीच्यासन (ललाटभू)
Ardhapadmamarīcyāsana (lalāṭabhū)

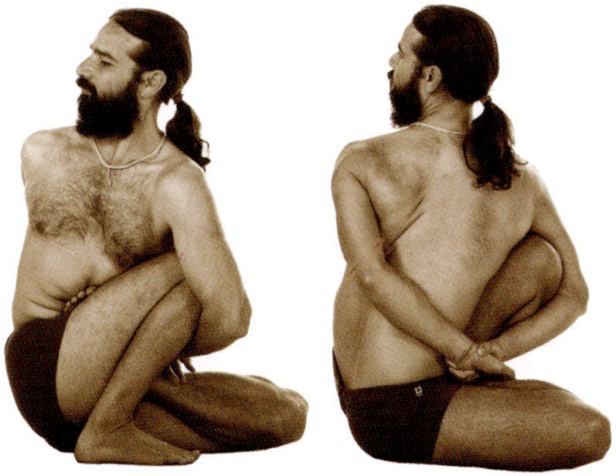

451
अर्ध पद्म परिवृत्त मरीचि आसन
Ardha padma parivṛtta Marīci āsana
Gedrehter Halber Lotossitz des Weisen Marīci

अर्धपद्मपरिवृत्तमरीच्यासन
Ardhapadmaparivṛttamarīcyāsana

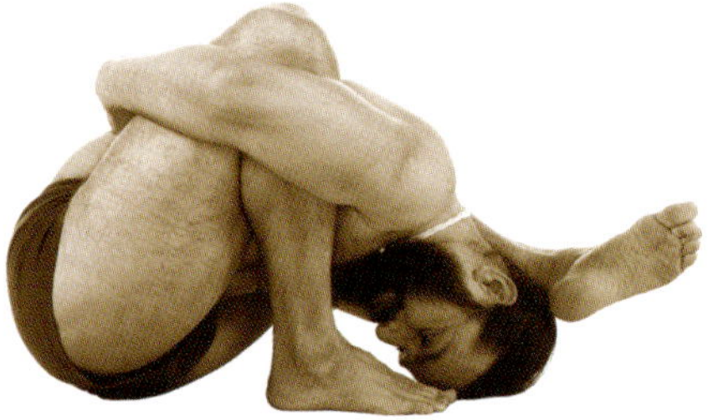

452
भैरव मरीचि आसन
Bhairava Marīci āsana
Furchtlose Haltung des Weisen Marīci

भैरवमरीच्यासन
Bhairavamarīcyāsana

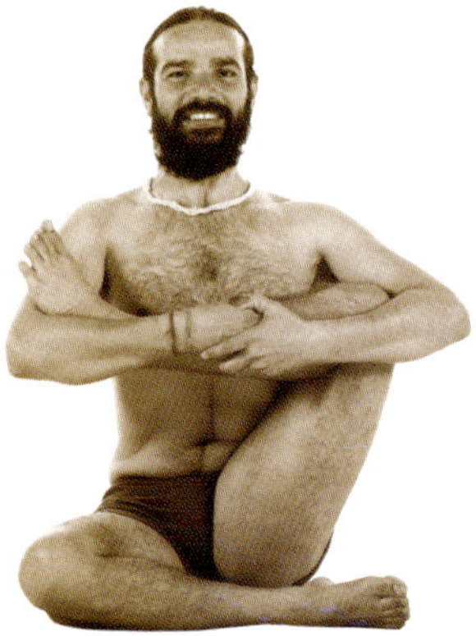

453
उपविष्ट शिशु वात्सल्य आसन
Upaviṣṭa śiśu vātsalya āsana
Wiegesitz

उपविष्टशिशुवात्सल्यासन
Upaviṣṭaśiśuvātsalyāsana

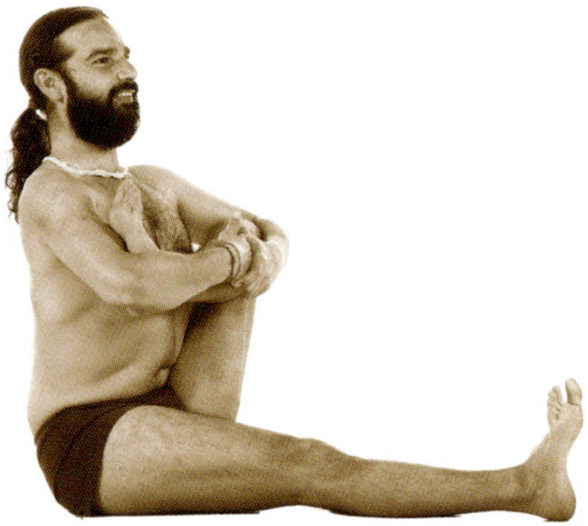

454
उपविष्ट शिशु वात्सल्य आसन (एक पाद दण्ड)
Upaviṣṭa śiśu vātsalya āsana (eka pāda daṇḍa)
Wiegesitz (ein Fuß in Stockhaltung)

उपविष्टशिशुवात्सल्यासन (एकपाददण्ड)
Upaviṣṭaśiśuvātsalyāsana (ekapādadaṇḍa)

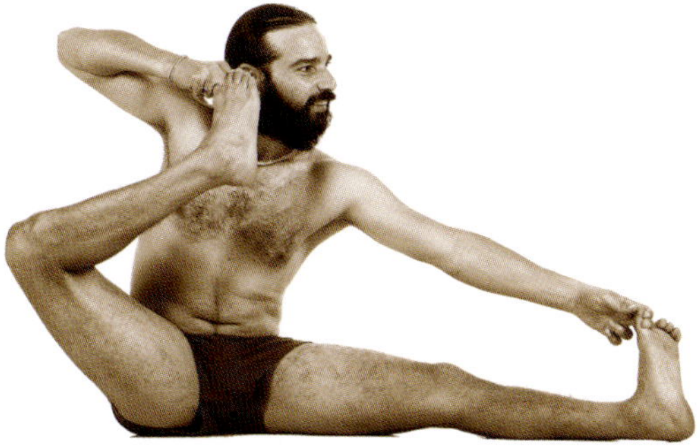

455
आकर्ण धनुः आसन
Ākarṇa dhanuḥ āsana
Gespannter-Bogen-Haltung

आकर्णधनुरासन
Ākarṇadhanurāsana

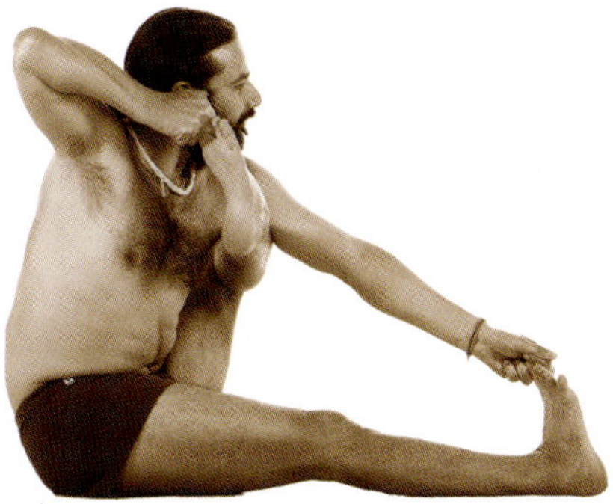

456
आकर्ण धनुः आसन (विपरीत एक पाद हस्त)
Ākarṇa dhanuḥ āsana (viparīta eka pāda hasta)
Gespannter-Bogen-Haltung (Hand hält den gegenüberliegenden Fuß)

आकर्णधनुरासन (विपरीतैकपादहस्त)
Akarṇadhanurāsana (viparītāaikapādahasta)

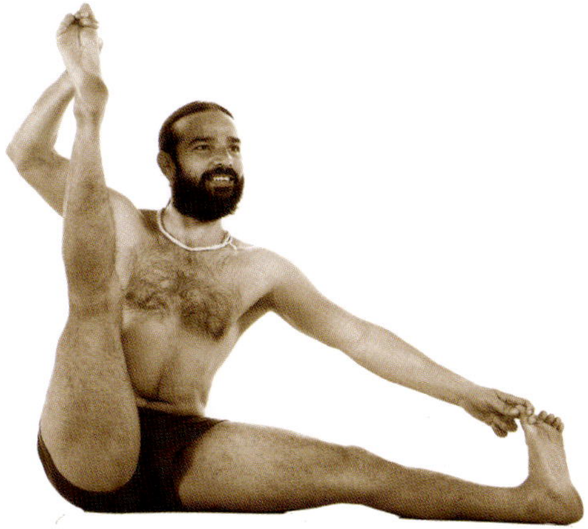

457
आकर्ण धनुः आसन (उत्तान एक पाद)
Ākarṇa dhanuḥ āsana (uttāna eka pāda)
Gespannter-Bogen-Haltung (ein Bein nach oben gestreckt)

आकर्णधनुरासन (उत्तानैकपाद)
Ākarṇadhanurāsana (uttānaikapāda)

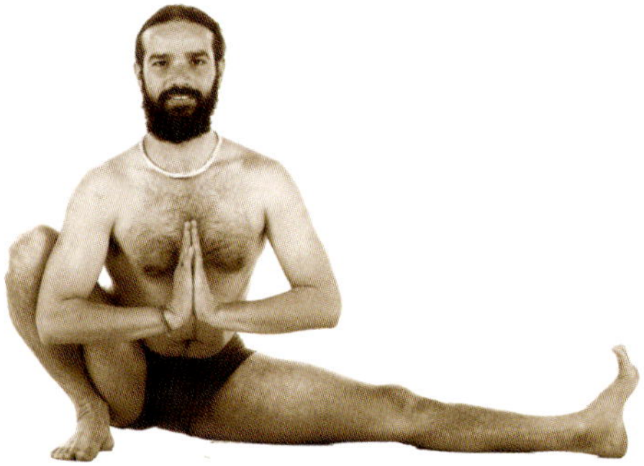

458
नमस्कार माला आसन (एक पाद दण्ड)
Namaskāra mālā āsana (eka pāda daṇḍa)
Betende Girlandenhaltung (ein Bein in Stockhaltung)

नमस्कारमालासन (एकपाददण्ड)
Namaskāramālāsana (ekapādadaṇḍā)

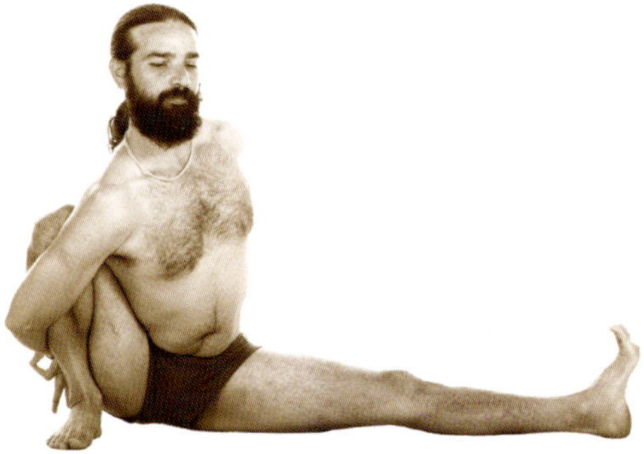

459
जानु बद्ध माला आसन (एक पाद दण्ड)
Jānu baddha mālā āsana (eka pāda daṇḍa)
Gebundene Girlandenhaltung (ein Bein in Stockhaltung)

जानुबद्धमालासन (एकपाददण्ड)
Jānubaddhamālāsana (ekapādadaṇḍa)

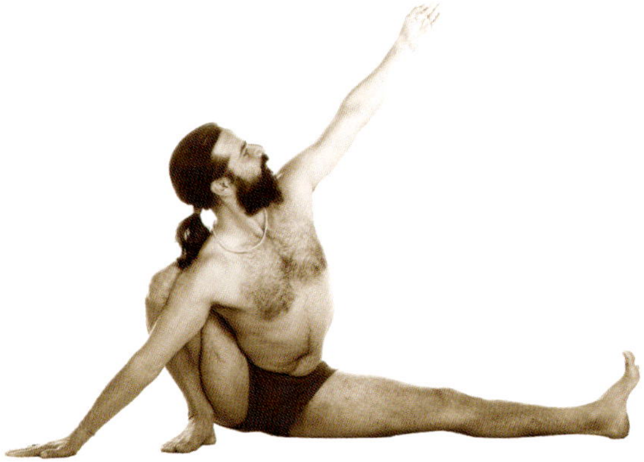

460
अर्जुन बाण आसन (एक पाद दण्ड)
Arjuna bāṇa āsana (eka pāda daṇḍa)
Bogenschützenhaltung (ein Bein in Stockhaltung)

अर्जुनबाणासन (एकपाददण्ड)
Arjunabāṇāsana (ekapādadaṇḍa)

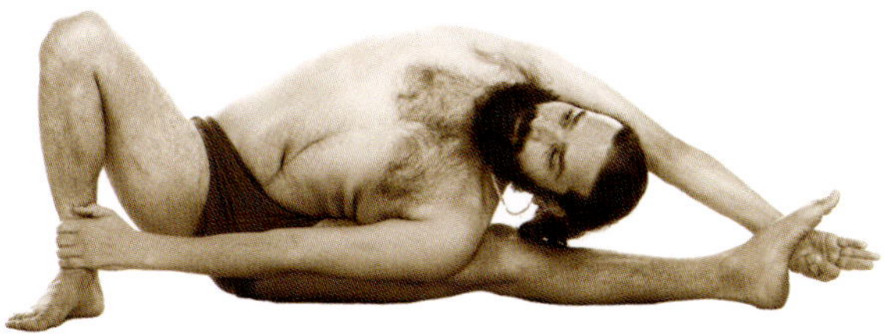

461
पार्श्व चौरङ्गी नाथ आसन (ज्ञान मुद्रा)
Pārśva Caurańgī Nātha āsana (jñāna mudrā)
Seitbeuge des Weisen Caurangī Nātha (Hand in Jñāna Mudrā)

पार्श्वचौरङ्गीनाथासन (ज्ञानमुद्रा)
Pārśvacaurańgīnāthāsana (jñānamudrā)

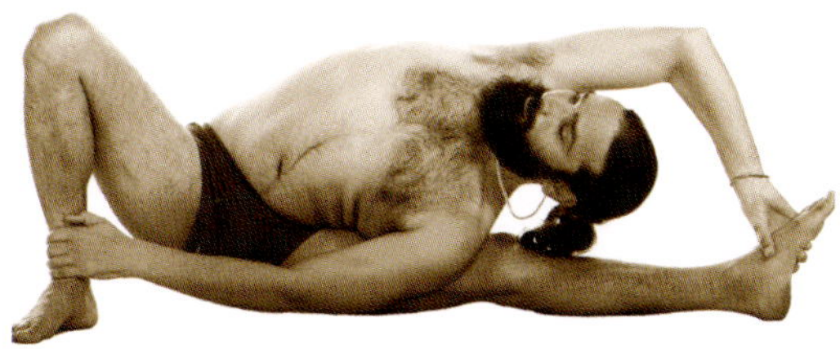

462
पार्श्व चौरङ्गी नाथ आसन (ज्ञान मुद्रा)
Pārśva Caurańgī Nātha āsana (baddha pāda)
Seitbeuge des Weisen Caurangī Nātha (Hand umfasst den Fuß)

पार्श्वचौरङ्गीनाथासन (ज्ञानमुद्रा)
Pārśvacaurańgīnāthāsana (baddhapāda)

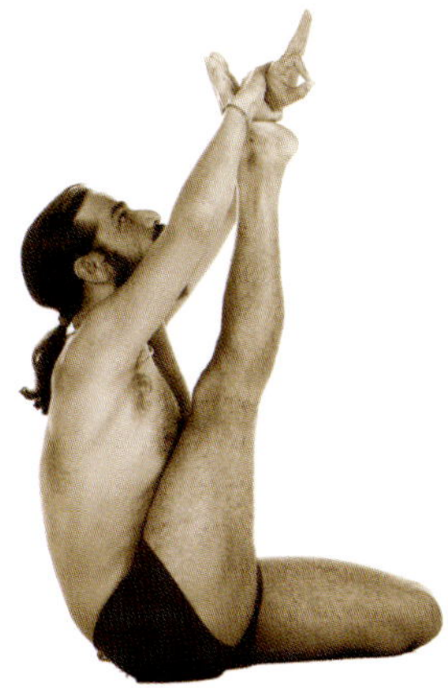

463
ऊर्ध्व मुख क्रौञ्च आसन
Ūrdhva mukha krauñca āsana
Aufwärtsschauende Reiherhaltung

ऊर्ध्वमुखक्रौञ्चासन
Ūrdhvamukhakrauñcāsana

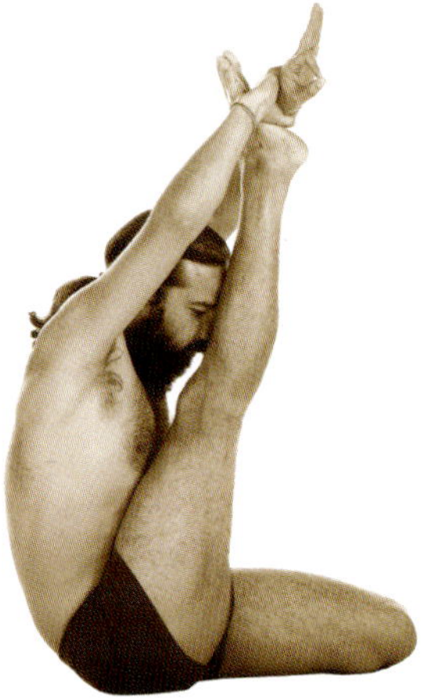

464
जानु शिर क्रौञ्च आसन
Jānu śira krauñca āsana
Kopf-zum-Knie-Reiherhaltung

जानुशिरक्रौञ्चासन
Jānuśirakrauñcāsana

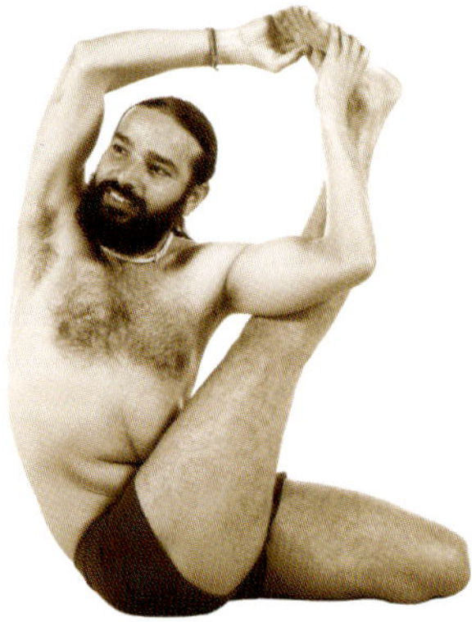

465
परिवृत्त क्रौञ्च आसन
Parivṛtta krauñca āsana
Gedrehte Reiherhaltung

परिवृत्तक्रौञ्चासन
Parivṛttakrauñcāsana

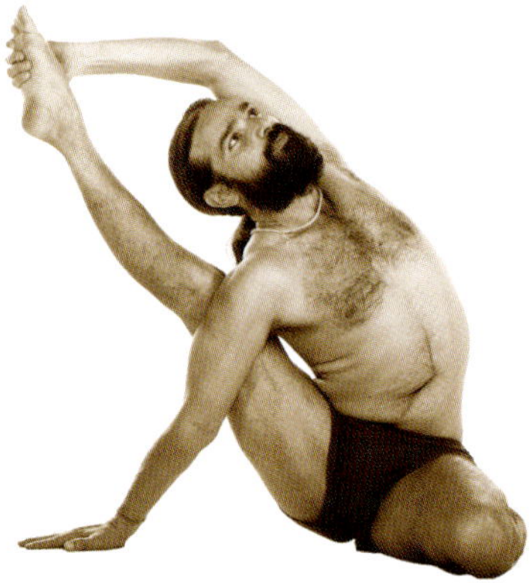

466
पार्श्व क्रौञ्च आसन (एक हस्त भू)
Pārśva krauñca āsana (eka hasta bhū)
Seitliche Reiherhaltung (eine Hand auf der Erde)

पार्श्वक्रौञ्चासन (एकहस्तभू)
Pārśvakrauñcāsana (ekahastabhū)

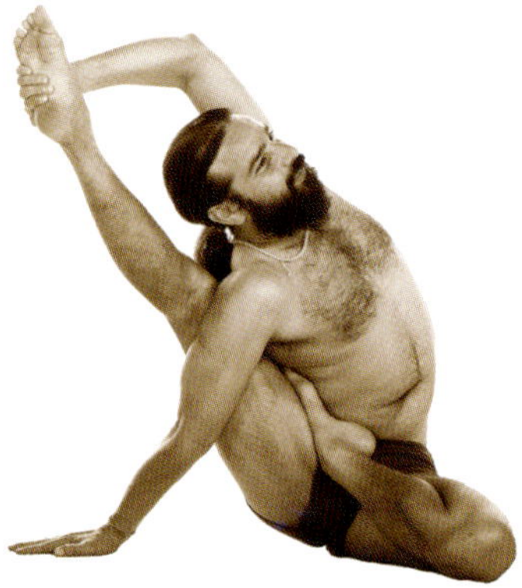

467
पार्श्व पद्म क्रौञ्च आसन (एक हस्त भू)
Pārśva padma krauñca āsana (eka hasta bhū)
Seitliche Lotos-Reiherhaltung (eine Hand auf der Erde)

पार्श्वपद्मक्रौञ्चासन (एकहस्तभू)
Pārśvapadmakrauñcāsana (ekahastabhū)

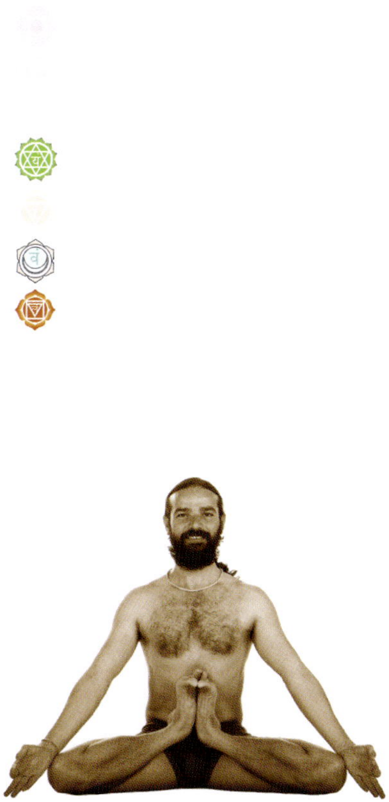

468
कन्द पीड आसन (ज्ञान मुद्रा)
Kanda pīḍa āsana (jñāna mudrā)
Energieflusshaltung (Hände in Jñāna Mudrā)

कन्दपीडासन (ज्ञानमुद्रा)
Kandapīḍaāsȧna (jñānamudrā)

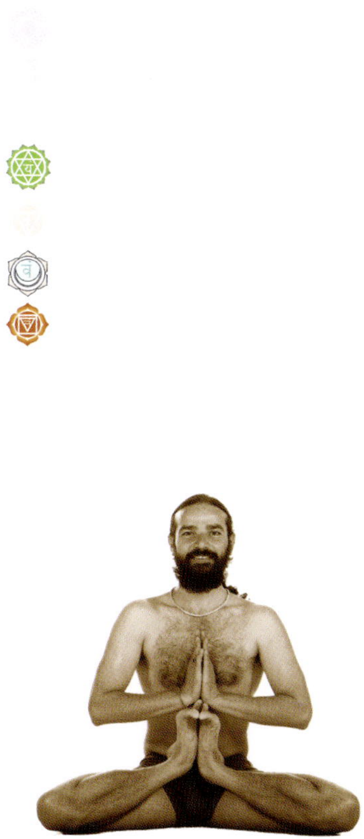

469
नमस्कार कन्द पीड आसन
Namaskāra kanda pīḍa āsana
Betende Energieflusshaltung

नमस्कारकन्दपीडासन
Namaskārakandapīḍāsana

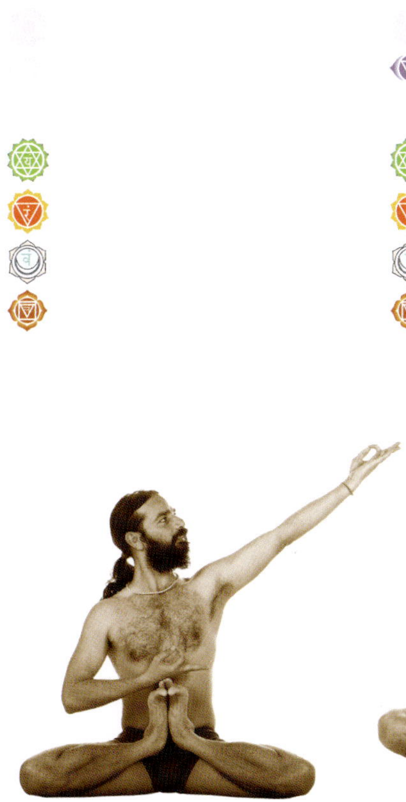

470
भद्र कन्द पीड आसन
Bhadra kanda pīḍa āsana
Schöne Energieflusshaltung

भद्रकन्दपीडासन
Bhadrakandapīḍāsana

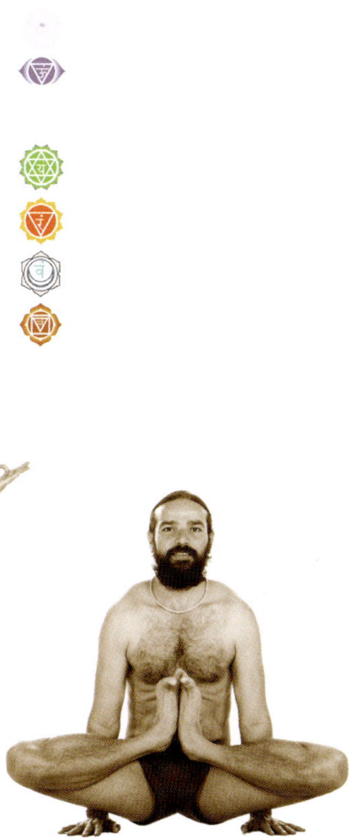

471
उत्तोलन कन्द पीड आसन
Uttolana kanda pīḍa āsana
Balancierte Energieflusshaltung

उत्तोलनकन्दपीडासन
Uttolanakandapīḍāsana

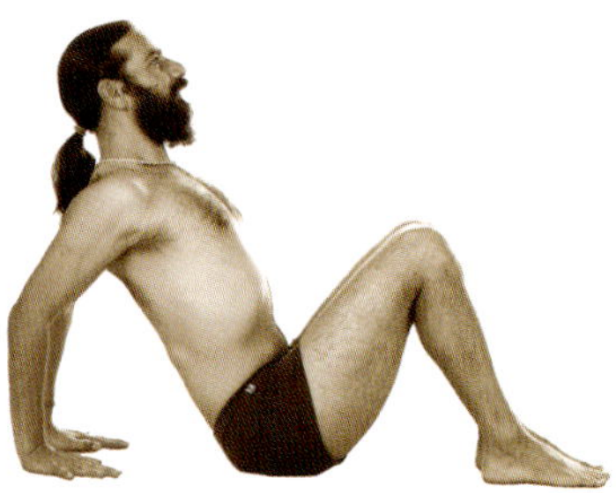

472
अर्ध नौका आसन (आरम्भ अवस्था)
Ardha naukā āsana (ārambha avasthā)
Halbe Boothaltung (Ausgangsposition)

अर्धनौकासन (आरम्भावस्था)
Ardhanaukāsana (ārambhāvasthā)

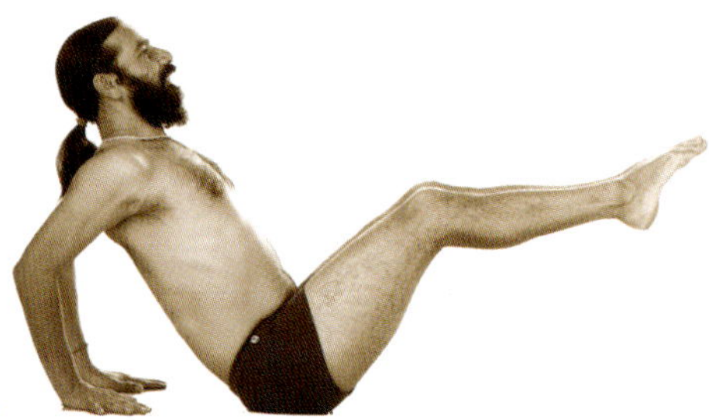

473
अर्ध नौका आसन (पृष्ठ हस्त भू)
Ardha naukā āsana (pṛṣṭha hasta bhū)
Halbe Boothaltung (Hände hinter dem Körper auf der Erde)

अर्धनौकासन (पृष्ठहस्तभू)
Ardhanaukāsana (pṛṣṭhahastabhū)

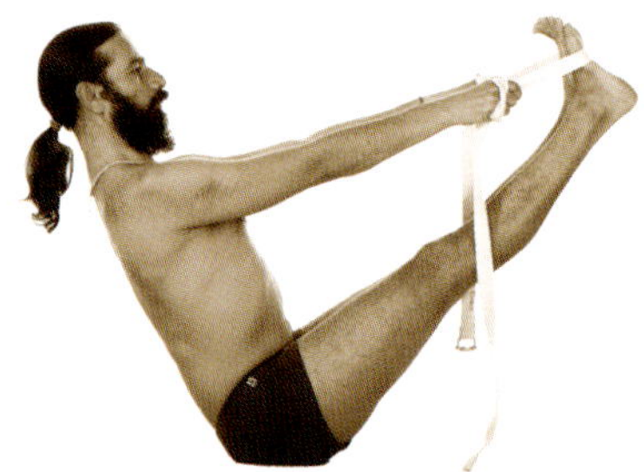

474
नौका आसन (सालम्ब रज्जु)
Naukā āsana (sālamba rajju)
Boothaltung (durch Yogagurt unterstützt)

नौकासन (सालम्बरज्जु)
Naukāsana (sālambarajju)

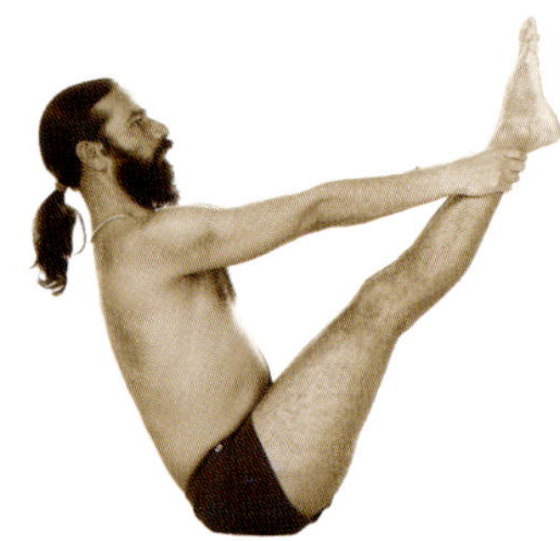

475
नौका आसन (हस्त गुल्फ बद्ध)
Naukā āsana (hasta gulpha baddha)
Boothaltung (Hände umfassen die Knöchel)

नौकासन (हस्तगुल्फबद्ध)
Naukāsana (hastagulphabaddha)

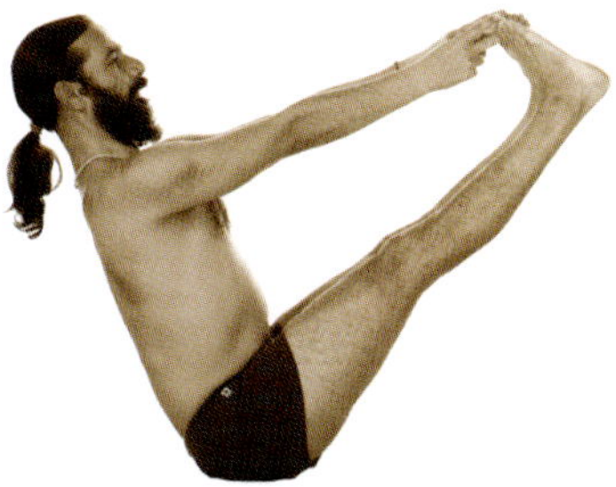

476
नौका आसन (हस्त पाद अङ्गुष्ठ)
Naukā āsana (hasta pāda aṅguṣṭha)
Boothaltung (große Zehen gehalten)

नौकासन (हस्तपादाङ्गुष्ठ)
Naukāsana (hastapādāṅguṣṭha)

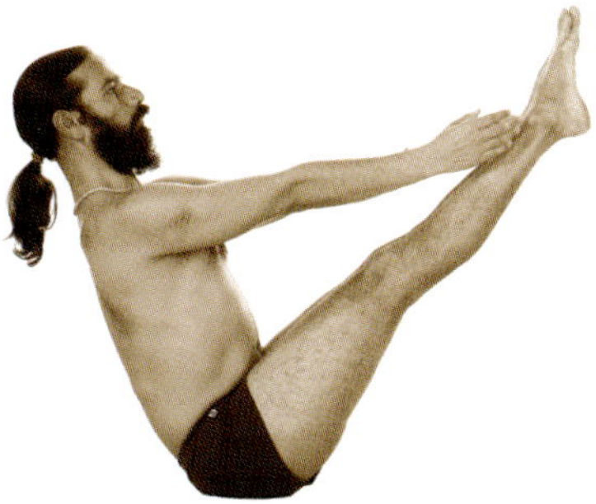

477
नौका आसन
Naukā āsana
Boothaltung

नौकासन
Naukāsana

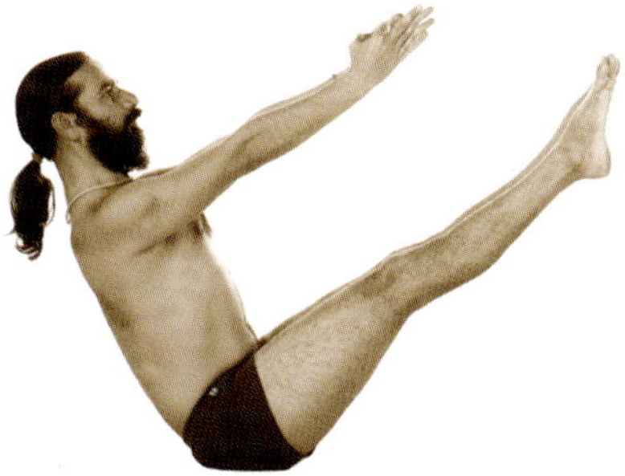

478
नौका आसन (क्षितिज हस्त)
Naukā āsana (kṣitija hasta)
Boothaltung (Hände zum Horizont gestreckt)

नौकासन (क्षितिजहस्त)
Naukāsana (kṣitijahasta)

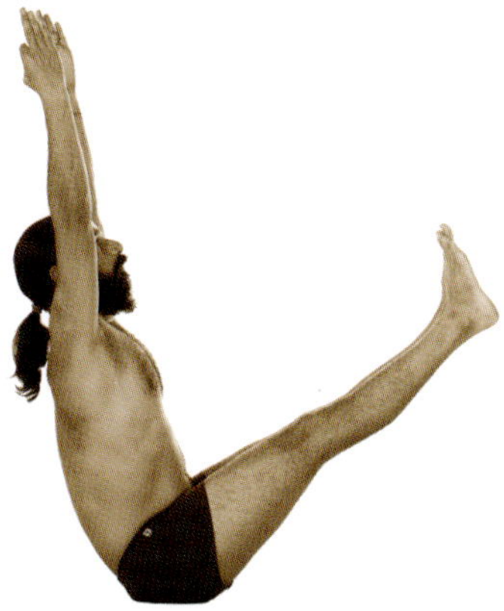

479
नौका आसन (ऊर्ध्व हस्त)
Naukā āsana (urdhva hasta)
Boothaltung (Arme über den Kopf gestreckt)

नौकासन (ऊर्ध्वहस्त)
Naukāsana (urdhvahasta)

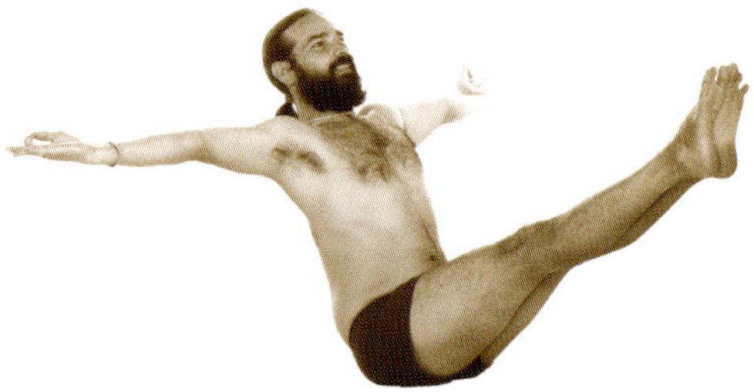

480
नौका आसन (विराट हस्त)
Naukā āsana (virāṭa hasta)
Boothaltung (Arme weit zur Seite gestreckt)

नौकासन (विराटहस्त)
Naukāsana (virāṭahasta)

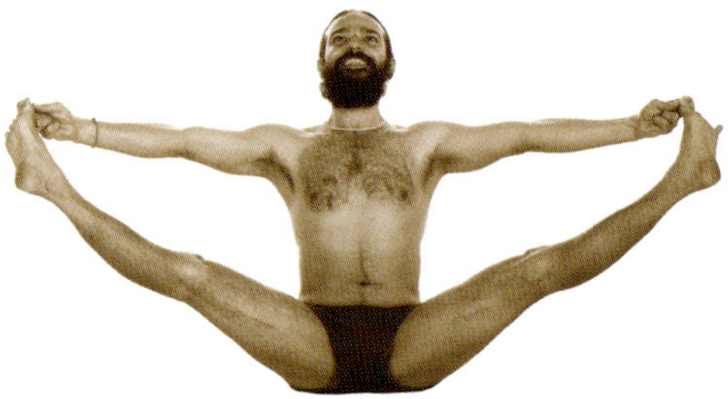

481
प्रसरित पाद नौका आसन (हस्त पाद अङ्गुष्ठ)
Prasarita pāda naukā āsana (hasta pāda aṅguṣṭha)
Beingrätsche-Boothaltung (große Zehen gehalten)

प्रसरितपादनौकासन (हस्तपादाङ्गुष्ठ)
Prasaritapādanaukāsana (hastapādāṅguṣṭha)

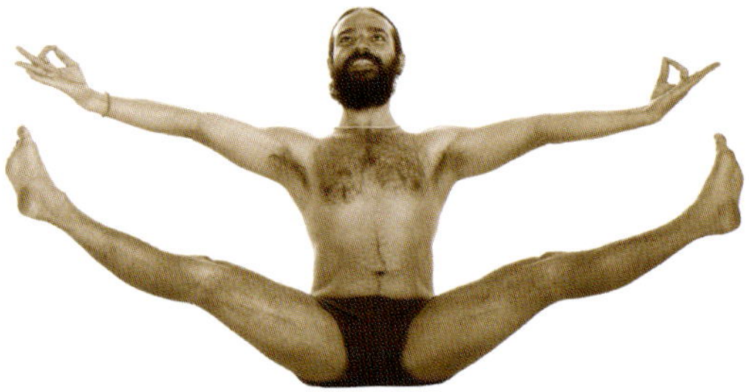

482
प्रसरित पाद कोण नौका आसन (विराट हस्त)
Prasarita pāda naukā āsana (virāṭa hasta)
Beingrätsche-Boothaltung (Arme weit zur Seite gestreckt)

प्रसरितपादकोणनौकासन (विराटहस्त)
Prasaritapādanaukāsana (virāṭahasta)

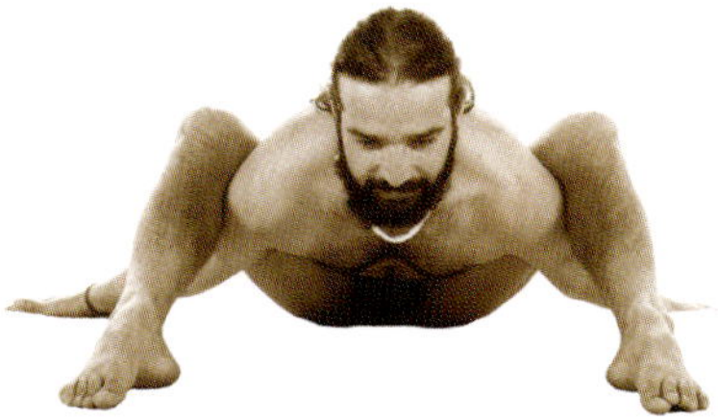

483
अर्ध कूर्म आसन
Ardha kūrma āsana
Halbe Schildkrötenhaltung

अर्धकूर्मासन
Ardhakūrmāsana

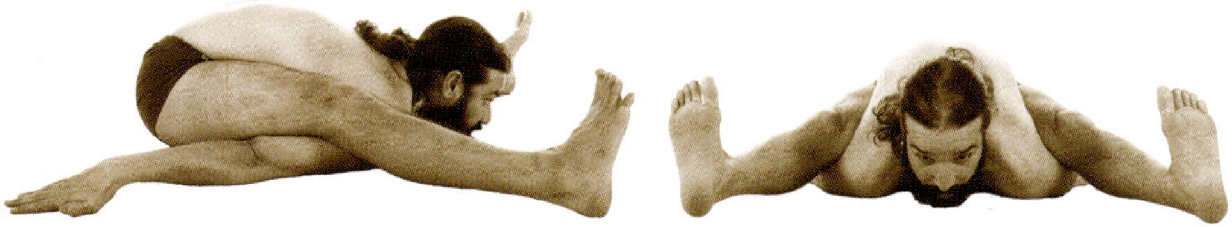

484
कूर्म आसन (पृष्ठ हस्त)
Kūrma āsana (pṛṣṭha hasta)
Schildkrötenhaltung
(Arme nach hinten gestreckt)

कूर्मासन (पृष्ठहस्त)
Kūrmāsana (pṛṣṭhahasta)

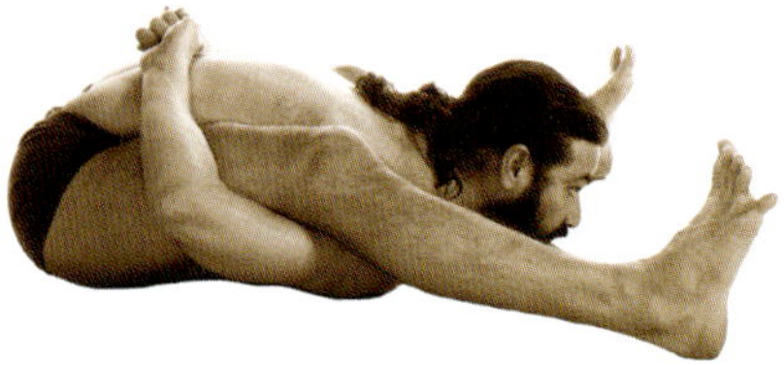

485
कूर्म आसन (रज्जु हस्त)
Kūrma āsana (rajju hasta)
Schildkrötenhaltung
(Hände ineinander verhakt)

कूर्मासन (रज्जुहस्त)
Kūrmāsana (rajjuhasta)

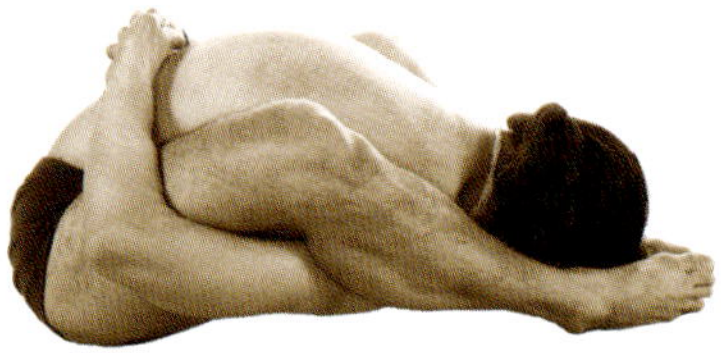

486
कूर्म आसन (शिर भू)
Kūrma āsana (śira bhū)
Schildkrötenhaltung
(Kopf auf der Erde)

कूर्मासन (शिरभू)
Kūrmāsana (śirabhū)

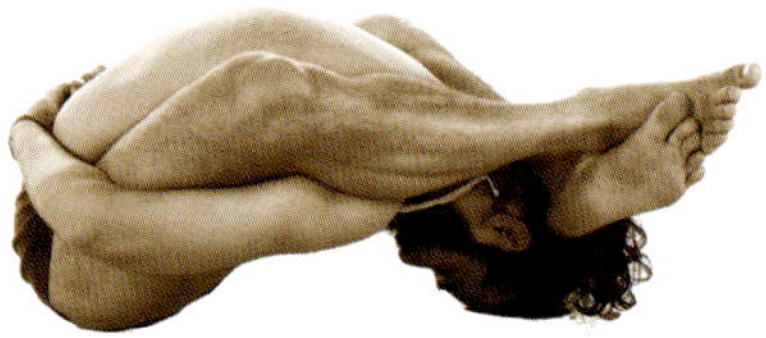

487
पूर्ण गुप्त कूर्म आसन
Pūrṇa gupta kūrma āsana
Vollständig Zurückgezogene Schildkröte

पूर्णगुप्तकूर्मासन
Pūrṇaguptakūrmāsana

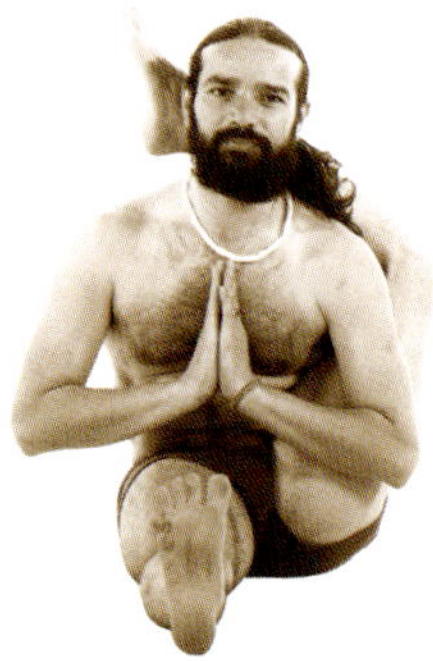

488
एक पाद स्कन्ध आसन
Eka pāda skandha āsana
Ein-Bein-hinter-der-Schulter-Haltung

एकपादस्कन्धासन
Ekapādaskandhāsana

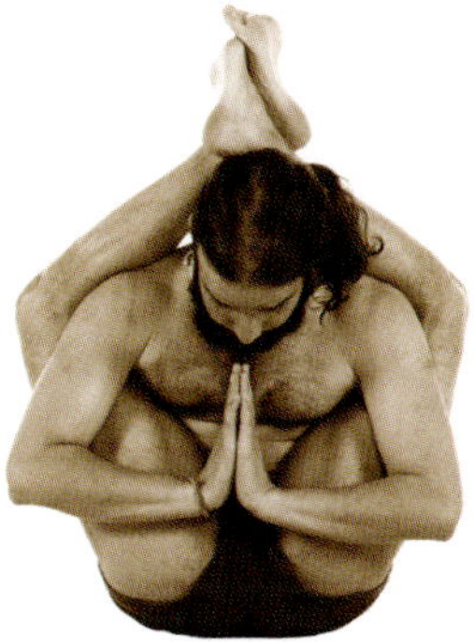

489
द्वि पाद स्कन्ध आसन
Dvi pāda skandha āsana
Beide-Beine-hinter-den-Schultern-Haltung

द्विपादस्कन्धासन
Dvipādaskandhāsana

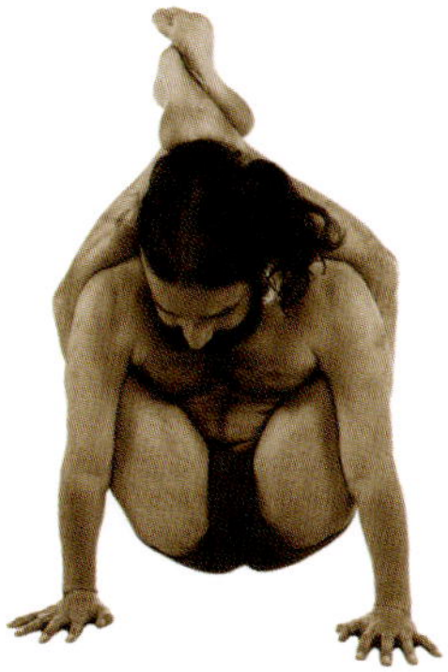

490
उत्थित द्वि पाद स्कन्ध आसन
Utthita dvi pāda skandha āsana
Balancierte Beide-Beine-hinter-den-Schultern-Haltung

उत्थितद्विपादस्कन्धासन
Utthitadvipādaskandhāsana

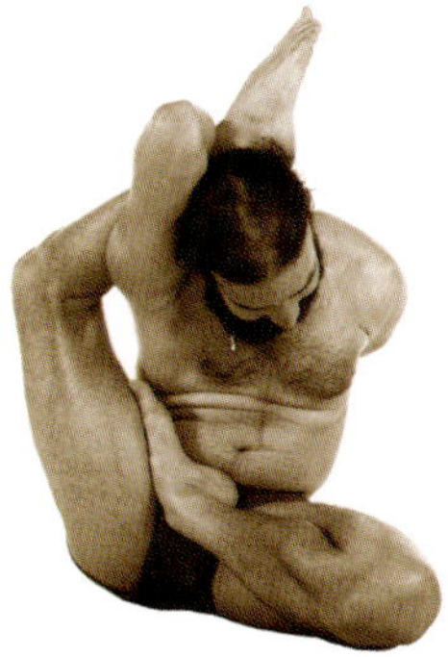

491
विरञ्चि आसन
Virañci āsana
Herr-Brahma-Haltung

विरञ्चिासन
Virañciāsana

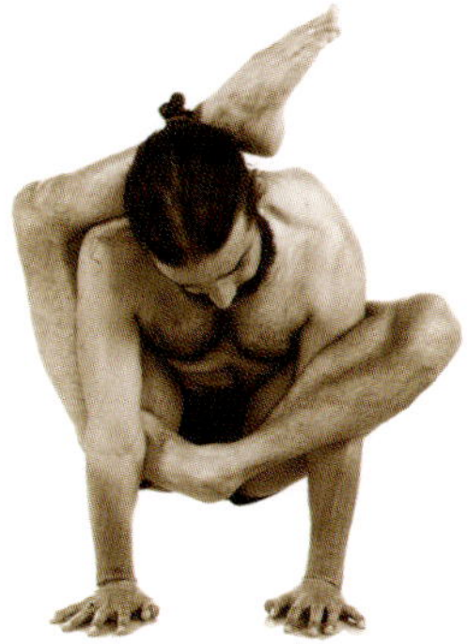

492
ओमकार आसन
Oṇkāra āsana
Gestalt-des-Om-Haltung

ओङ्कारासन
Oṇkārāsana

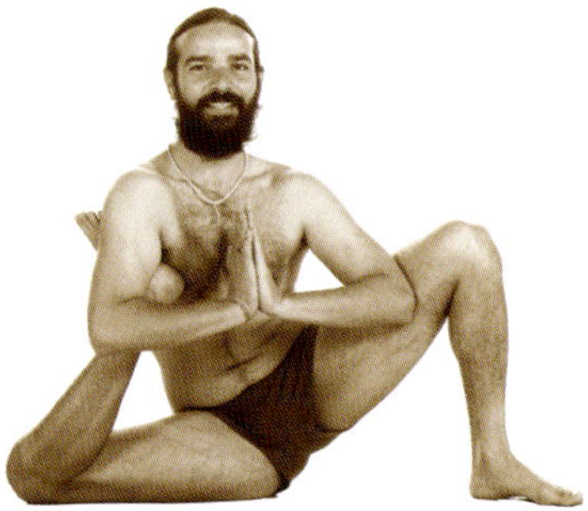

493
नमस्कार योग दण्ड आसन
Namaskāra yoga daṇḍa āsana
Betende Yoga-Danda-Haltung

नमस्कारयोगदण्डासन
Namaskārayogadaṇḍāsana

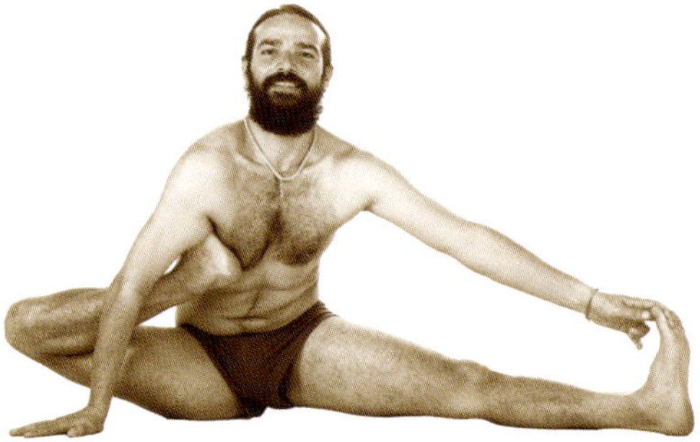

494
बद्ध पाद अङ्गुष्ठ योग दण्ड आसन
Baddha pāda aṅguṣṭha yoga daṇḍa āsana
Yoga-Danda-Haltung mit gehaltenem großem Zeh

बद्धपादाङ्गुष्ठयोगदण्डासन
Baddhapādāṅguṣṭhayogadaṇḍāsana

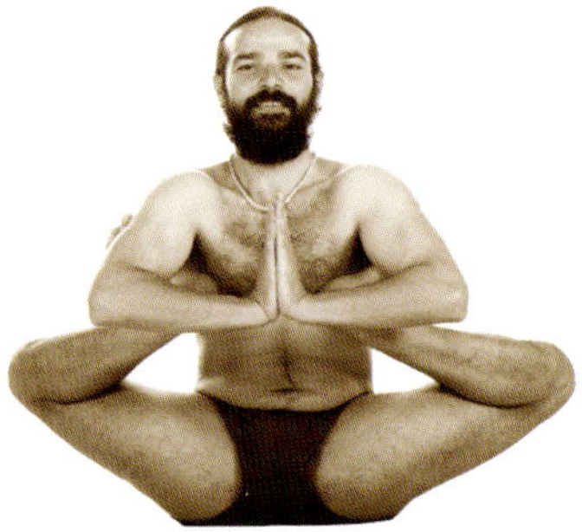

495
नमस्कार द्वि पाद योग दण्ड आसन
Namaskāra dvi pāda yoga daṇḍa āsana
Betende Zweibeinige Yoga-Danda-Haltung

नमस्कारद्विपादयोगदण्डासन
Namaskāradvipādayogadaṇḍāsana

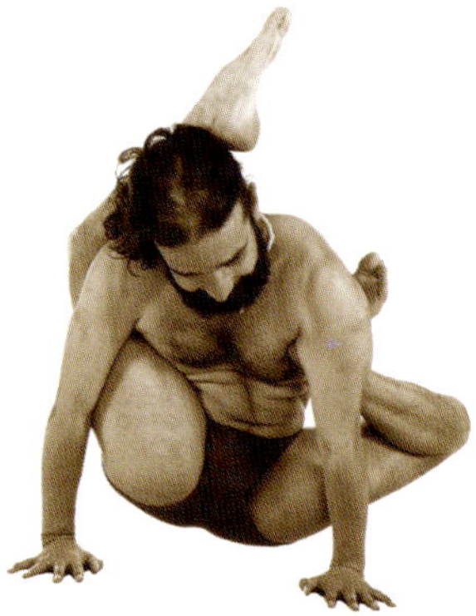

496
उत्थित योग दण्ड भैरव आसन
Utthita yoga daṇḍa bhairava āsana
Balancierte Furchtlose Yoga-Danda-Haltung

उत्थितयोगदण्डभैरवासन
Utthitayogadaṇḍabhairavāsana

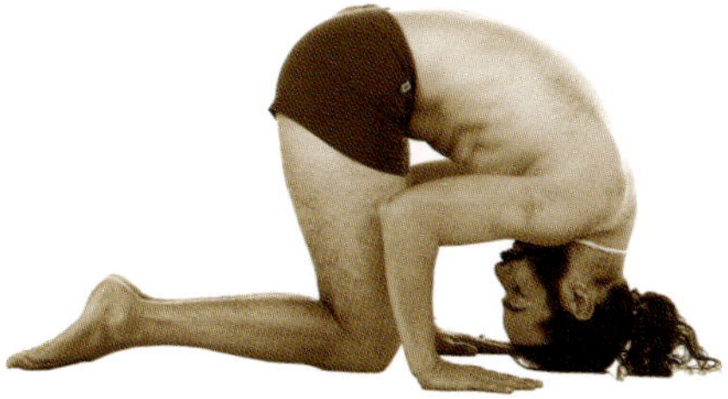

497
अर्ध शशाङ्क आसन (आरम्भ अवस्था)
Ardha śaśāṅka āsana (ārambha avasthā)
Halbe Hasenhaltung (Ausgangsposition)

अर्धशशाङ्कासन (आरम्भावस्था)
Ardhaśaśāṅkāsana (ārambhāvasthā)

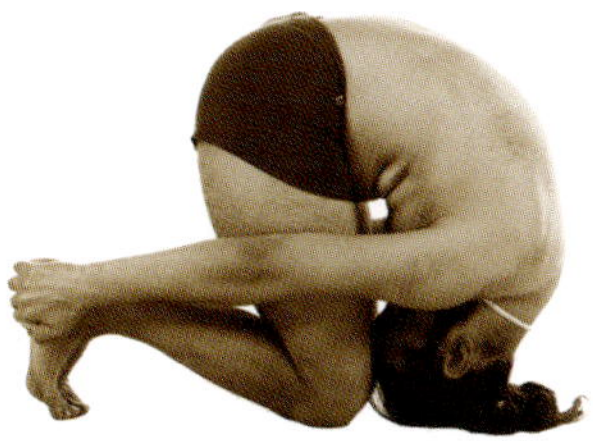

498
शशाङ्क आसन (प्रपदिक)
Śaśāṅka āsana (prapadika)
Hasenhaltung (Fußballen auf der Erde)

शशाङ्कासन (प्रपदिक)
Śaśāṅkāsana (prapadika)

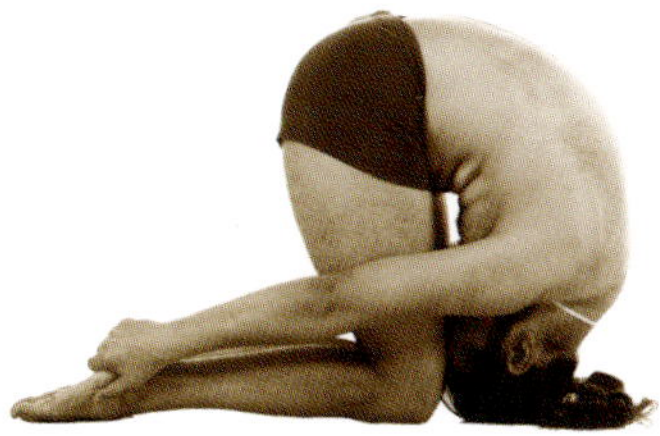

499
शशाङ्क आसन
Śaśāṅka āsana
Hasenhaltung

शशाङ्कासन
Śaśāṅkāsana

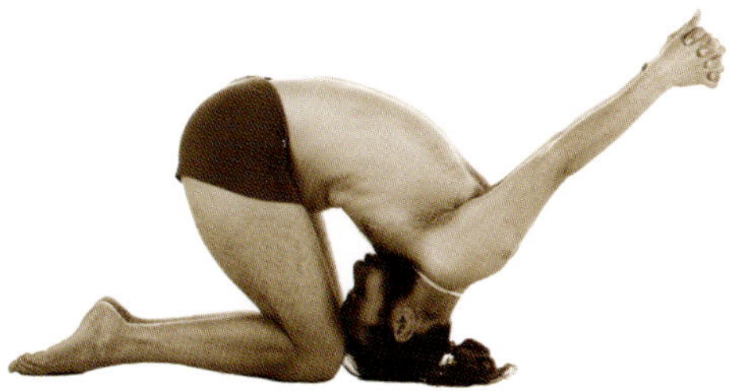

500
शशाङ्क आसन (पृष्ठ हस्त उत्तान)
Śaśāṅka āsana (pṛṣṭha hasta uttāna)
Hasenhaltung (Arme hinter dem Rücken gestreckt)

शशाङ्कासन (पृष्ठहस्तोत्तान)
Śaśāṅkāsana (pṛṣṭhahastauttāna)

Atme tief,
lächle stolz.

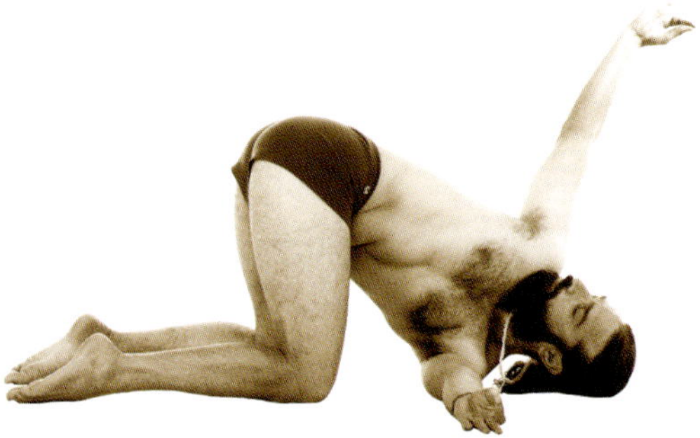

501
बाल वक्र नाथ आसन (विराट हस्त)
Bāla vakra nātha āsana (virāṭa hasta)
Kindlicher-Yogi-Haltung
(Arme weit gestreckt)

बालवक्रनाथासन (विराटहस्त)
Bālavakranāthāsana (virāṭahasta)

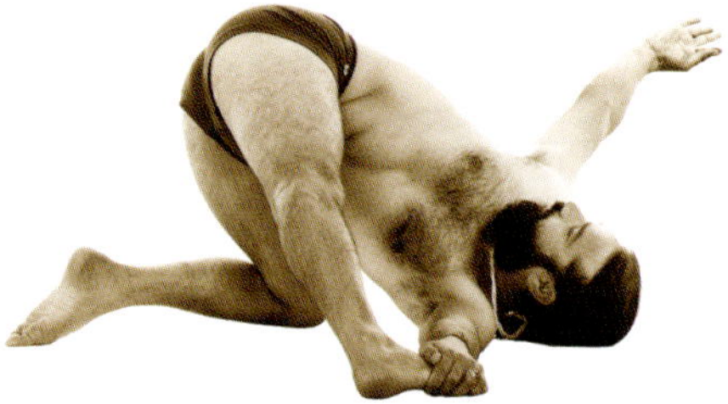

502
बाल वक्र नाथ आसन (बद्ध पाद अङ्गुष्ठ)
Bāla vakra nātha āsana (baddha pāda aṅguṣṭha)
Kindlicher-Yogi-Haltung (großer Zeh gehalten)

बालवक्रनाथासन (बद्धपादाङ्गुष्ठ)
Bālavakranāthāsana (baddhapādāṅguṣṭha)

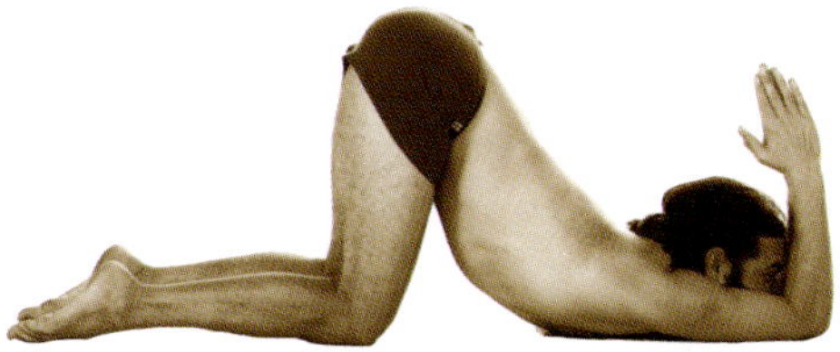

503
पल्लव कृमि आसन (ऊर्ध्व हस्त नमस्कार)
Pallava kṛmi āsana (ūrdhva hasta namaskāra)
Wurmhaltung (Hände in Gebetshaltung über dem Kopf)

पल्लवकृमि आसन (ऊर्ध्वहस्तनमस्कार)
Pallavakṛmiāsana (ūrdhvahastanamaskāra)

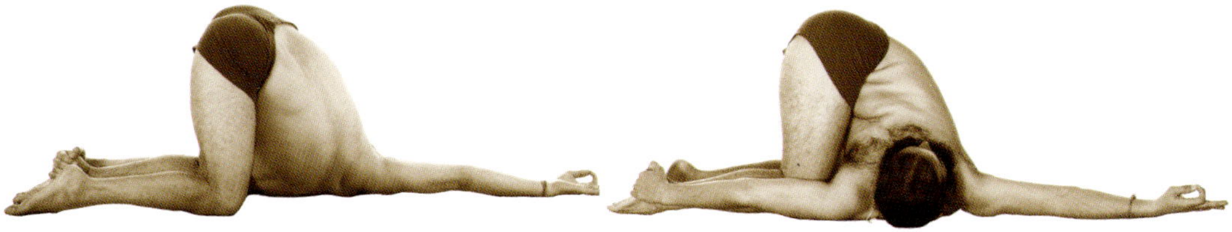

504
चरक आसन (विपरीत हस्त पाद बद्ध)
Caraka āsana (viparīta hasta pāda baddha)
Haltung des Weisen Caraka (eine Hand umfasst den gegenüberliegenden Fuß)

चरकासन (विपरीतहस्तपादबद्ध)
Carakāsana (viparītahastapādabaddha)

Armbalancen

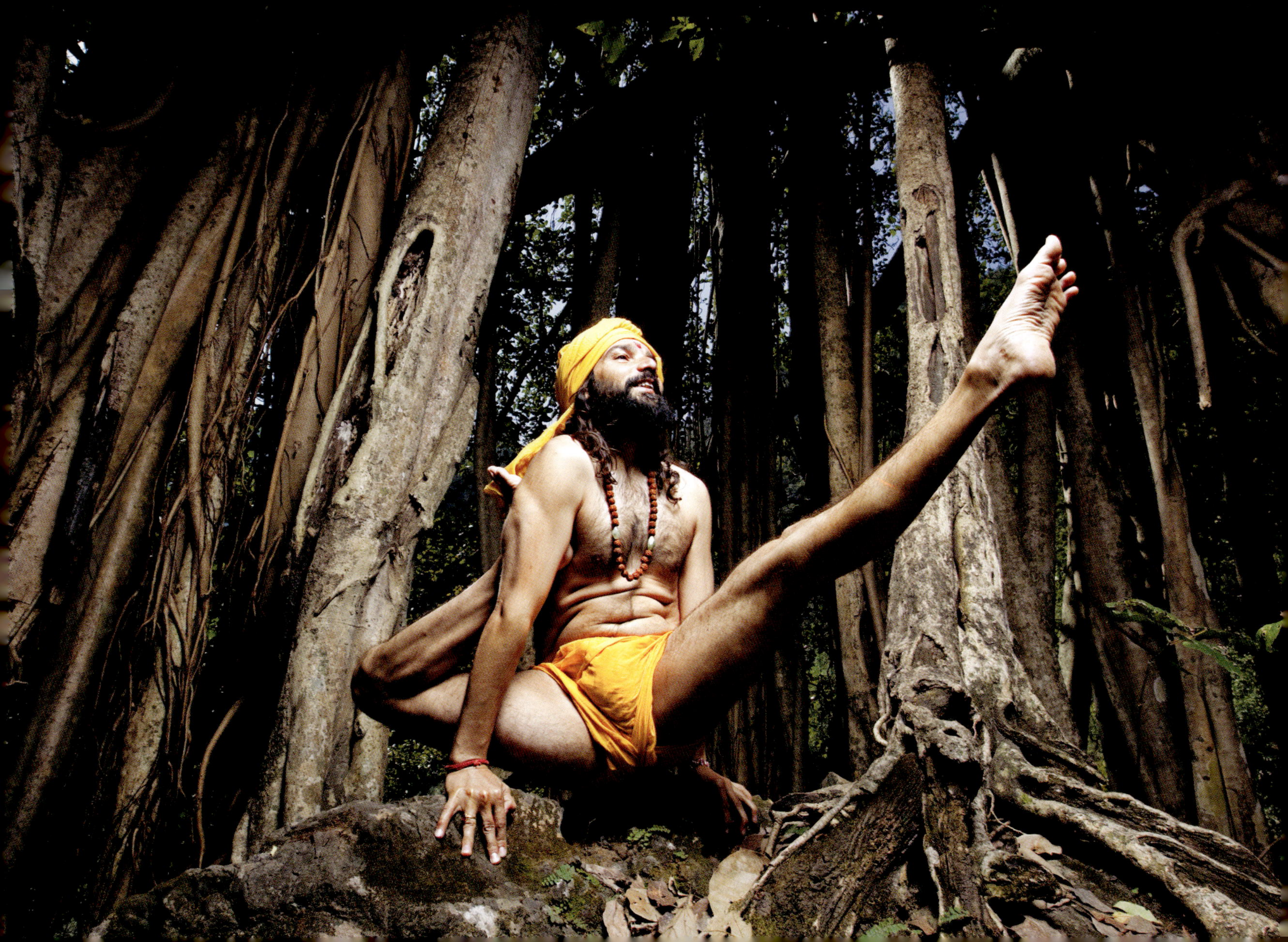

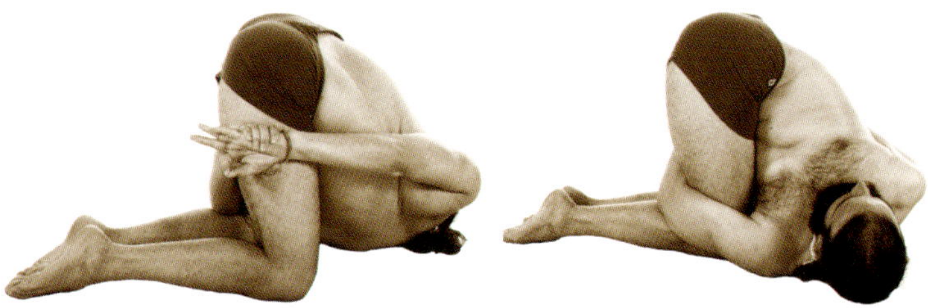

505
पूर्ण चरक आसन (रज्जु हस्त)
Pūrṇa Caraka āsana (rajju hasta)
Vollständige Haltung des Weisen Caraka
(eine Hand umfasst das Handgelenk der anderen)

पूर्णचरकासन (रज्जुहस्त)
Pūrṇacarakāsana (rajjuhasta)

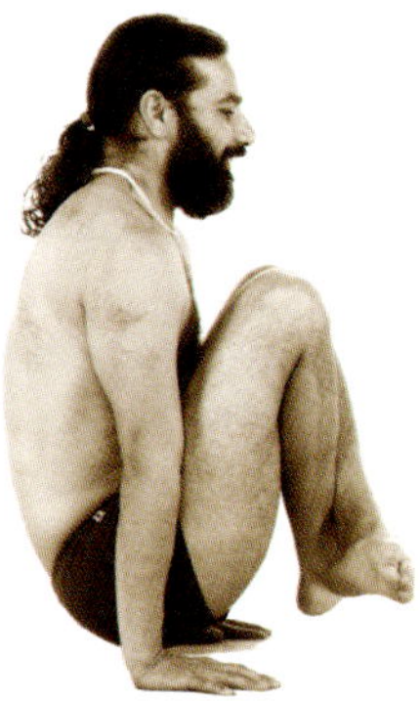

506
लोल आसन
Lola āsana
Schaukelhaltung

लोलासन
Lolāsana

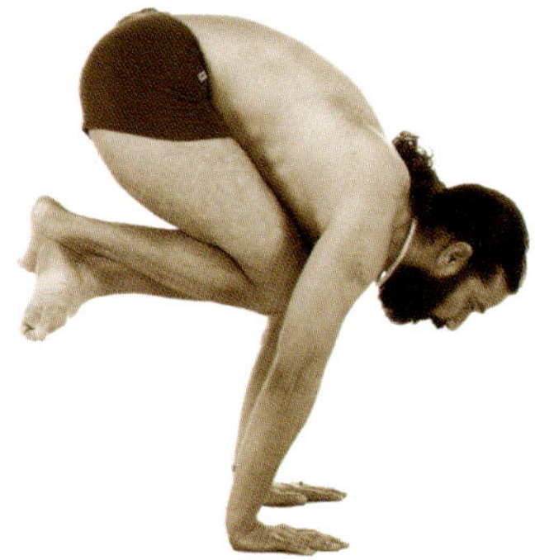

507
उड्डियान लोल आसन
Uḍḍiyāna lola āsana
Gestützte Schaukelhaltung

उड्डियानलोलासन
Uḍḍiyānalolāsana

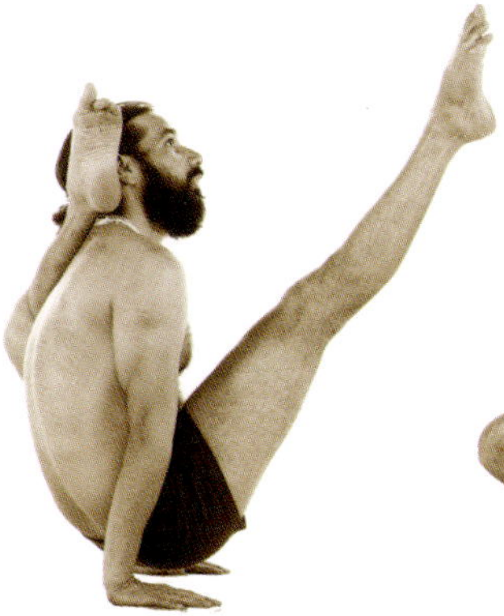

508
चातक आसन
Cātaka āsana
Lerchenhaltung

चातकासन
Cātakāsana

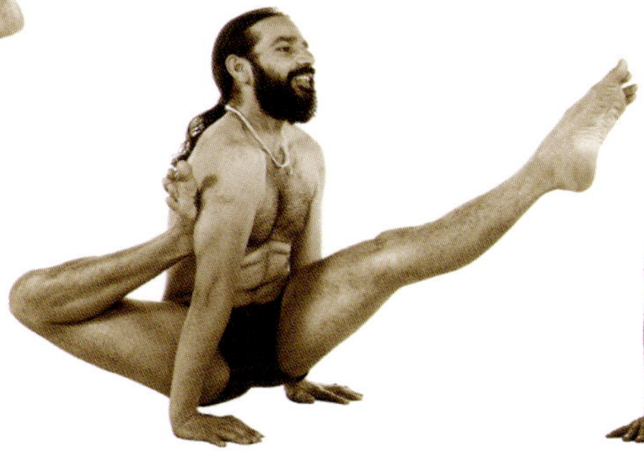

509
चर्पट नाथ आसन
Carpaṭa Nātha āsana
Haltung des Weisen Carpata Nātha

चर्पटनाथासन
Carpaṭanāthāsana

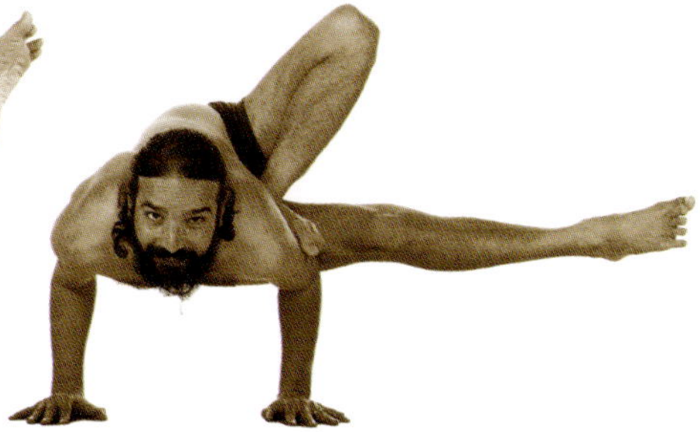

510
परिवृत्त चर्पट नाथ आसन
Parivṛtta Carpaṭa Nātha āsana
Gedrehte Haltung des Weisen Carpata Nātha

परिवृत्तचर्पटनाथासन
Parivṛttacarpaṭanāthāsana

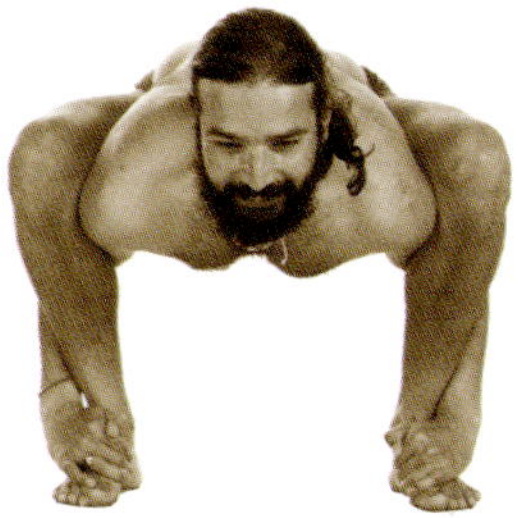

511
खञ्जन आसन
Khañjana āsana
Bachstelzenhaltung

खञ्जनासन
Khañjanāsana

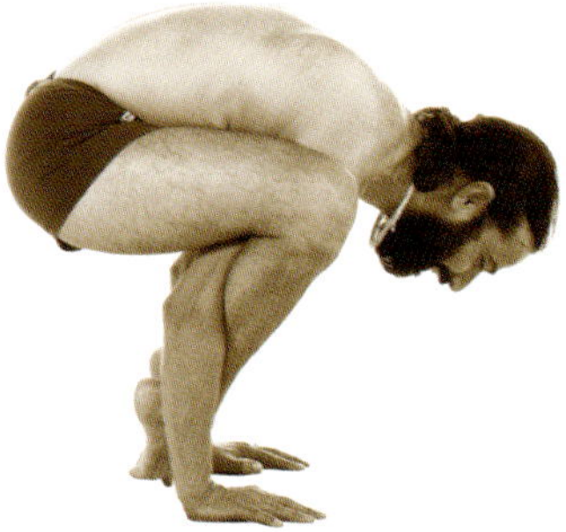

512
भुज पीड आसन (भू पाद)
Bhuja pīḍa āsana (bhū pāda)
Armstützhaltung (Füße auf der Erde)

भुजपीडासन (भूपाद)
Bhujapīḍāsana (bhūpāda)

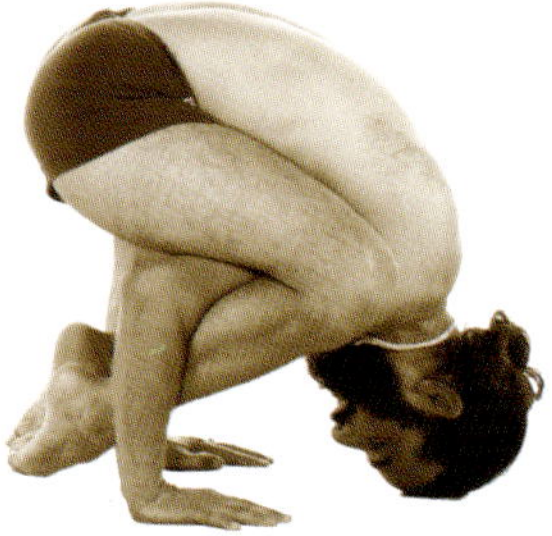

513
भुज पीड आसन (भू शिर)
Bhuja pīḍa āsana (bhū śira)
Armstützhaltung (Stirn auf der Erde)

भुजपीडासन (भूशिर)
Bhujapīḍāsana (bhūśira)

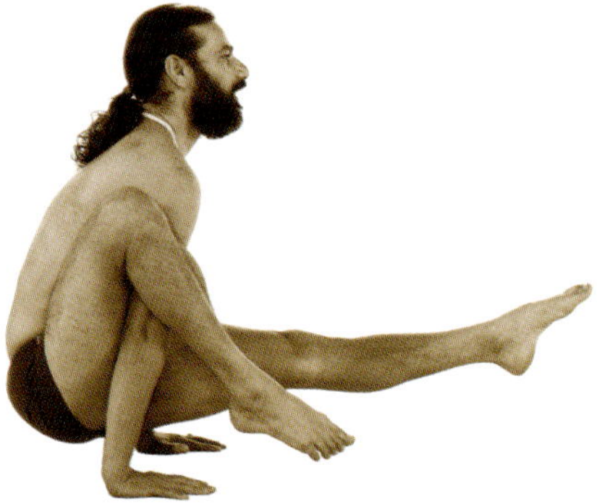

514
भुज पीड आसन (एक पाद दण्ड तुला)
Bhuja pīḍa āsana (eka pāda daṇḍa tulā)
Armstützhaltung (ein Bein in balancierter Stockhaltung)

भुजपीडासन (एकपाददण्डतुला)
Bhujapīḍāsana (ekapādadaṇḍatulā)

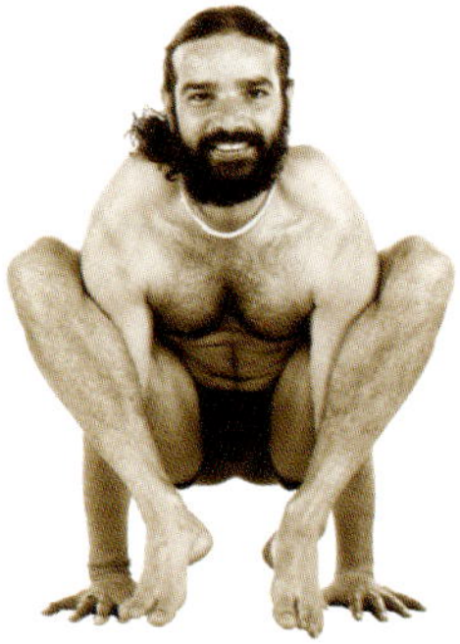

515
भुज पीड आसन
Bhuja pīḍa āsana
Armstützhaltung

भुजपीडासन
Bhujapīḍāsana

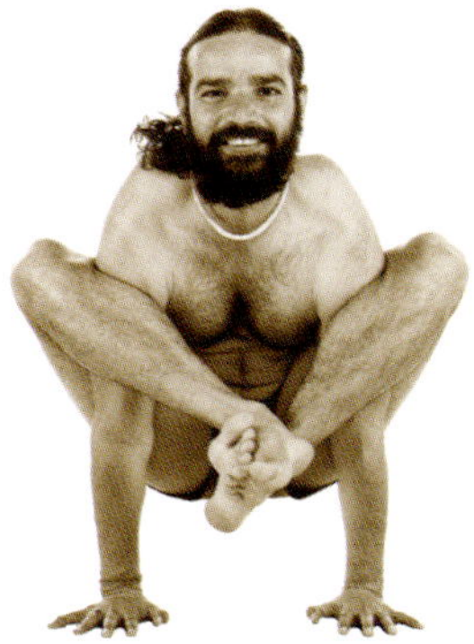

516
भुज पीड आसन (विकट)
Bhuja pīḍa āsana (vikaṭa)
Armstützhaltung (anspruchsvolle Variation)

भुजपीडासन (विकट)
Bhujapīḍāsana (vikaṭa)

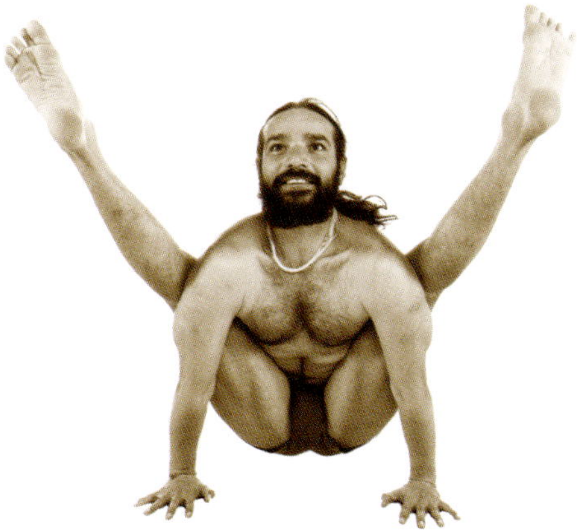

517
ऊर्ध्व मुख टिट्टिभ आसन
Ūrdhva mukha ṭiṭṭibha āsana
Aufwärtsschauendes Glühwürmchen

ऊर्ध्वमुखटिट्टिभासन
Ūrdhvamukhaṭiṭṭibhāsana

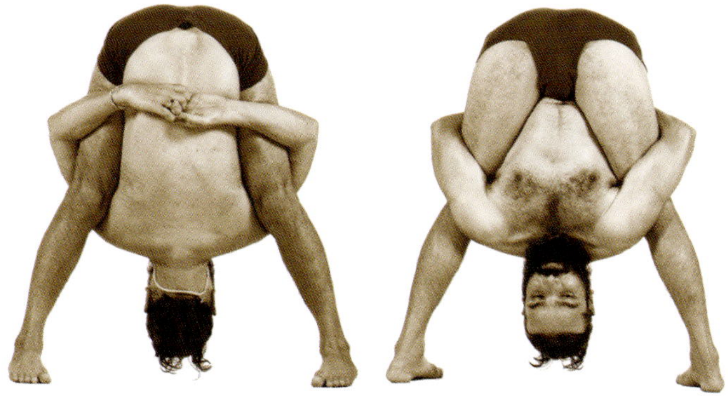

518
अधोमुख टिट्टिभ आसन
Adhomukha ṭiṭṭibha āsana
Herabschauendes Glühwürmchen

अधोमुखटिट्टिभासन
Adhomukhaṭiṭṭibhāsana

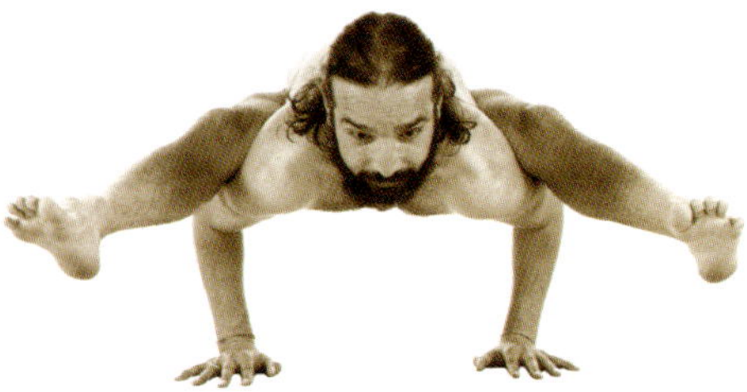

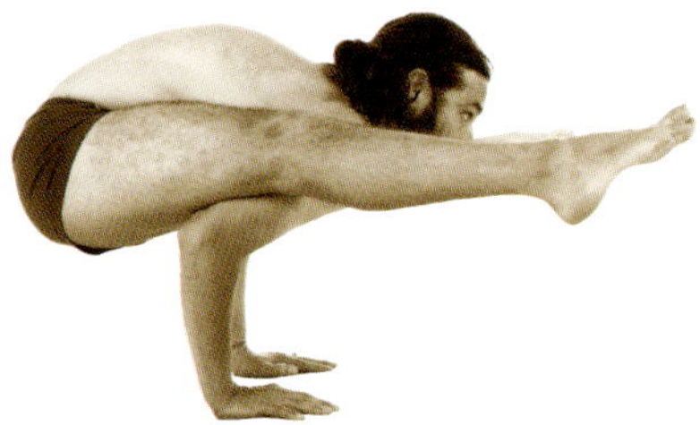

519
टिट्टिभ आसन (कफोणि उत्तोलन)
Ṭiṭṭibha āsana (kaphoṇi uttolana)
Glühwürmchenhaltung (auf den Ellbogen balanciert)

टिट्टिभासन (कफोणिउत्तोलन)
Ṭiṭṭibhāsana (kaphoṇiuttolana)

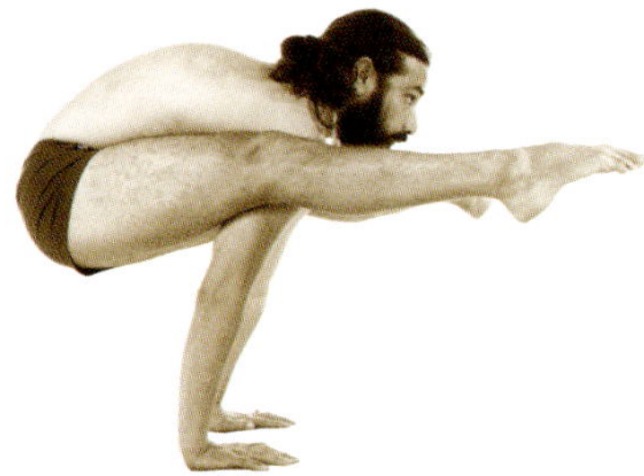

520
टिट्टिभ आसन
Ṭiṭṭibha āsana
Glühwürmchenhaltung

टिट्टिभासन
Ṭiṭṭibhāsana

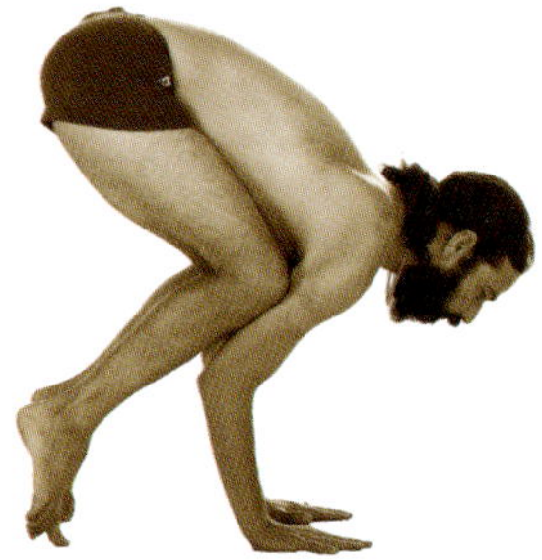

521
अर्ध बक आसन (पाद अङ्गुल भू)
Ardha baka āsana (pāda āṅgula bhū)
Halbe Kranichhaltung (Zehen auf der Erde)

अर्धबकासन (पादाङ्गुलभू)
Ardhabakāsana (pādāṅgulabhū)

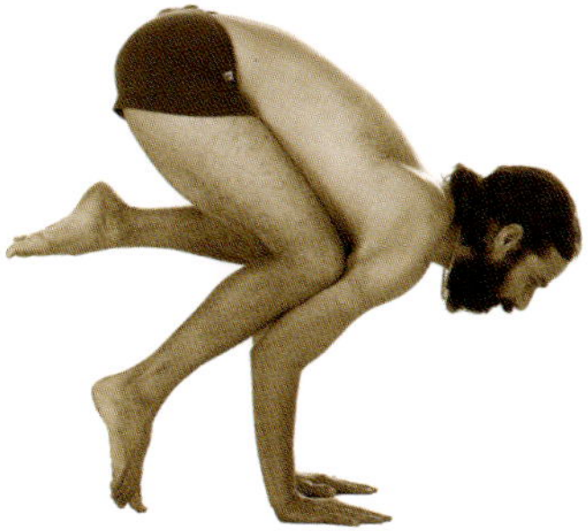

522
अर्ध बक आसन (एक पाद अङ्गुल भू)
Ardha baka āsana (eka pāda aṅgula bhū)
Halbe Kranichhaltung (Zehen eines Fußes auf der Erde)

अर्धबकासन (एकपादाङ्गुलभू)
Ardhabakāsana (ekapādāṅgulabhū)

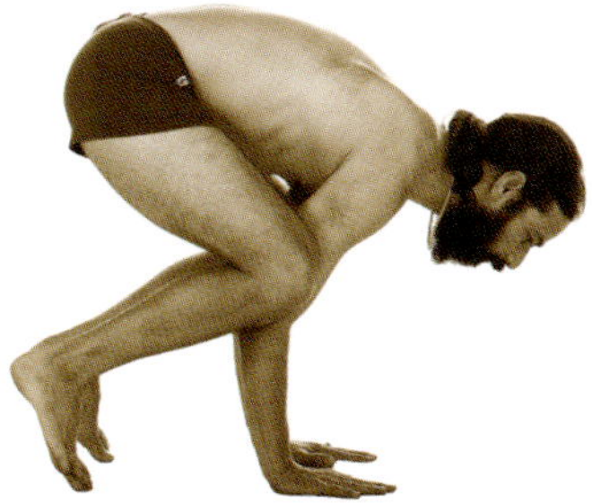

523
अर्ध बक आसन (पाद अङ्गुल भू, बहिर्जानु)
Ardha baka āsana (pāda aṅgula bhū, bahirjānu)
Halbe Kranichhaltung (Zehen auf der Erde, Knie außerhalb der Ellbogen)

अर्धबकासन (पादाङ्गुलभू, बहिर्जानु)
Ardhabakāsana (pādāṅgulabhū, bahirjānu)

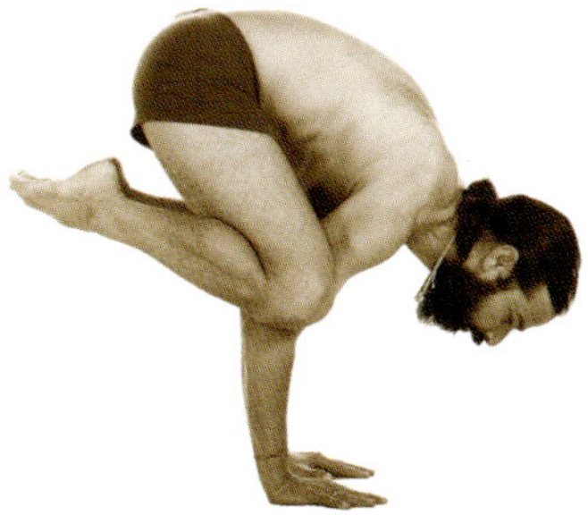

524
बक आसन (बहिर्जानु)
Baka āsana (bahirjānu)
Kranichhaltung (Knie außerhalb der Ellbogen)

बकासन (बहिर्जानु)
Bakāsana (bahirjānu)

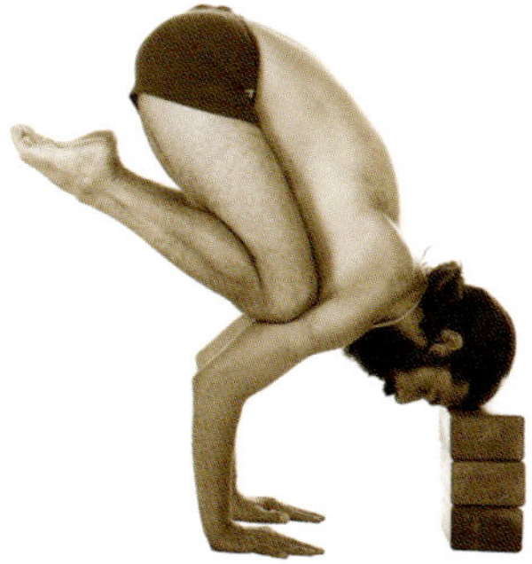

525
बक आसन (सालम्ब)
Baka āsana (sālamba)
Kranichhaltung (auf Yogablöcke gestützt)

बकासन (सालम्ब)
Bakāsana (sālamba)

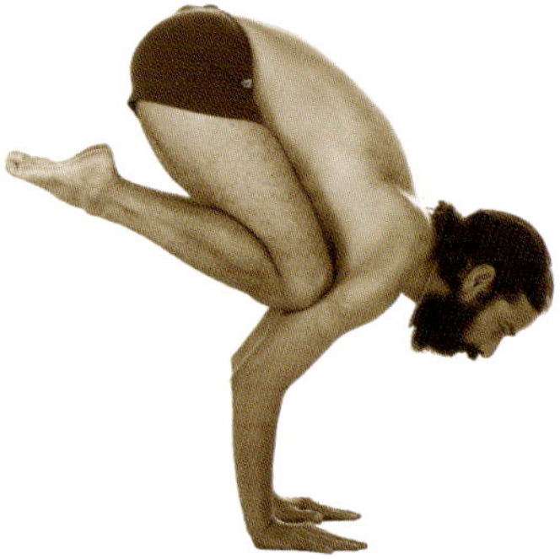

526
बक आसन
Baka āsana
Kranichhaltung

बकासन
Bakāsana

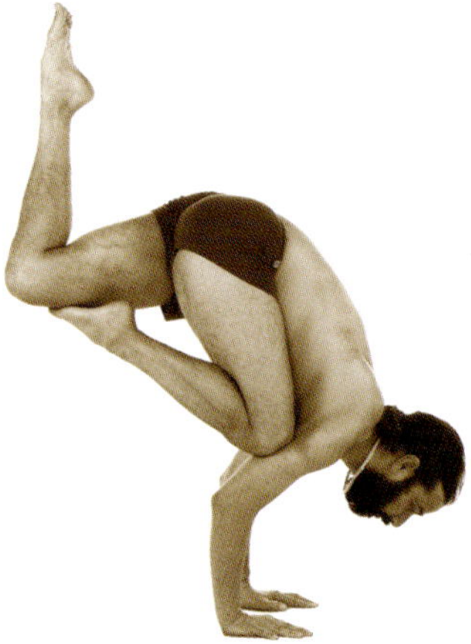

527
महा बक आसन
Mahā baka āsana
Große Kranichhaltung

महाबकासन
Mahābakāsana

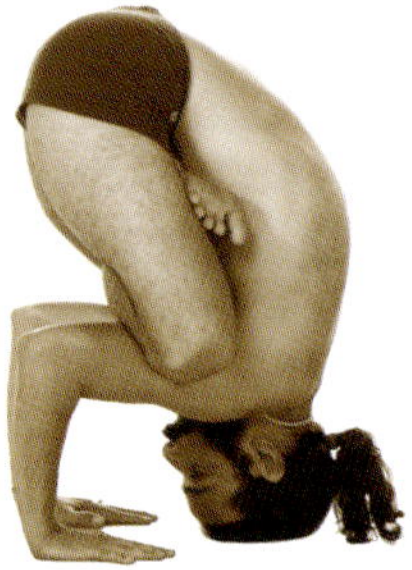

528
पद्म बक आसन (आरम्भ अवस्था)
Padma baka āsana (ārambha avasthā)
Lotos-Kranichhaltung (Ausgangsposition)

पद्मबकासन (आरम्भावस्था)
Padmabakāsana (ārambhavasthā)

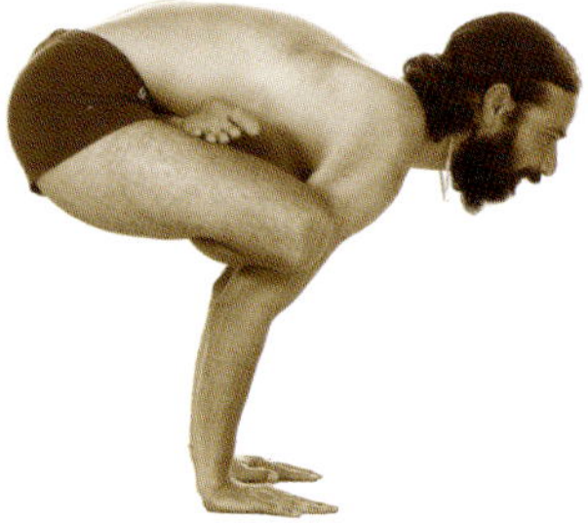

529
पद्म बक आसन
Padma baka āsana
Lotos-Kranichhaltung

पद्मबकासन
Padmabakāsana

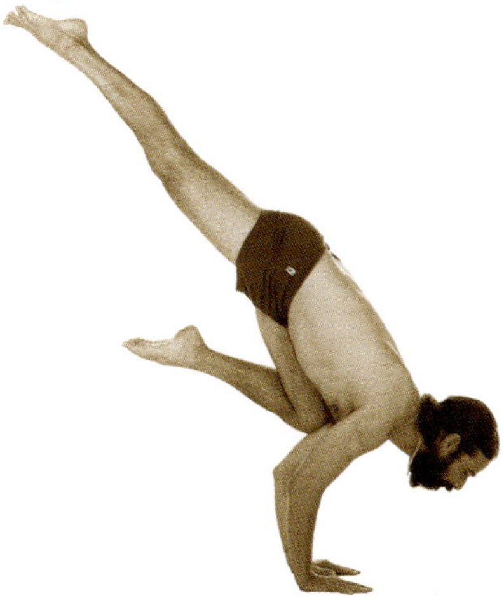

530
बक आसन (ऊर्ध्व एक पाद)
Baka āsana (ūrdhva eka pāda)
Kranichhaltung (ein Bein nach oben gestreckt)

बकासन (ऊर्ध्वैकपाद)
Bakāsana (ūrdhvaikapāda)

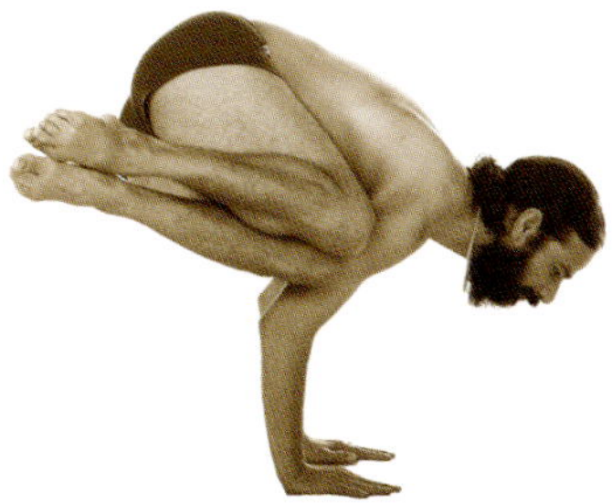

531
परिवृत्त बक आसन
Parivṛtta baka āsana
Gedrehte Kranichhaltung

परिवृत्तबकासन
Parivṛttabakāsana

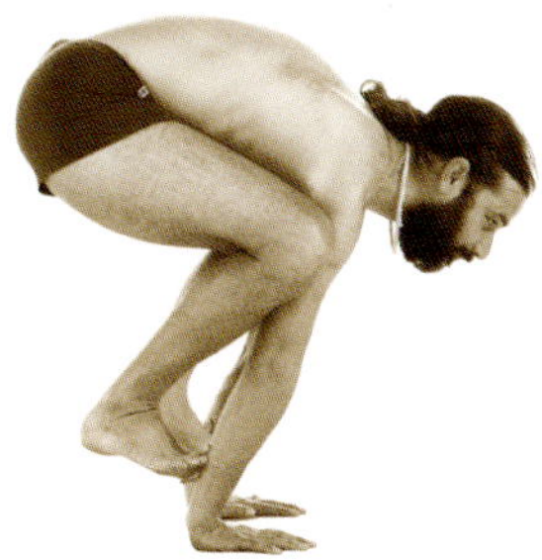

532
बक आसन (मणि बन्ध)
Baka āsana (maṇi bandha)
Kranichhaltung (Zehen zu den Armgelenken)

बकासन (मणिबन्ध)
Bakāsana (maṇibandha)

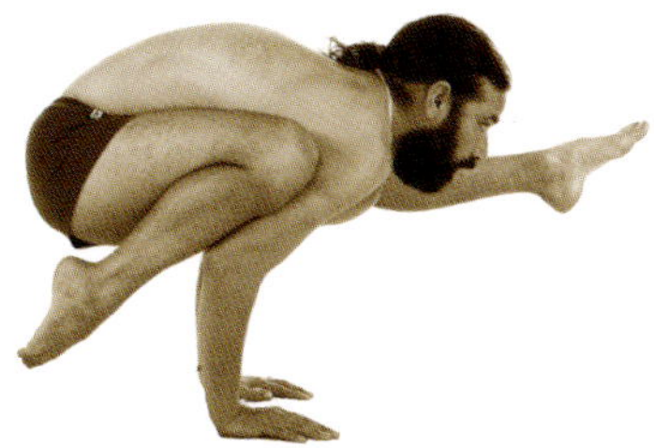

533
टिट्टिभ बक आसन
Ṭiṭṭibha baka āsana
Glühwürmchen-Kranichhaltung

टिट्टिभबकासन
Ṭiṭṭibhabakāsana

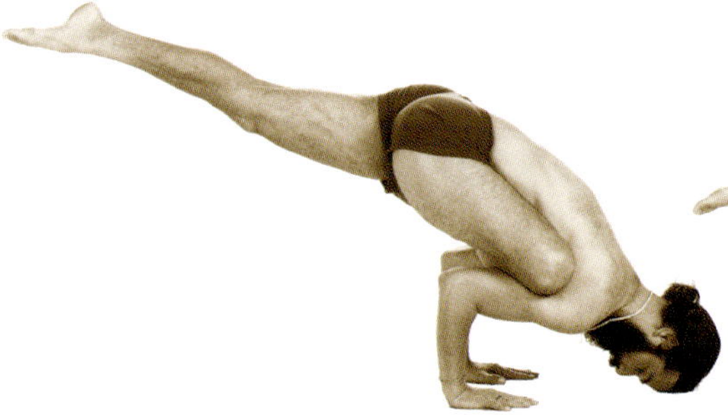

534
गालव आसन (ललाट भू)
Gālava āsana (lalāṭa bhū)
Haltung des Weisen Gālava (Stirn auf der Erde)

गालवासन (ललाटभू)
Gālavāsana (lalāṭabhū)

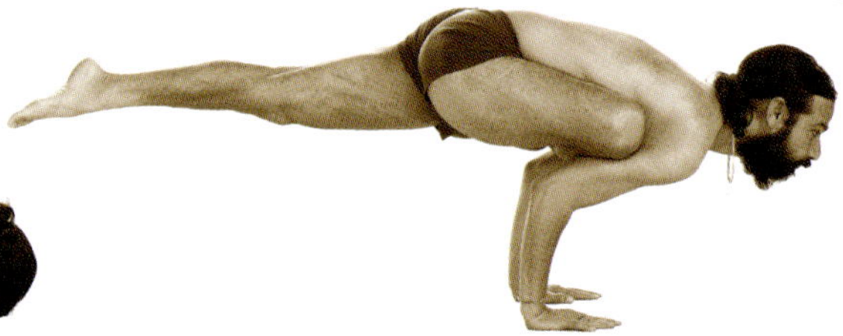

535
गालव आसन
Gālava āsana
Haltung des Weisen Gālava

गालवासन
Gālavāsana

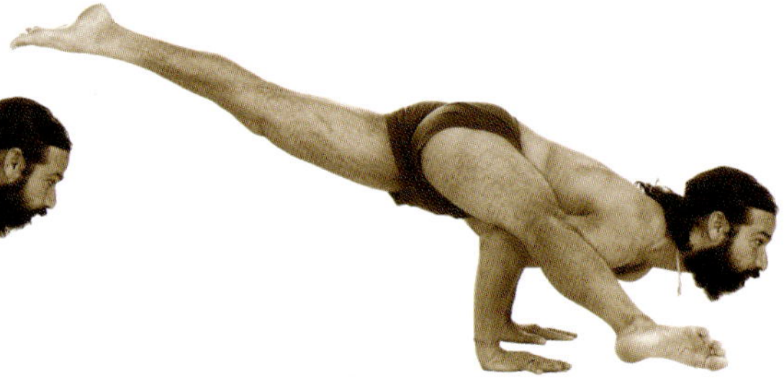

536
एक पाद कौण्डीन्य आसन
Eka pāda Kauṇḍīnya āsana
Einbeinige Haltung des Weisen Kaundīnya

एकपादकौण्डीन्यासन
Ekapādakauṇḍīnyāsana

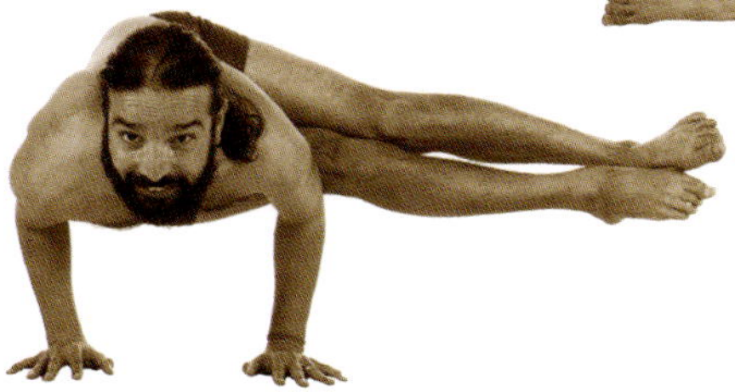

537
परिवृत्त कौण्डीन्य आसन
Parivṛtta Kauṇḍīnya āsana
Gedrehte Haltung des Weisen Kaundīnya

परिवृत्तकौण्डीन्यासन
Parivṛttakauṇḍīnyāsana

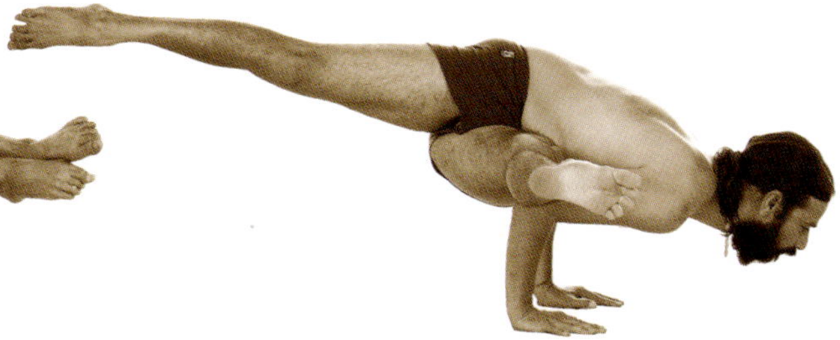

538
परिवृत्त कौण्डीन्य आसन
Parivṛtta eka pāda Kauṇḍīnya āsana
Gedrehte Einbeinige Haltung des Weisen Kaundīnya

परिवृत्तैकपादकौण्डीन्यासन
Parivṛttaikapādakauṇḍīnyāsana

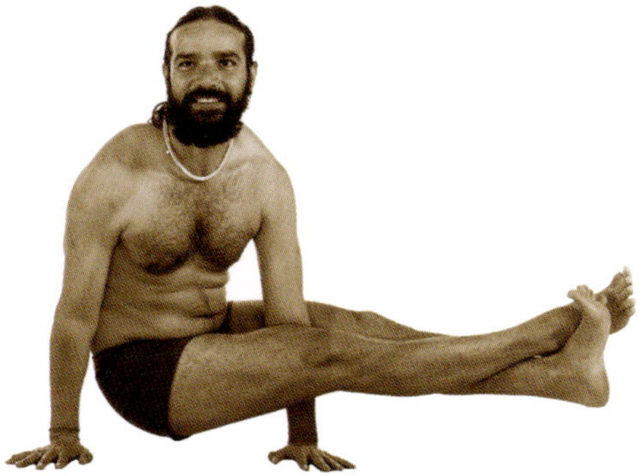

539
अष्टावक्र आसन
Aṣṭāvakra āsana
Haltung des Weisen Astāvakra

अष्टावक्रासन
Aṣṭāvakrāsana

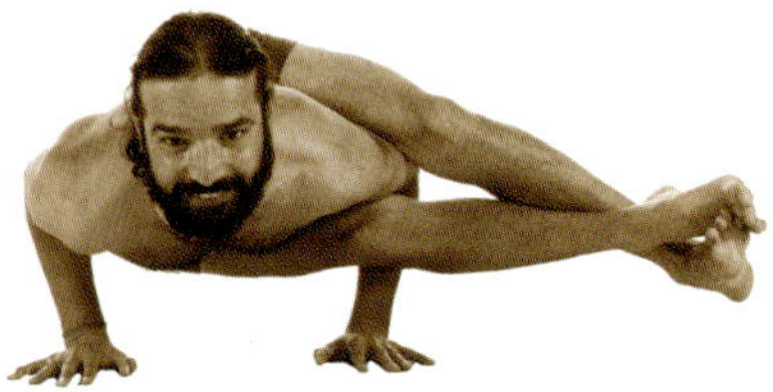

540
अष्टावक्र आसन (विकट)
Aṣṭāvakra āsana (vikaṭa)
Haltung des Weisen Astāvakra (anspruchsvolle Variation)

अष्टावक्रासन (विकटा)
Aṣṭāvakrāsana (vikaṭa)

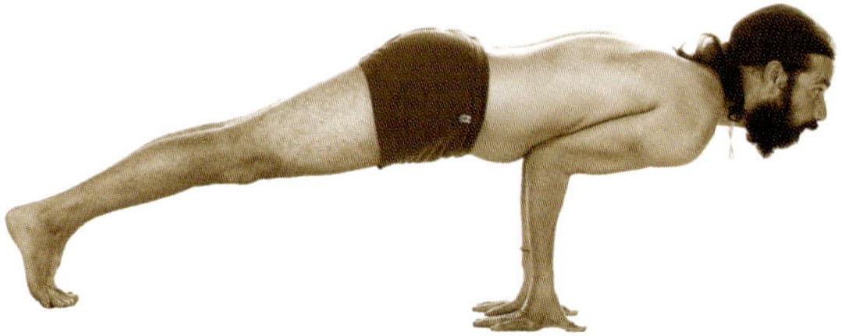

541
मयूर आसन (आरम्भ अवस्था)
Mayūra āsana (ārambha avasthā)
Pfauenhaltung (Ausgangsposition)

मयूरासन (आरम्भावस्था)
Mayūrāsana (ārambhāvasthā)

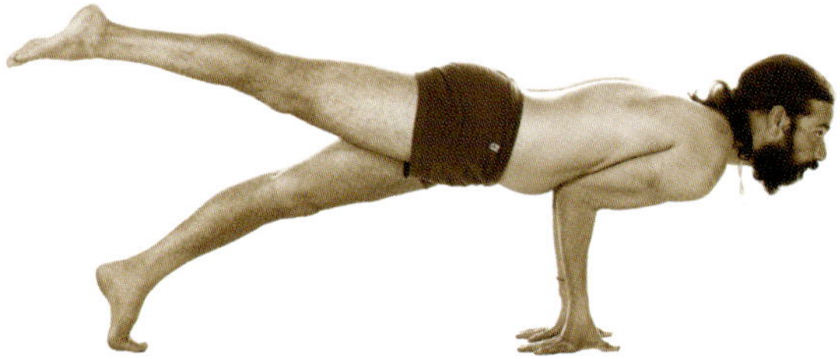

542
मयूर आसन (एक पाद ऊर्ध्व)
Mayūra āsana (eka pāda ūrdhva)
Pfauenhaltung (ein Bein angehoben)

मयूरासन (एकपादऊर्ध्व)
Mayūrāsana (ekapādordhva)

Yoga bedeutet, die richtige Balance zu finden.

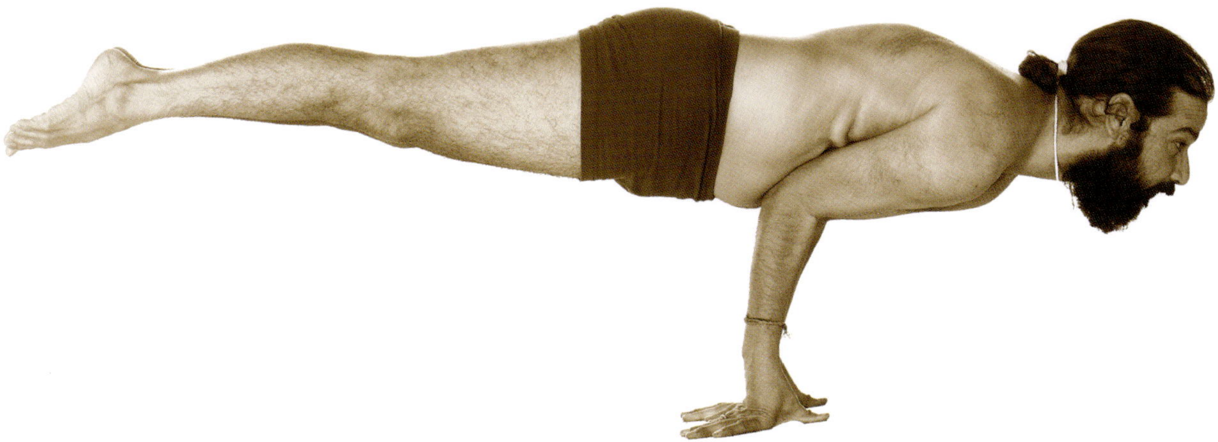

543
मयूर आसन (हस्त अङ्गुल भू)
Mayūra āsana (hasta aṅgula bhū)
Pfauenhaltung (Fingerspitzen auf der Erde)

मयूरासन (हस्ताङ्गुलभू)
Mayūrāsana (hastāṅgulabhū)

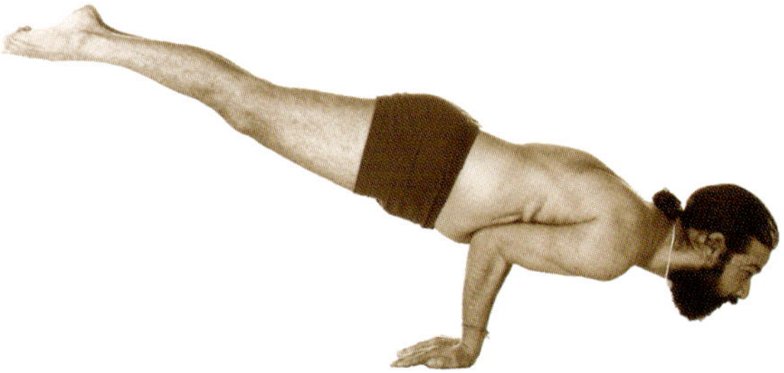

544
मयूर आसन (करतल भू)
Mayūra āsana (karatala bhū)
Pfauenhaltung (Handflächen auf der Erde)

मयूरआसन (करतलभू)
Mayūrāsana (karatalabhū)

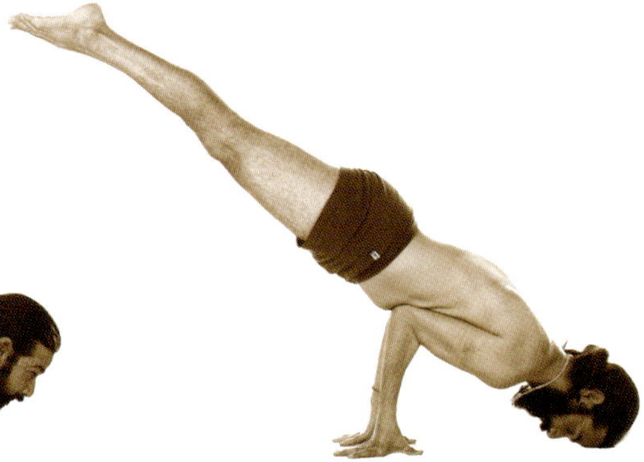

545
मयूर आसन (ललाट भू)
Mayūra āsana (lalāṭa bhū)
Pfauenhaltung (Stirn auf der Erde)

मयूरासन (ललाटभू)
Mayūrāsana (lalāṭabhū)

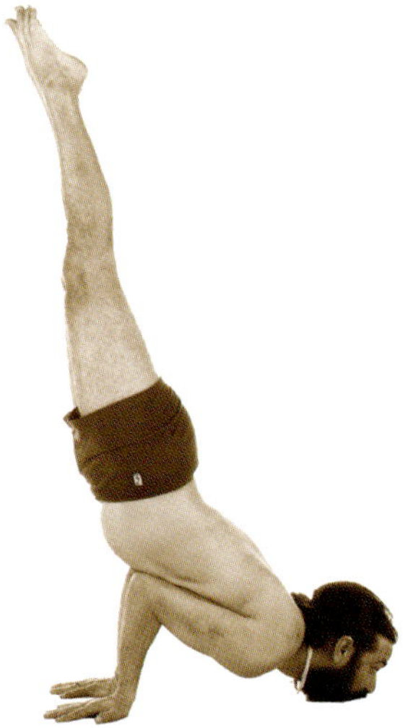

546
मयूर आसन (हनु भू)
Mayūra āsana (hanu bhū)
Pfauenhaltung (Kinn auf der Erde)

मयूरासन (हनुभू)
Mayūrāsana (hanubhū)

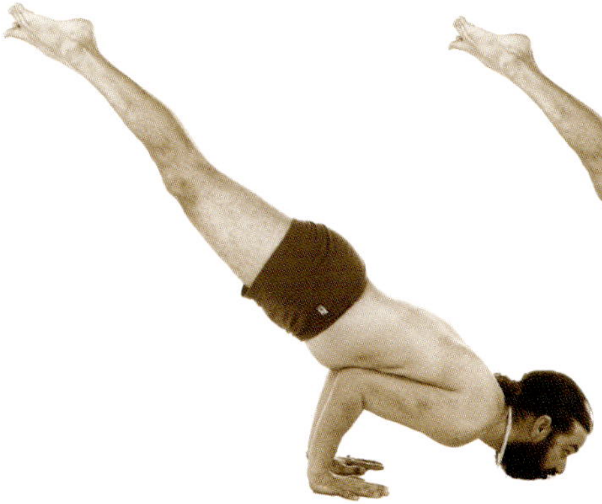

547
मयूर आसन (हनु भू अन्तर्हस्त)
Mayūra āsana (hanu bhū antarhasta)
Pfauenhaltung (Kinn auf der Erde, Hände innerhalb der Schultern)

मयूरासन (हनुभ्वान्तर्हस्त)
Mayūrāsana (hanubhūantarhasta)

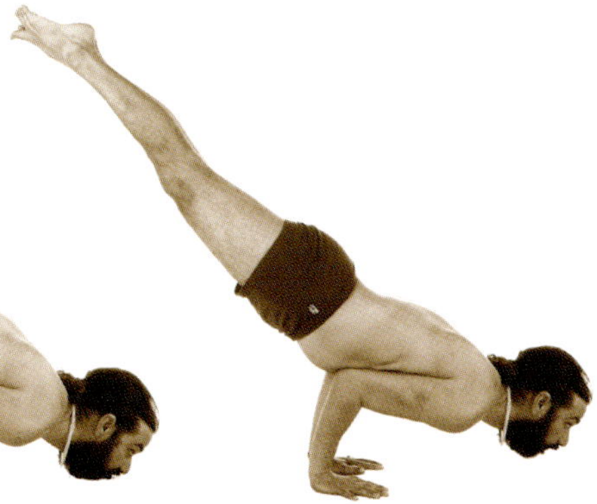

548
मयूर आसन (अर्न्तहस्त)
Mayūra āsana (antarhasta)
Pfauenhaltung (Hände innerhalb der Schultern)

मयूरासन (अन्तर्हस्त)
Mayūrāsana (antarhasta)

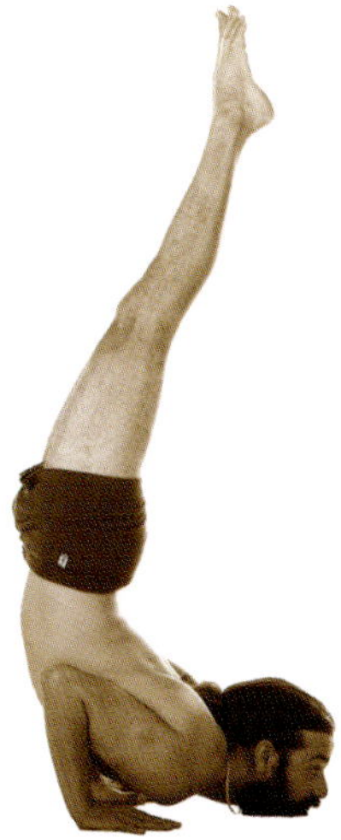

549
पुच्छ मयूर आसन (करतल भू)
Puccha mayūra āsana (karatala bhū)
Pfauenfederhaltung (Handflächen auf der Erde)

पुच्छमयूरासन (करतलभू)
Pucchamayūrāsana (karatalabhū)

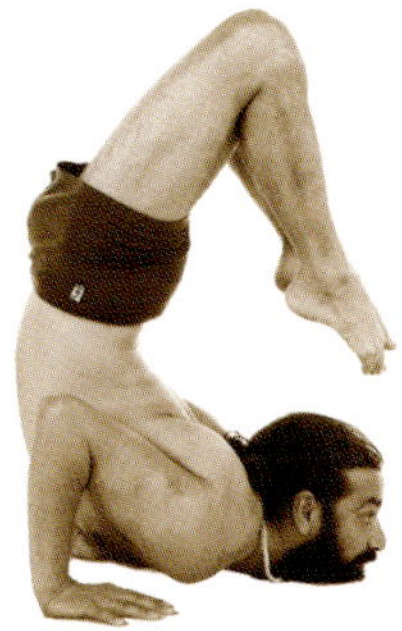

550
नृत्य मयूर आसन (करतल भू)
Nṛtya mayūra āsana (karatala bhū)
Tanzende Pfauenfederhaltung (Handflächen auf der Erde)

नृत्यमयूरासन (करतलभू)
Nṛtyamayūrāsana (karatalabhū)

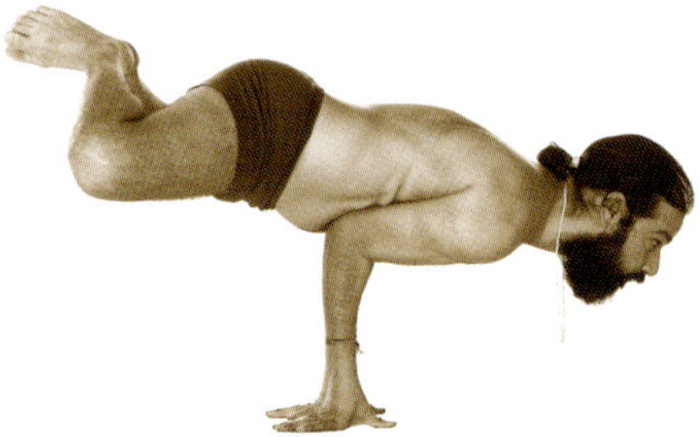

551
पार्वती पाद मयूर आसन (हस्त अङ्गुल भू)
Pārvati pāda mayūra āsana (hasta aṅgula bhū)
Sich-berührende-Fußsohlen-Pfauenhaltung (Fingerspitzen auf der Erde)

पार्वतीपादमयूरासन (हस्ताङ्गुल भू)
Pārvatipādamayūrāsana (hastāṅgulabhū)

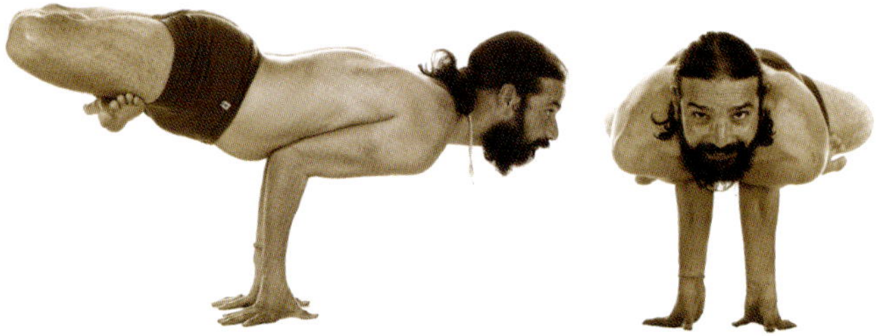

552
पद्म मयूर आसन
Padma mayūra āsana
Lotos-Pfauenhaltung

पद्ममयूरासन
Padmamayūrāsana

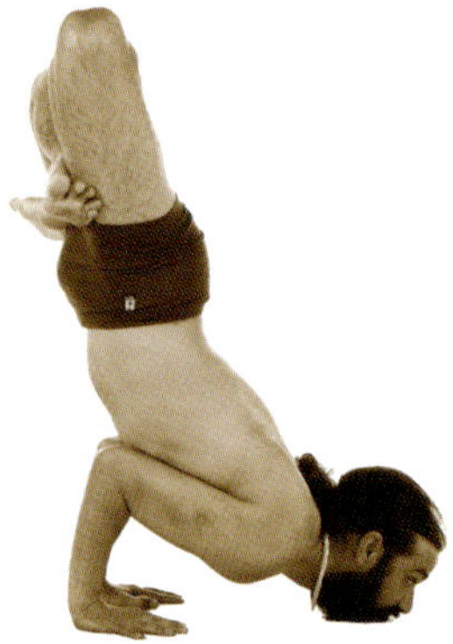

553
ऊर्ध्व पद्म मयूर आसन (हनु भू)
Ūrdhva padma mayūra āsana (hanu bhū)
Angehobene Lotos-Pfauenhaltung (Kinn auf der Erde)

ऊर्ध्वपद्ममयूरासन (हनुभू)
Ūrdhvapadmamayūrāsana (hanubhū)

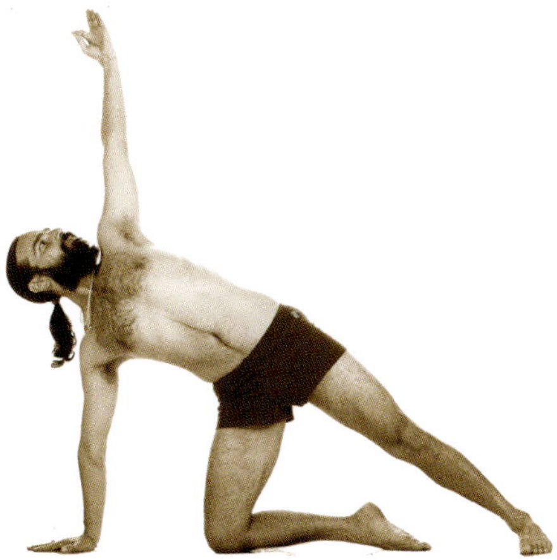

554
वशिष्ठ आसन (जानु भू)
Vaśiṣṭha āsana (jānu bhū)
Haltung des Weisen Vasistha (Knie auf der Erde)

वशिष्ठासन (जानुभू)
Vaśiṣṭhāsana (jānubhū)

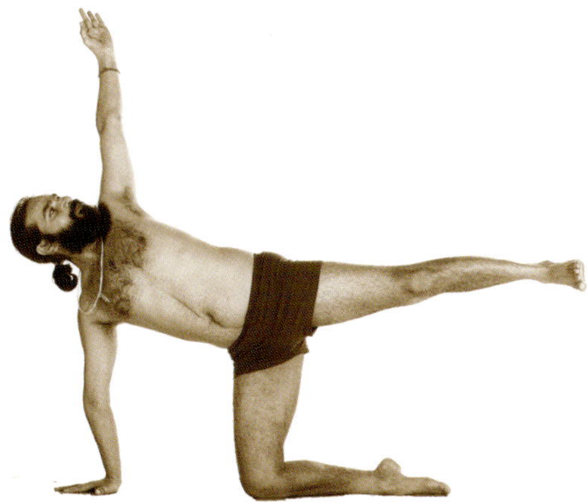

555
उत्तोलन एक पाद वशिष्ठ आसन (जानु भू)
Uttolana eka pāda Vaśiṣṭha āsana (jānu bhū)
Balancierte Einbeinige Haltung des Weisen Vasistha (Knie auf der Erde)

उत्तोलनैकपादवशिष्ठासन (जानुभू)
Uttolanaikapādavaśiṣṭhāsana (jānubhū)

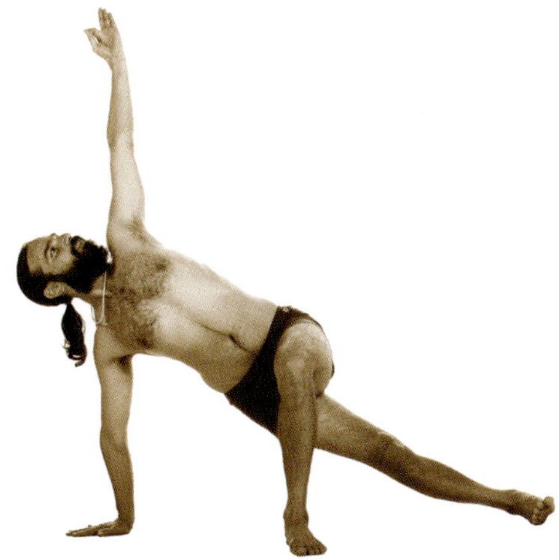

556
वशिष्ठ आसन (त्रि अङ्ग भू)
Vaśiṣṭha āsana (tri aṅga bhū)
Haltung des Weisen Vasistha (zwei Beine und eine Hand auf der Erde)

वशिष्ठासन (त्र्यङ्गभू)
Vaśiṣṭhāsana (Triaṅgabhū)

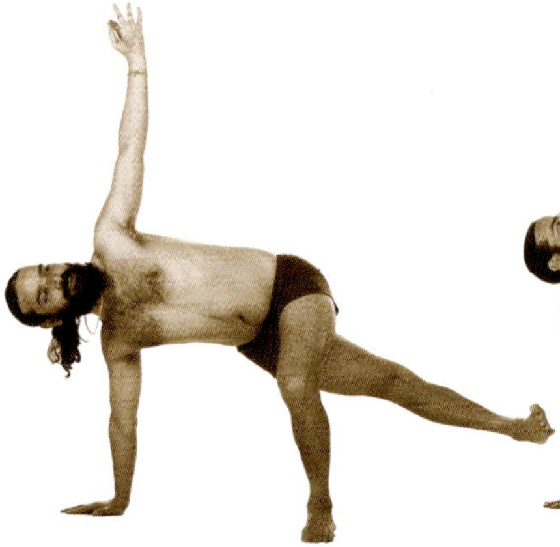

557
उत्तोलन वशिष्ठ आसन (विपरीत हस्त पाद)
Uttolana Vaśiṣṭha āsana (viparīta hasta pāda)
Balancierte Haltung des Weisen Vasistha (ein Bein und die gegenüberliegende Hand auf der Erde)

उत्तोलनवशिष्ठासन (विपरीतहस्तपाद)
Uttolanavaśiṣṭhāsana (viparītahastapāda)

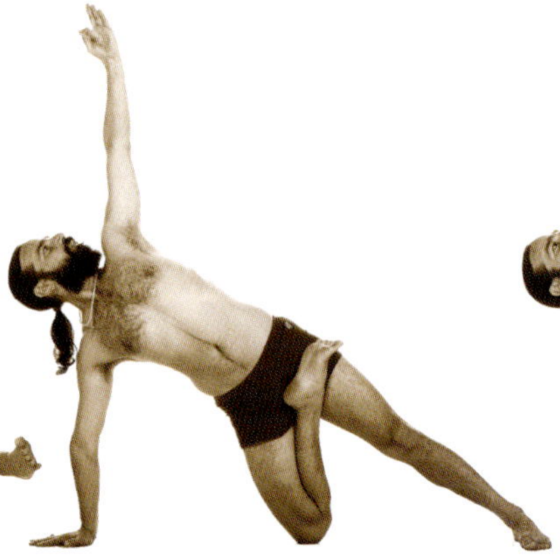

558
अर्ध पद्म वशिष्ठ आसन (जानु भू)
Ardha padma Vaśiṣṭha āsana (jānu bhū)
Halber Lotossitz des Weisen Vasistha (Knie auf der Erde)

अर्धपद्मवशिष्ठासन (जानुभू)
Ardhapadmaśiṣṭhāsana (jānubhū)

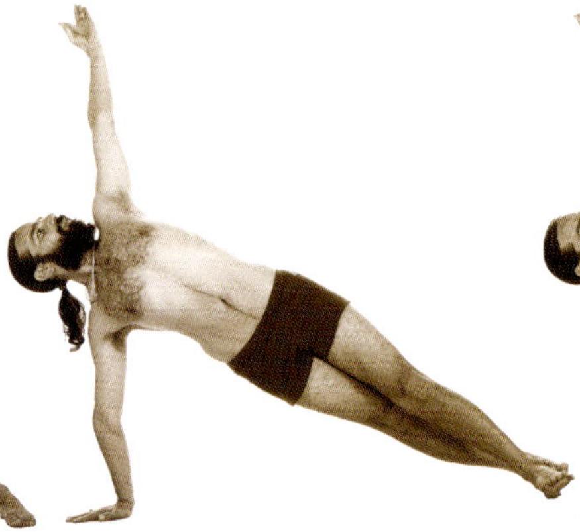

559
वशिष्ठ आसन (समक्षपाद)
Vaśiṣṭha āsana (samakṣapāda)
Haltung des Weisen Vasistha (ein Fuß vor dem anderen)

वशिष्ठासन (समक्षपाद)
Vaśiṣṭhāsana (samakṣapāda)

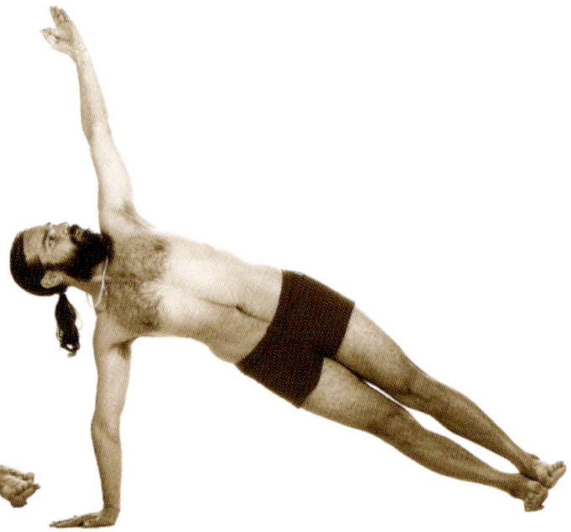

560
वशिष्ठ आसन
Vaśiṣṭha āsana
Haltung des Weisen Vasistha

वशिष्ठासन
Vaśiṣṭhāsana

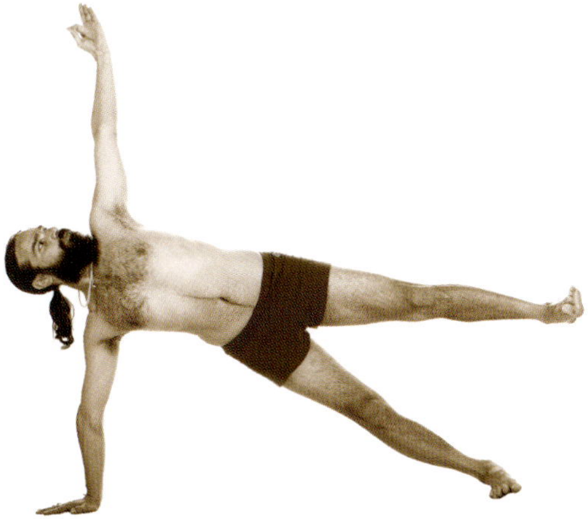

561
वशिष्ठ आसन (एक पाद उत्तान)
Vaśiṣṭha āsana (eka pāda uttāna)
Haltung des Weisen Vasistha
(ein Bein angehoben)

वशिष्ठासन (एकपादोत्तान)
Vaśiṣṭhāsana (ekapādottāna)

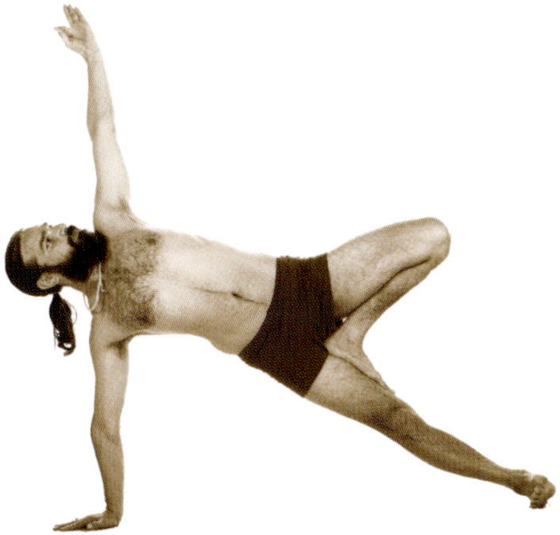

562
वशिष्ठ आसन (ध्रुव)
Vaśiṣṭha āsana (dhruva)
Haltung des Weisen Vasistha
(Feigenbaum-Variation)

वशिष्ठासन (ध्रुव)
Vaśiṣṭhāsana (dhruva)

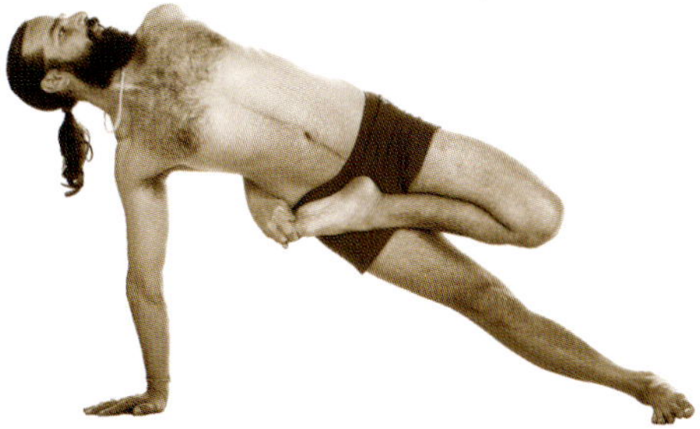

563
वशिष्ठ आसन (अर्धबद्ध पद्म)
Vaśiṣṭha āsana (ardha baddha padma)
Haltung des Weisen Vasistha
(Gebundener-Halber-Lotossitz-Variation)

वशिष्ठासन (अर्धबद्धपद्म)
Vaśiṣṭhāsana (ardhabaddhapadma)

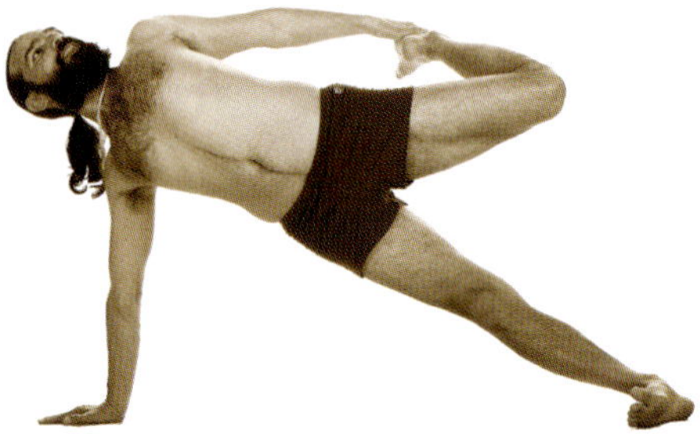

564
वशिष्ठ आसन (धनुः)
Vaśiṣṭha āsana (dhanuḥ)
Haltung des Weisen Vasistha (Bogen-Variation)

वशिष्ठासन (धनुः)
Vaśiṣṭhāsana (dhanuh)

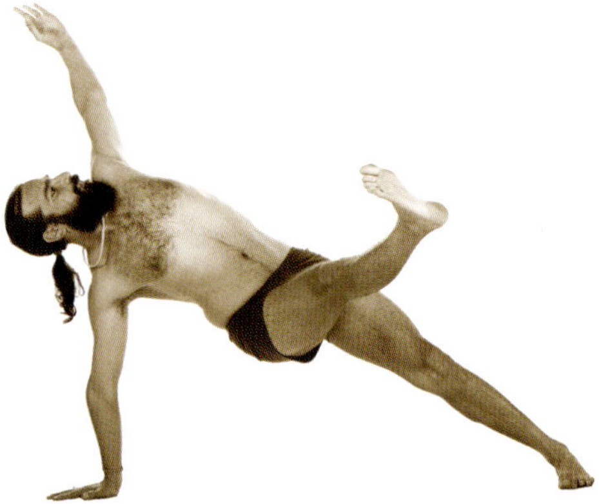

565
वशिष्ठ आसन (वायु यान)
Vaśiṣṭha āsana (vāyu yāna)
Haltung des Weisen Vasistha (Flugzeug-Variation)

वशिष्ठासन(वायुयान)
Vaśiṣṭhāsana (vāyuyāna)

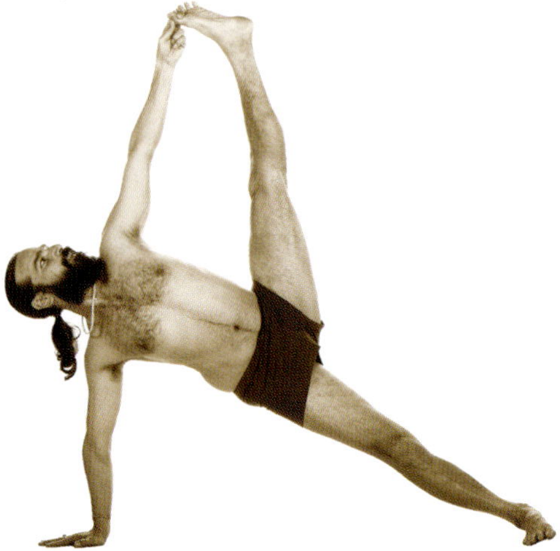

566
पूर्ण वशिष्ठ आसन (हस्त पाद अङ्गुष्ठ)
Pūrṇa Vaśiṣṭha āsana (hasta pāda āṅguṣṭha)
Vollständige Haltung des Weisen Vasistha (großer Zeh gehalten)

पूर्णवशिष्ठासन (हस्तपादाङ्गुष्ठ)
Pūrṇavaśiṣṭhāsana (hastapādāṅguṣṭha)

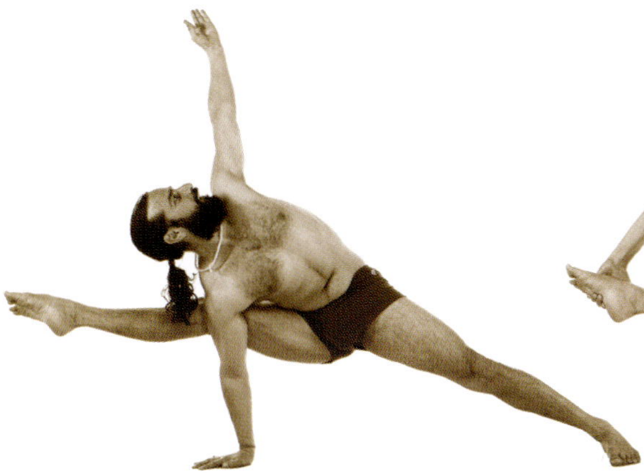

567
विश्वमित्र आसन
Viśvamitra āsana
Haltung des Weisen Viśvamitra

विश्वामित्रासन
Viśvāmitrāsana

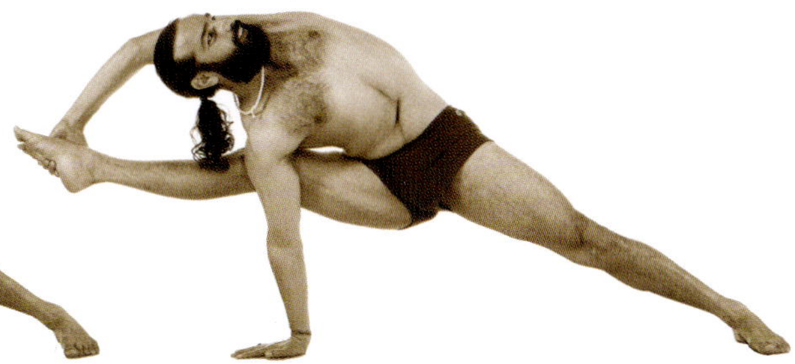

568
विश्वमित्र आसन (एक हस्त पाद बद्ध)
Viśvamitra āsana (eka hasta pāda baddha)
Haltung des Weisen Viśvamitra
(eine Hand umfasst den gegenüberliegenden Fuß)

विश्वामित्रासन (एकहस्तपादबद्ध)
Viśvāmitrāsana (ekahastapādabaddha)

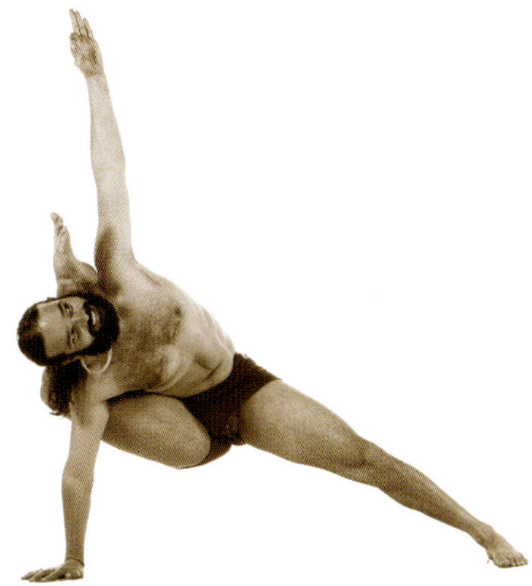

569
काल भैरव आसन
Kalā bhairava āsana
Zeitlose Furchtloshaltung

कालभैरवासन
Kalābhairavāsana

Rückbeugen

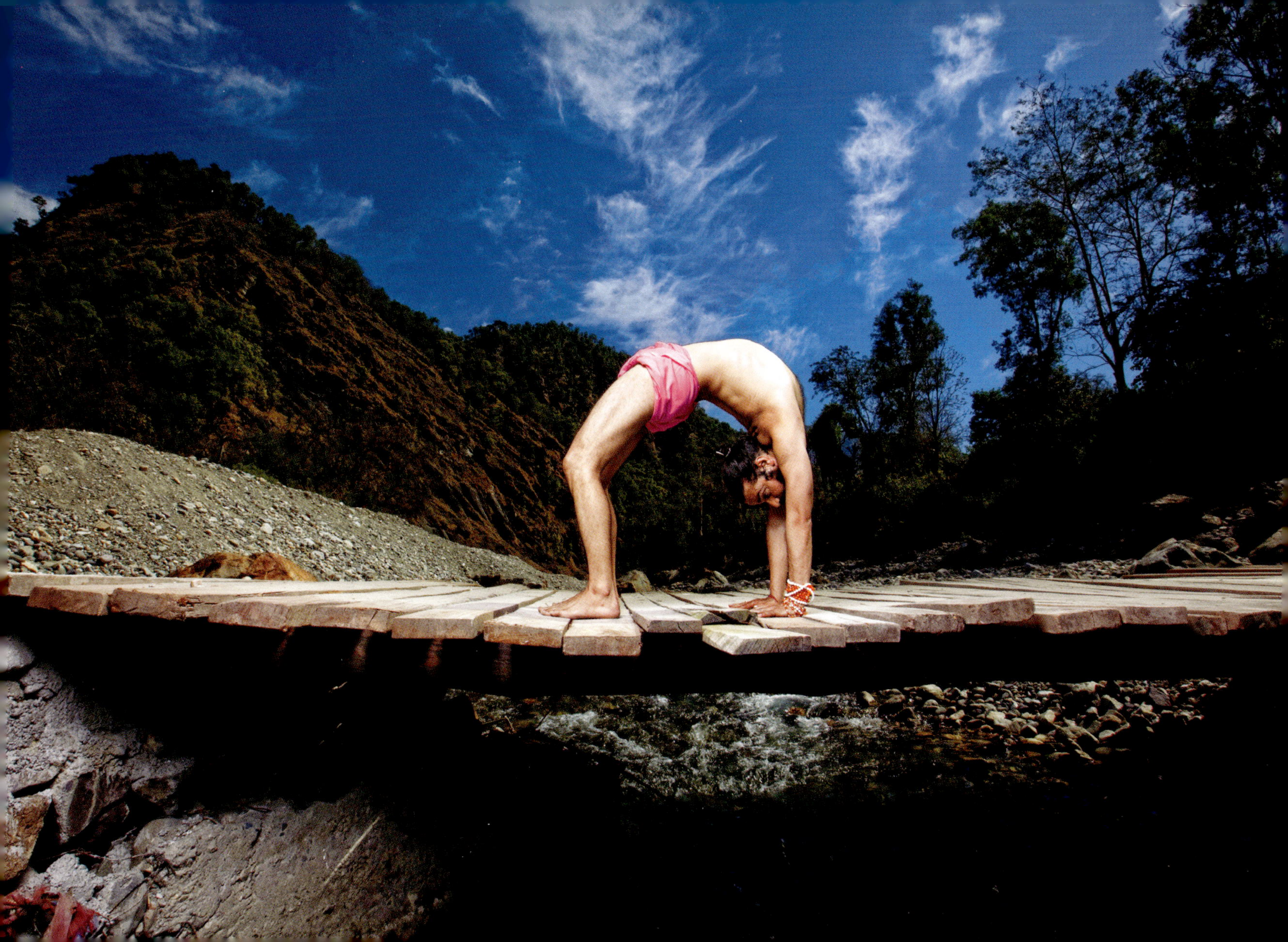

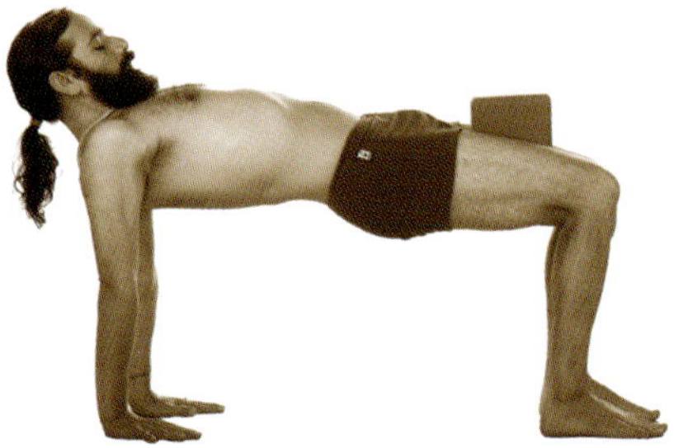

570
अर्ध पूर्व उत्तान आसन (सालम्ब)
Ardha pūrva uttāna āsana (sālamba)
Halbe Streckung der Vorderseite (durch Yogablock unterstützt)

अर्धपूर्वोत्तानासन (सालम्ब)
Ardhapūrvottānāsana (sālamba)

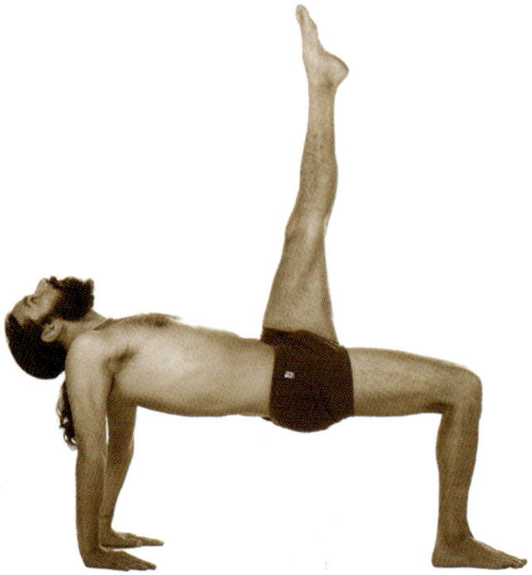

571
अर्ध पूर्व उत्तान आसन (ऊर्ध्व एक पाद)
Ardha pūrva uttāna āsana (ūrdhva eka pāda)
Halbe Streckung der Vorderseite (ein Bein nach oben gestreckt)

अर्धपूर्वोत्तानासन (ऊर्ध्वैकपाद)
Ardhapūrvottānāsana (ūrdhvaikapāda)

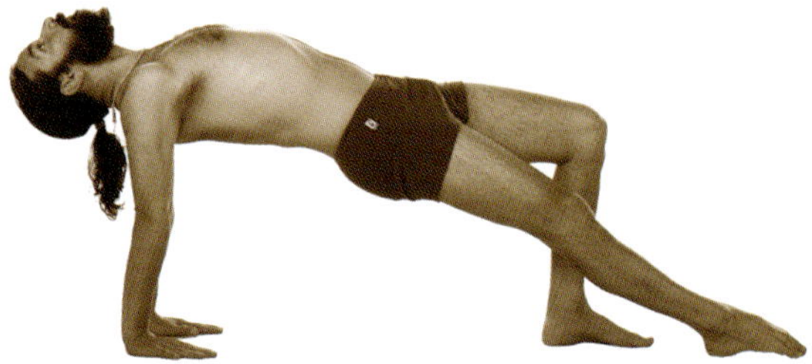

572
पूर्व उत्तान आसन (एक पाद)
Pūrva uttāna āsana (eka pāda)
Streckung der Vorderseite (einbeinig)

पूर्वोत्तानासन (एकपाद)
Pūrvottānāsana (ekapāda)

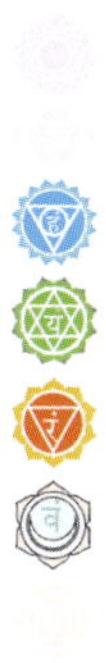

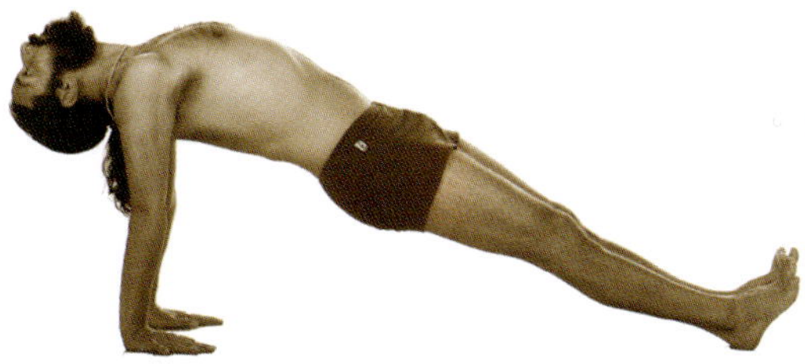

573
पूर्व उत्तान आसन (उत्तान पाद)
Pūrva uttāna āsana (uttāna pāda)
Streckung der Vorderseite
(Zehen angehoben)

पूर्वोत्तानासन (उत्तानपाद)
Pūrvottānāsana (uttānapāda)

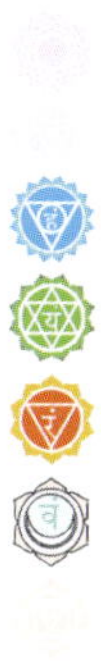

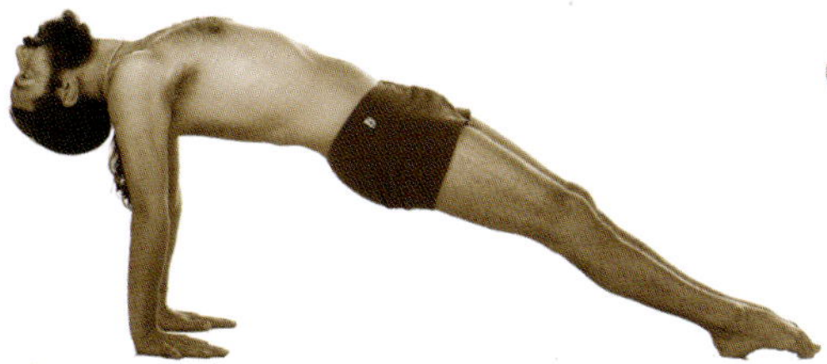

574
पूर्व उत्तान आसन (पाद भू)
Pūrva uttāna āsana (pāda bhū)
Streckung der Vorderseite
(Zehen auf der Erde)

पूर्वोत्तानासन (पादभू)
Pūrvottānāsana (pādabhū)

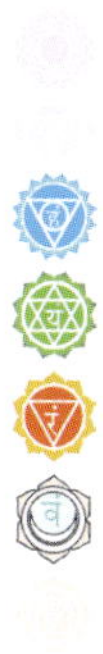

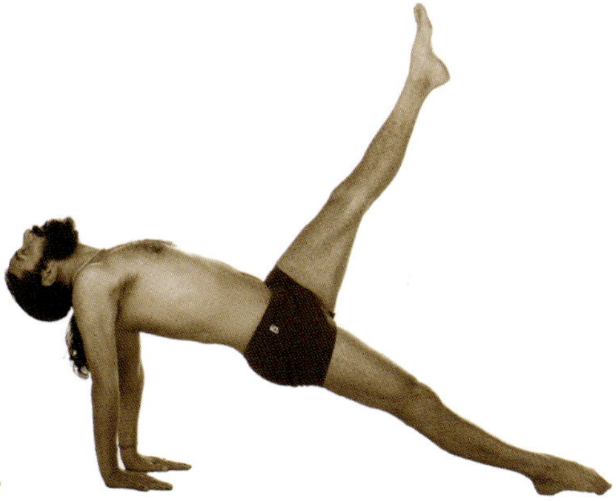

575
पूर्व उत्तान आसन (ऊर्ध्व एक पाद)
Pūrva uttāna āsana (ūrdhva eka pāda)
Streckung der Vorderseite
(ein Bein nach oben gestreckt)

पूर्वोत्तानासन (ऊर्ध्वैकपाद)
Pūrvottānāsana (ūrdhvaikapāda)

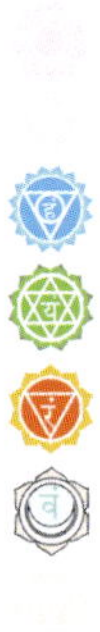

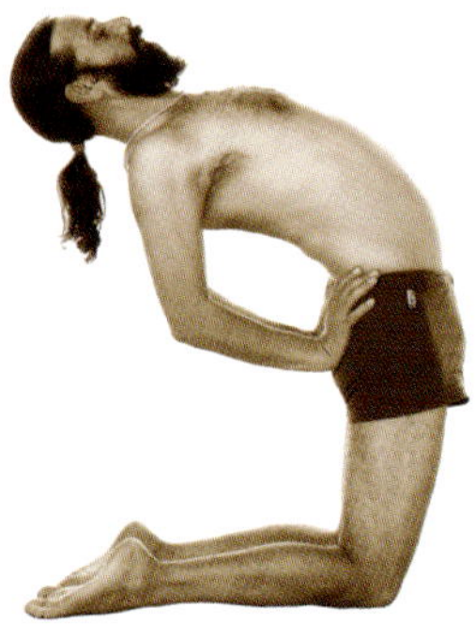

576
अर्ध उष्ट्र आसन (कटि हस्त)
Ardha uṣṭra āsana (kati hasta)
Halbe Kamelhaltung (Hände auf der Hüfte)

अर्द्धोष्ट्रासन (कटिहस्त)
Ardhaoṣṭrāsana (katihasta)

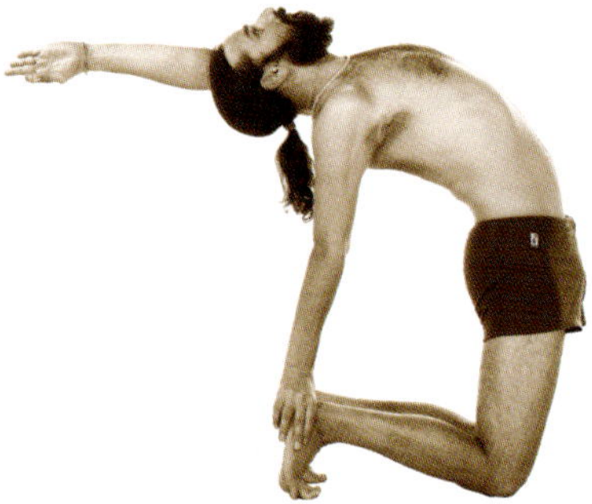

577
उष्ट्र आसन (प्रपदिक, विस्तृत एक हस्त)
Ūṣṭra āsana (prapadika, vistṛta eka hasta)
Kamelhaltung (Fußballen auf der Erde, ein Arm gestreckt)

उष्ट्रासन (प्रपदिक,विस्तृतैकहस्त)
Ūṣṭrāsana (prapadika, vistṛtaikahastapāda)

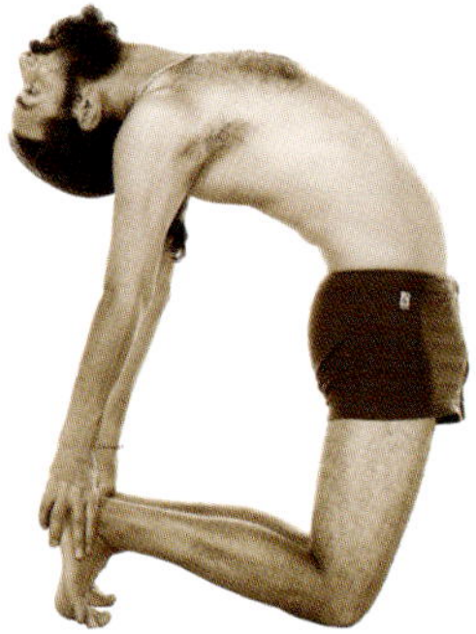

578
उष्ट्र आसन (प्रपदिक)
Ūṣṭra āsana (prapadika)
Kamelhaltung (Fußballen auf der Erde)

उष्ट्रासन (प्रपदिक)
Ūṣṭrāsana (prapadika)

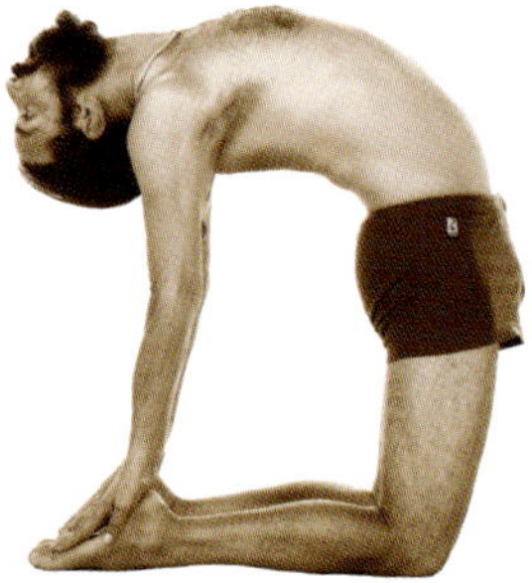

579
उष्ट्र आसन
Uṣṭra āsana
Kamelhaltung

उष्ट्रासन
Uṣṭrāsana

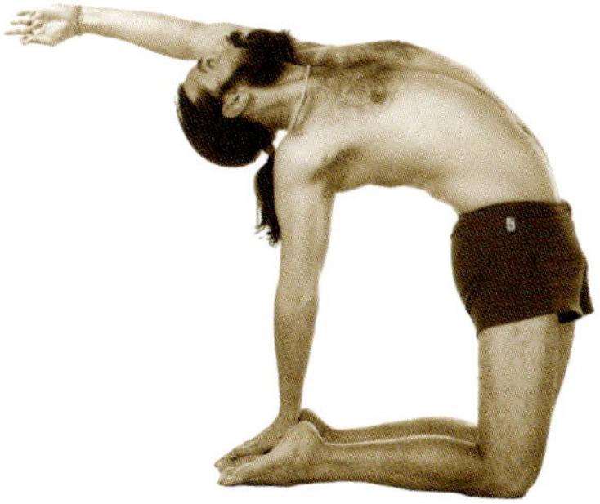

580
उष्ट्र आसन (विपरीत एक हस्त पाद)
Uṣṭra āsana (vistṛta eka hasta)
Kamelhaltung (ein Arm gestreckt)

उष्ट्रासन (विपरीतैकहस्त)
Uṣṭrāsana (vistṛtaikahastapāda)

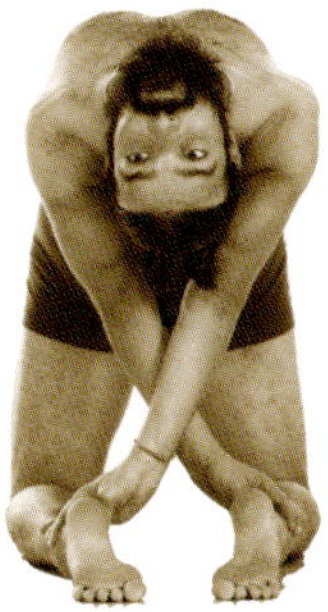

581
उष्ट्र आसन (कर्तरी हस्त)
Uṣṭra āsana (kartarī hasta)
Kamelhaltung (Arme in Scherenhaltung)

उष्ट्रासन (कर्तरीहस्त)
Ūṣṭrāsana (kartarīhasta)

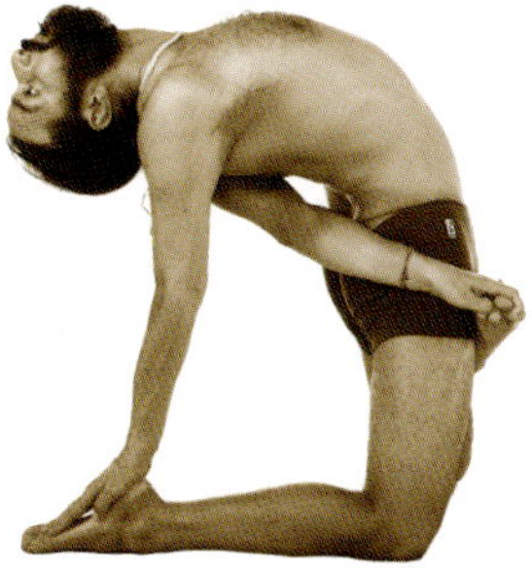

582
अर्ध बद्ध पद्म उष्ट्र आसन
Ardha baddha padma uṣṭra āsana
Gebundener-Halber-Lotos-Kamelhaltung

अर्धबद्धपद्मोष्ट्रासन
Ardhabaddhapadmoṣṭrāsana

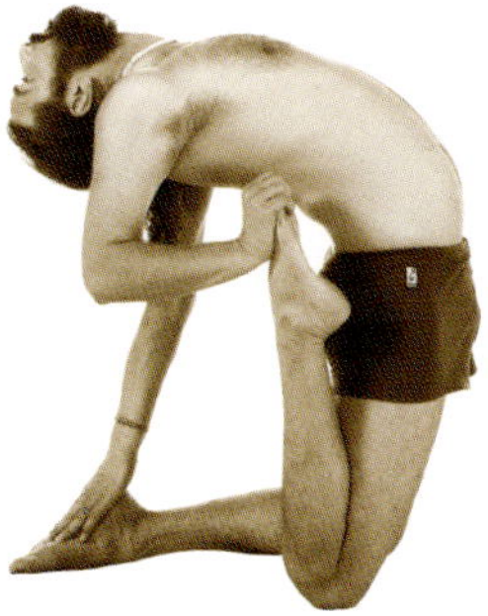

583
भेका उष्ट्र आसन (एक हस्त पाद)
Bhekā uṣṭra āsana (eka hasta pāda)
Frosch-Kamelhaltung
(eine Hand auf der Fußsohle)

भेकोष्ट्रासन (एकहस्तपाद)
Bhekoṣṭrāsana (ekahastapāda)

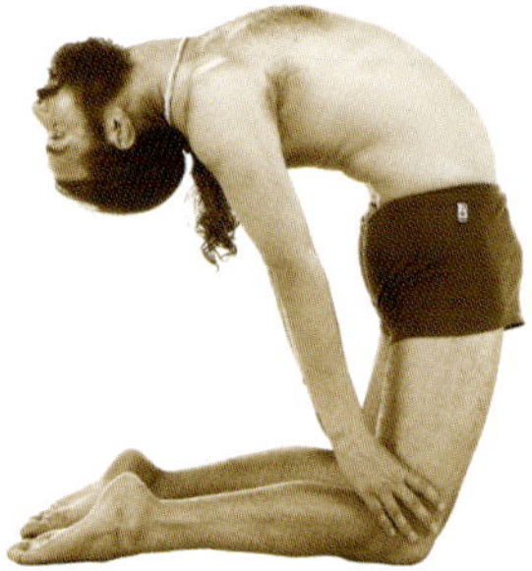

584
उष्ट्र आसन (जानु हस्त)
Ūṣṭra āsana (jānu hasta)
Kamelhaltung (Hände in den Kniekehlen)

उष्ट्रासन (जानुहस्त)
Ūṣṭrāsana (jānuhasta)

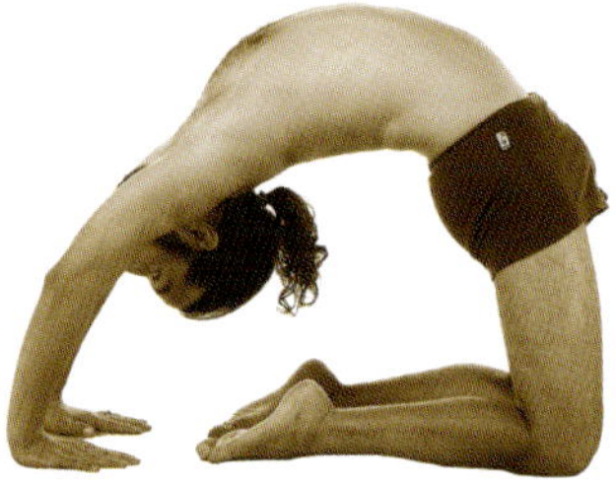

585
उष्ट्र कपोत आसन (हस्त भू)
Uṣṭra kapota āsana (hasta bhū)
Kamel-Taubenhaltung (Hände auf der Erde)

उष्ट्रकपोतासन (हस्तभू)
Uṣṭrakapotāsana (hastabhū)

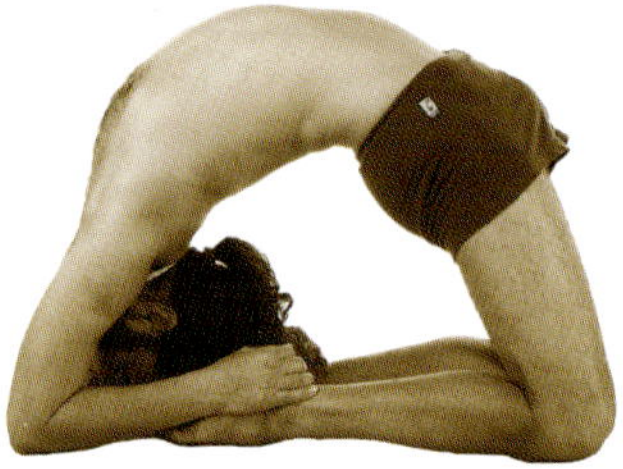

586
उष्ट्र कपोत राज आसन
Uṣṭra kapota rāja āsana
Kamel-Königstaubenhaltung

उष्ट्रकपोतराजासन
Uṣṭrakapotarājāsana

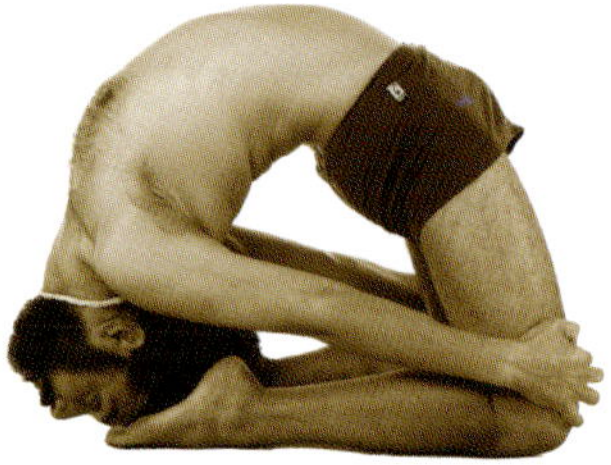

587
महा उष्ट्र कपोत राज आसन
Mahā uṣṭra kapota rāja āsana
Große Kamel-Königstaubenhaltung

महोष्ट्रकपोतराजासन
Mahoṣṭrakapotarājāsana

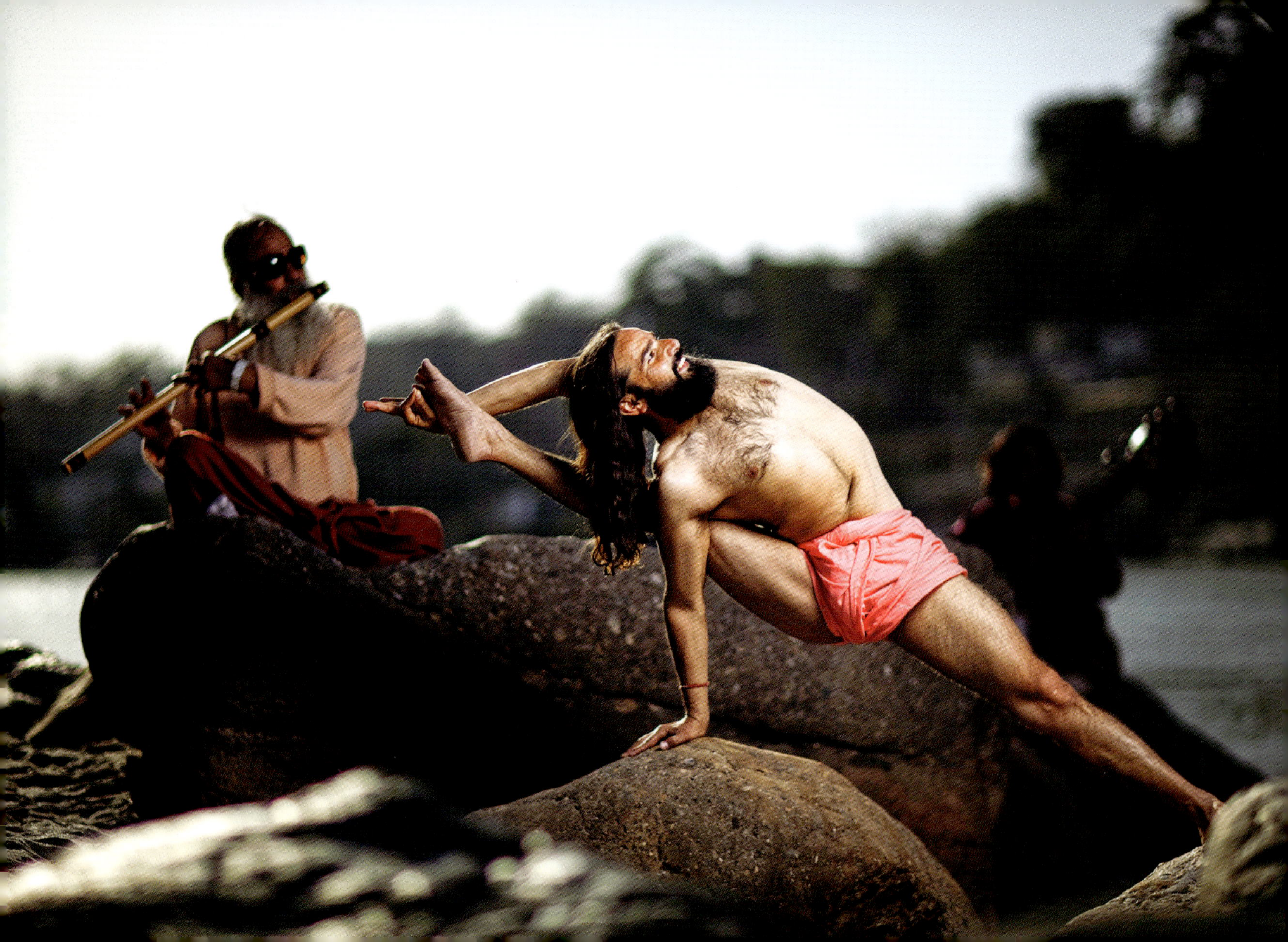

Das Leben hat kein Ziel. Genieße die Vollkommenheit jedes Augenblicks.

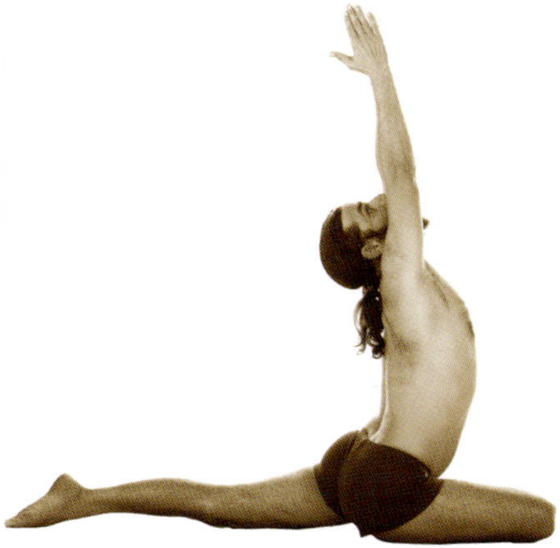

588
कपोत आसन (ऊर्ध्व हस्त नमस्कार)
Kapota āsana (ūrdhva hasta namaskāra)
Taubenhaltung (Hände in Gebetshaltung über dem Kopf)

कपोतासन (ऊर्ध्वहस्तनमस्कार)
Kapotāsana (ūrdhvahastanamaskāra)

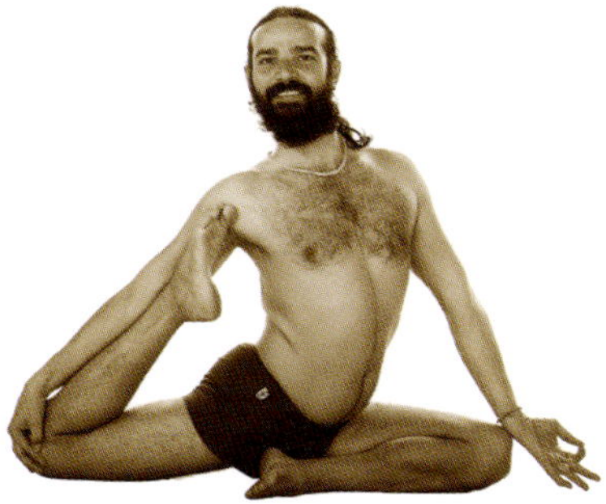

589
कपोत आसन (कुक्षि पाद जानु हस्त)
Kapota āsana (kukṣi pāda jānu hasta)
Taubenhaltung (ein Fuß in der Achselhöhle, eine Hand umfasst das Knie)

कपोतासन (कुक्षिपादजानुहस्त)
Kapotāsana (kukṣipādajānuhasta)

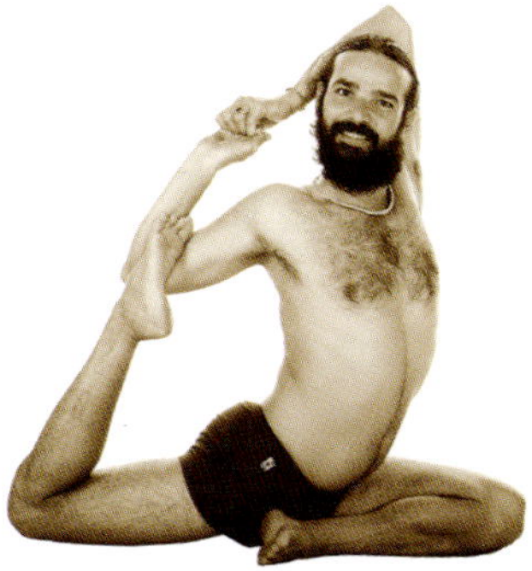

590
निर्भय कपोत आसन
Nirbhaya kapota āsana
Friedliche Taubenhaltung

निर्भयकपोतासन
Nirbhayakapotāsana

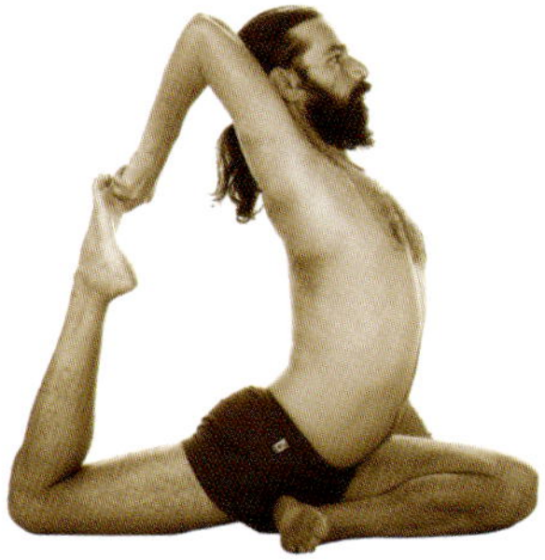

591
कपोत आसन (बद्ध एक हस्त पाद अङ्गुष्ठ)
Kapota āsana (baddha eka hasta pāda aṅguṣṭha)
Taubenhaltung (großer Zeh gehalten)

कपोतासन (बद्धैकहस्तपादाङ्गुष्ठ)
Kapotāsana (baddhaikahastapādāṅguṣṭha)

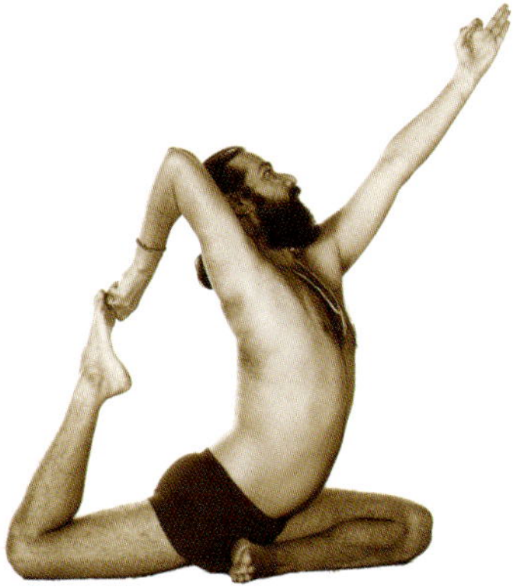

592
कपोत आसन (क्षितिज हस्त)
Kapota āsana (kṣitija hasta)
Taubenhaltung (eine Hand zum Horizont gestreckt)

कपोतासन(क्षितिजहस्त)
Kapotāsana (kṣitijahasta)

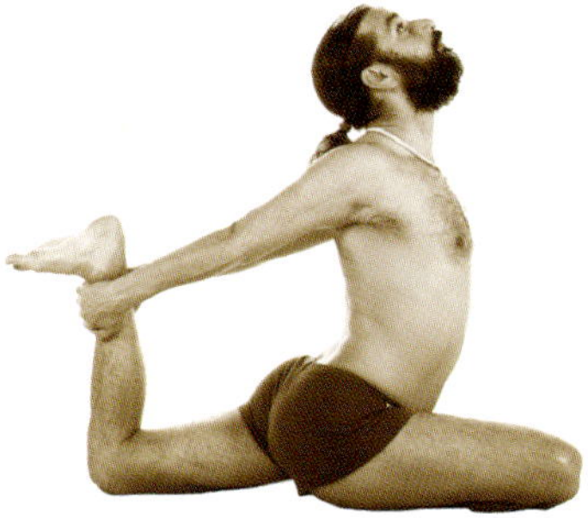

593
कपोत आसन (द्वि हस्त पाद बद्ध)
Kapota āsana (dvi hasta pāda baddha)
Taubenhaltung (beide Hände umfassen den Knöchel)

कपोतासन (द्विहस्तपादबद्ध)
Kapotāsana (dvihastapādabaddha)

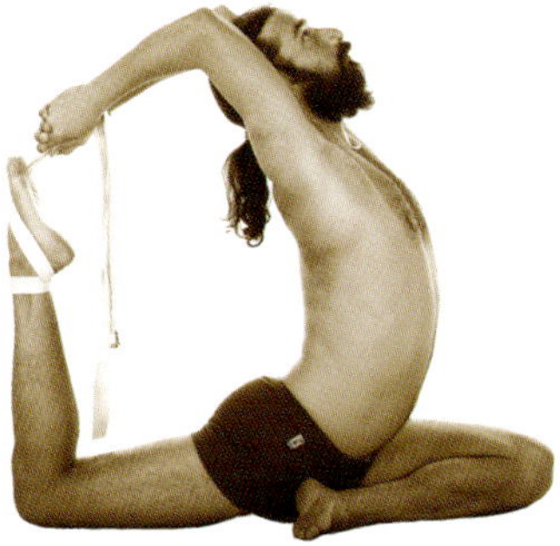

594
अर्ध राज कपोत आसन (सरज्जु)
Ardha rāja kapota āsana (sarajju)
Halbe Königstaubenhaltung (durch Yogagurt unterstützt)

अर्धराजकपोतासन (सरज्जु)
Ardharājakapotāsana (sarajju)

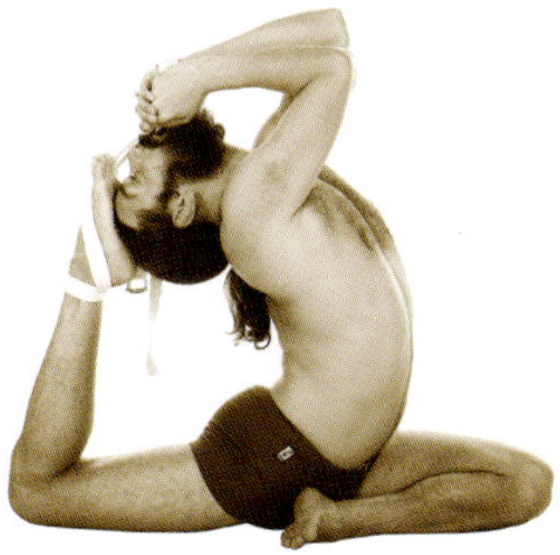

595
राज कपोत आसन (सरज्जु)
Rāja kapota āsana (sarajju)
Königstaubenhaltung (durch Yogagurt unterstützt)

राजकपोतासन (सरज्जु)
Rājakapotāsana (sarajju)

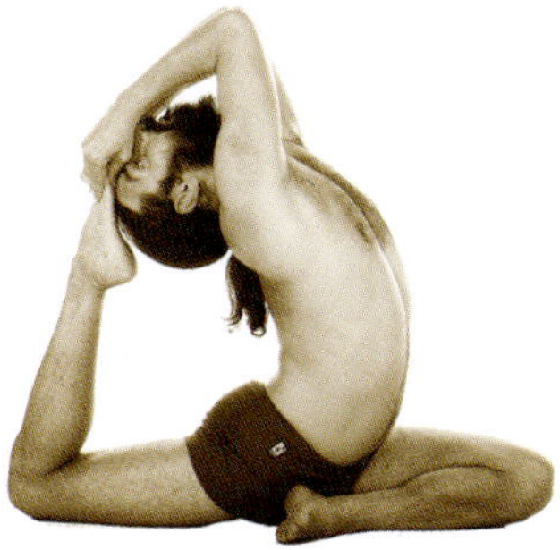

596
राज कपोत आसन
Rāja kapota āsana
Königstaubenhaltung

राजकपोतासन
Rājakapotāsana

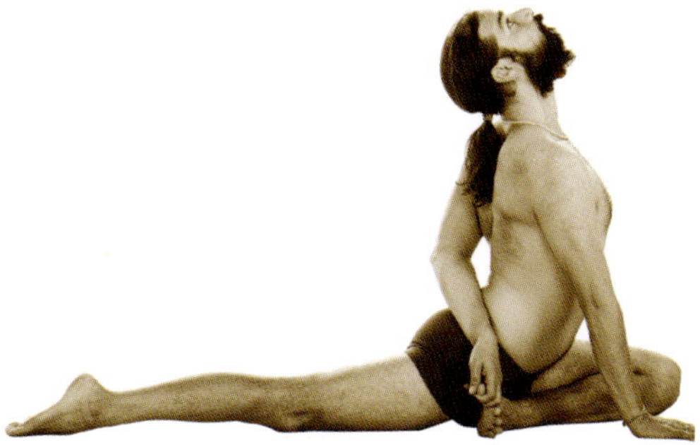

597
कपोत आसन (अर्ध बद्ध पद्म)
Kapota āsana (ardha baddha padma)
Taubenhaltung (ein Bein im gebundenen halben Lotossitz)

कपोतासन (अर्धबद्धपद्म)
Kapotāsana (ardhabaddhapadma)

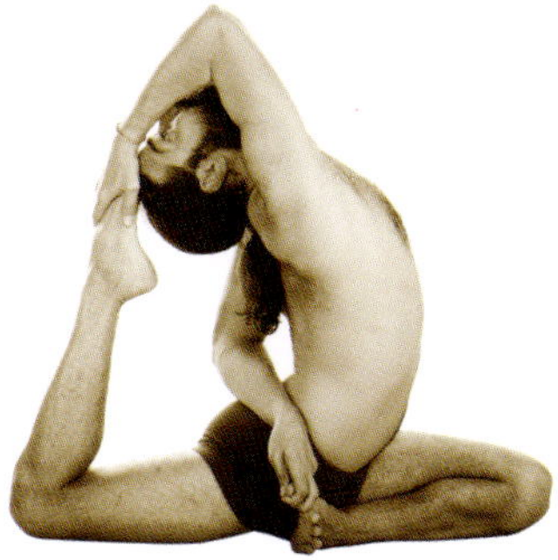

598
राज कपोत आसन (अर्ध बद्ध पद्म)
Rāja kapota āsana (ardha baddha padma)
Königstaubenhaltung (ein Bein im gebundenen halben Lotossitz)

राजकपोतासन (अर्धबद्धपद्म)
Rājakapotāsana (ardhabaddhapadma)

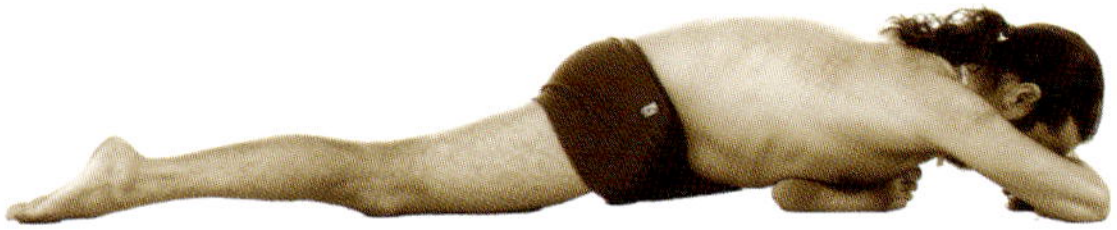

599
कपोत आसन (कर तल ललाट धर)
Kapota āsana (karatala lalāṭa dhara)
Taubenhaltung (Stirn auf den aufeinanderliegenden Händen)

कपोतासन (करतलललाटधर)
Kapotāsana (karatalalalāṭadhara)

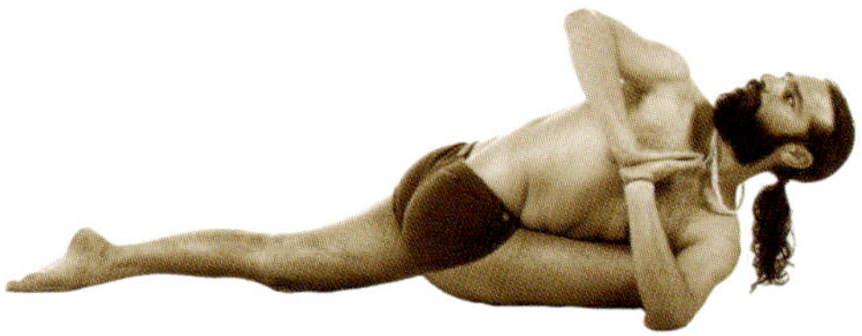

600
परिवृत्त नमस्कार कपोत आसन
Parivṛtta namaskāra kapota āsana
Gedrehte Betende Taubenhaltung

परिवृत्तनमस्कारकपोतासन
Parivṛttanamaskārakapotāsana

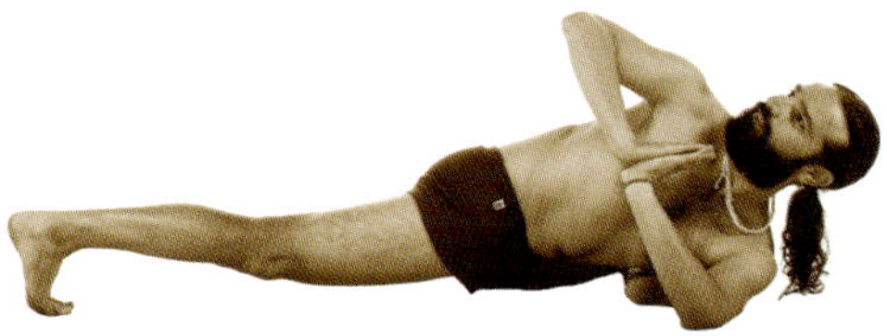

601
विपरीत परिवृत्त नमस्कार कपोत आसन
Viparīta parivṛtta namaskāra kapota āsana
Umgekehrte Gedrehte Betende Taubenhaltung

विपरीतपरिवृत्तनमस्कारकपोतासन
Viparītaparivṛttanamaskārakapotāsana

602
बाल हनुमान आसन (हस्त भू)
Bāla Hanumāna āsana (hasta bhū)
Haltung des Kindlichen Hanumāna (Hände auf der Erde)

बालहनुमानासन (हस्तभू)
Bālahanumānāsana (hastabhū)

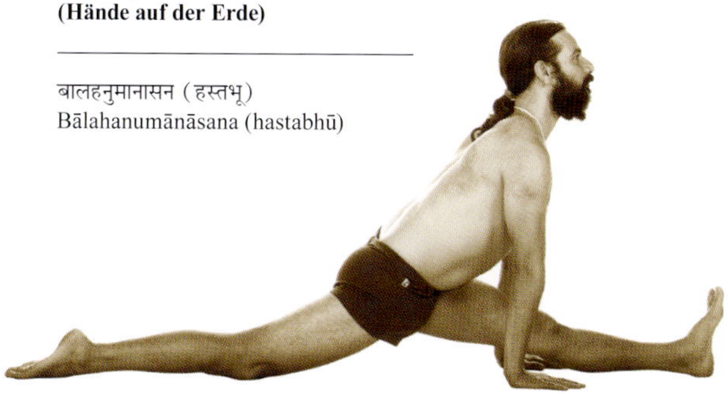

603
हनुमान आसन (हस्त अङ्गुल भू)
Hanumāna āsana (hasta aṅgula bhū)
Haltung des Hanumāna (Fingerspitzen auf der Erde)

हनुमानासन (हस्ताङ्गुलभू)
Hanumānāsana (hastāṅgulabhū)

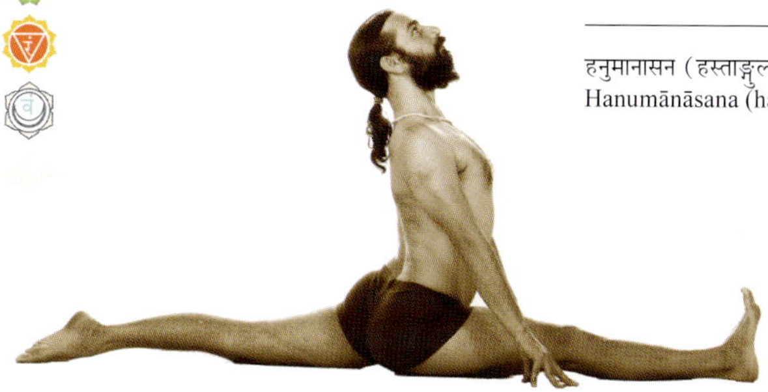

604
नमस्कार हनुमान आसन
Namaskāra Hanumāna āsana
Haltung des Betenden Hanumāna

नमस्कारहनुमानासन
Namaskārahanumānāsana

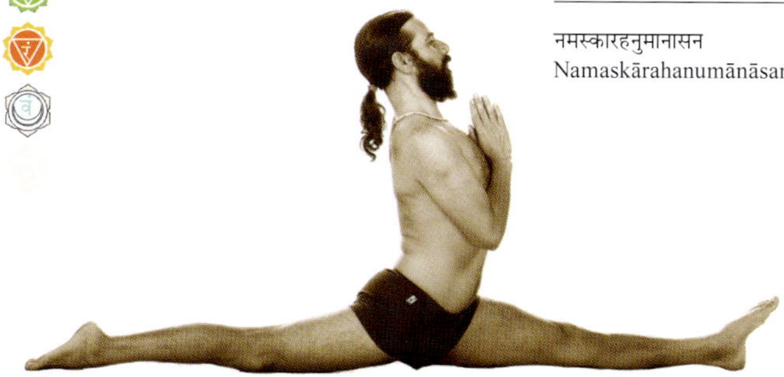

605
नमस्कार हनुमान आसन (ऊर्ध्व हस्त)
Namaskāra Hanumāna āsana (ūrdhva hasta)
Haltung des Betenden Hanumāna (Arme über den Kopf gestreckt)

नमस्कारहनुमानासन (ऊर्ध्वहस्त)
Namaskārahanumānāsana (ūrdhvahasta)

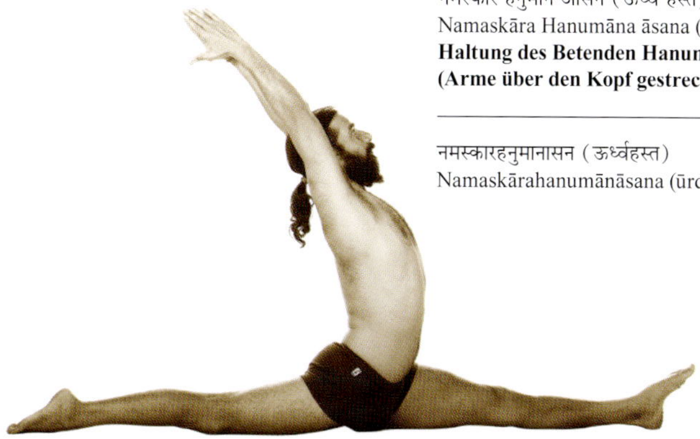

606
नमन हनुमान आसन (कफोणि भू)
Namana Hanumāna āsana (kaphoṇi bhū)
Haltung des Bescheidenen Hanumāna (Ellbogen auf der Erde)

नमनहनुमानासन (कफोणिभू)
Namanahanumānāsana (kaphoṇibhū)

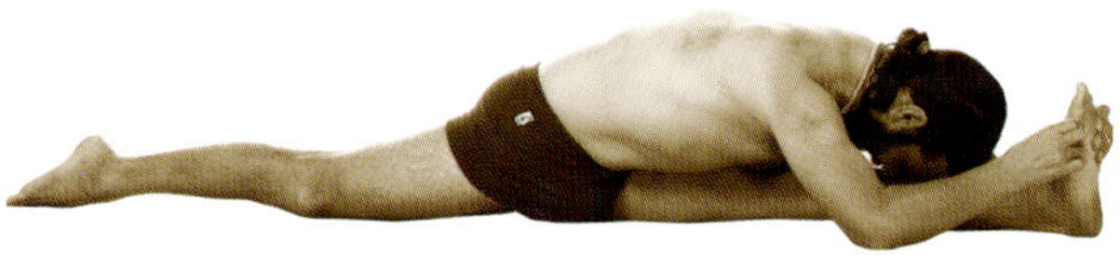

607
निर्भय कपोत हनुमान आसन
Nirbhaya kapota Hanumāna āsana
Friedliche Taubenhaltung des Hanumāna

निर्भयकपोतहनुमानासन
Nirbhayakapotahanumānāsana

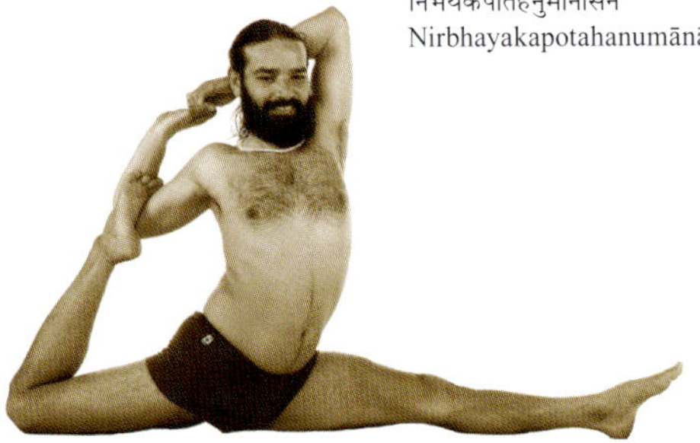

608
कपोत हनुमान आसन (द्वि हस्त पाद बद्ध)
Kapota Hanumāna āsana (dvi hasta pāda baddha)
Taubenhaltung des Hanumāna (zwei Hände umfassen den Fuß)

कपोतहनुमानासन (द्विहस्तपादबद्ध)
Kapotahanumānāsana (dvihastapādabaddha)

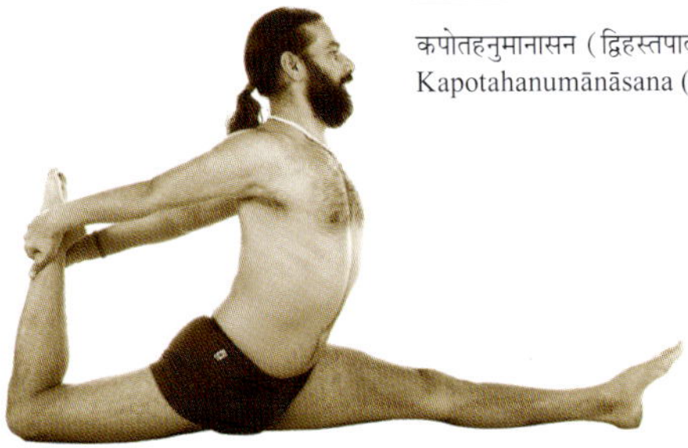

609
राज कपोत हनुमान आसन (एक हस्त भू)
Rāja kapota Hanumāna āsana (eka hasta bhū)
Königstaubenhaltung des Hanumāna (eine Hand auf der Erde)

राजकपोतहनुमानासन (एकहस्तभू)
Rājakapotahanumānāsana (ekahastabhū)

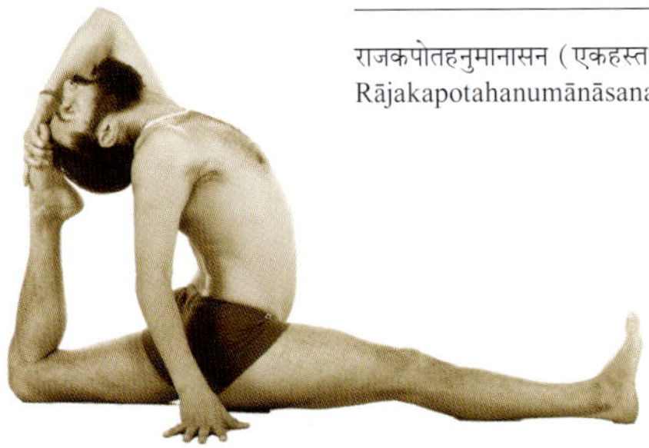

610
राज कपोत हनुमान आसन
Rāja kapota Hanumāna āsana
Königstaubenhaltung des Hanumāna

राजकपोतहनुमानासन
Rājakapotahanumānāsana

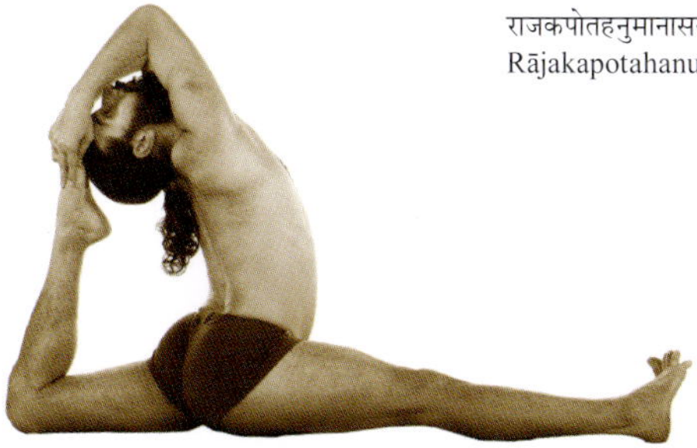

611
अर्ध समकोण पाद आसन (हस्त भू)
Ardha samakoṇa pāda āsana (hasta bhū)
Halber Seitspagat (Hände auf der Erde)

अर्धसमकोणपादासन (हस्तभू)
Ardhasamakoṇapādāsana (hastabhū)

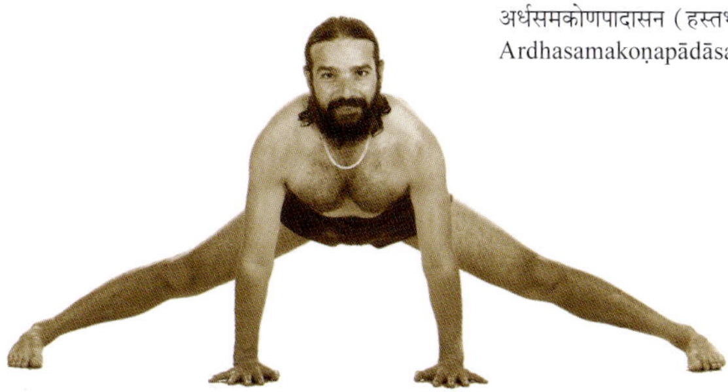

612
समकोण पाद आसन (हस्त भू)
Samakoṇa pāda āsana (hasta bhū)
Seitspagat (Hände auf der Erde)

समकोणपादासन (हस्तभू)
Samakoṇapādāsana (hastabhū)

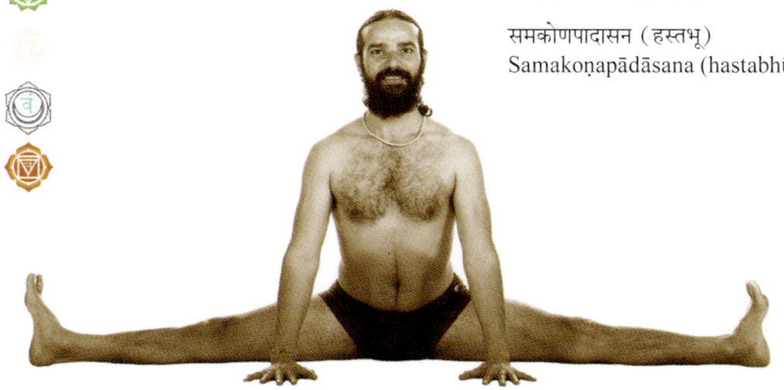

613
नमस्कार समकोण पाद आसन
Namaskāra samakoṇa pāda āsana
Betender Seitspagat

नमस्कारसमकोणपादासन
Namaskārasamakoṇapādāsana

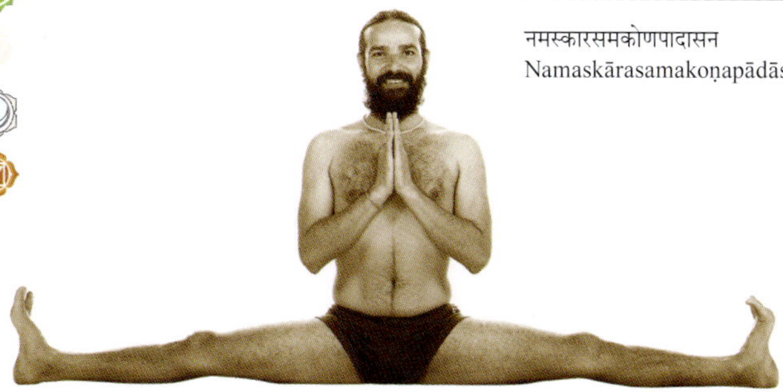

614
समकोण पाद आसन (विराट हस्त)
Samakoṇa pāda āsana (virāṭa hasta)
Seitspagat (Arme weit zur Seite gestreckt)

समकोणपादासन (विराटहस्त)
Samakoṇapādāsana (virāṭahasta)

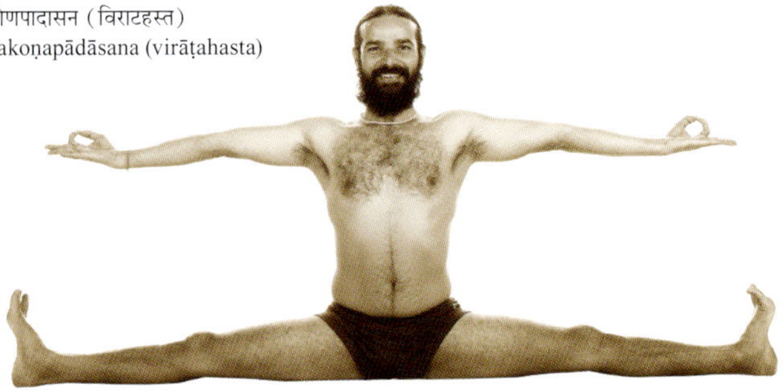

615
नमस्कार समकोण पाद आसन (ऊर्ध्व हस्त)
Namaskāra samakoṇa pāda āsana (ūrdhva hasta)
Betender Seitspagat (Arme über den Kopf gestreckt)

नमस्कारसमकोणपादासन (ऊर्ध्वहस्त)
Namaskārasamakoṇapādāsana (ūrdhvahasta)

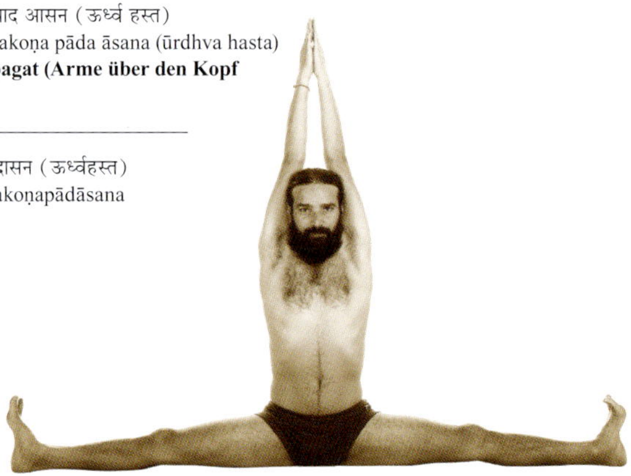

616
समकोण पाद आसन (हस्त हनु)
Samakoṇa pāda āsana (hasta hanu)
Seitspagat (Kinn auf aufeinanderliegenden Händen)

समकोणपादासन (हस्तहनु)
Samakoṇapādāsana (hastahanu)

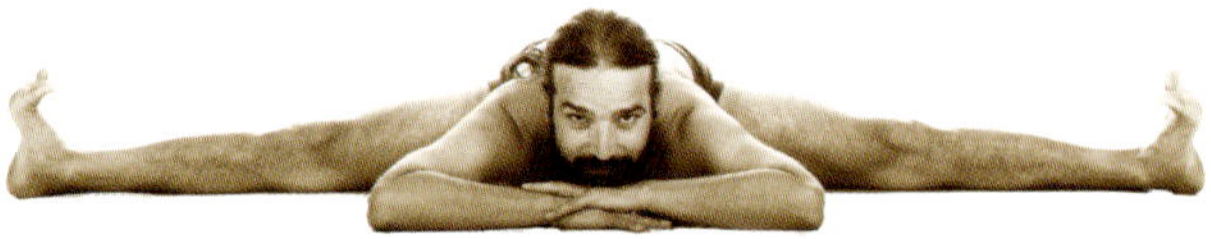

617
समकोण पाद आसन (बद्ध हस्त पाद अङ्गुष्ठ)
Samakoṇa pāda āsana (baddha hasta pāda aṅguṣṭha)
Seitspagat (große Zehen gehalten)

समकोणपादासन (बद्धहस्तपादाङ्गुष्ठ)
Samakoṇapādāsana (baddhahastapādāṅguṣṭha)

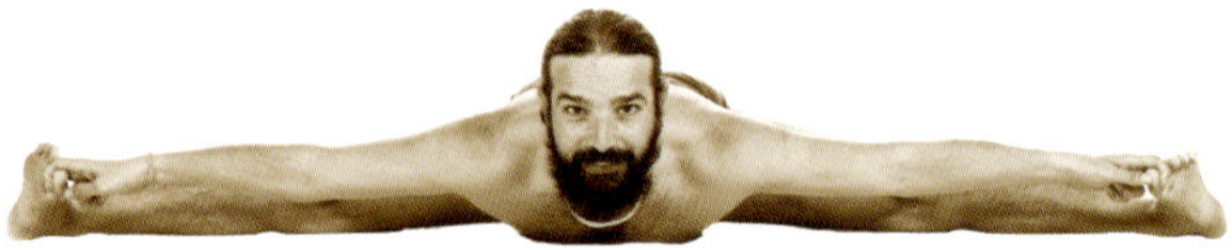

618
समकोण पाद आसन (पृष्ठ कफोणि बद्ध)
Samakoṇa pāda āsana (pṛṣṭha kaphoṇi baddha)
Seitspagat (Arme hinter dem Rücken verschränkt)

समकोणपादासन (पृष्ठकफोणिबद्ध)
Samakoṇapādāsana (pṛṣṭhakaphoṇibaddha)

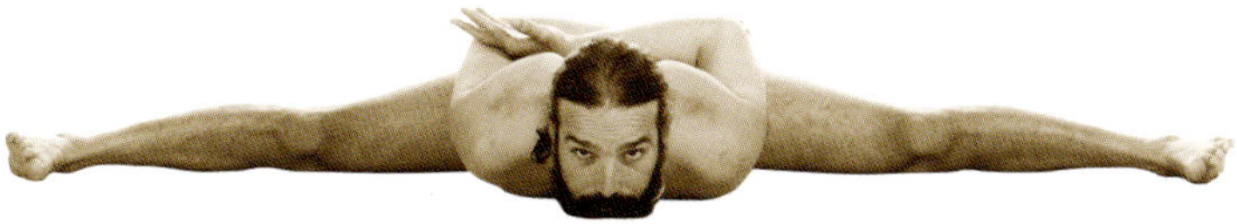

619
समकोण पाद आसन (ललाट भू, पृष्ठ नमस्कार)
Samakoṇa pāda āsana (lalāṭa bhū, pṛṣṭha namaskāra)
Seitspagat (Stirn auf der Erde, Hände in Gebetshaltung hinter dem Rücken)

समकोणपादासन (ललाटभू, पृष्ठनमस्कार)
Samakoṇapādāsana (lalāṭabhū, pṛṣṭhanamaskāra)

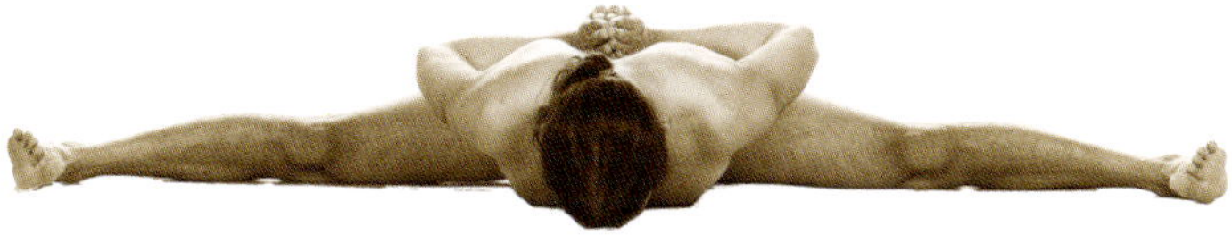

620
समकोण पाद आसन (उत् हनु ,पृष्ठ नमस्कार)
Samakoṇa pāda āsana (Ut hanu, pṛṣṭha namaskāra)
Seitspagat (Kinn angehoben, Hände in Gebetshaltung hinter dem Rücken)

समकोणपादासन (उत्हनु, पृष्ठनमस्कार)
Samakoṇapādāsana (uthanu, pṛṣṭhanamaskāra)

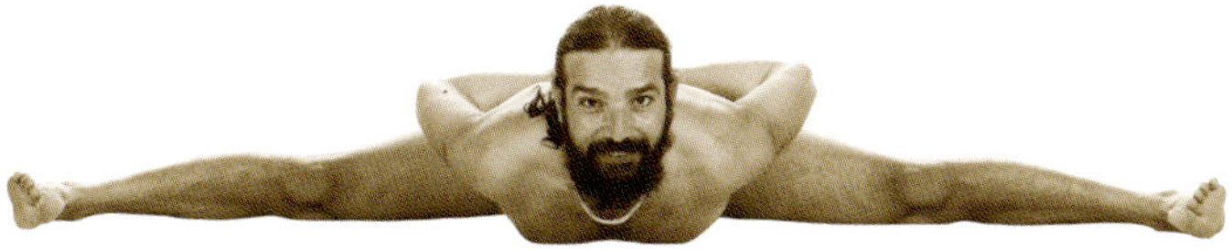

621
पार्श्व समकोण पाद आसन (बद्ध पाद मणि बन्ध)
Pārśva samakoṇa pāda āsana (baddha pāda maṇi bandha)
Seitspagat (eine Hand umfasst das Handgelenk der anderen um den Fuß herum)

पार्श्वसमकोणपादासन (बद्धपादमणिबन्ध)
Pārśvasamakoṇapādāsana (baddhapādamaṇibandha)

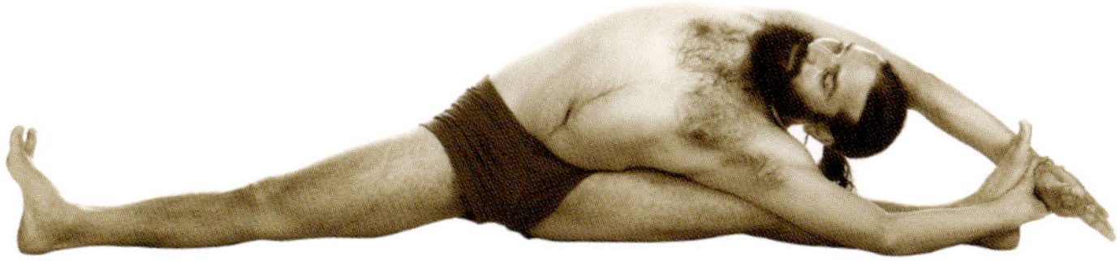

622
जानु शिर समकोण पाद आसन
Jānu śira samakoṇa pāda āsana
Kopf-zum-Knie-Seitspagat

जानुशिरसमकोणपादासन
Jānuśirasamakoṇapādāsana

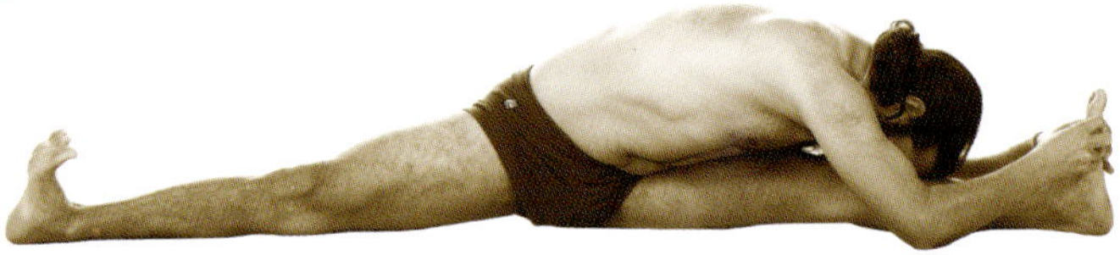

623
पार्श्व समकोण पाद आसन (बद्ध उरु हस्त)
Pārśva samakoṇa pāda āsana (baddha uru hasta)
Gedehnter Seitspagat (Hand um den Rücken zum Oberschenkel geführt)

पार्श्वसमकोणपादासन (बद्धोरुहस्त)
Pārśvasamakoṇapādāsana (baddhoruhasta)

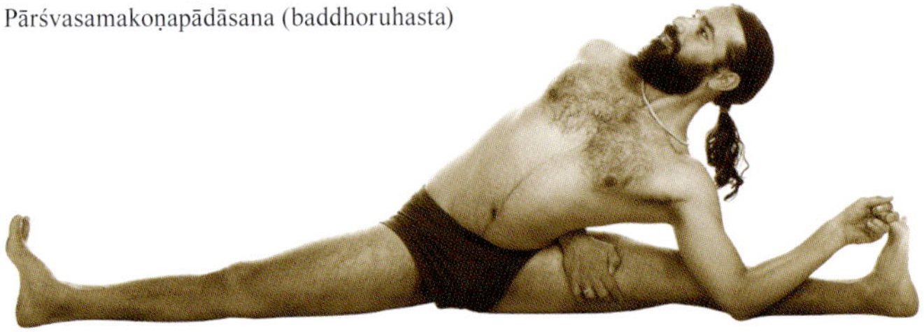

624
सुप्त पद्म नाभ आसन (रज्जु हस्त)
Supta padma nābha āsana (rajju hasta)
Liegende Lotos-Nabelhaltung (Hände ineinander verhakt)

सुप्तपद्मनाभासन (रज्जुहस्त)
Suptapadmanābhāsana (rajjuhasta)

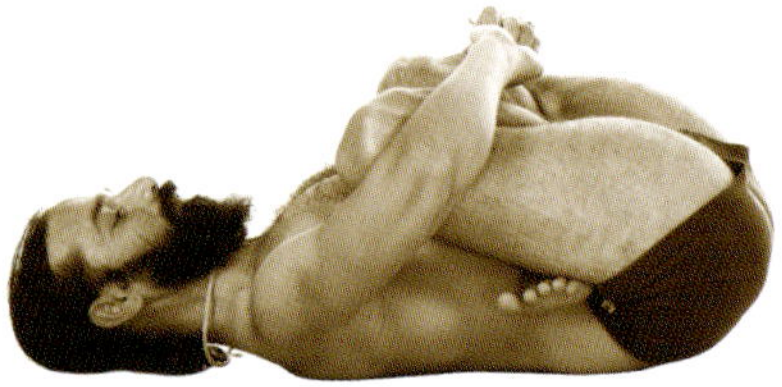

625
सुप्त पद्म आसन (शीर्ष कफोणि बद्ध)
Supta padma āsana (śīrṣa kaphoṇi baddha)
Liegender Lotossitz (Arme hinter dem Kopf verschränkt)

सुप्तपद्मासन (शीर्षकफोणिबद्ध)
Suptapadmāsana (śīrṣakaphoṇibaddha)

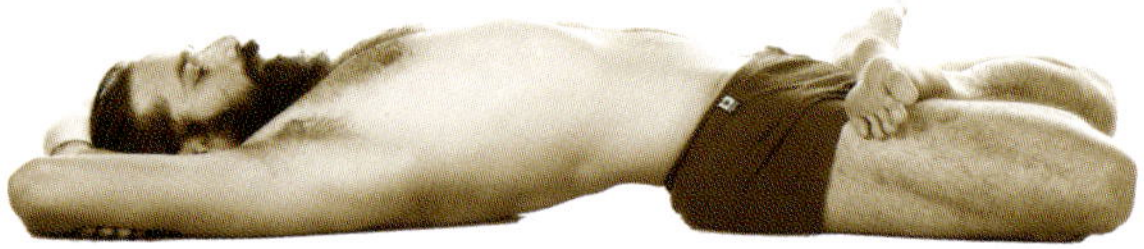

626
सुप्त पद्म आसन(पृष्ठ हस्त भू)
Supta padma āsana (pṛṣṭha hasta bhū)
Liegender Lotossitz (Arme auf der Erde liegend nach hinten gestreckt)

सुप्तपद्मासन (पृष्ठहस्तभू)
Suptapadmāsana (pṛṣṭhahastabhū)

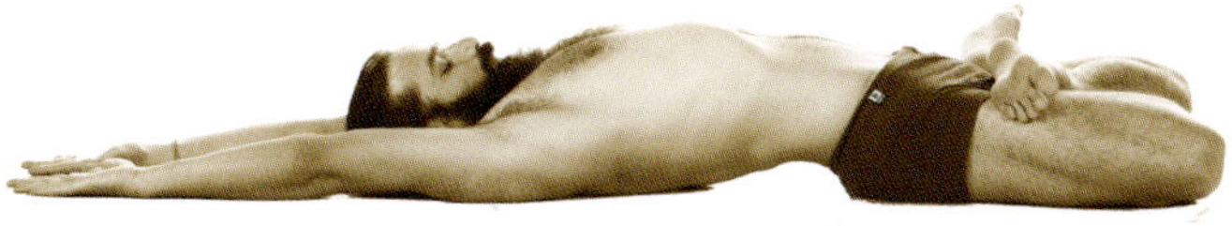

627
एक पाद भू सुप्त वज्र आसन (शीर्ष कफोणि बद्ध)
Eka pāda bhū supta vajra āsana (śīrṣa kaphoṇi baddha)
Liegende Ein-Fuß-auf-dem-Boden-Donnerkeilhaltung (Arme hinter dem Kopf verschränkt)

एकपादभूसुप्तवज्रासन (शीर्षकफोणिबद्ध)
Ekapādabhūsuptavajrāsana (śīrṣakaphoṇibaddha)

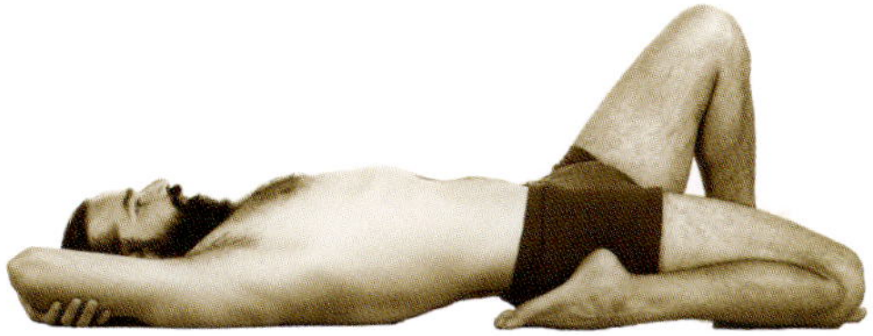

628
एक पाद सुप्त वज्र आसन (शीर्ष कफोणि बद्ध)
Eka pāda supta vajra āsana (śīrṣa kaphoṇi baddha)
Einbeinige Liegende Donnerkeilhaltung (Arme hinter dem Kopf verschränkt)

एकपादसुप्तवज्रासन (शीर्षकफोणिबद्ध)
Ekapādasuptavajrāsana (śīrṣakaphoṇibaddha)

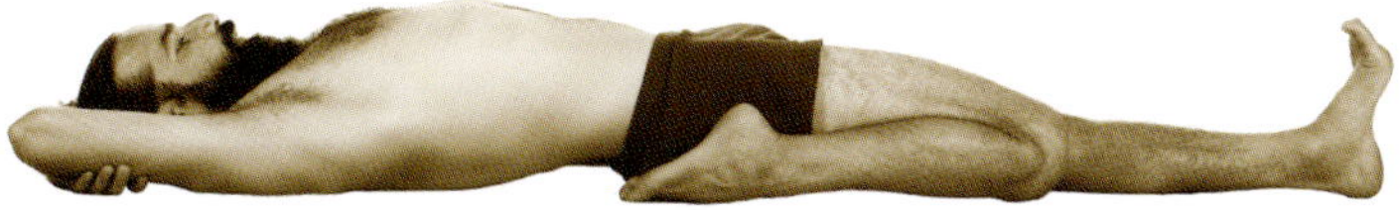

629
अर्ध सुप्त वज्र आसन (कफोणि भू)
Ardha supta vajra āsana (kaphoṇi bhū)
Halbliegende Donnerkeilhaltung (Ellbogen auf der Erde)

अर्धसुप्तवज्रासन (कफोणिभू)
Ardhasuptavajrāsana (kaphoṇibhū)

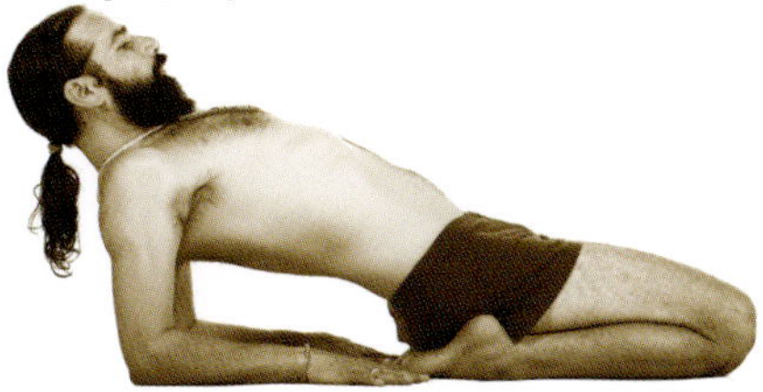

630
सुप्त वज्र आसन (कफोणि भू)
Supta vajra āsana (kaphoṇi bhū)
Liegende Donnerkeilhaltung
(Ellbogen auf der Erde)

सुप्तवज्रासन (कफोणिभू)
Suptavajrāsana (kaphoṇibhū)

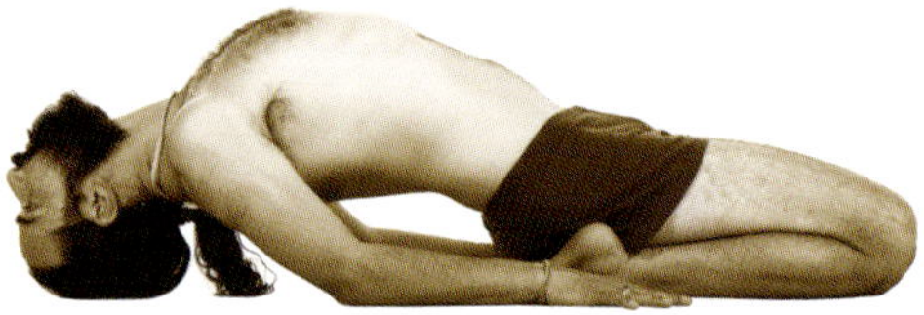

631
सुप्त वज्र आसन (हस्त भू)
Supta vajra āsana (hasta bhū)
Liegende Donnerkeilhaltung
(Hände auf der Erde)

सुप्तवज्रासन (हस्तभू)
Suptavajrāsana (hastabhū)

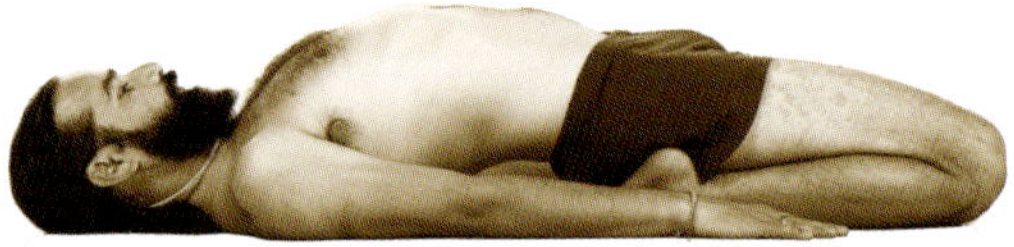

632
सुप्त वज्र आसन (उरु हस्त)
Supta vajra āsana (uru hasta)
Liegende Donnerkeilhaltung
(Hände auf den Oberschenkeln)

सुप्तवज्रासन (उरुहस्त)
Suptavajrāsana (uruhasta)

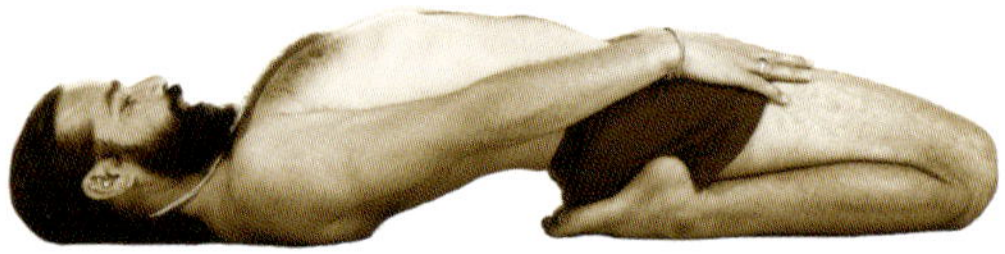

633
सुप्त वज्र आसन (शीर्ष कफोणि बद्ध)
Supta vajra āsana (śīrṣa kaphoṇi baddha)
Liegende Donnerkeilhaltung
(Arme hinter dem Kopf verschränkt)

सुप्तवज्रासन (शीर्षकफोणिबद्ध)
Suptavajrāsana (śīrṣakaphoṇibaddha)

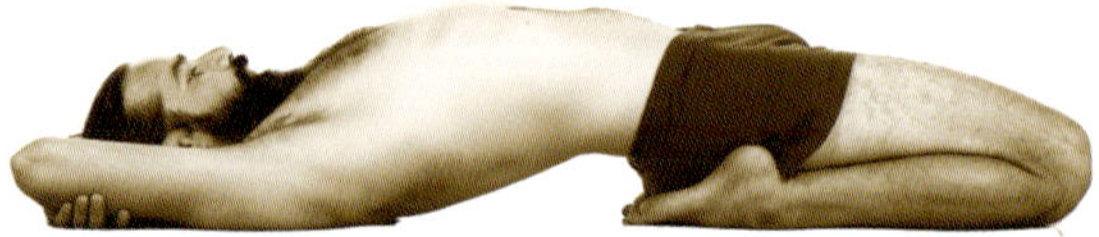

634
नमस्कार सुप्त वज्र आसन
Namaskāra supta vajra āsana
Betende Liegende Donnerkeilhaltung

नमस्कारसुप्तवज्रासन
Namaskārasuptavajrāsana

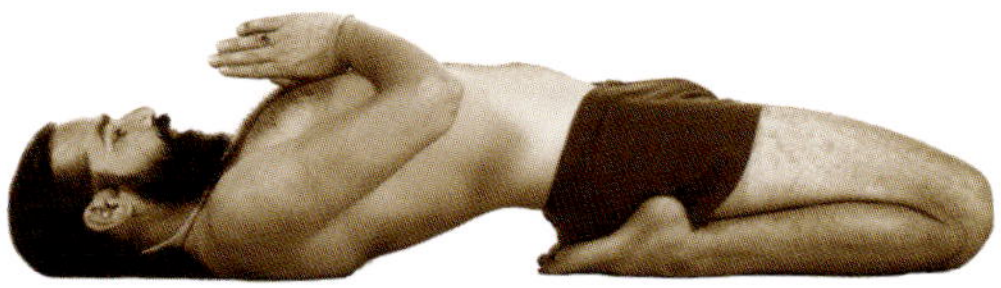

635
गरुड हस्त सुप्त वज्र आसन
Garuḍa hasta supta vajra āsana
Liegende Donnerkeilhaltung mit Armen in Adlerhaltung

गरुडहस्तसुप्तवज्रासन
Garuḍahastasuptavajrāsana

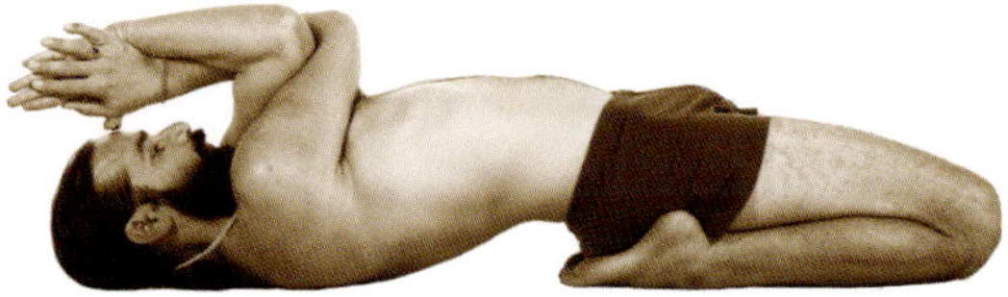

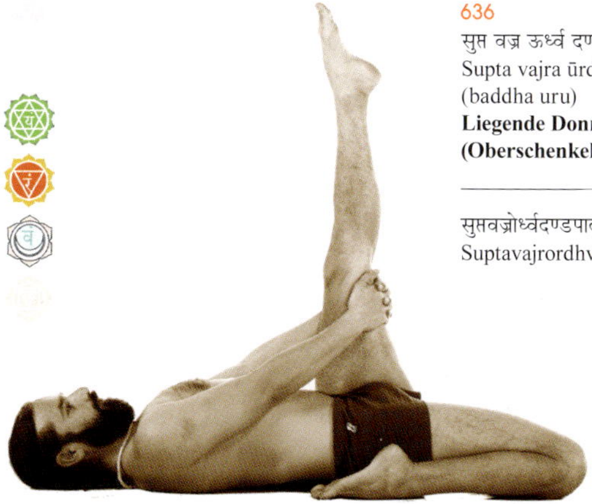

636
सुप्त वज्र ऊर्ध्व दण्ड पाद आसन (बद्ध उरु)
Supta vajra ūrdhva daṇḍa pāda āsana
(baddha uru)
Liegende Donnerkeil-Überkopf-Stockhaltung
(Oberschenkel gehalten)

सुप्तवज्रोर्ध्वदण्डपादासन (बद्धोरु)
Suptavajrordhvadaṇḍapādāsana (baddhoru)

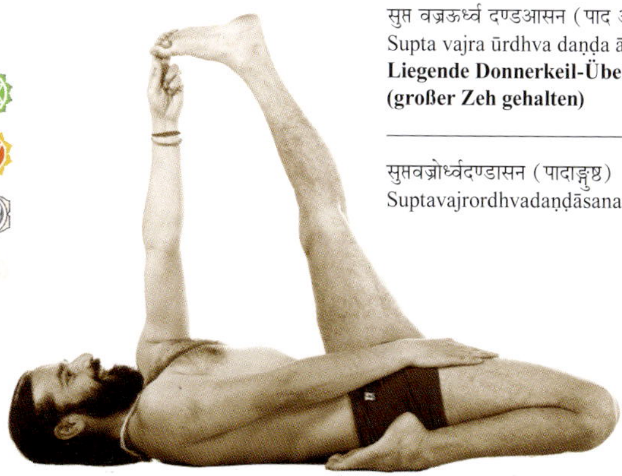

637
सुप्त वज्रऊर्ध्व दण्डआसन (पाद अङ्गुष्ठ)
Supta vajra ūrdhva daṇḍa āsana (pāda aṅguṣṭha)
Liegende Donnerkeil-Überkopf-Stockhaltung
(großer Zeh gehalten)

सुप्तवज्रोर्ध्वदण्डासन (पादाङ्गुष्ठ)
Suptavajrordhvadaṇḍāsana (pādāṅguṣṭha)

638
सुप्त वज्र पवन मुक्त आसन
Supta vajra pavana mukta āsana
Liegende Donnerkeil-Windfluss-Haltung

सुप्तवज्रपवनमुक्तासन
Suptavajrapavanamuktāsana

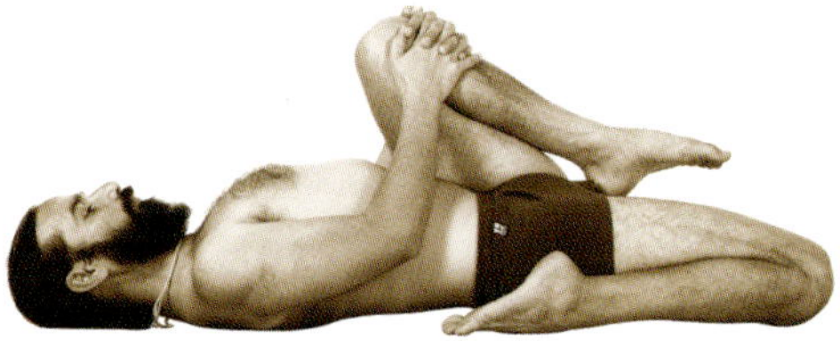

639
सुप्त वज्र पार्श्व दण्ड आसन (पाद अङ्गुष्ठ)
Supta vajra pārśva daṇḍa āsana (pāda aṅguṣṭha)
Liegende Donnerkeil-Seitliche-Stockhaltung (großer Zeh gehalten)

सुप्तवज्रपार्श्वदण्डासन (पादाङ्गुष्ठ)
Suptavajrapārśvadaṇḍāsana (pādāṅguṣṭha)

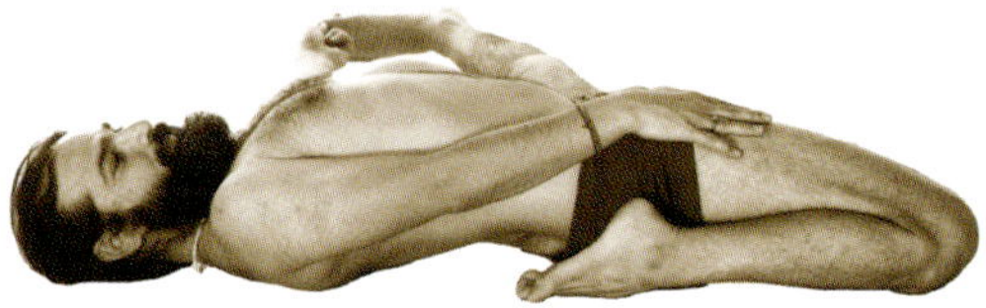

640
अर्ध पवन मुक्त आसन (एक पाद भू)
Ardha pavana mukta āsana (eka pāda bhū)
Halbe Windflusshaltung (ein Fuß auf der Erde)

अर्धपवनमुक्तासन (एकपादभू)
Ardhapavanamuktāsana (ekapādabhū)

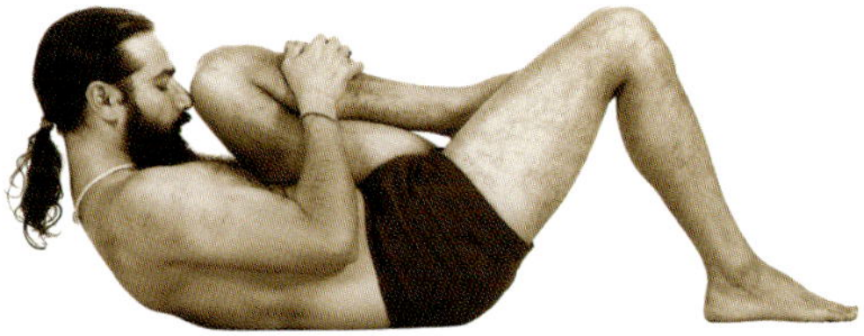

641
पवन मुक्त आसन (एक पाद)
Pavana mukta āsana (eka pāda)
Windflusshaltung (ein Bein gehalten)

पवनमुक्तासन (एकपाद)
Pavanamuktāsana (ekapāda)

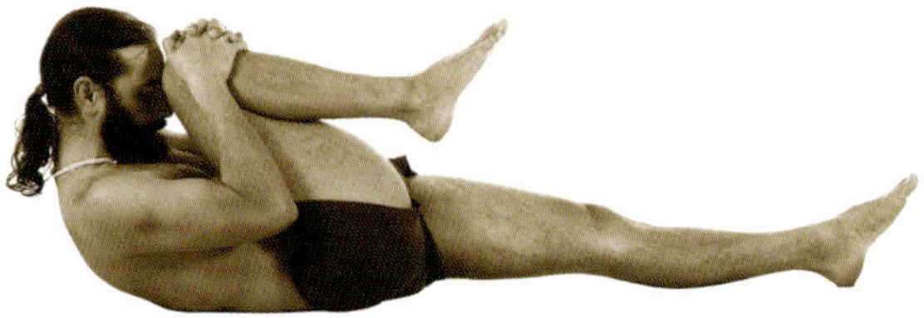

642
सुप्त पवन मुक्त आसन (एक पाद)
Supta pavana mukta āsana (eka pāda)
Liegende Windflusshaltung
(ein Bein gehalten)

सुप्तपवनमुक्तासन (एकपाद)
Suptapavanamuktāsana (ekapāda)

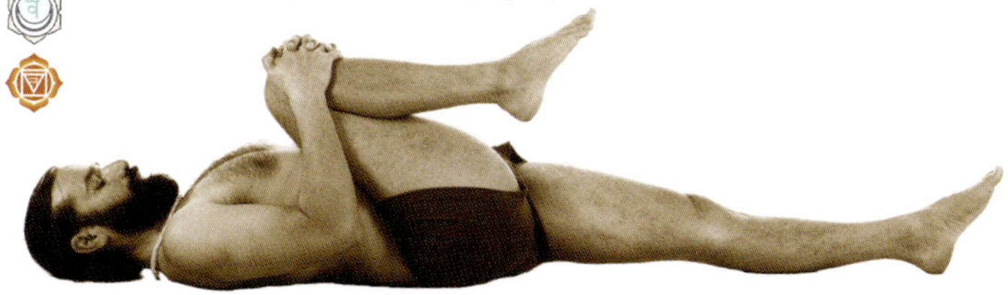

643
सुप्त पवन मुक्त आसन (एक पाद क्षितिज)
Supta pavana mukta āsana (eka pāda kṣitija)
Liegende Windflusshaltung
(ein Bein zum Horizont gestreckt)

सुप्तपवनमुक्तासन (एकपादक्षितिज)
Suptapavanamuktāsana (ekapādakṣitija)

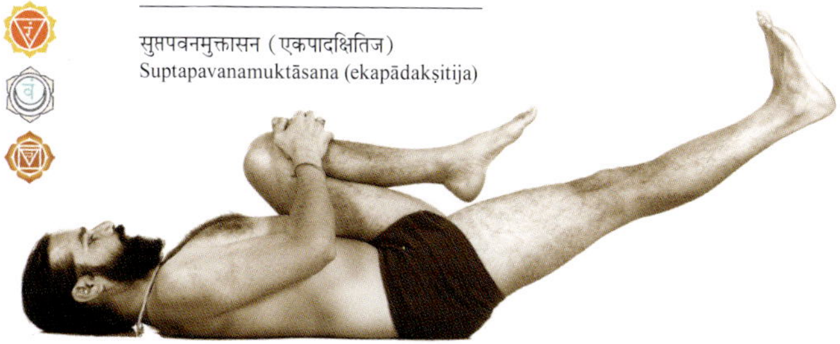

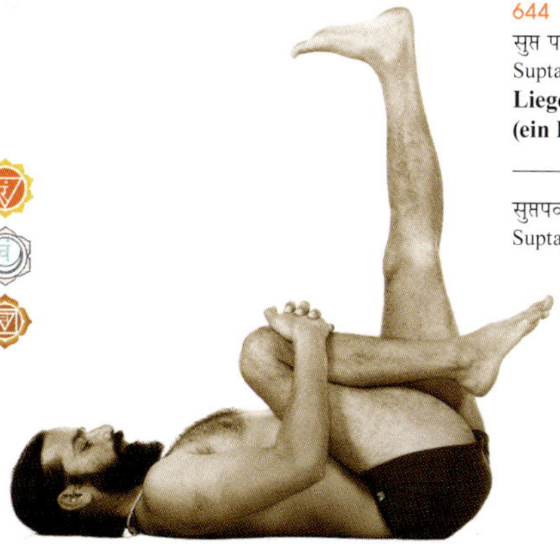

644
सुप्त पवन मुक्त आसन (एक ऊर्ध्व पाद)
Supta pavana mukta āsana (eka ūrdhva pāda)
Liegende Windflusshaltung
(ein Bein nach oben gestreckt)

सुप्तपवनमुक्तासन (एकोर्ध्वपाद)
Suptapavanamuktāsana (ekōrdhvapāda)

645
सुप्त पवन मुक्त आसन (पार्श्व जानु)
Supta pavana mukta āsana (pārśva jānu)
Liegende Windflusshaltung
(Knie seitlich geöffnet)

सुप्तपवनमुक्तासन (पार्श्वजानु)
Suptapavanamuktāsana (pārśvajānu)

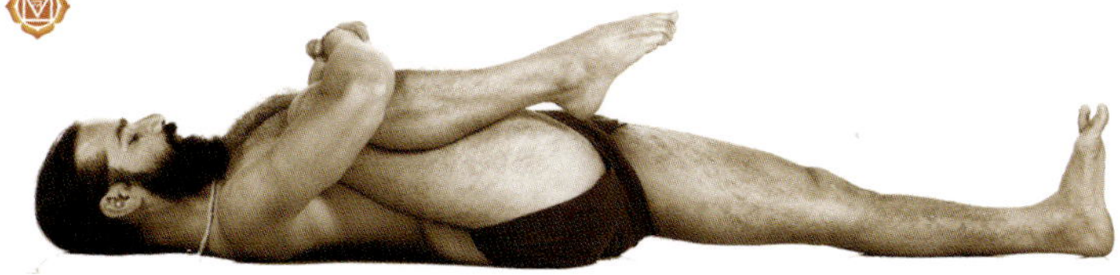

646
सुप्त पवन मुक्त आसन
Supta pavana mukta āsana
Liegende Windflusshaltung

सुप्तपवनमुक्तासन
Suptapavanamuktāsana

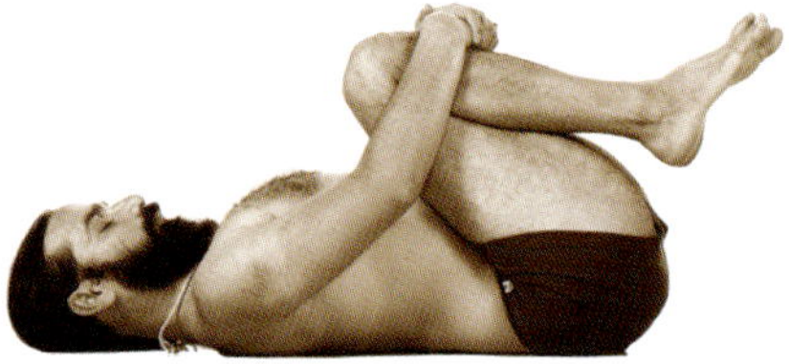

647
पूर्ण सुप्त पवन मुक्त आसन
Pūrṇa supta pavana mukta āsana
Vollständige Liegende Windflusshaltung

पूर्णसुप्तपवनमुक्तासन
Pūrṇasuptapavanamuktāsana

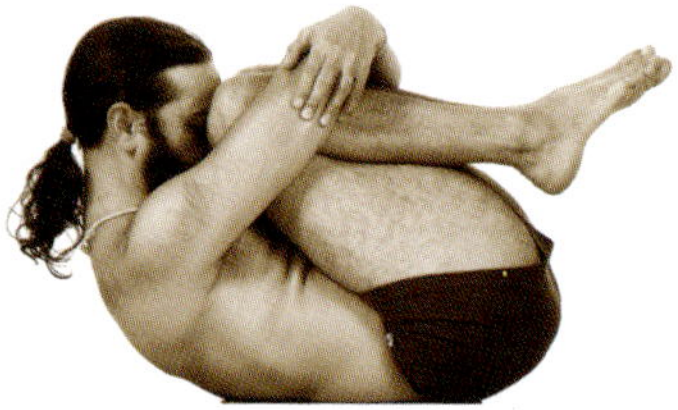

648
नाभि दर्शन आसन (एक पाद उत्तान)
Nābhi darśana āsana (eka pāda uttāna)
Blick-zum-Nabel-Haltung (ein Bein angehoben)

नाभिदर्शनासन (एकपादोत्तान)
Nābhidarśanāsana (ekapādottāna)

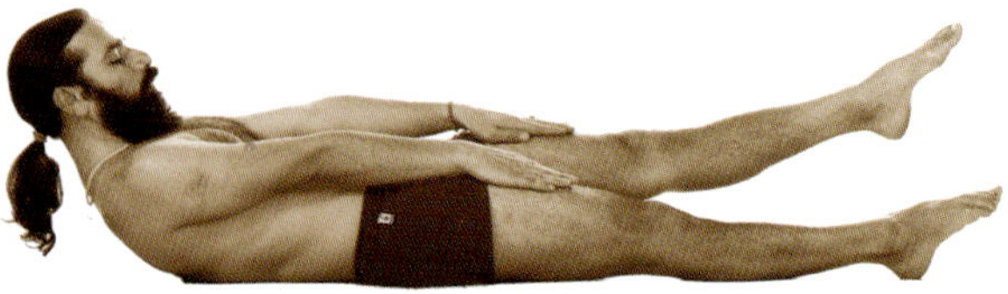

649
नाभि दर्शन आसन(उत्तान पाद)
Nābhi darśana āsana (uttāna pāda)
Blick-zum-Nabel-Haltung (beide Beine angehoben)

नाभिदर्शनासन (उत्तानपाद)
Nābhidarśanāsana (uttānapāda)

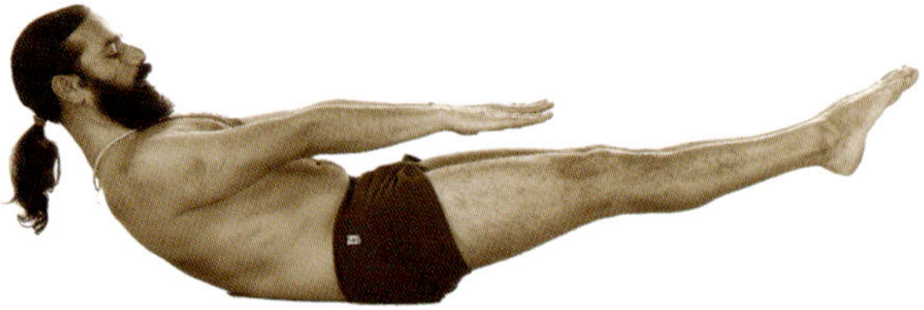

650
नाभि दर्शन आसन (उत्तान पाद, शिर: हस्त)
Nābhi darśana āsana (uttāna pāda, śiraḥ hasta)
Blick-zum-Nabel-Haltung (beide Beine angehoben, Hände hinter dem Kopf)

नाभिदर्शनासन (उत्तानपाद, शिरोहस्त)
Nābhidarśanāsana (uttānapāda, śirohasta)

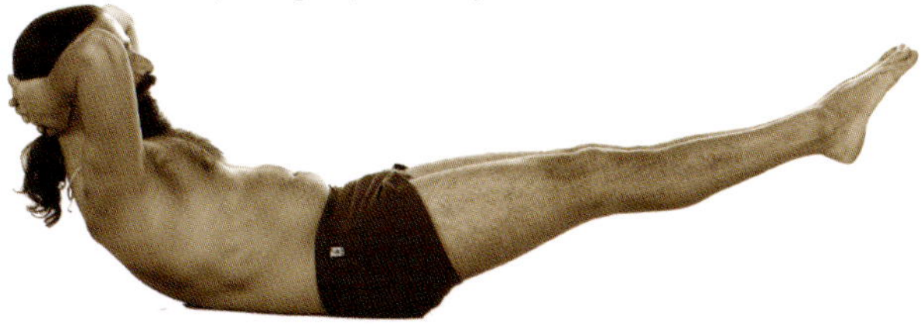

651
उत्तान पाद आसन (क्षितिज पाद)
Uttāna pāda āsana (kṣitija pāda)
Angehobene-Beine-Haltung (Füße zum Horizont gestreckt)

उत्तानपादासन (क्षितिजपाद)
Uttānapādāsana (kṣitijapāda)

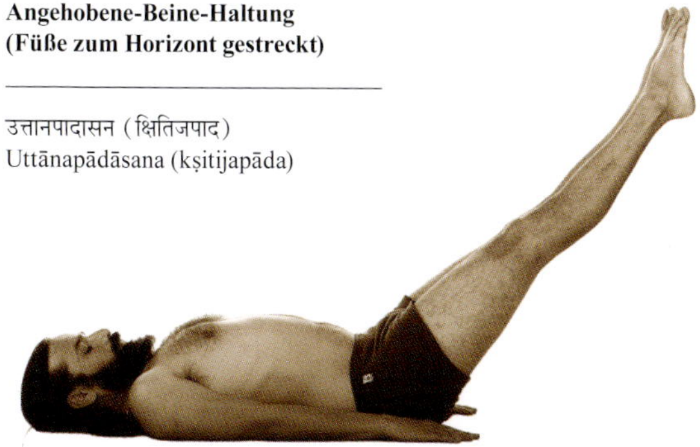

652
उत्तान पाद आसन (ऊर्ध्व पाद अङ्गुल)
Uttāna pāda āsana (ūrdhva pāda aṅgula)
Angehobene-Beine-Haltung (Beine nach oben gestreckt, Zehen gestreckt)

उत्तानपादासन (ऊर्ध्वपादाङ्गुल)
Uttānapādāsana (ūrdhvapādāṅgula)

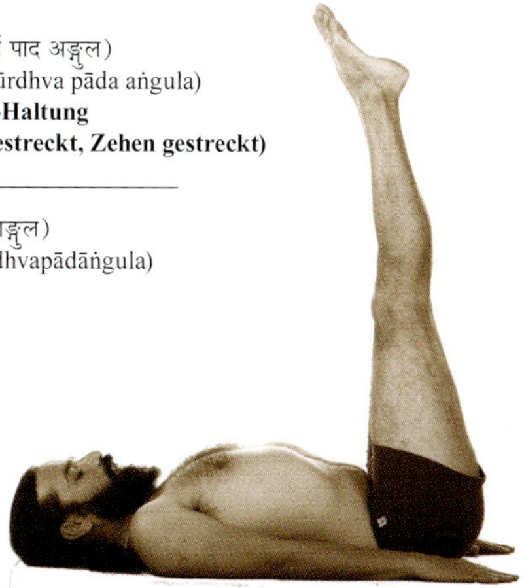

653
उत्तान पाद आसन (अध: पाद अङ्गुल)
Uttāna pāda āsana (adhaḥ pāda aṅgula)
Angehobene-Beine-Haltung (Fußspitzen angezogen)

उत्तानपादासन (अधोपादाङ्गुल)
Uttānapādāsana (adhopādāṅgula)

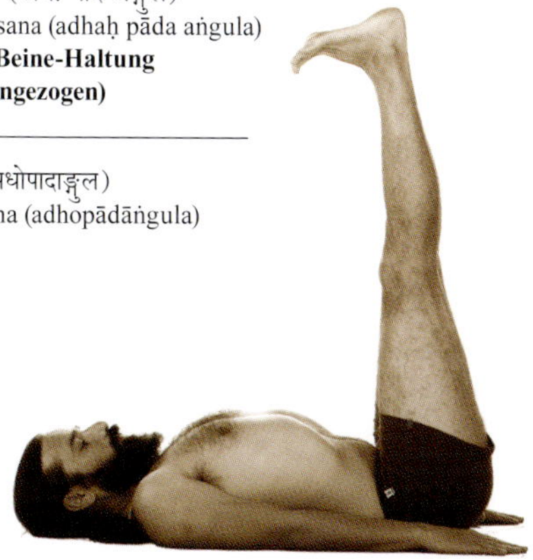

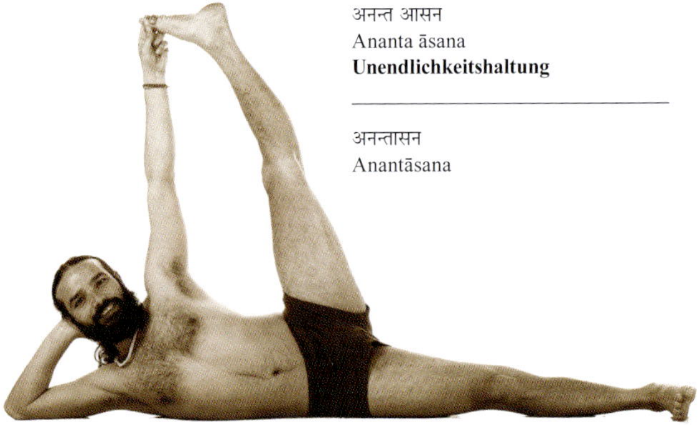

654
अनन्त आसन
Ananta āsana
Unendlichkeitshaltung

अनन्तासन
Anantāsana

655
सूत्र सूची रन्ध्र आसन (उरु हस्त)
Sūtra sūcī randhra āsana (uru hasta)
Nadelöhrhaltung (Hände umfassen den Oberschenkel)

सूत्रसूचीरन्ध्रासन (उरुहस्त)
Sūtrasūcīrandhrāsana (uruhasta)

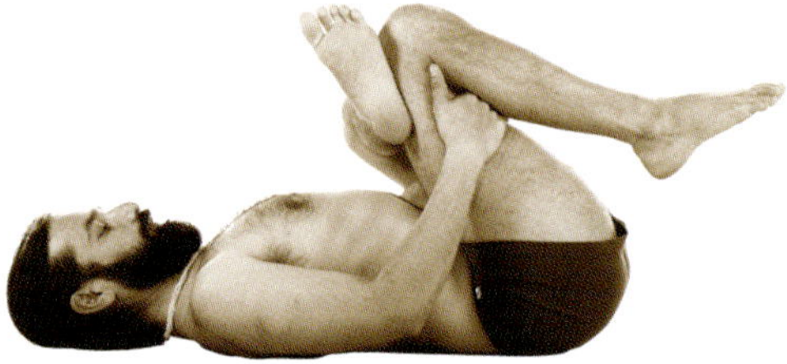

656
सूत्र सूची रन्ध्र आसन
Sūtra sūcī randhra āsana
Nadelöhrhaltung

सूत्रसूचीरन्ध्रासन
Sūtrasūcīrandhrāsana

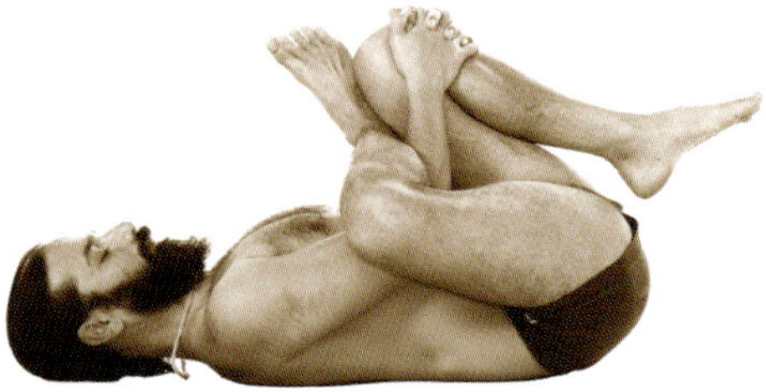

657
मुदित शिशु आसन
Mudita śiśu āsana
Glückseliges-Kind-Haltung

मुदितशिशुासन
Muditaśiśuāsana

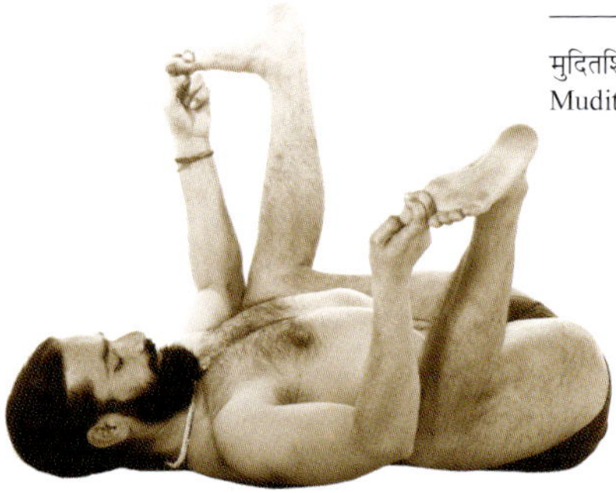

658
शिशु क्रीडा आसन
Śiśu krīḍā āsana
Verspieltes-Kind-Haltung

शिशुक्रीडासन
Śiśukrīḍāsana

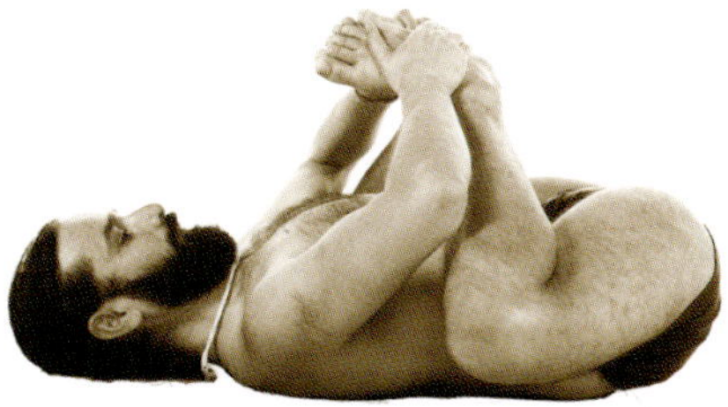

659
शिशु क्रीडा आसन (श्वास)
Śiśu krīḍā āsana (śvāsa)
Verspieltes-Kind-Haltung (Spiel mit dem Atem)

शिशुक्रीडासन (श्वास)
Śiśukrīḍāsana (śvāsa)

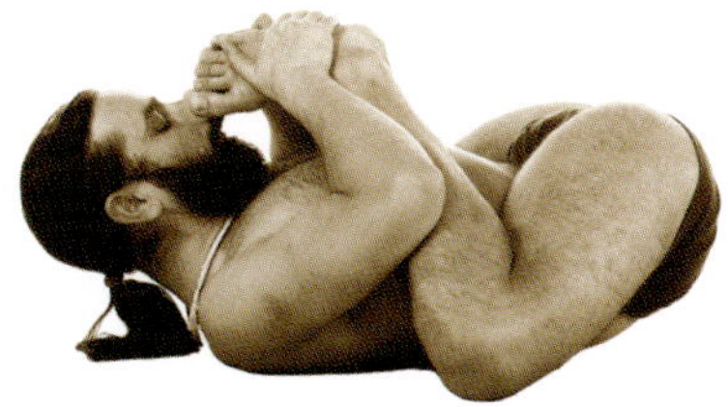

660
मुदित शिशु आसन (एक पाद)
Mudita śiśu āsana (eka pāda)
Glückseliges-Kind-Haltung (einbeinig)

मुदितशिशुासन (एकपाद)
Muditaśiśāsana (ekapāda)

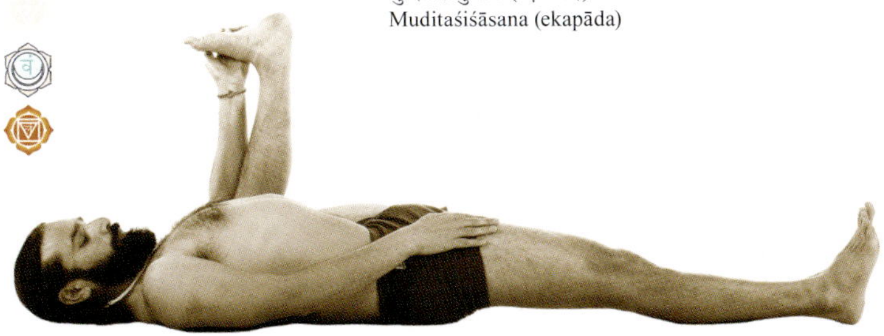

661
शिशु पाद तिलक आसन
Śiśu pāda tilaka āsana
Fuß-zur-Stirn-Kind-Haltung

शिशुपादतिलकासन
Śiśupādatilakāsana

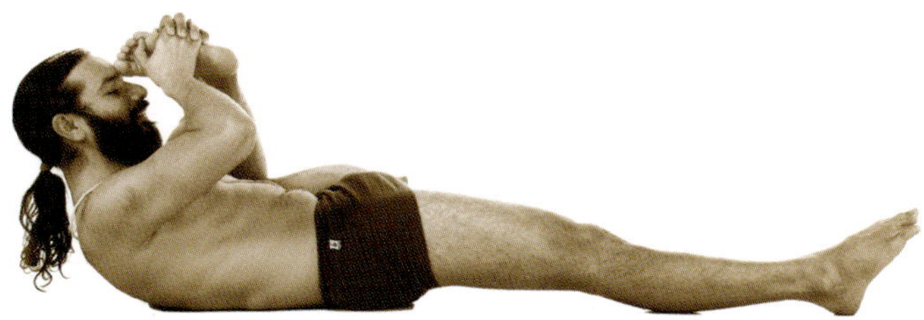

662
सुप्त नमस्कार भैरव आसन
Supta namaskāra bhairava āsana
Liegende Betende Furchtloshaltung

सुप्तनमस्कारभैरवासन
Suptanamaskārabhairavāsana

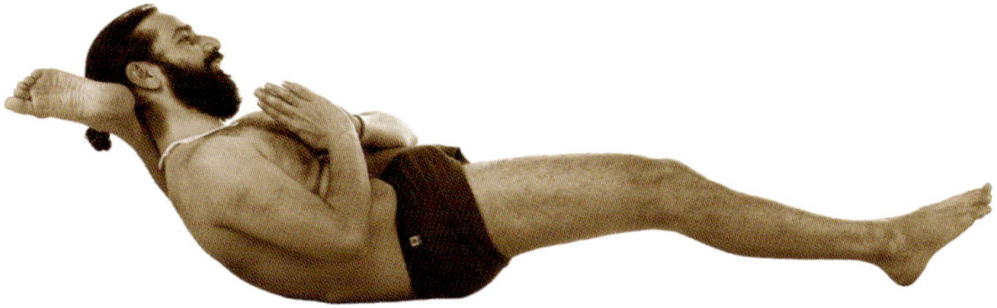

Glaube an dich selbst und erschaffe deinen eigenen Weg.

663
गर्भ आसन
Garbha āsana
Mutterleibhaltung

गर्भासन
Garbhāsana

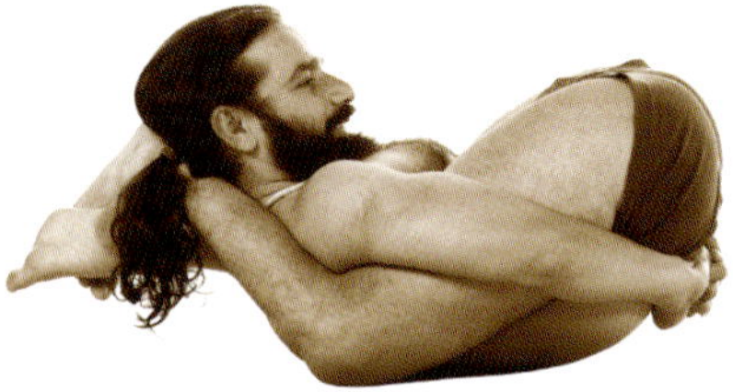

664
नमस्कार गर्भ आसन
Namaskāra garbha āsana
Betende Mutterleibhaltung

नमस्कारगर्भासन
Namaskāragarbhāsana

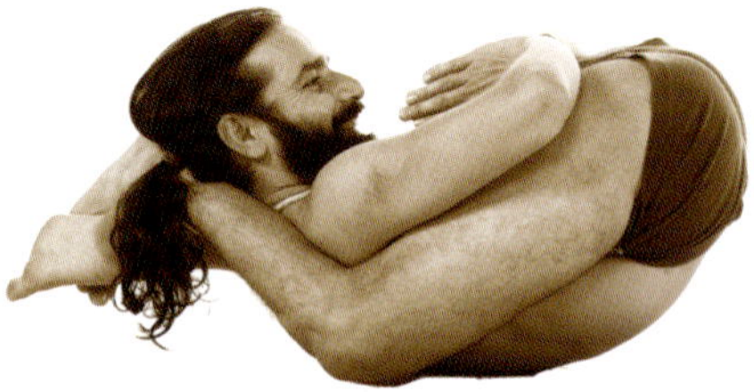

665
सुप्त हस्त पाद अङ्गुष्ठ आसन (सरज्जु)
Supta hasta pāda aṅguṣṭha āsana (sarajju)
Liegende Hand-zum-großen-Zeh-Haltung (durch Yogagurt unterstützt)

सुप्तहस्तपादाङ्गुष्ठासन (सरज्जु)
Suptahastapādāṅguṣṭhāsana (sarajju)

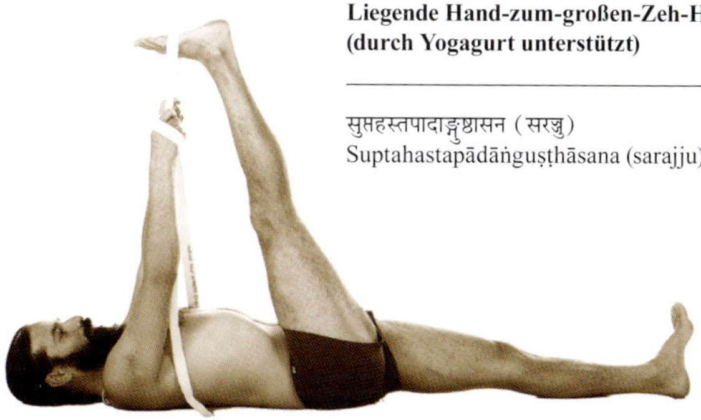

666
सुप्त हस्त पाद अङ्गुष्ठ आसन
Supta hasta pāda aṅguṣṭha āsana
Liegende Hand-zum-großen-Zeh-Haltung

सुप्तहस्तपादाङ्गुष्ठासन
Suptahastapādāṅguṣṭhāsana

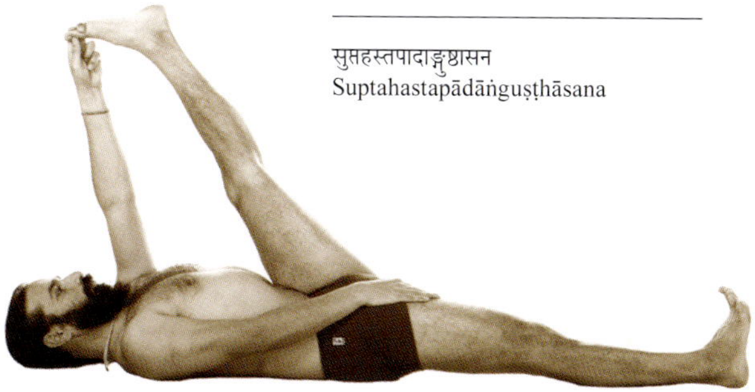

667
सुप्त हस्त पाद अङ्गुष्ठ आसन (जानु शिर)
Supta hasta pāda aṅguṣṭha āsana (jānu śira)
Liegende Hand-zum-großen-Zeh-Haltung (Knie zum Kopf)

सुप्तहस्तपादाङ्गुष्ठासन (जानुशिर)
Suptahastapādāṅguṣṭhāsana (jānuśira)

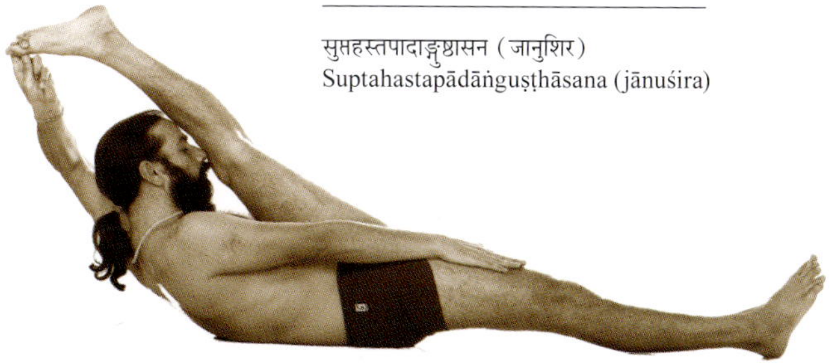

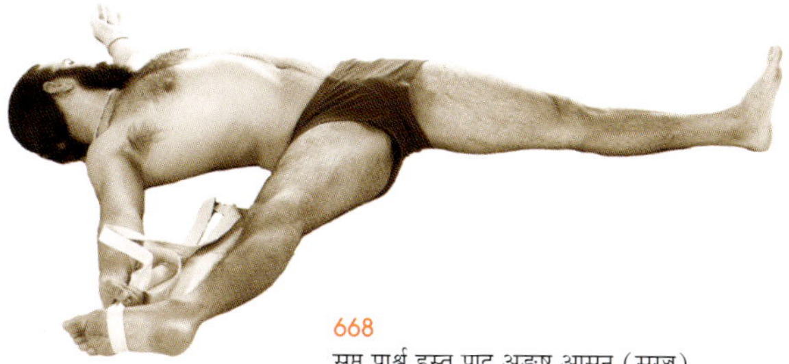

668
सुप्त पार्श्व हस्त पाद अङ्गुष्ठ आसन (सरज्जु)
Supta pārśva hasta pāda aṅguṣṭha āsana (sarajju)
Seitliche Liegende Hand-zum-großen-Zeh-Haltung (durch Yogagurt unterstützt)

सुप्तपार्श्वहस्तपादाङ्गुष्ठासन (सरज्जु)
Suptapārśvahastapādāṅguṣṭhāsana (sarajju)

669
सुप्त पार्श्व हस्त पाद अङ्गुष्ठ आसन (हस्त गुल्फ)
Supta pārśva hasta pāda aṅguṣṭha āsana (hasta gulpha)
Seitliche Liegende Hand-zum-großen-Zeh-Haltung (eine Hand umfasst den Knöchel)

सुप्तपार्श्वहस्तपादाङ्गुष्ठासन (हस्तगुल्फ)
Suptapārśvahastapādāṅguṣṭhāsana (hastagulpha)

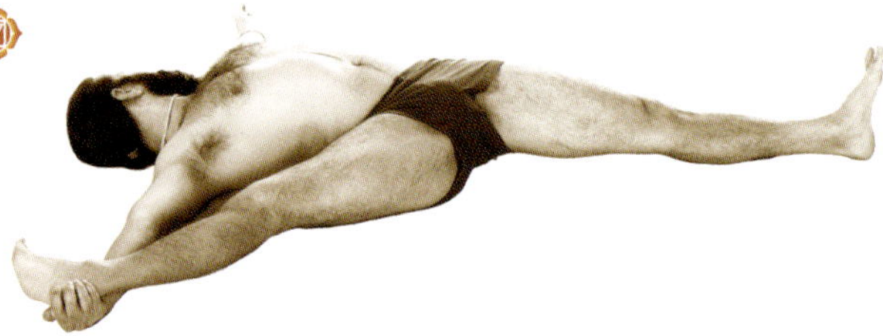

670
सुप्त परिवृत्त हस्त पाद अङ्गुष्ठ आसन
Supta parivṛtta hasta pāda aṅguṣṭha āsana
Gedrehte Liegende Hand-zum-großen-Zeh-Haltung

सुप्तपरिवृत्तहस्तपादाङ्गुष्ठासन
Suptaparivṛttahastapādāṅguṣṭhāsana

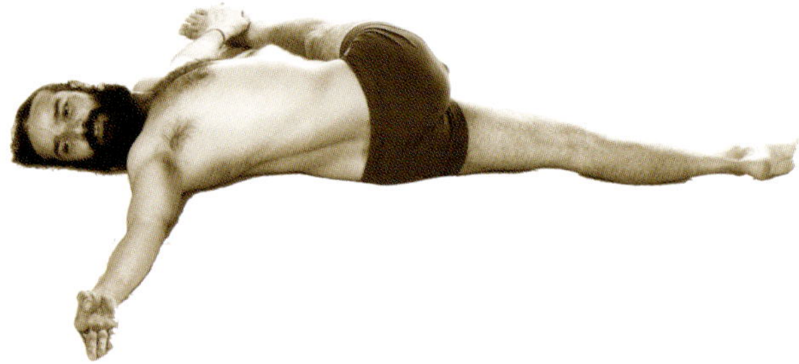

671
सुप्त परिवृत्त हस्त पाद अङ्गुष्ठ आसन (हृदय भू)
Supta parivṛtta hasta pāda aṅguṣṭha āsana (hṛdaya bhū)
Liegende Gedrehte Hand-zum-großen-Zeh-Haltung (Herz auf der Erde)

सुप्तपरिवृत्तहस्तपादाङ्गुष्ठासन (हृदयभू)
Suptaparivṛttahastapādāṅguṣṭhāsana (hṛdayabhū)

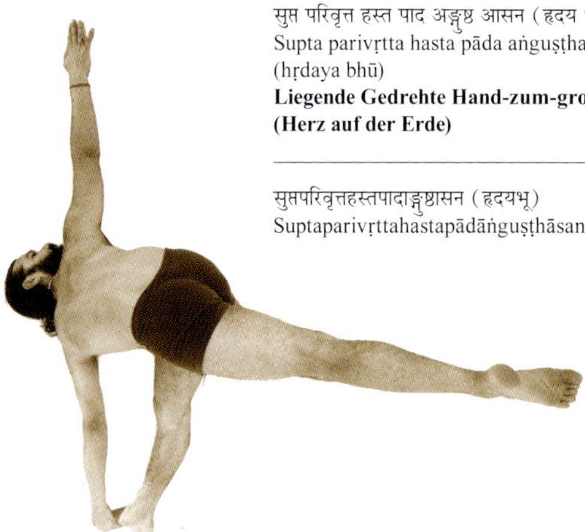

672
सुप्त जानु शिर त्रि विक्रम आसन
Supta jānu śira tri vikrama āsana
Liegende Kopf-zum-Knie-Dreifaltige-Weisheit-Haltung

सुप्तजानुशिरत्रिविक्रमासन
Suptajānuśiratrivikramāsana

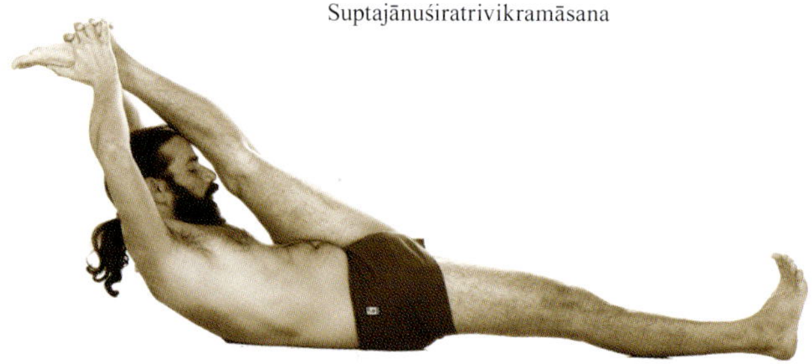

673
सुप्त पार्श्व त्रि विक्रम आसन
Supta pārśva tri vikrama āsana
Seitliche Liegende Dreifaltige-Weisheit-Haltung

सुप्तपार्श्वत्रिविक्रमासन
Suptapārśvatrivikramāsana

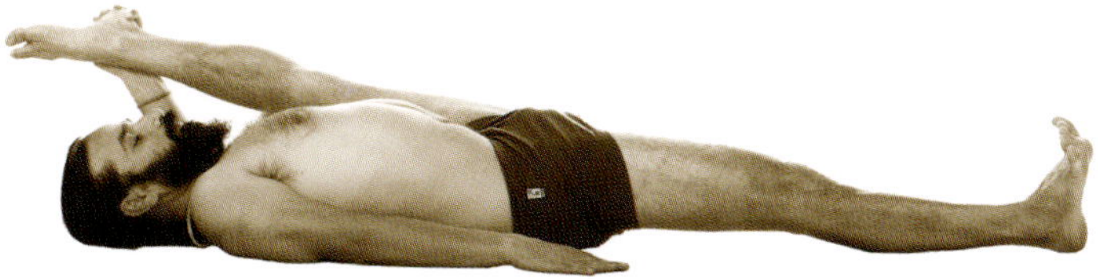

674
सुप्त समकोण पाद आसन (हस्त पाद अङ्गुष्ठ)
Supta samakoṇa pāda āsana (hasta pāda aṅguṣṭha)
Liegender Seitspagat (große Zehen gehalten)

सुप्तसमकोणपादासन (हस्तपादाङ्गुष्ठ)
Suptasamakoṇapādāsana (hastapādāṅguṣṭha)

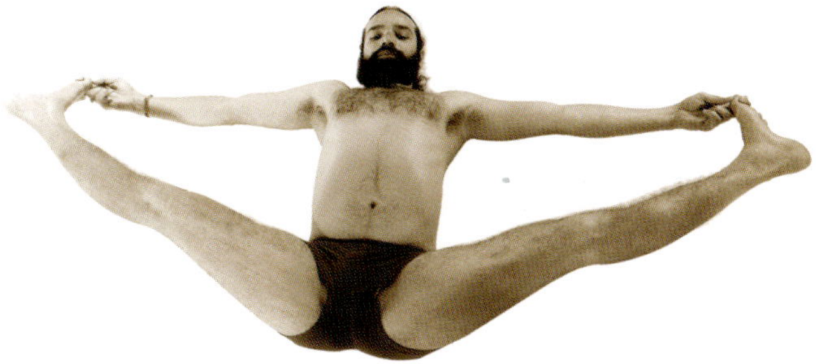

675
सुप्त समकोण पाद आसन (नमस्कार)
Supta samakoṇa pāda āsana (namaskāra)
Liegender Seitspagat (Hände in Gebetshaltung)

सुप्तसमकोणपादासन (नमस्कार)
Suptasamakoṇapādāsana (namaskāra)

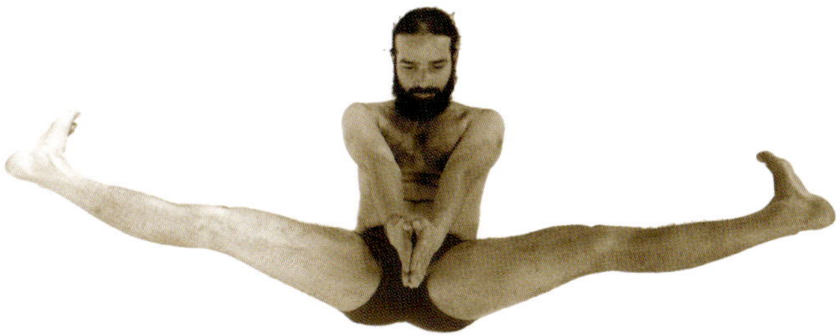

676
मेरु उदर आकुञ्चन आसन (एक जानु हस्त)
Meru udara ākuñcana āsana (eka jānu hasta)
Wirbelsäulen-und-Bauch-Reinigungshaltung (ein Knie gehalten)

मेरूदराकुञ्चनासन (एकजानुहस्त)
Merūdarākuñcanāsana (ekajānuhasta)

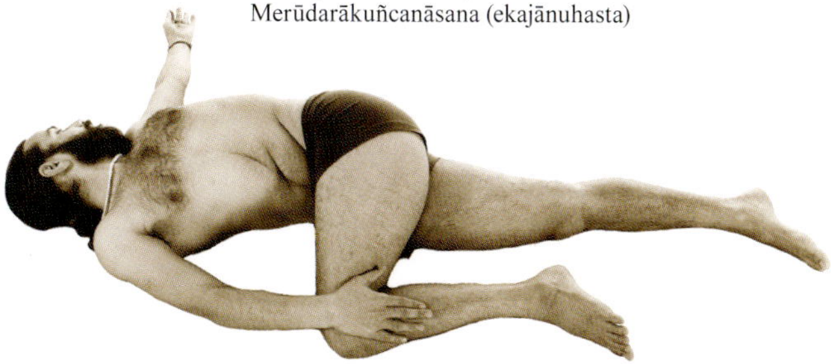

677
मेरु उदर आकुञ्चन आसन (जानु हस्त)
Meru udara ākuñcana āsana (jānu hasta)
Wirbelsäulen-und-Bauch-Reinigungshaltung
(beide Knie gehalten)

मेरूदराकुञ्चनासन (जानुहस्त)
Merūdarākuñcanāsana (jānuhasta)

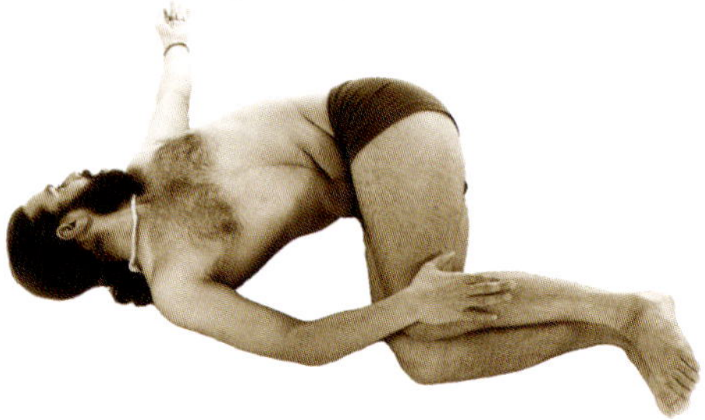

678
मेरु उदर आकुञ्चन आसन (गरुड पाद)
Meru udara ākuñcana āsana (garuḍa pāda)
Wirbelsäulen-und-Bauch-Reinigungshaltung
(Beine in Adlerhaltung)

मेरूदराकुञ्चनासन (गरुडपाद)
Merūdarākuñcanāsana (garuḍapāda)

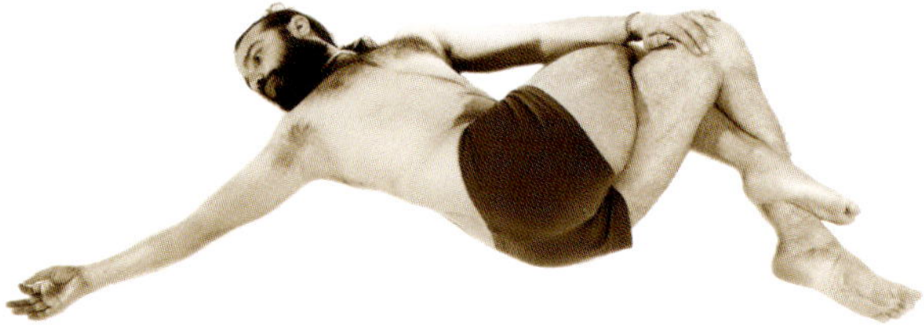

679
मेरु उदर आकुञ्चन आसन (हस्त पाद अङ्गुष्ठ)
Meru udara ākuñcana āsana (hasta pāda aṅguṣṭha)
Wirbelsäulen-und-Bauch-Reinigungshaltung
(großer Zeh gehalten)

मेरूदराकुञ्चनासन (हस्तपादाङ्गुष्ठ)
Merūdarākuñcanāsana (hastapādaṅguṣṭha)

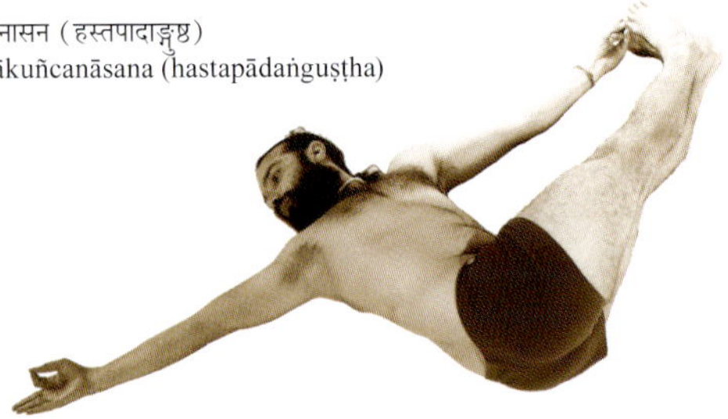

680
परिवृत्त चतुः कोण आसन (हृदय भू)
Parivṛtta catuḥ koṇa āsana (hṛdayaḥ bhū)
Gedrehte Vierwinkelhaltung
(Herz auf der Erde)

परिवृत्तचतुष्कोणासन (हृदयभू)
Parivṛttacatuṣkoṇāsana (hṛdayabhū)

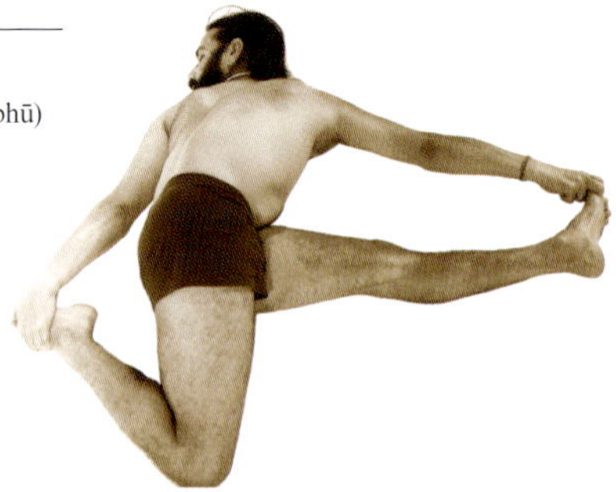

Haltungen in Rückenlage

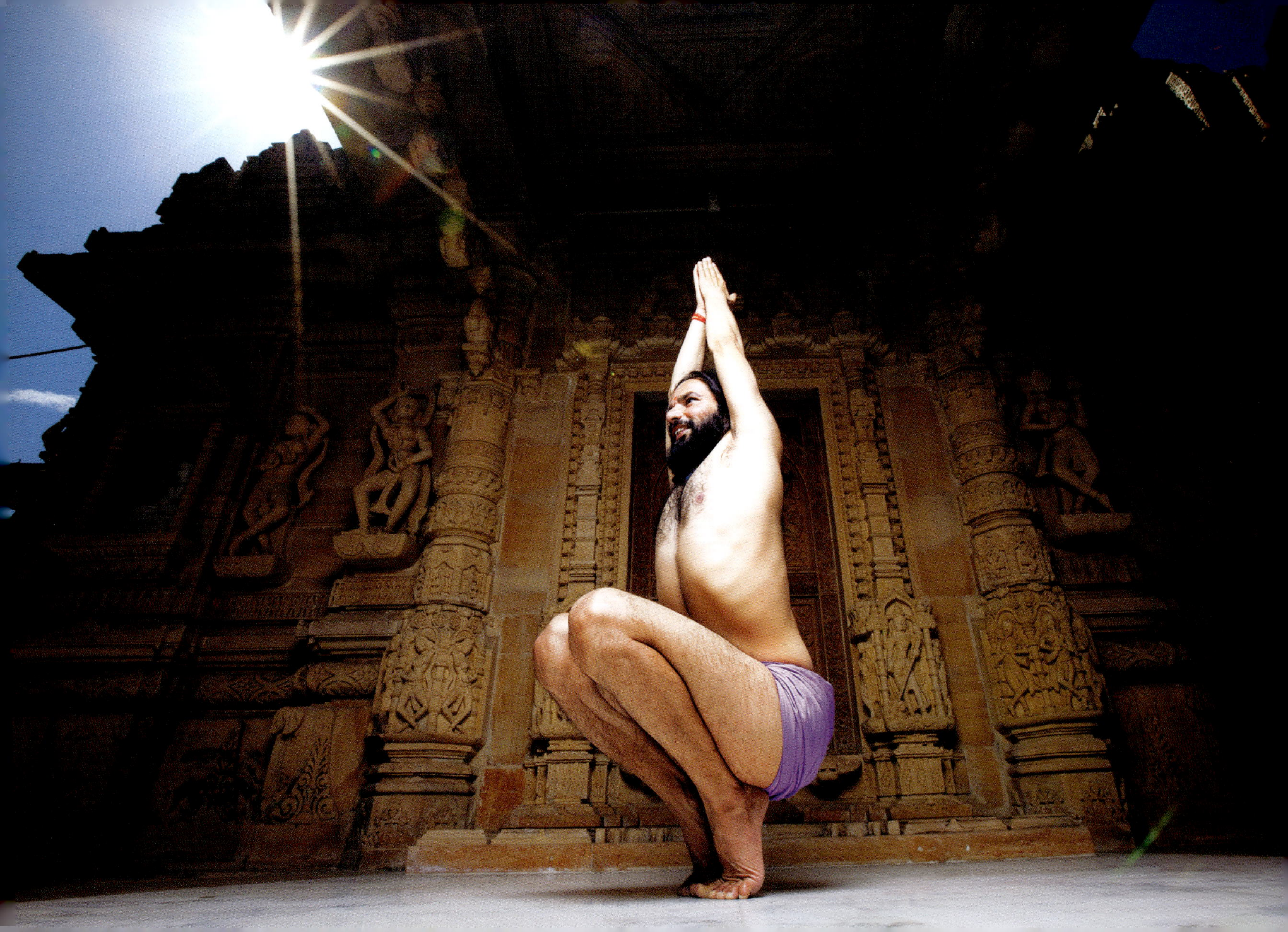

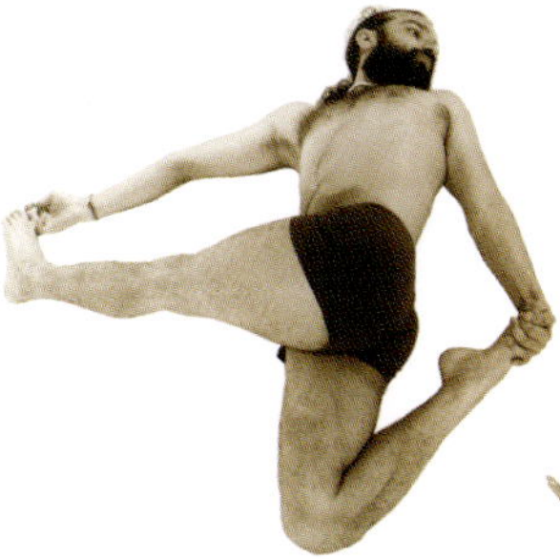

681
परिवृत्त चतुः कोण आसन (मेरु स्कन्ध भू)
Parivṛtta catuḥ koṇa āsana (meru skandha bhū)
Gedrehte Vierwinkelhaltung (Wirbelsäule und Schultern auf der Erde)

परिवृत्तचतुष्कोणासन (मेरुस्कन्धभू)
Parivṛttacatuṣkoṇāsana (meruskandhabhū)

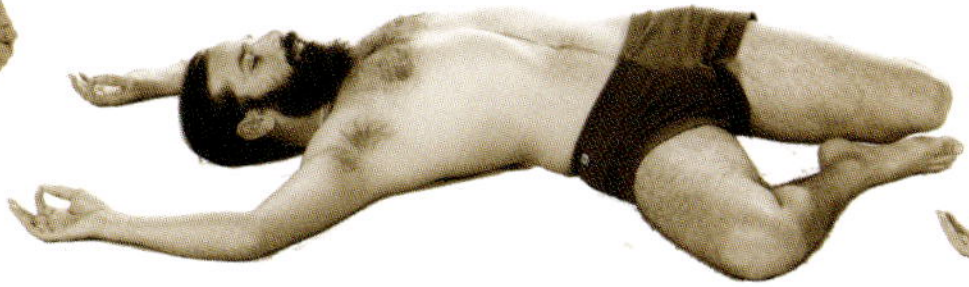

682
सुप्त चतुः अङ्ग आसन
Supta catuḥ aṅga āsana
Liegende Viergliederhaltung

सुप्तचतुरङ्गासन
Suptacaturaṅgāsana

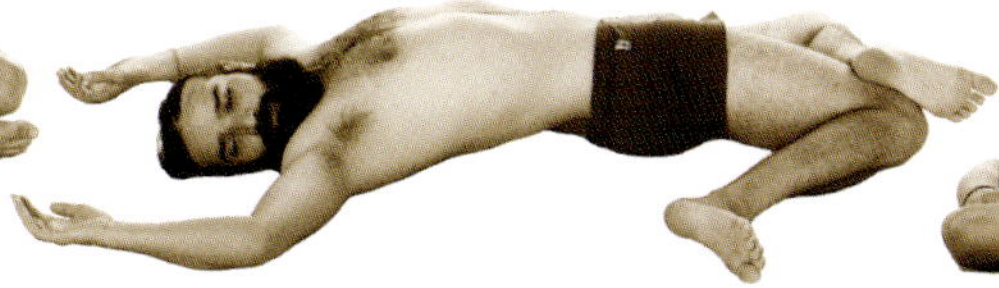

683
सुप्त चतुः अङ्ग आसन (जानु उपरि पाद)
Supta catuḥ aṅga āsana (jānu upari pāda)
Liegende Viergliederhaltung (ein Fuß auf dem Knie)

सुप्तचतुरङ्गासन (जानूपरिपाद)
Suptacaturaṅgāsana (jānūparipāda)

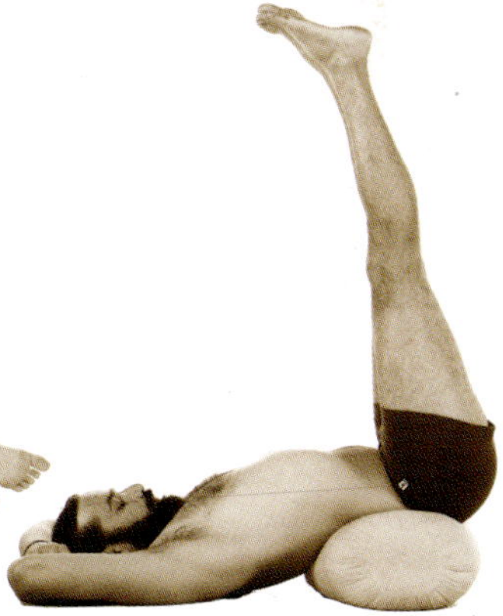

684
अर्ध विपरीतकरणी आसन (सालम्ब शिरोबद्ध कफोणि)
Ardha viparītakaraṇī āsana (sālamba śirobaddha kaphoṇi)
Halbe Umkehrhaltung (Kopf auf verschränkten Armen)

अर्धविपरीतकरणीआसन (सालम्बशिरोबद्धकफोणि)
Ardhaviparītakaraṇīāsana (sālambaśirobaddhakaphoṇi)

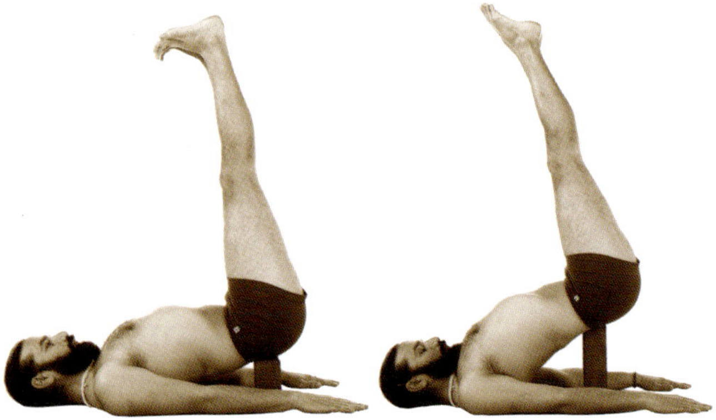

685
विपरीतकरणी (सालम्ब)
Viparītakaraṇī (sālamba)
Umkehrhaltung (durch Yogablock unterstützt)

विपरीतकरणी (सालम्ब)
Viparītakaraṇī (sālamba)

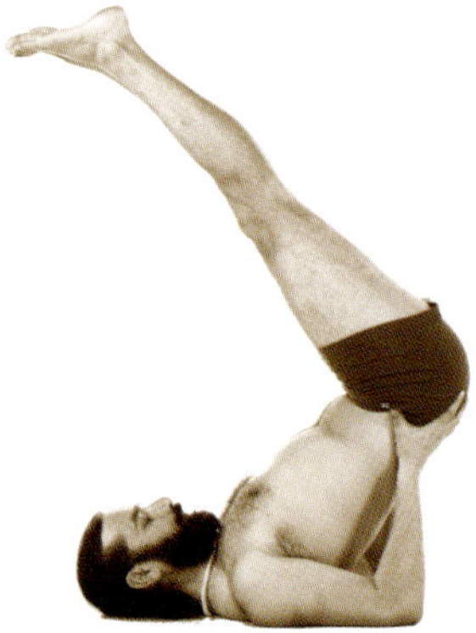

686
विपरीतकरणी
Viparītakaraṇī
Umkehrhaltung

विपरीतकरणीमुद्रा
Viparītakaraṇī

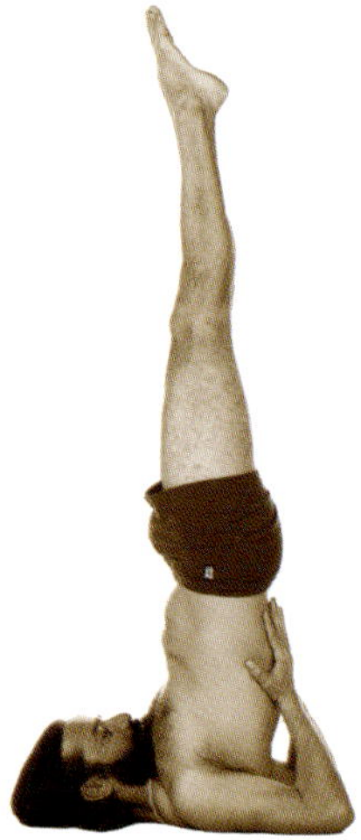

687
सर्व अङ्ग आसन
Sarva aṅga āsana
Alle-Glieder-Haltung

सर्वाङ्गासन
Sarvāṅgāsana

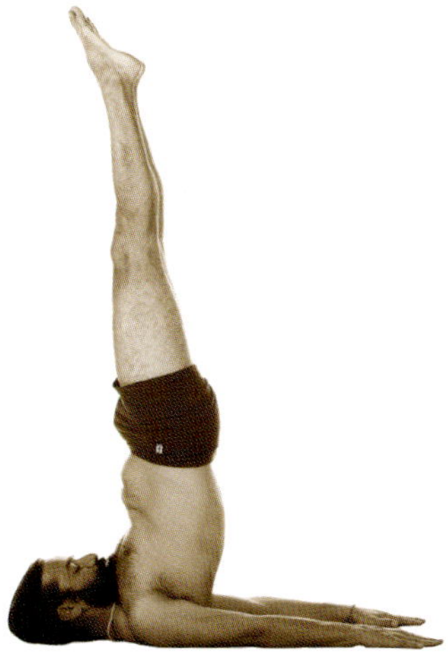

688
निरालम्ब सर्व अङ्ग आसन (हस्त भू)
Nirālamba sarva aṅga āsana (hasta bhū)
Frei gehaltene Alle-Glieder-Haltung (Hände auf der Erde)

निरालम्बसर्वाङ्गासन (हस्तभू)
Nirālambasarvāṅgāsana (hastabhū)

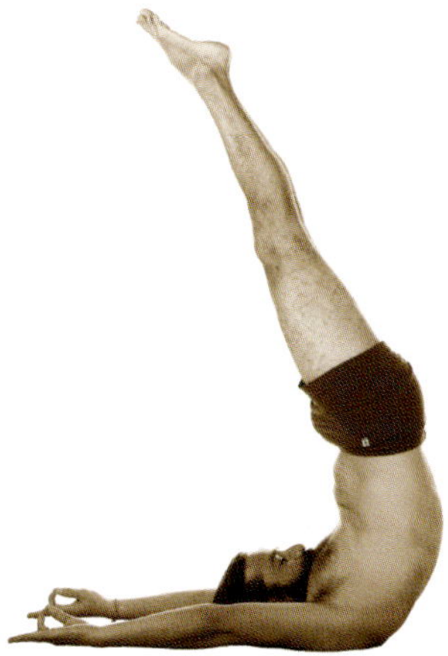

689
निरालम्ब सर्व अङ्ग आसन (पृष्ठ हस्त भू)
Nirālamba sarva aṅga āsana (pṛṣṭha hasta bhū)
Frei gehaltene Alle-Glieder-Haltung (Arme auf der Erde hinter dem Kopf)

निरालम्बसर्वाङ्गासन (पृष्ठहस्तभू)
Nirālambasarvāṅgāsana (pṛṣṭhahastabhū)

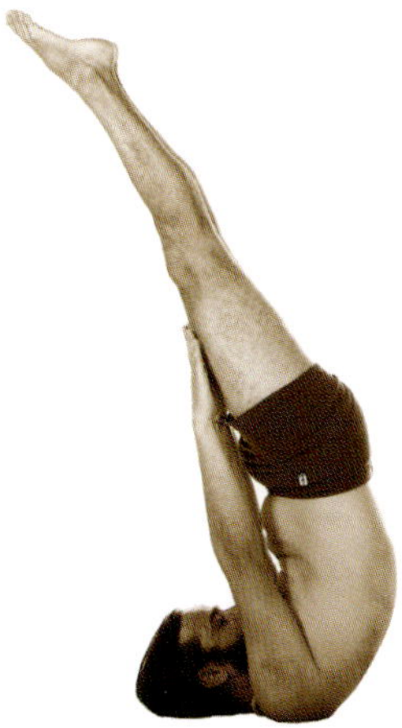

690
निरालम्ब सर्व अङ्ग आसन (उरु हस्त)
Nirālamba sarva āṅga āsana (uru hasta)
Frei gehaltene Alle-Glieder-Haltung (Hände auf den Oberschenkeln)

निरालम्बसर्वाङ्गासन (उरुहस्त)
Nirālambasarvāṅgāsana (uruhasta)

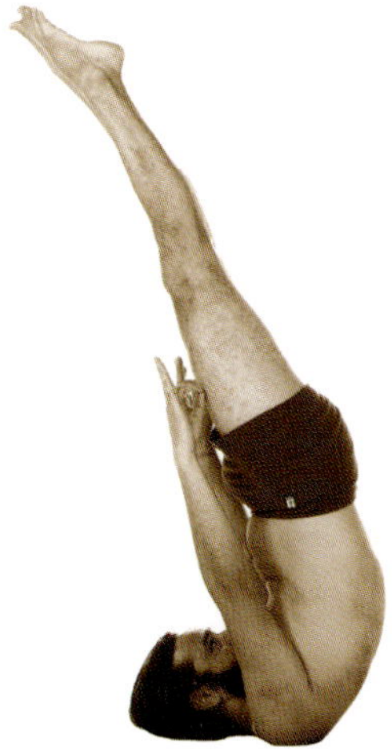

691
निरालम्ब सर्व अङ्ग आसन (उरु हस्त,ज्ञान मुद्रा)
Nirālamba sarva aṅga āsana (uru hasta, jñāna mudrā)
Frei gehaltene Alle-Glieder-Haltung (Hände in Jñāna Mudrā auf den Oberschenkeln)

निरालम्बसर्वाङ्गासन (उरुहस्त, ज्ञानमुद्रा)
Nirālambasarvāṅgāsana (uruhasta, jñānamudrā)

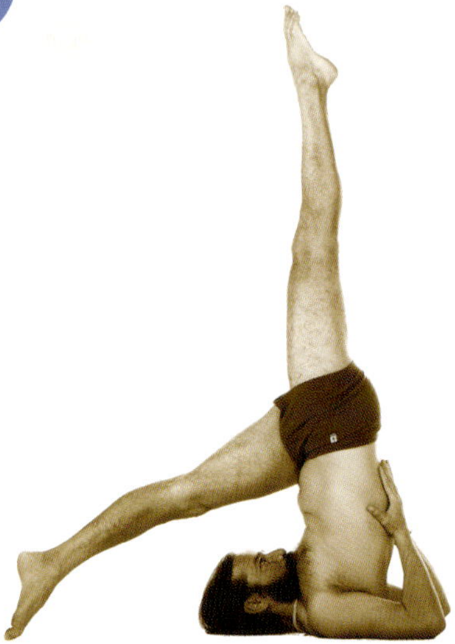

692
सर्व अङ्ग आसन (एक पाद)
Sarva aṅga āsana (eka pāda)
Alle-Glieder-Haltung
(ein Bein nach oben gestreckt)

सर्वाङ्गासन(एकपाद)
Sarvāṇgāsana (ekapāda)

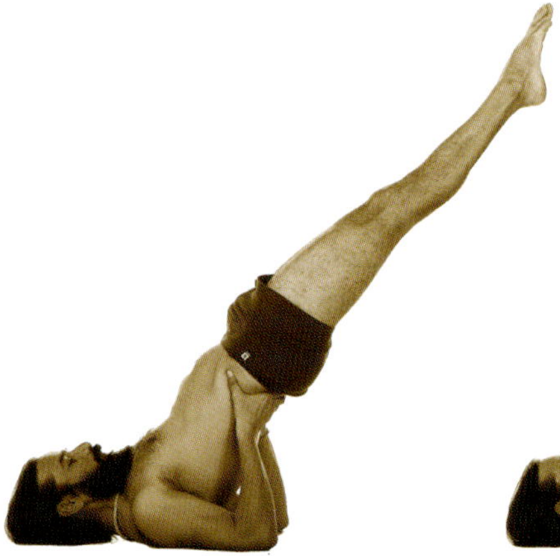

693
सर्व अङ्ग आसन (क्षितिज पाद)
Sarva aṅga āsana (kṣitija pāda)
Alle-Glieder-Haltung
(Füße zum Horizont gestreckt)

सर्वाङ्गासन (क्षितिजपाद)
Sarvāṅgāsana (kṣitijapāda)

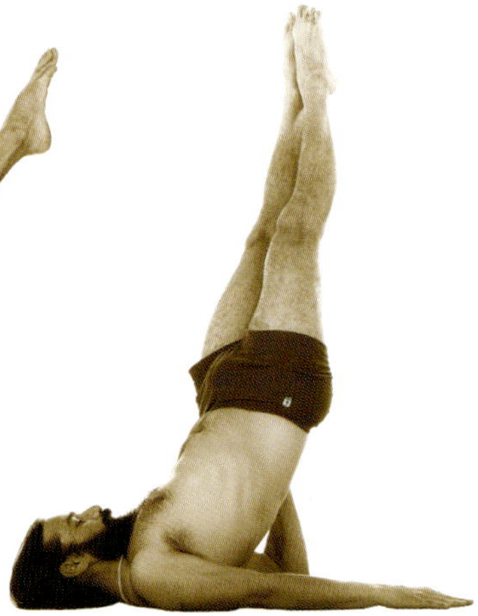

694
सर्व अङ्ग आसन (पार्श्व क्षितिज पाद, एक हस्त भू)
Sarva aṅga āsana (pārśva kṣitija pāda,
eka hasta bhū)
Alle-Glieder-Haltung (Beine seitlich zum
Horizont gestreckt, eine Hand auf der Erde)

सर्वाङ्गासन (पार्श्वक्षितिजपाद, एकहस्तभू)
Sarvāṅgāsana (pārśvakṣitijapāda, ekahastabhū)

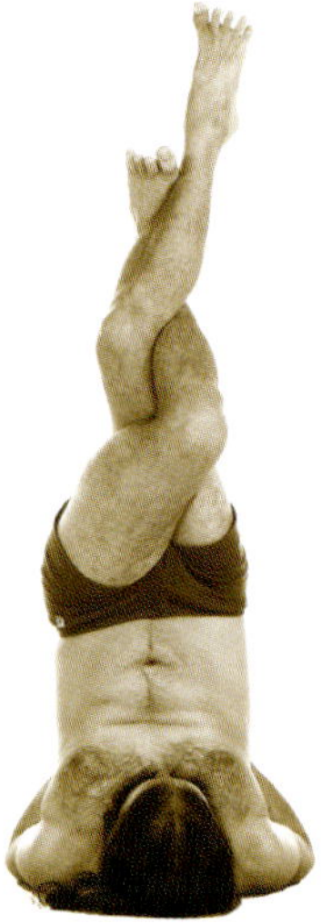

695
सर्व अङ्ग आसन (गरुड पाद)
Sarva aṅga āsana (garuḍa pāda)
Alle-Glieder-Haltung (Beine in Adlerhaltung)

सर्वाङ्गासन (गरुडपाद)
Sarvāṅgāsana (garuḍapāda)

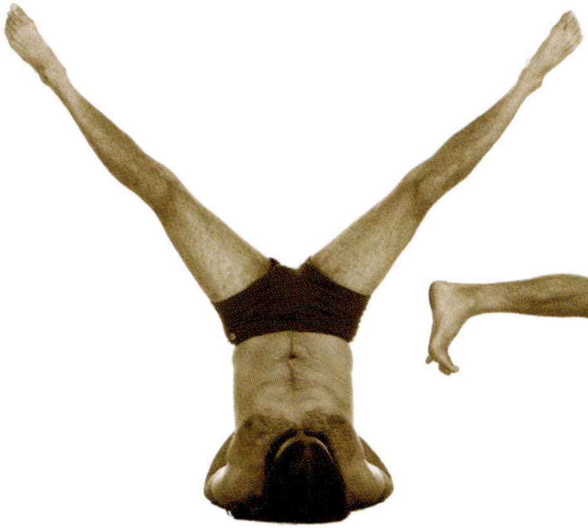

696
सर्व अङ्ग आसन (प्रसरित पाद)
Sarva aṅga āsana (prasarita pāda)
Alle-Glieder-Haltung (Beine weit gegrätscht)

सर्वाङ्गासन (प्रसरितपाद)
Sarvāṅgāsana (prasaritapāda)

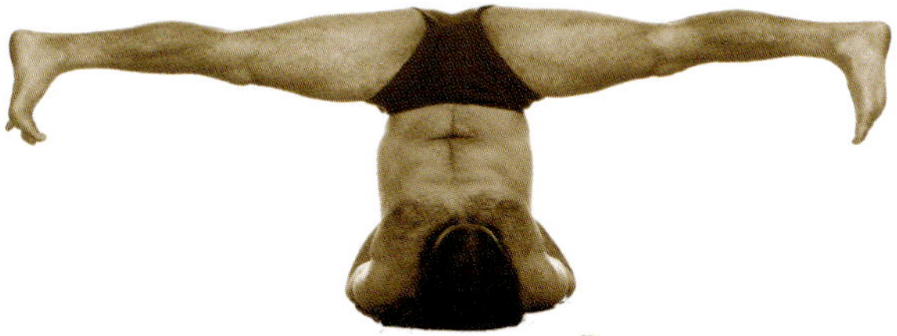

697
सर्व अङ्ग आसन (समकोण पाद)
Sarva aṅga āsana (samakoṇa pāda)
Alle-Glieder-Haltung (Seitspagat)

सर्वाङ्गासन (समकोणपाद)
Sarvāṅgāsana (samakoṇapāda)

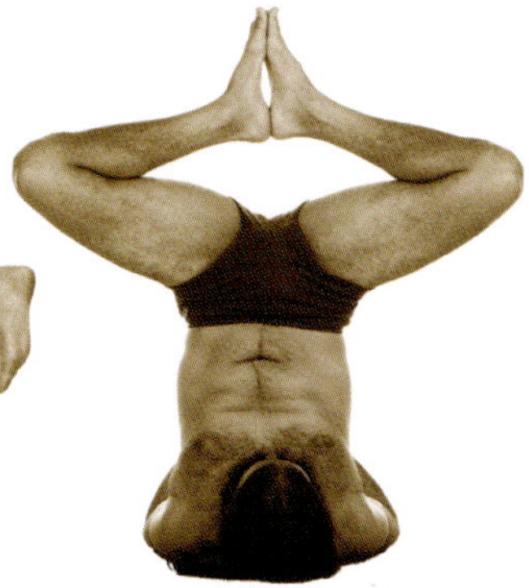

698
सर्व अङ्ग आसन (पार्वती पाद)
Sarva aṅga āsana (pārvatī pāda)
Alle-Glieder-Haltung (Fußsohlen aufeinanderliegend)

सर्वाङ्गासन (पार्वतीपाद)
Sarvāṅgāsana (pārvatīpāda)

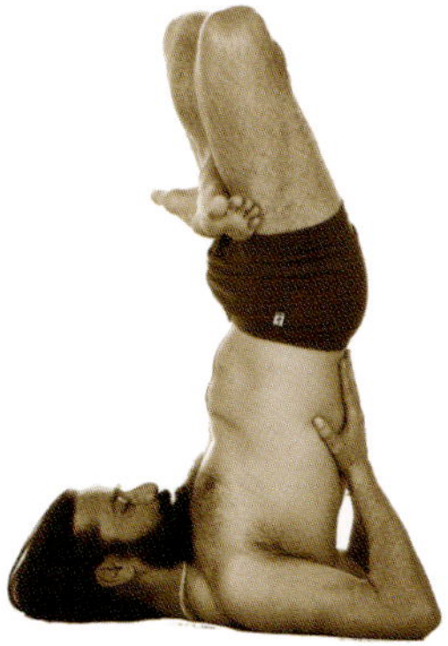

699
पद्म सर्व अङ्ग आसन
Padma sarva aṅga āsana
Lotos-Alle-Glieder-Haltung

पद्मसर्वाङ्गासन
Padmasarvāṅgāsana

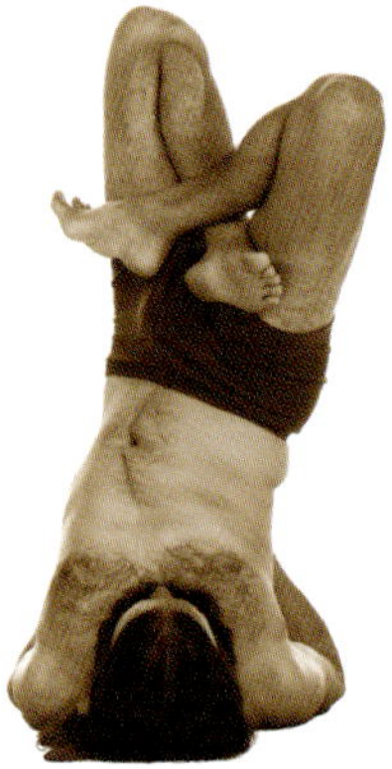

700
परिवृत्त पद्म सर्व अङ्ग आसन
Parivṛtta padma sarva aṅga āsana
Gedrehte Lotos-Alle-Glieder-Haltung

परिवृत्तपद्मसर्वाङ्गासन
Parivṛttapadmasarvāṅgāsana

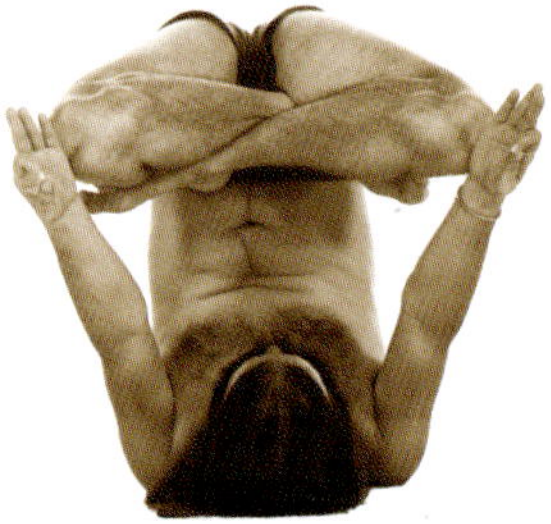

701
पद्म सर्व अङ्ग आसन (निरालम्ब)
Padma sarva aṅga āsana (nirālamba)
Lotos-Alle-Glieder-Haltung (frei gehalten)

पद्मसर्वाङ्गासन (निरालम्ब)
Padmasarvāṅgāsana (nirālamba)

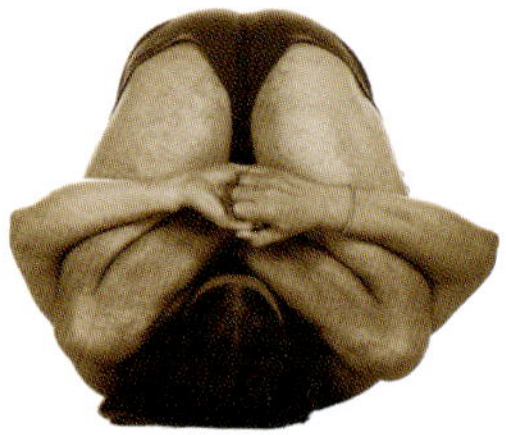

702
पद्म गर्भ पिण्ड आसन (रज्जु हस्त)
Padma garbha piṇḍa āsana (rajju hasta)
Lotos-Mutterleibshaltung
(Hände ineinander verhakt)

पद्मगर्भपिण्डासन (रज्जुहस्त)
Padmagarbhapiṇḍāsana (rajjuhasta)

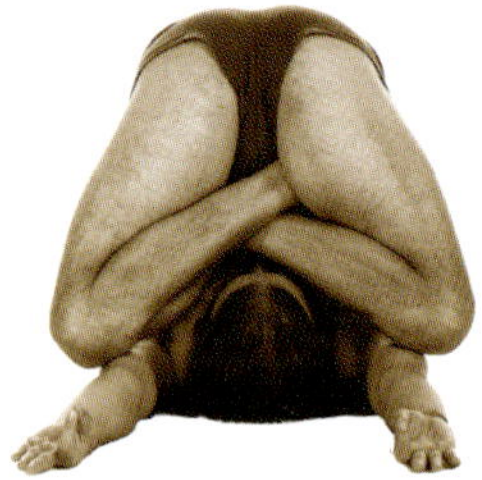

703
पद्म गर्भ पिण्ड आसन (पृष्ठ हस्त भू)
Padma garbha piṇḍa āsana (pṛṣṭha hasta bhū)
Lotos-Mutterleibshaltung
(Hände auf der Erde hinter dem Kopf)

पद्मगर्भपिण्डासन (पृष्ठहस्तभू)
Padmagarbhapiṇḍāsana (pṛṣṭhahastabhū)

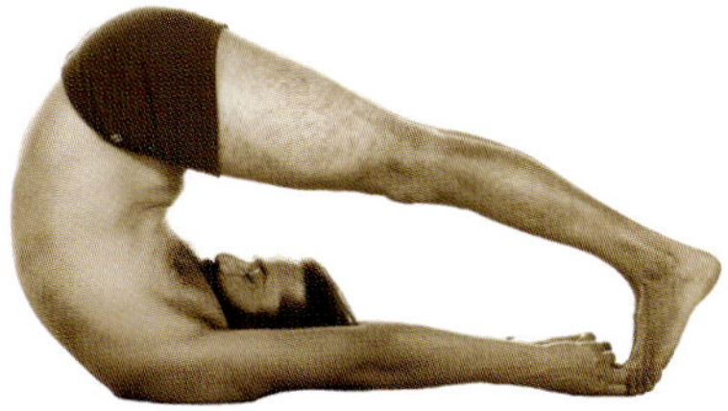

704
हल आसन (बद्ध पाद अङ्गुष्ठ)
Hala āsana (baddha pāda aṅguṣṭha)
Pflughaltung (große Zehen gehalten)

हलासन (बद्धपादाङ्गुष्ठ)
Halāsana (baddhapādāṅguṣṭha)

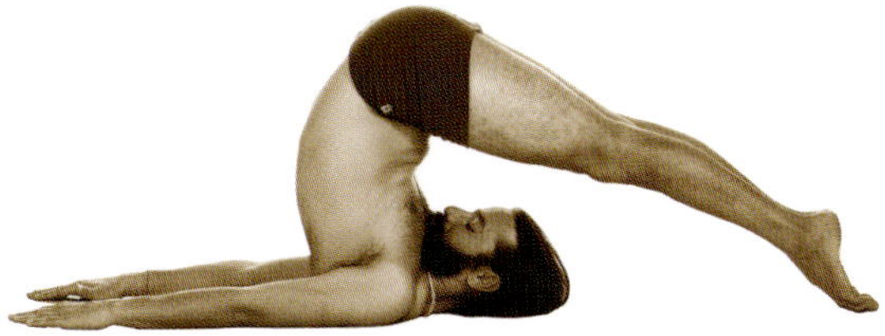

705
हल आसन (बहिर्पाद)
Hala āsana (bahirpāda)
Pflughaltung (Fußspitzen gestreckt)

हलासन (बहिर्पाद)
Halāsana (bahirpāda)

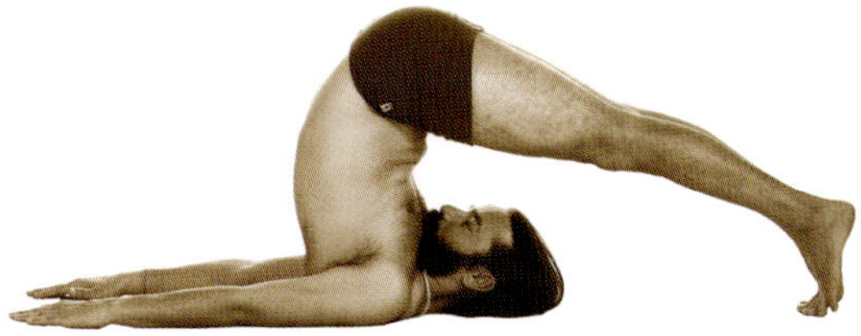

706
हल आसन (अन्तर्पाद)
Hala āsana (antarpāda)
Pflughaltung (Fußspitzen angezogen)

हलासन (अन्तर्पाद)
Halāsana (antarpāda)

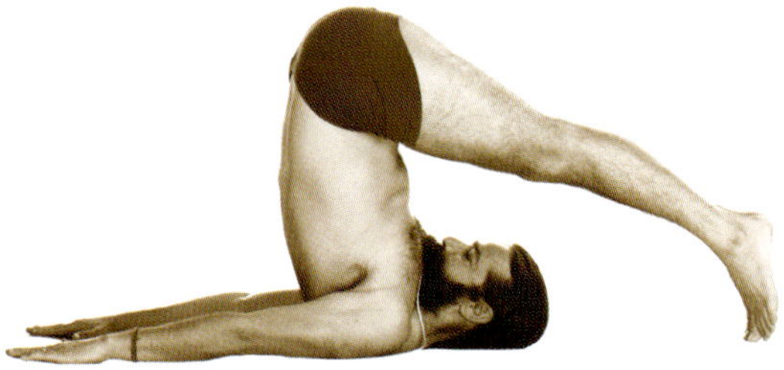

707
हल आसन (मेरु दण्ड ,अन्तर्पाद)
Hala āsana (meru daṇḍa, antarpāda)
Pflughaltung (Wirbelsäule gerade, Fußspitzen angezogen)

हलासन (मेरुदण्ड, अन्तर्पाद)
Halāsana (merudaṇḍa, antarpāda)

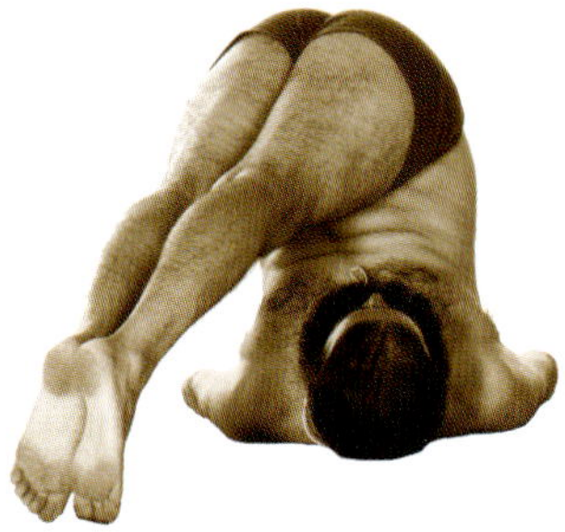

708
हल आसन (पार्श्व पाद)
Hala āsana (pārśva pāda)
Pflughaltung (Füße seitlich des Kopfes auf der Erde)

हलासन(पार्श्वपाद)
Halāsana (pārśvapāda)

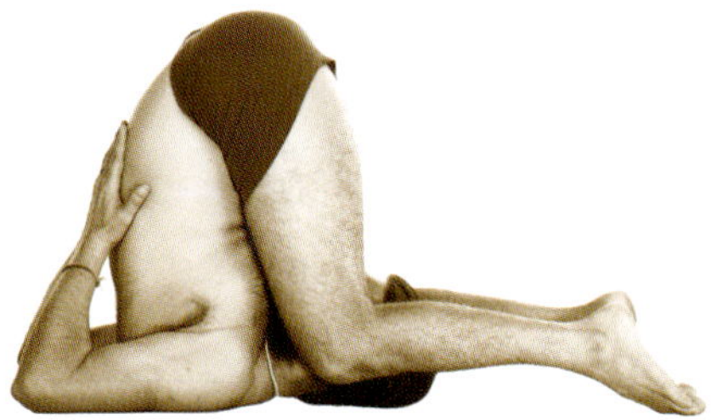

709
अर्ध कर्ण पीड हल आसन
Ardha karṇa pīḍa hala āsana
Halbe Knie-Ohr-Pflughaltung

अर्धकर्णपीडहलासन
Ardhakarṇapīḍahalāsana

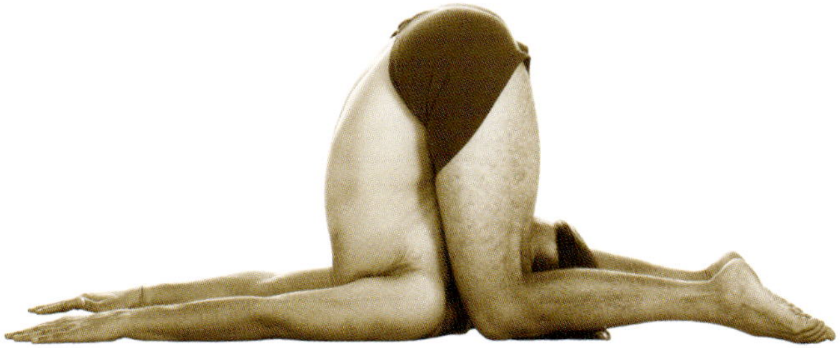

710
कर्ण पीड हल आसन
Karṇa pīḍa hala āsana
Knie-Ohr-Pflughaltung

कर्णपीडहलासन
Karṇapīḍahalāsana

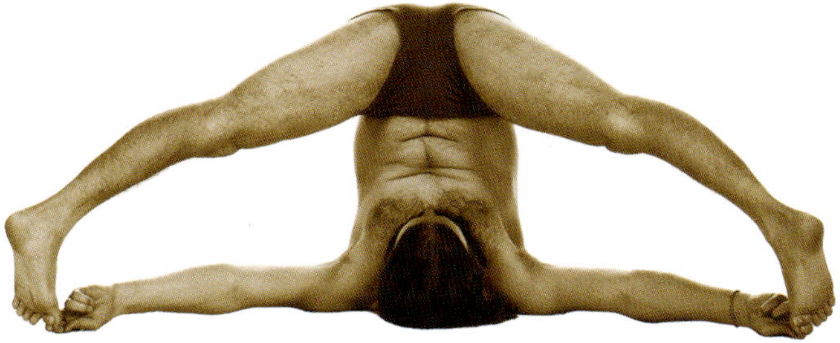

711
प्रसरित पाद हल आसन (बद्ध अङ्गुष्ठ)
Prasarita pāda hala āsana (baddha aṅguṣṭha)
Beingrätsche-Pflughaltung (große Zehen gehalten)

प्रसरितपादहलासन (बद्धाङ्गुष्ठ)
Prasaritapādahalāsana (baddhāṅguṣṭha)

712
अर्ध मत्स्य आसन (नाभि दर्शन)
Ardha matsya āsana (nābhi darśana)
Halbe Fischhaltung
(Blick zum Nabel gerichtet)

अर्धमत्स्यासन (नाभिदर्शन)
Ardhamatsyāsana (nābhidarśana)

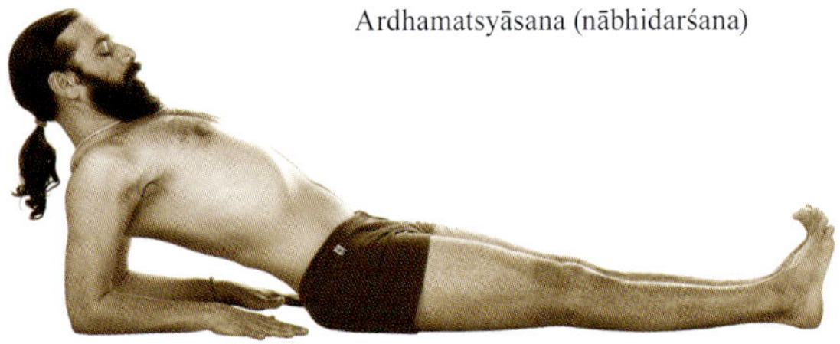

713
अर्ध मत्स्य आसन (अध: पाद अङ्गुल)
Ardha matsya āsana (adhaḥ pāda aṅgula)
Halbe Fischhaltung (Fußspitzen angezogen)

अर्धमत्स्यासन (अधोपादाङ्गुल)
Ardhamatsyāsana (adhopādāṅgula)

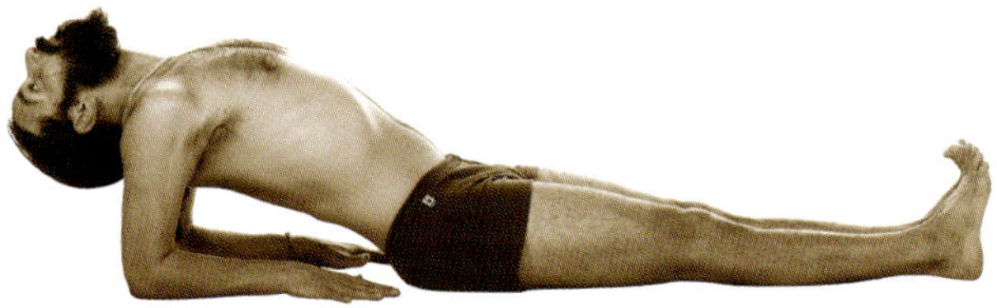

714
मत्स्य आसन (अध: पाद अङ्गुल)
Matsya āsana (adhaḥ pāda aṅgula)
Fischhaltung (Fußspitzen angezogen)

मत्स्यासन (अधोपादाङ्गुल)
Matsyāsana (adhopādāṅgula)

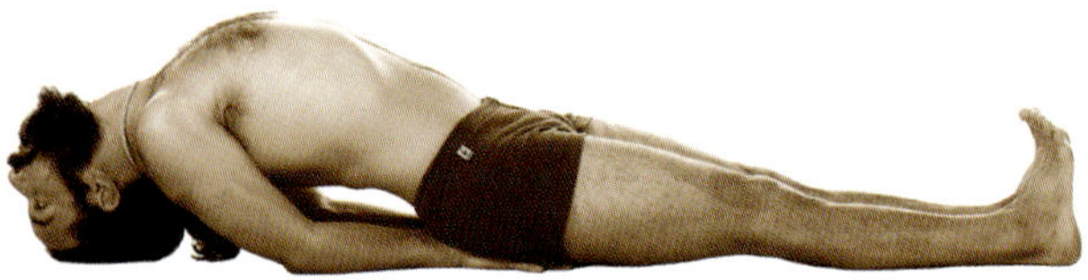

715
मत्स्य आसन (हृदय नमस्कार)
Matsya āsana (hṛdayaḥ namaskāra)
Fischhaltung (Hände in Gebetshaltung
vor dem Herz)

मत्स्यासन (हृदयनमस्कार)
Matsyāsana (hṛdayanamaskāra)

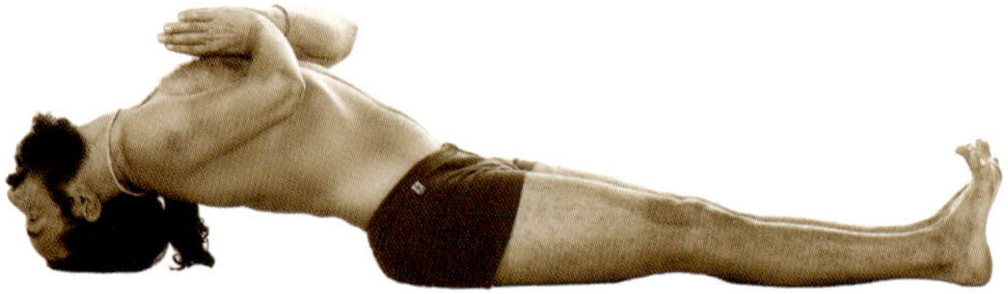

716
मत्स्य आसन (एक पाद क्षितिज)
Matsya āsana (eka pāda kṣitija)
Fischhaltung (ein Bein zum Horizont gestreckt)

मत्स्यासन (एकपादक्षितिज)
Matsyāsana (ekapādakṣitija)

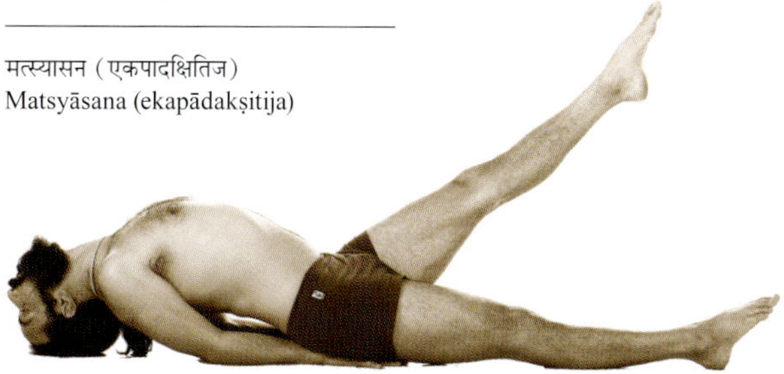

717
मत्स्य आसन (क्षितिज पाद)
Matsya āsana (kṣitija pāda)
Fischhaltung (beide Beine zum Horizont gestreckt)

मत्स्यासन (क्षितिजपाद)
Matsyāsana (kṣitijapāda)

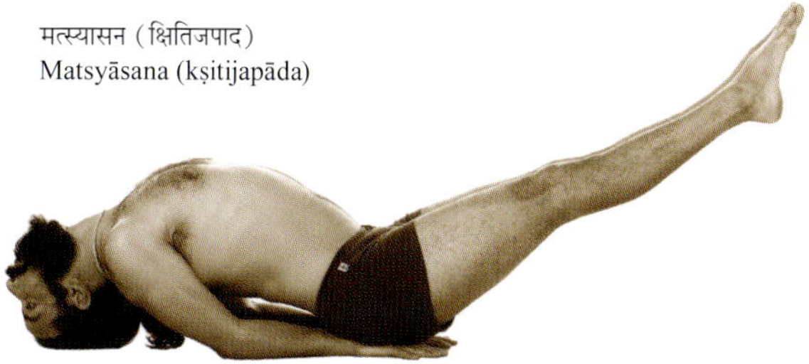

718
मत्स्य आसन (गरुड हस्त)
Matsya āsana (garuḍa hasta)
Fischhaltung (Arme in Adlerhaltung)

मत्स्यासन (गरुडहस्त)
Matsyāsana (garuḍahasta)

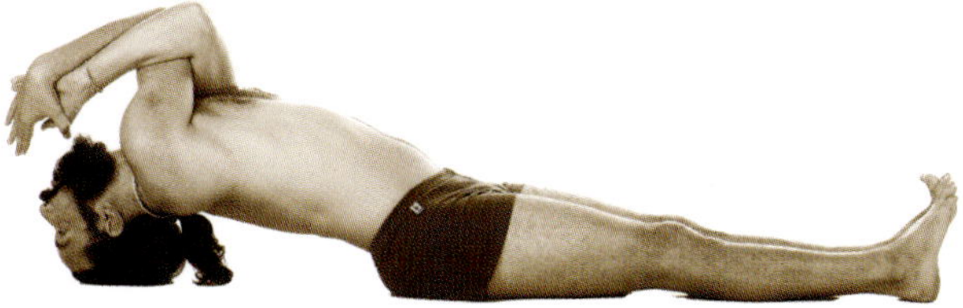

719
मत्स्य आसन (क्षितिज पाद हस्त)
Matsya āsana (kṣitija pāda hasta)
Fischhaltung (Arme und Beine zum Horizont gestreckt)

मत्स्यासन (क्षितिजपादहस्त)
Matsyāsana (kṣitijapādahasta)

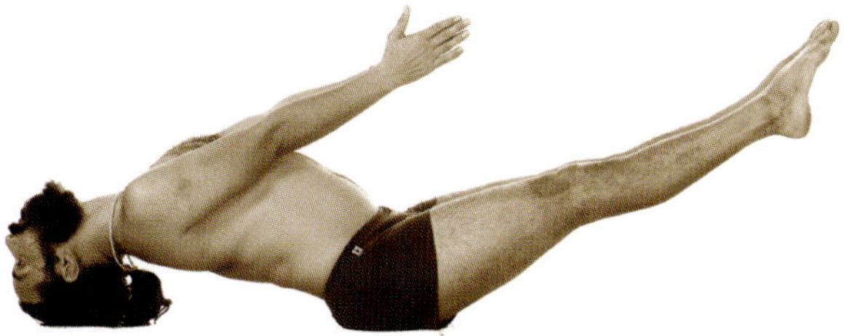

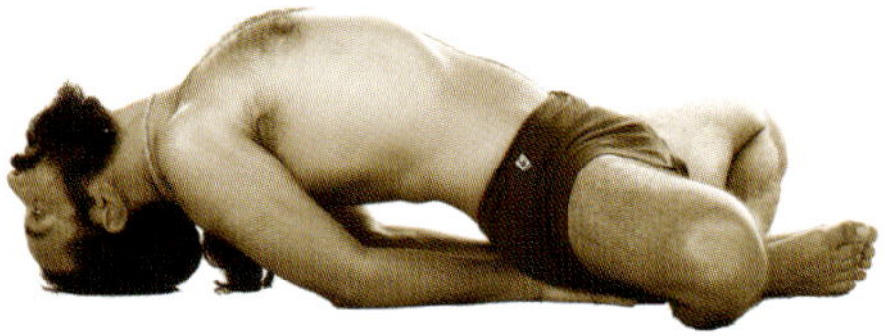

720
मत्स्य आसन (पार्वती पाद)
Matsya āsana (pārvatī pāda)
Fischhaltung (Fußsohlen aufeinanderliegend)

मत्स्यासन (पार्वतीपाद)
Matsyāsana (pārvatīpāda)

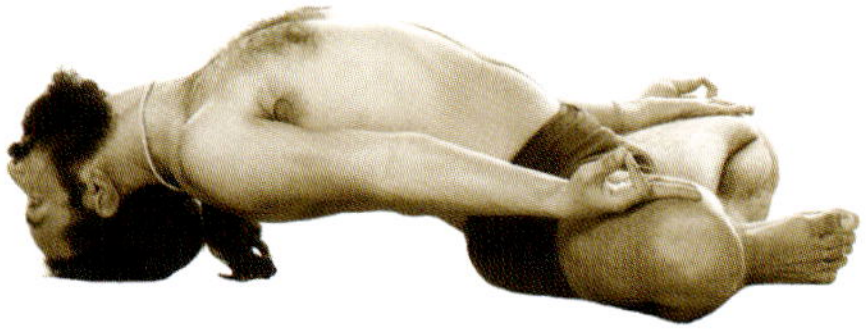

721
मत्स्य आसन (पार्वती, जानु हस्त)
Matsya āsana (pārvatī, jānu hasta)
Fischhaltung (Fußsohlen aufeinanderliegend, Hände auf den Knien)

पार्वतीमत्स्यासन (जानुहस्त)
Matsyāsanā (pārvatijānuhasta)

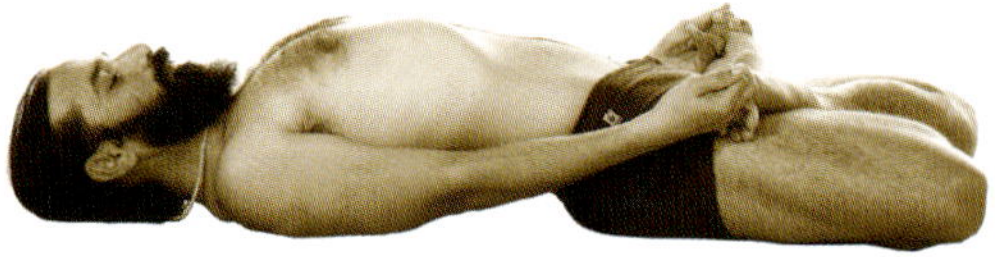

722
सुप्त पद्म मत्स्य आसन (आरम्भ अवस्था)
Supta padma matsya āsana (ārambha avasthā)
Liegende Lotos-Fischhaltung (Ausgangsposition)

सुप्तपद्ममत्स्यासन (आरम्भावस्था)
Suptapadmamatsyāsana (ārambhāvasthā)

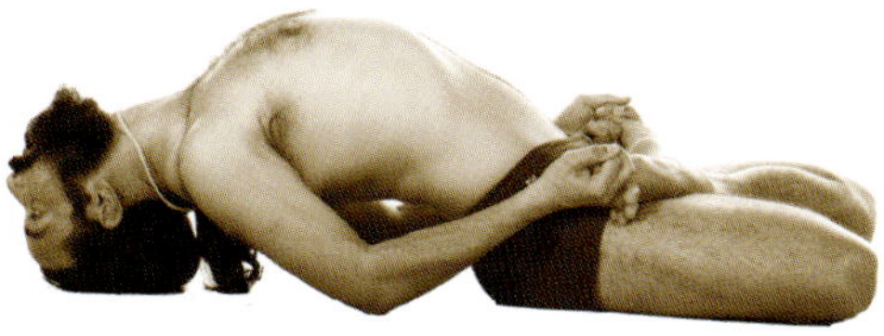

723
पद्म मत्स्य आसन
Padma matsya āsana
Lotos-Fischhaltung

पद्ममत्स्यासन
Padmamatsyāsana

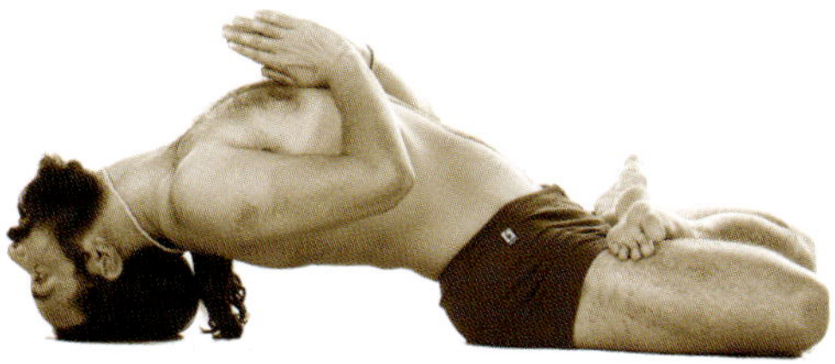

724
पद्म मत्स्य आसन (हृदय नमस्कार)
Padma matsya āsana (hṛdayaḥ namaskāra)
Lotos-Fischhaltung (Hände in Gebetshaltung vor dem Herz)

पद्ममत्स्यासन (हृदयनमस्कार)
Padmamatsyāsana (hṛdayanamaskāra)

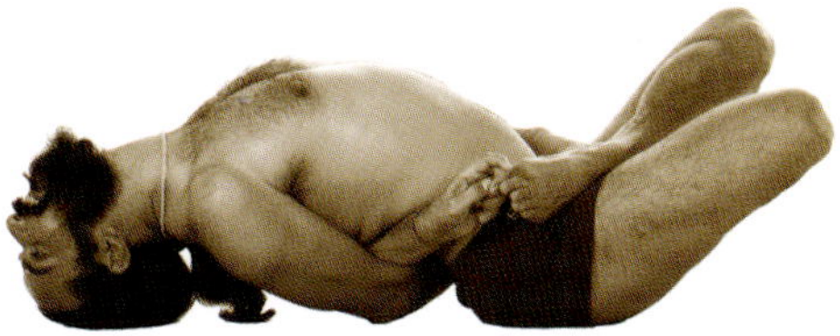

725
बद्ध पद्म मत्स्य आसन
Baddha padma matsya āsana
Gebundene Lotos-Fischhaltung

बद्धपद्ममत्स्यासन
Baddhapadmamatsyāsana

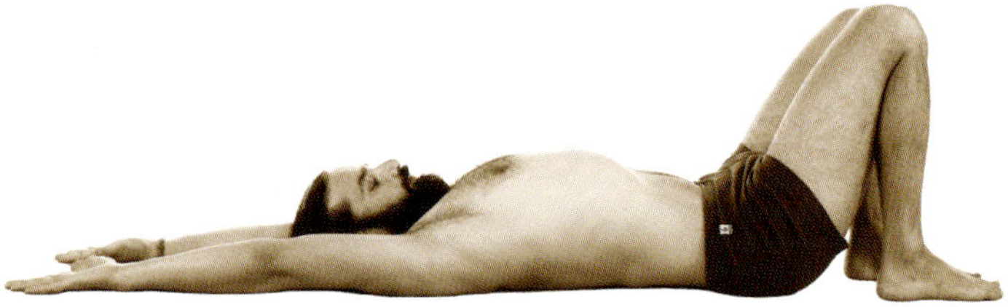

726
अर्ध सेतु बन्ध आसन (पृष्ठ हस्त भू, आरम्भ अवस्था)
Ardha setu bandha āsana (pṛṣṭha hasta bhū, arambha āvasthā)
Halbe Brückenhaltung (Hände auf der Erde hinter dem Kopf, Ausgangsposition)

अर्धसेतुबन्धासन (पृष्ठहस्तभू आरम्भावस्था)
Ardhasetubandhāsana (pṛṣṭhahastabhū, arambhāvasthā)

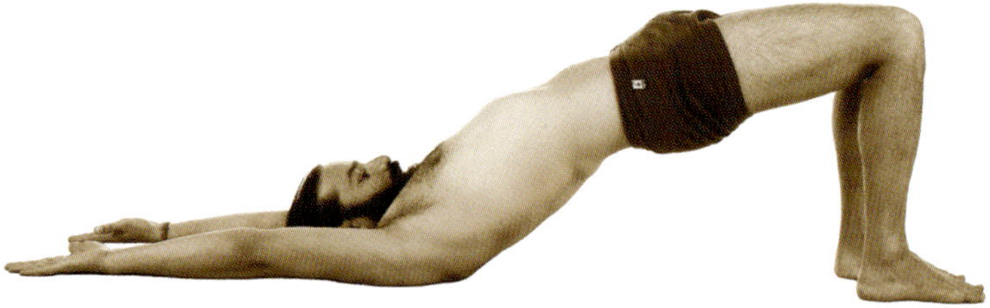

727
अर्ध सेतु बन्ध आसन (पृष्ठ हस्त भू)
Ardha setu bandha āsana (pṛṣṭha hasta bhū)
Halbe Brückenhaltung (Hände auf der Erde hinter dem Kopf)

अर्धसेतुबन्धासन (पृष्ठहस्तभू)
Ardhasetubandhāsana (pṛṣṭhahastabhū)

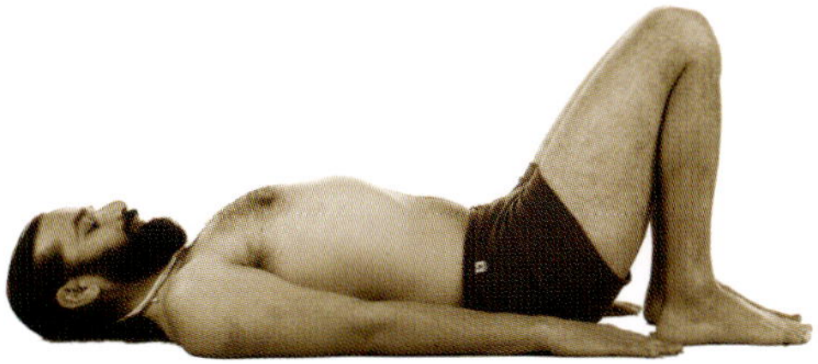

728
अर्धसेतु बन्ध आसन (आरम्भ अवस्था)
Ardha setu bandha āsana (ārambha avasthā)
Halbe Brückenhaltung (Ausgangsposition)

अर्धसेतुबन्धासन (आरम्भावस्था)
Ardhasetubandhāsana (ārambhāvasthā)

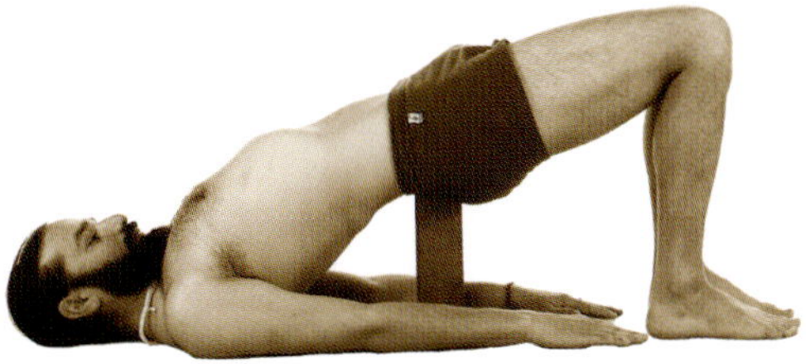

729
अर्ध सेतु बन्ध आसन (सालम्ब)
Ardha setu bandha āsana (sālamba)
Halbe Brückenhaltung (auf Yogablock gestützt)

अर्धसेतुबन्धासन (सालम्ब)
Ardhasetubandhāsana (sālamba)

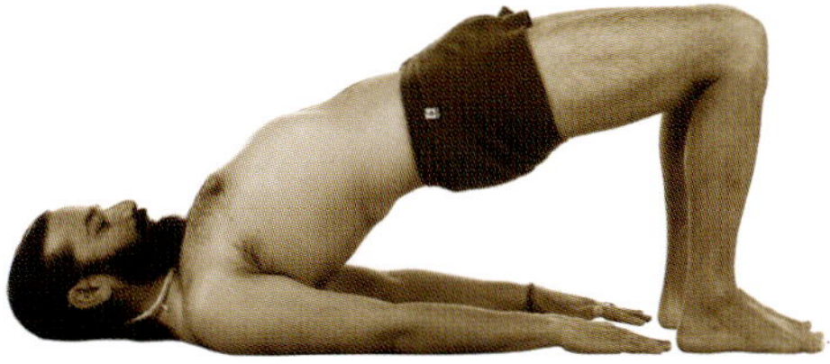

730
अर्ध सेतु बन्ध आसन (करतल भू)
Ardha setu bandha āsana (karatala bhū)
Halbe Brückenhaltung (Handflächen auf der Erde)

अर्धसेतुबन्धासन (करतलभू)
Ardhasetubandhāsana (karatalabhū)

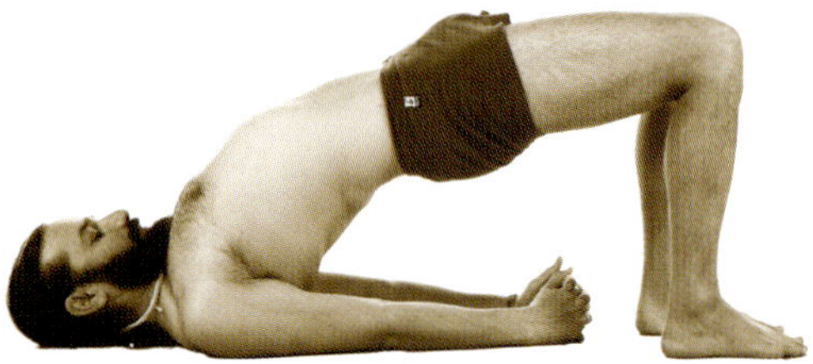

731
अर्ध सेतु बन्ध आसन (बद्ध हस्त अङ्गुल भू)
Ardha setu bandha āsana (baddha hasta aṅgula bhū)
Halbe Brückenhaltung (Hände verschränkt auf der Erde)

अर्धसेतुबन्धासन (बद्धहस्ताङ्गुलभू)
Ardhasetubandhāsana (baddhahastāṅgulabhū)

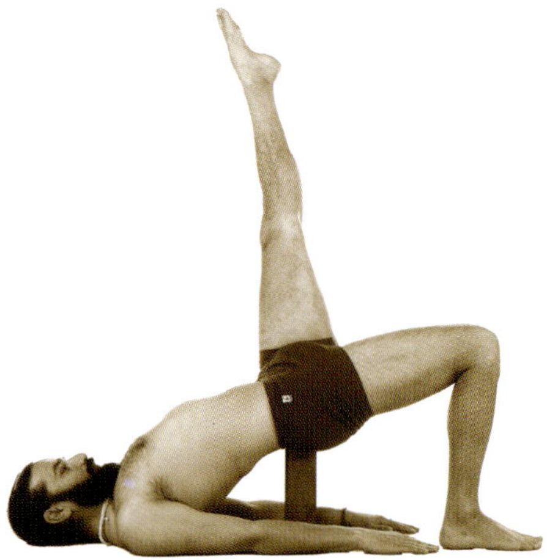

732
अर्ध सेतु बन्ध आसन (ऊर्ध्व एक पाद, सालम्ब)
Ardha setu bandha āsana (ūrdhva eka pāda, sālamba)
Halbe Brückenhaltung (ein Bein nach oben gestreckt, auf Yogablock gestützt)

अर्धसेतुबन्धासन (ऊर्ध्वैकपाद, सालम्ब)
Ardhasetubandhāsana (ūrdhvaikapāda, sālamba)

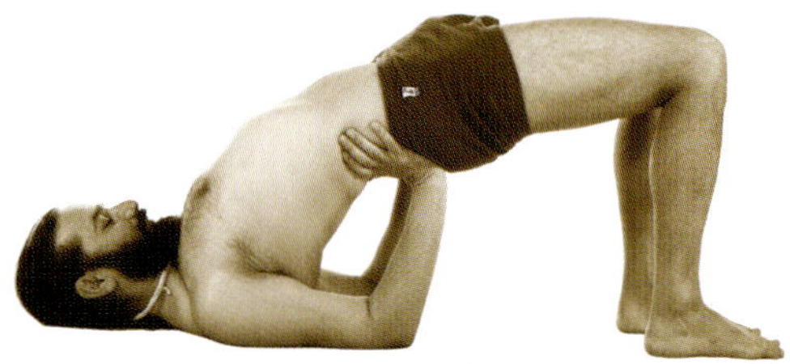

733
अर्ध सेतु बन्ध आसन (कटि हस्त)
Ardha setu bandha āsana (kati hasta)
Halbe Brückenhaltung (Hände auf der Hüfte)

अर्धसेतुबन्धासन (कटिहस्त)
Ardhasetubandhāsana (katihasta)

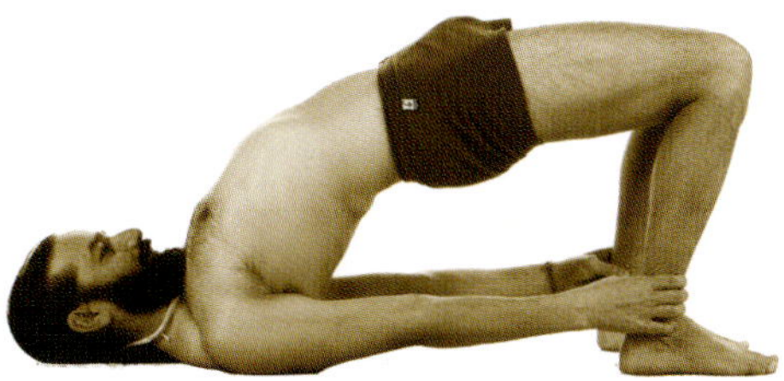

734
अर्ध सेतु बद्ध आसन (बद्ध हस्त गुल्फ)
Ardha setu baddha āsana (baddha hasta gulpha)
Halbe Brückenhaltung (Hände umfassen die Knöchel)

अर्धसेतुबद्धासन (बद्धहस्तगुल्फ)
Ardhasetubaddhāsana (baddhahastagulpha)

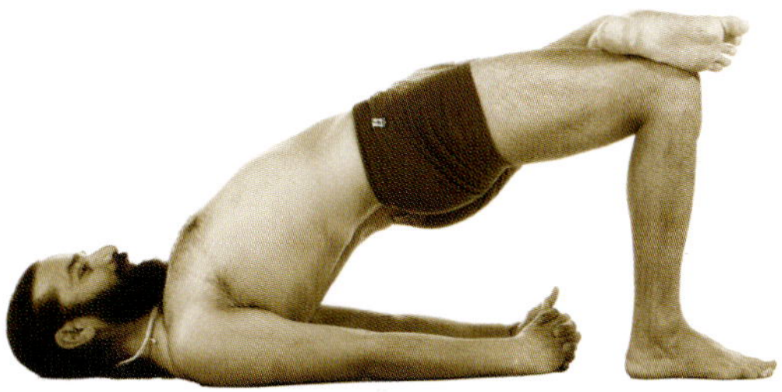

735
अर्ध सेतु बन्ध आसन (एक पाद जानु, बद्ध हस्त अङ्गुल भू)
Ardha setu bandha āsana (eka pāda jānu, baddha hasta aṅgula bhū)
Halbe Brückenhaltung (ein Fuß auf dem Knie, Hände verschränkt auf der Erde)

अर्धसेतुबन्धासन (एकपादजानु, बद्धहस्ताङ्गुलभू)
Ardhasetubandhāsana (ekapādajānu, baddhahastāṅgulabhū)

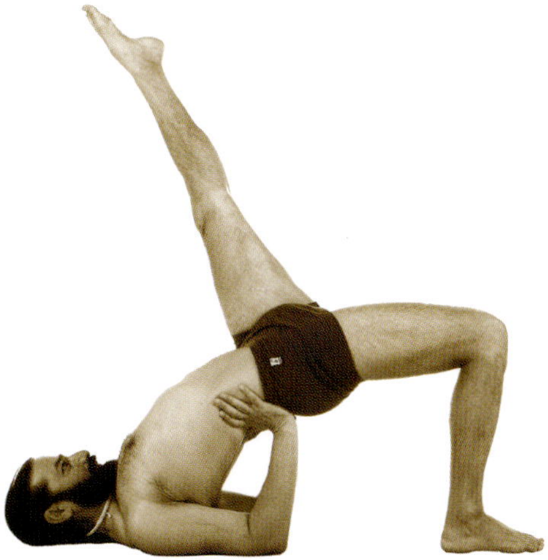

736
अर्ध सेतु बन्ध आसन (ऊर्ध्व एक पाद, कटि हस्त)
Ardha setu bandha āsana (ūrdhva eka pāda, kati hasta)
Halbe Brückenhaltung (ein Bein nach oben gestreckt, Hände auf der Hüfte)

अर्धसेतुबन्धासन (ऊर्ध्वैकपाद, कटिहस्त)
Ardhasetubandhāsana (ūrdhvaikapāda, katihasta)

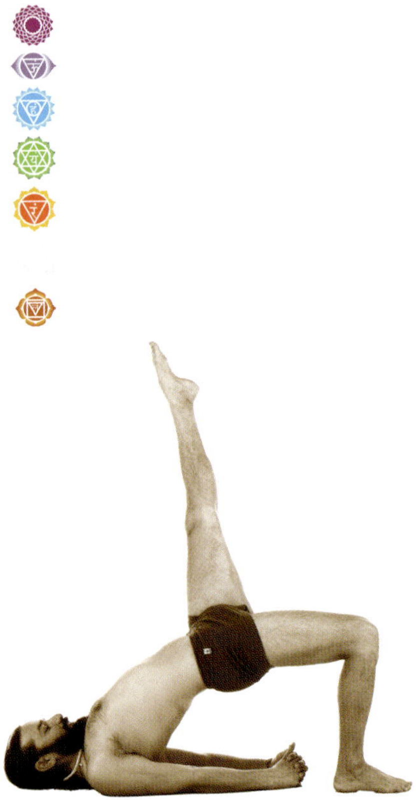

737
अर्ध सेतु बन्ध आसन (ऊर्ध्व एक पाद, बद्ध हस्त अङ्गुल भू)
Ardha setu bandha āsana (ūrdhva eka pāda, baddha hasta aṅgula bhū)
Halbe Brückenhaltung (ein Bein nach oben gestreckt, Hände verschränkt auf der Erde)

अर्धसेतुबन्धासन (ऊर्ध्वैकपाद, बद्धहस्ताङ्गुलभू)
Ardhasetubandhāsana (ūrdhvaikapāda, baddhahastāṅgulabhū)

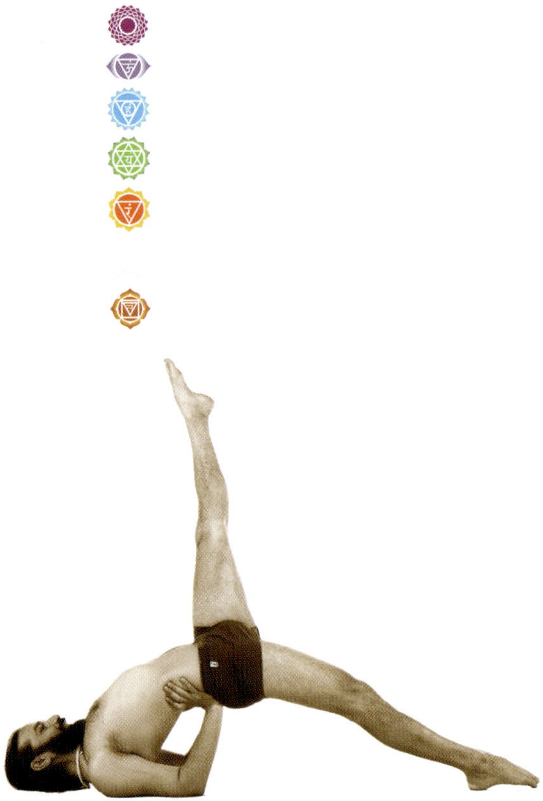

738
सेतु बन्ध आसन (ऊर्ध्व एक पाद, कटि हस्त)
Setu bandha āsana (ūrdhva eka pāda, kati hasta)
Brückenhaltung (ein Bein nach oben gestreckt, Hände auf der Hüfte)

सेतुबन्धासन (ऊर्ध्वैकपाद, कटिहस्त)
Setubandhāsana (ūrdhvaikapāda, katihasta)

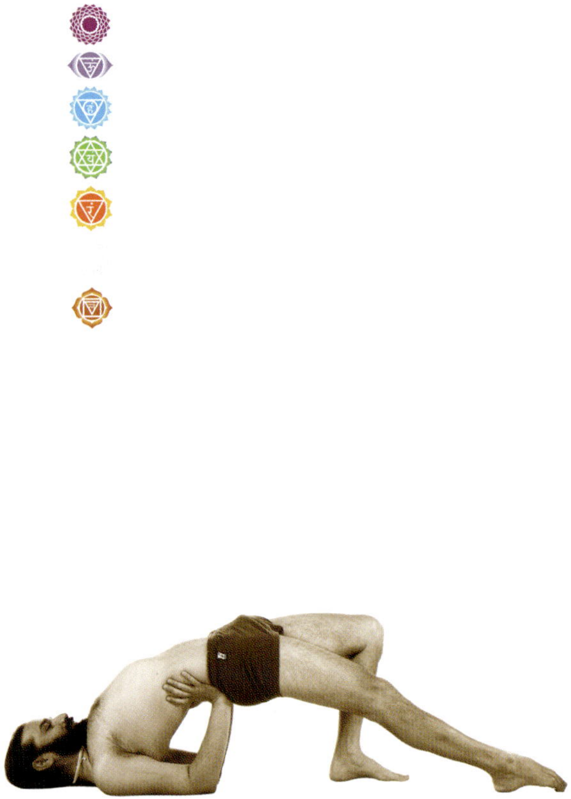

739
सेतु बन्ध आसन (एक पाद ,कटि हस्त)
Setu bandha āsana (eka pāda, kati hasta)
Brückenhaltung (ein Bein gestreckt, Hände auf der Hüfte)

सेतुबन्धासन (एकपाद, कटिहस्त)
Setubandhāsana (ekapāda, katihasta)

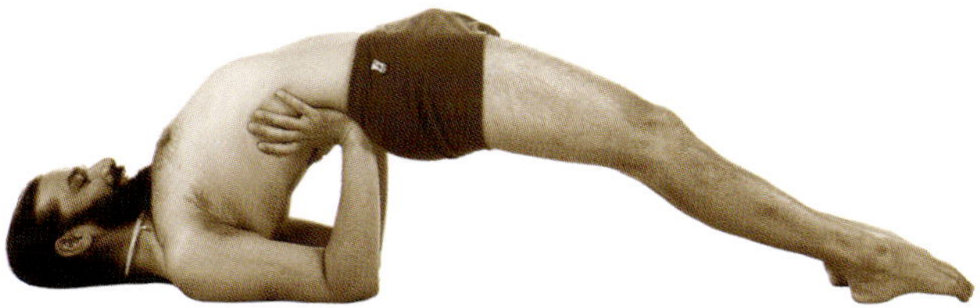

740
सेतु बन्ध आसन (कटि हस्त)
Setu bandha āsana (kati hasta)
Brückenhaltung (Hände auf der Hüfte)

सेतुबन्धासन (कटिहस्त)
Setubandhāsana (katihasta)

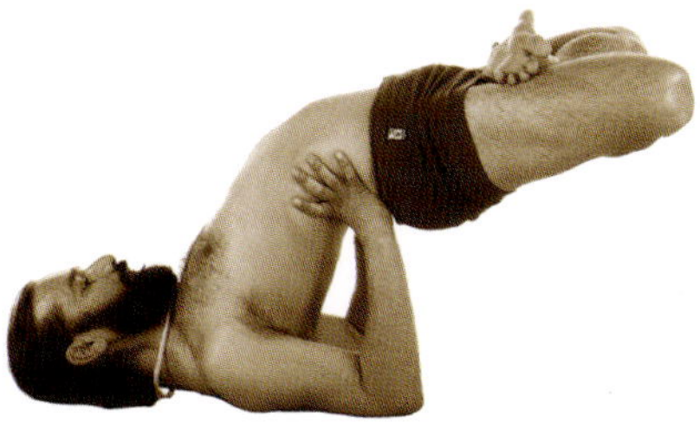

741
पद्म सेतु बन्ध आसन (आरम्भ अवस्था)
Padma setu bandha āsana (ārambha avasthā)
Lotos-Brückenhaltung (Ausgangsposition)

पद्मसेतुबन्धासन (आरम्भावस्था)
Padmasetubandhāsana (ārambhāvasthā)

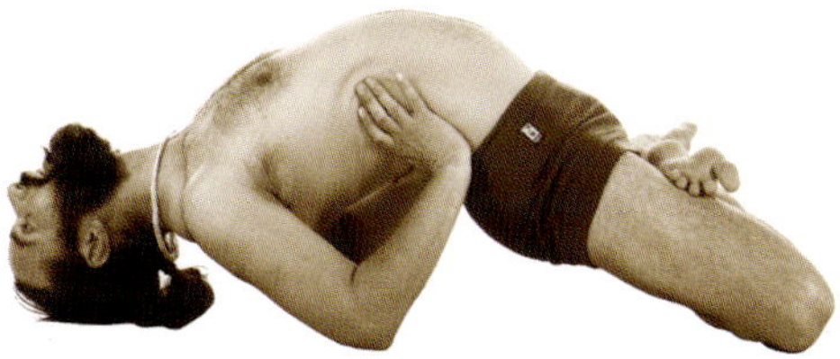

742
पद्म सेतु बन्ध आसन
Padma setu bandha āsana
Lotos-Brückenhaltung

पद्मसेतुबन्धासन
Padmasetubandhāsana

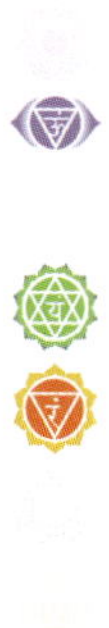

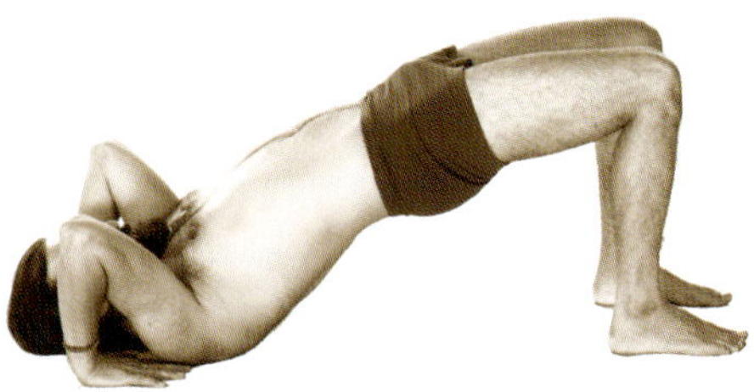

743
चक्र आसन (आरम्भ अवस्था)
Cakra āsana (ārambha avasthā)
Radhaltung (Ausgangsposition)

चक्रासन (आरम्भावस्था)
Cakrāsana (ārambhāvasthā)

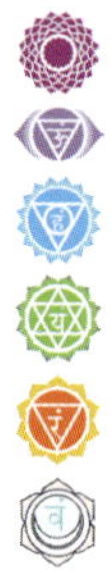

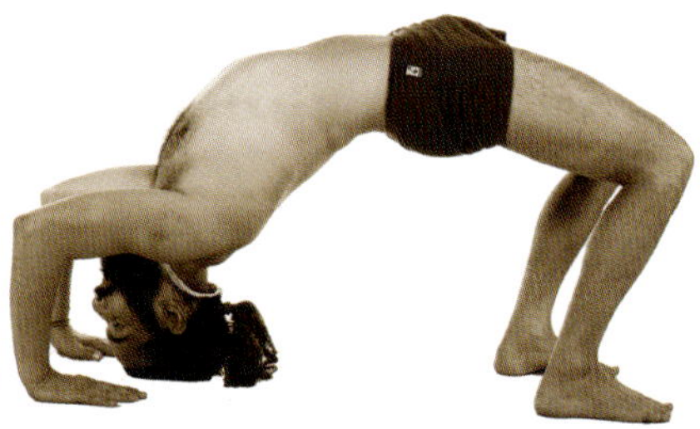

744
अर्ध चक्र आसन (शिर भू)
Ardha cakra āsana (śira bhū)
Halbe Radhaltung (Kopf auf der Erde)

अर्धचक्रासन (शिरभू)
Ardhacakrāsana (śirabhū)

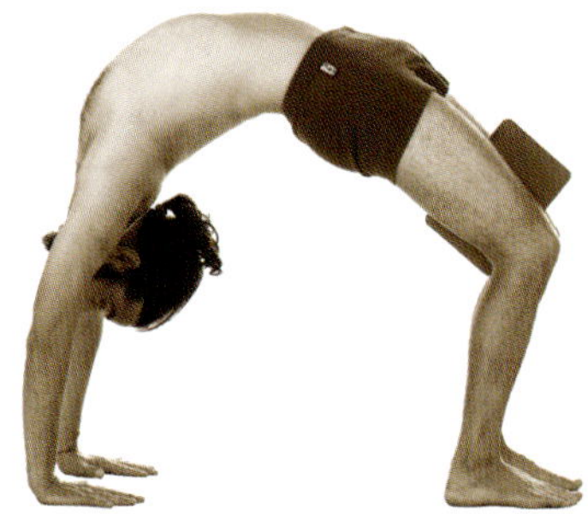

745
चक्र आसन (सालम्ब)
Cakra āsana (sālamba)
Radhaltung (durch Yogablock unterstützt)

चक्रासन (सालम्ब)
Cakrāsana (sālamba)

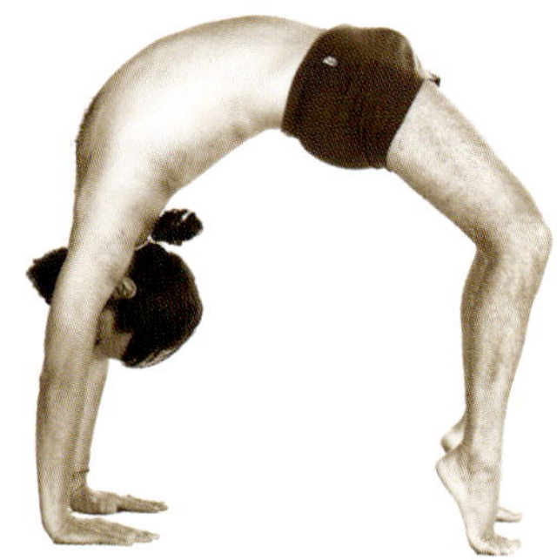

746
चक्र आसन (पाद अङ्गुल भू)
Cakra āsana (pāda aṅgula bhū)
Radhaltung (Zehen auf der Erde)

चक्रासन (पादाङ्गुलभू)
Cakrāsana (pādāṅgulabhū)

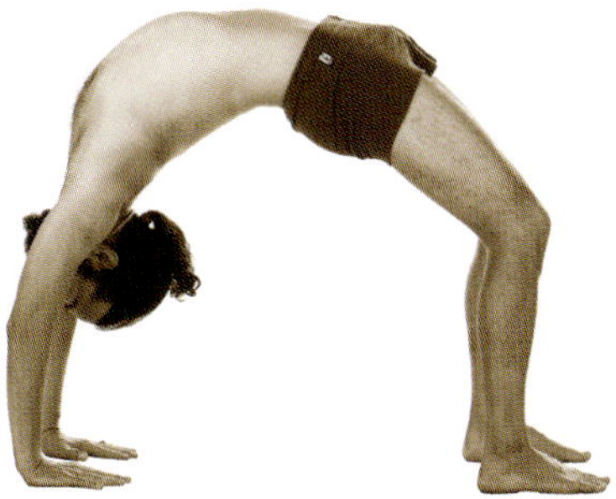

747
चक्र आसन
Cakra āsana
Radhaltung

चक्रासन
Cakrāsana

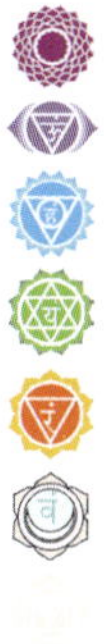

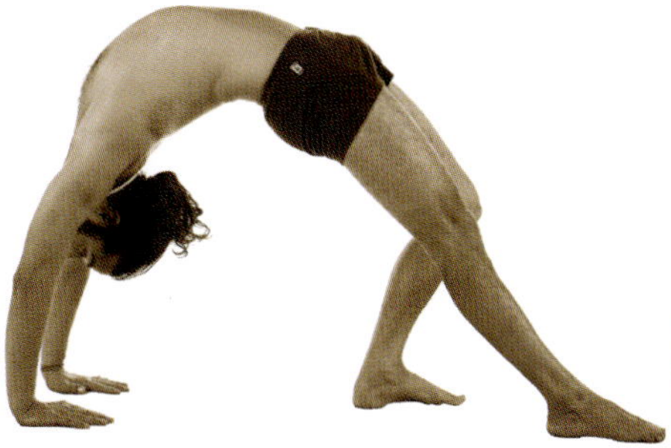

748
चक्र आसन (एक पाद अङ्गद)
Cakra āsana (eka pāda aṅgada)
Radhaltung (ein Bein gestreckt)

चक्रासन (एकपादाङ्गद)
Cakrāsana (ekapādāṅgada)

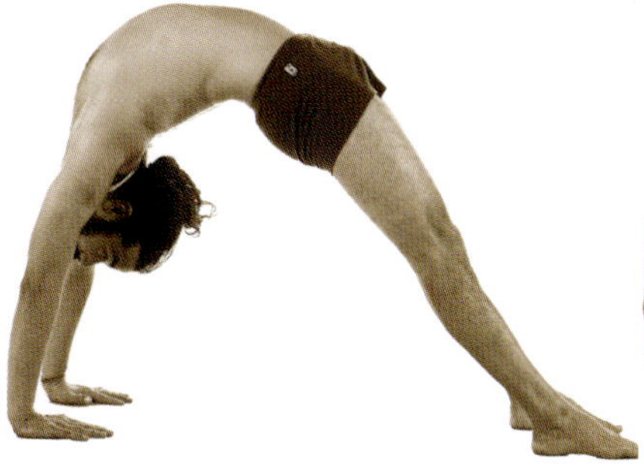

749
चक्र आसन (अङ्गद पाद)
Cakra āsana (aṅgada pāda)
Radhaltung (beide Beine gestreckt)

चक्रासन (अङ्गदपाद)
Cakrāsana (aṅgadapāda)

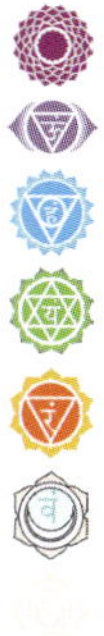

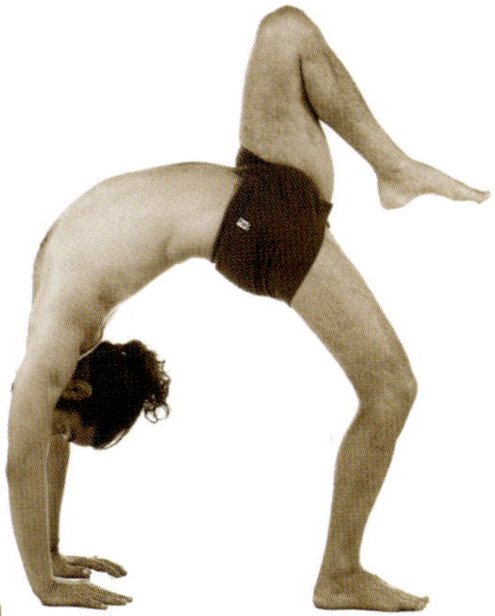

750
चक्र आसन (ऊर्ध्व एक जानु)
Cakra āsana (ūrdhva eka jānu)
Radhaltung (ein Knie angehoben)

चक्रासन (ऊर्ध्वैकजानु)
Cakrāsana (ūrdhvaikajānu)

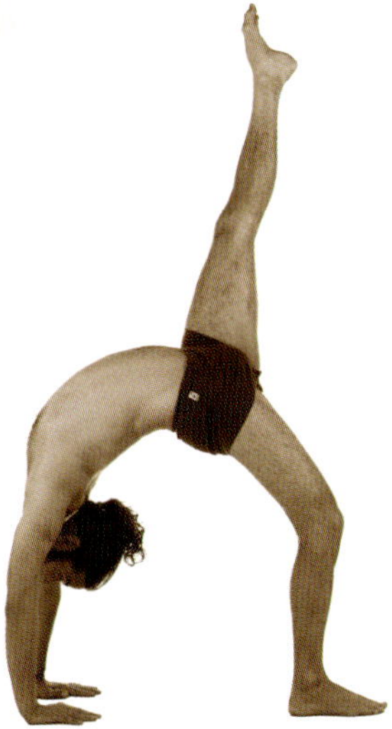

751
चक्र आसन (ऊर्ध्व एक पाद)
Cakra āsana (ūrdhva eka pāda)
Radhaltung (ein Bein nach oben gestreckt)

चक्रासन (ऊर्ध्वैकपाद)
Cakrāsana (ūrdhvaikapāda)

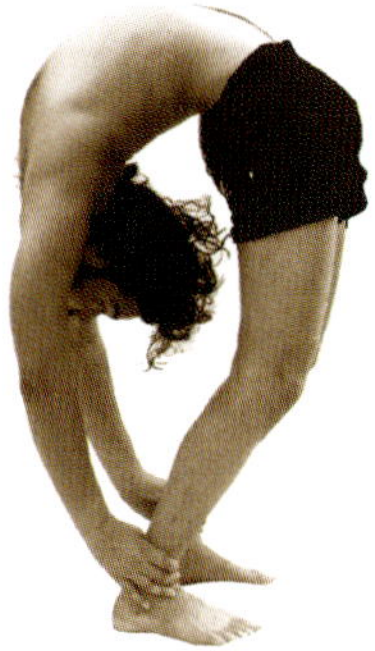

752
चक्र आसन (नाडी शोधन)
Cakra āsana (naḍi śodhana)
Radhaltung (Reinigung der Energiebahnen)

चक्रासन (नाडीशोधन)
Cakrāsana (naḍiśodhana)

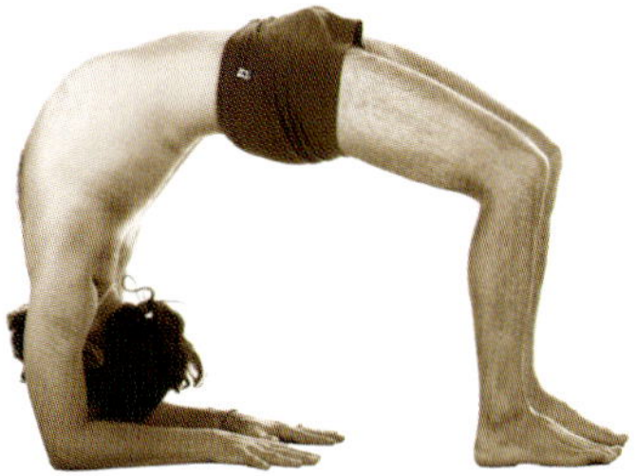

753
चक्र आसन (कफोणि भू)
Cakra āsana (kaphoṇi bhū)
Radhaltung (Ellbogen auf der Erde)

चक्रासन (कफोणिभू)
Cakrāsana (kaphoṇibhū)

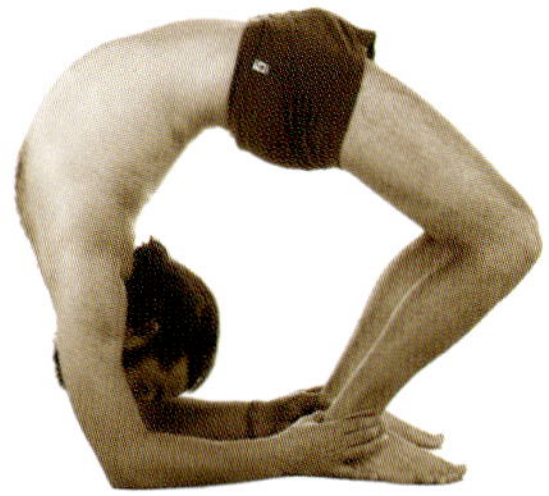

754
चक्र आसन (कफोणि भू, गुल्फ बद्ध)
Cakra āsana (kaphoṇi bhū, gulpha baddha)
Radhaltung (Ellbogen auf der Erde, Hände umfassen die Knöchel)

चक्रासन (कफोणिभू, गुल्फबद्ध)
Cakrāsana (kaphoṇibhū, gulphabaddha)

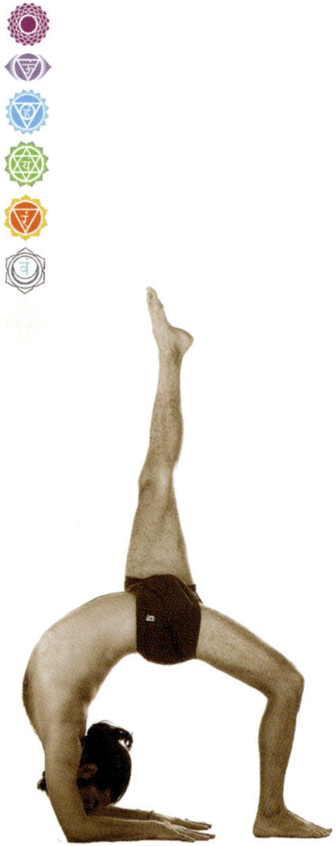

755
चक्र आसन (कफोणि भू, ऊर्ध्व एक पाद)
Cakra āsana (kaphoṇi bhū, ūrdhva eka pāda)
Radhaltung (Ellbogen auf der Erde, ein Bein nach oben gestreckt)

चक्रासन (कफोणिभू, ऊर्ध्वैकपाद)
Cakrāsana (kaphoṇibhū, ūrdhvaikapāda)

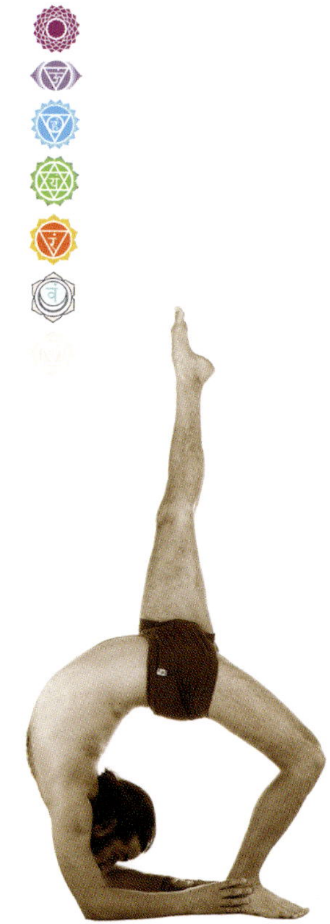

756
चक्र आसन (कफोणि भू, ऊर्ध्व एक पाद, बद्ध हस्त गुल्फ)
Cakra āsana (kaphoṇi bhū, ūrdhva eka pāda, baddha hasta gulpha)
Radhaltung (Ellbogen auf der Erde, ein Bein nach oben gestreckt, Hände umfassen den Knöchel)

चक्रासन (कफोणिभू, ऊर्ध्वैकपाद, बद्धहस्तगुल्फ)
Cakrāsana (kaphoṇibhū, ūrdhvaikapāda, baddhahastagulpha)

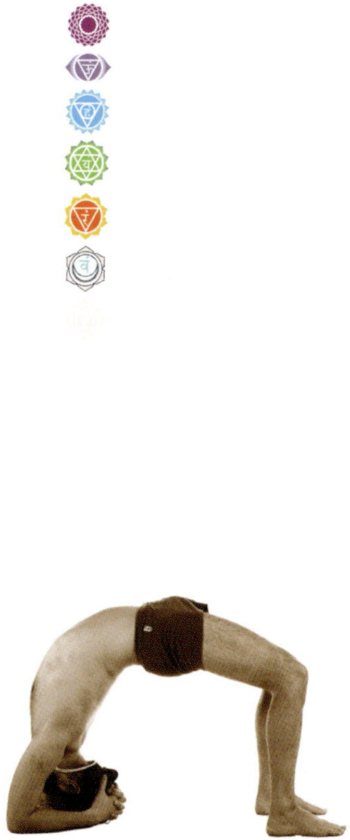

757
चक्र आसन (कफोणि भू)
Cakra āsana (kaphoṇi bhū)
Radhaltung (Ellbogen auf der Erde)

चक्रासन (कफोणिभू)
Cakrāsana (kaphoṇibhū)

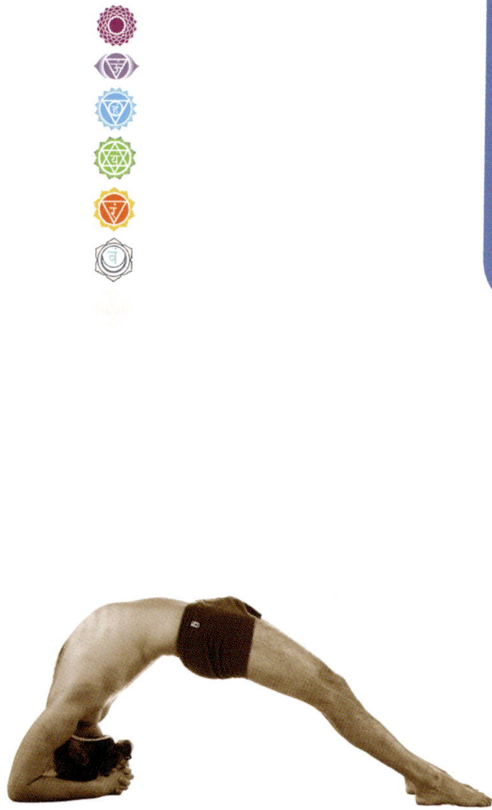

758
चक्र आसन (अङ्गद पाद ,कफोणि भू)
Cakra āsana (aṅgada pāda, kaphoṇi bhū)
Scheitel-Radhaltung (Ellbogen auf der Erde, beide Beine gestreckt)

चक्रासन (अङ्गदपाद, कफोणिभू)
Cakrāsana (aṅgadapāda, kaphoṇibhū)

Haltungen in Bauchlage

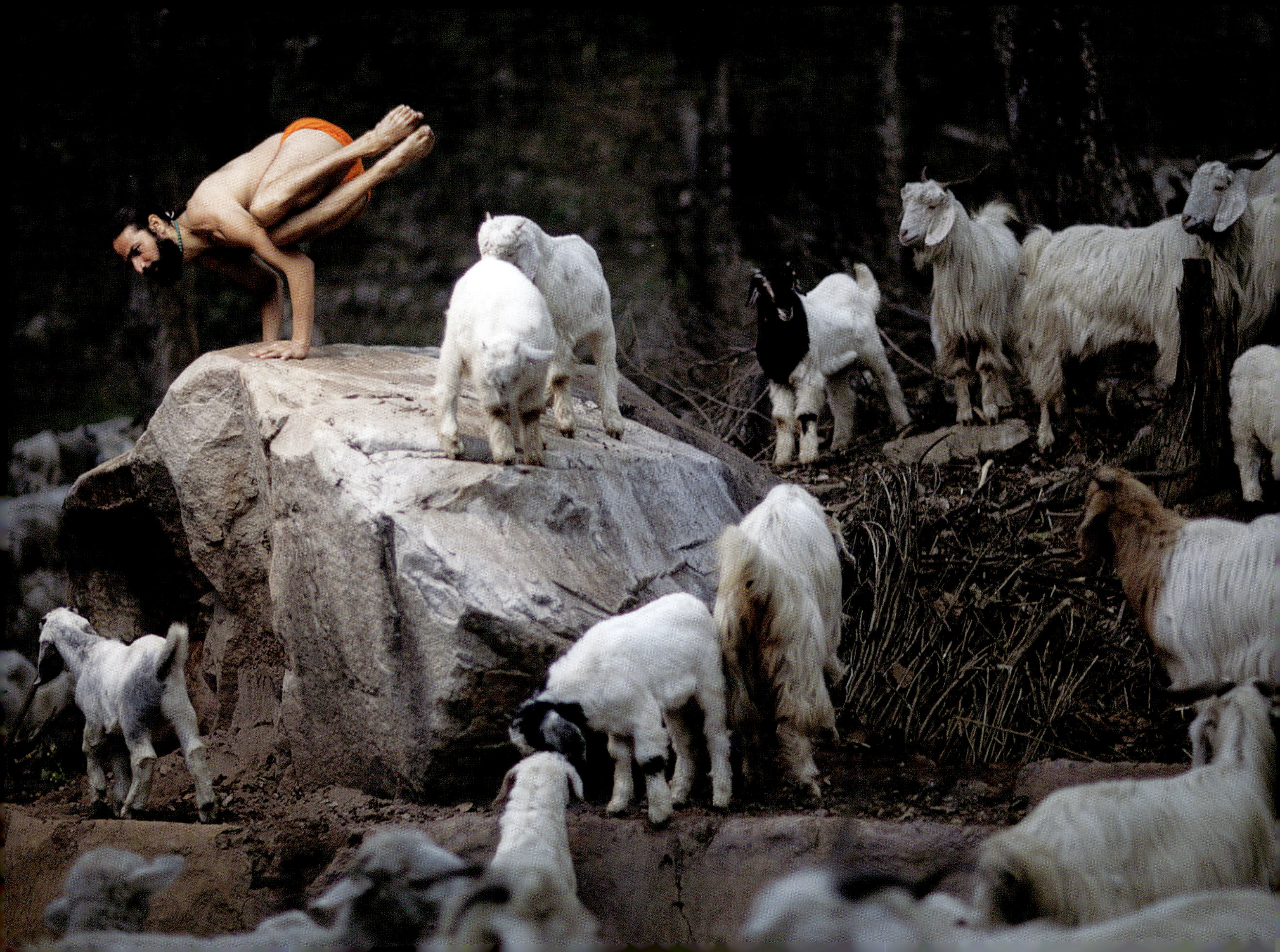

759
मकर आसन
Makara āsana
Krokodilhaltung

मकरासन
Makarāsana

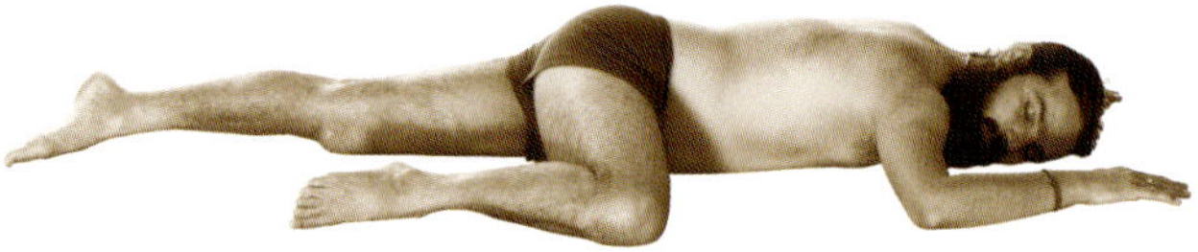

760
मण्डूक पाद मकर आसन
Maṇḍūka pāda makara āsana
Krokodilhaltung mit Beinen in Froschhaltung

मण्डूकपादमकरासन
Maṇḍūkapādamakarāsana

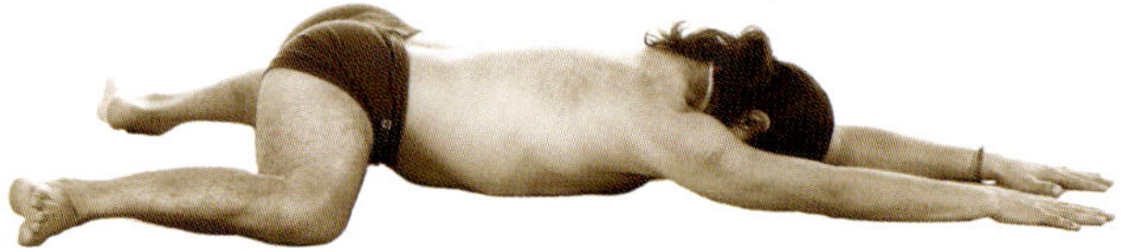

761
पद्म मकर आसन
Padma makara āsana
Lotos-Krokodilhaltung

पद्ममकरासन
Padmamakarāsana

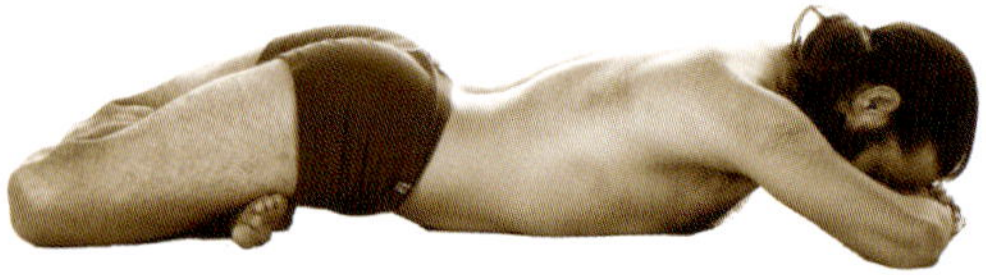

762
पद्म मकर आसन (पृष्ठ नमस्कार)
Padma makara āsana (pṛṣṭha namaskāra)
Lotos-Krokodilhaltung (Hände in Gebetshaltung hinter dem Rücken)

पद्ममकरासन (पृष्ठनमस्कार)
Padmamakarāsana (pṛṣṭhanamaskāra)

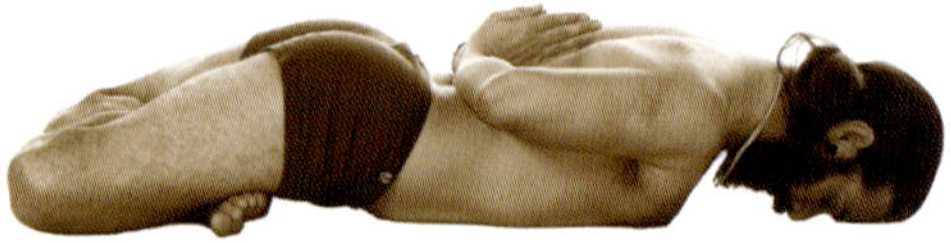

763
नाभि उत्तोलन आसन
Nābhi uttolana āsana
Nabelgleichgewichtshaltung

नाभ्युत्तोलनासन
Nābhyuttolanāsana

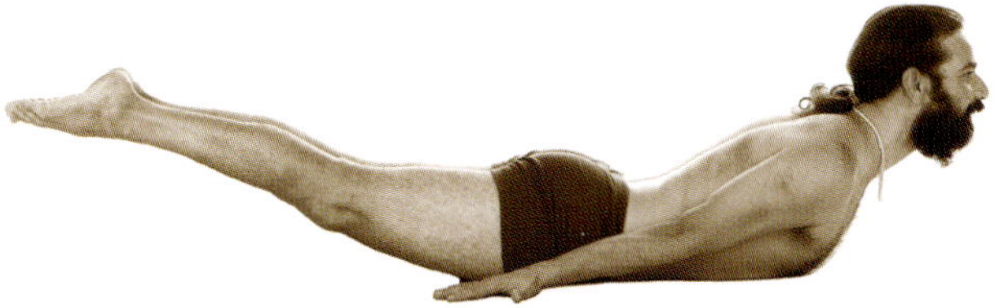

764
नाभि उत्तोलन उड्डियान आसन
Nābhi uttolana uḍḍiyāna āsana
Fliegender-Vogel-Nabelgleichgewichtshaltung

नाभ्युत्तोलनोड्डियानासन
Nābhyuttolanauḍḍiyānāsana

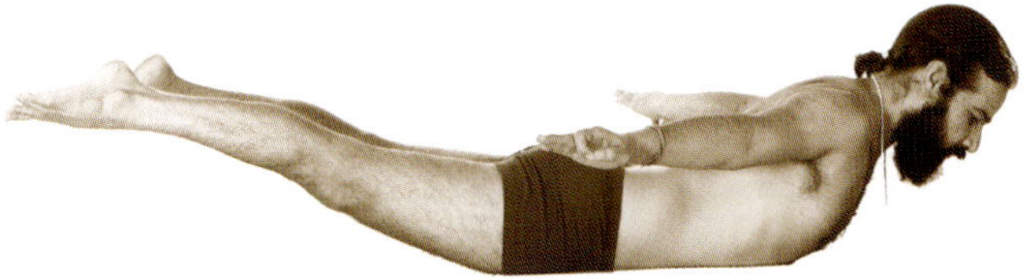

765
नाभि उत्तोलन आसन (विपरीत एक हस्त पाद)
Nābhi uttolana āsana (viparīta eka hasta pāda)
Nabelgleichgewichtshaltung (ein Arm und das gegenüberliegende Bein gestreckt)

नाभ्युत्तोलनासन (विपरीतैकहस्तपाद)
Nābhyuttolanāsana (viparītaikahastapāda)

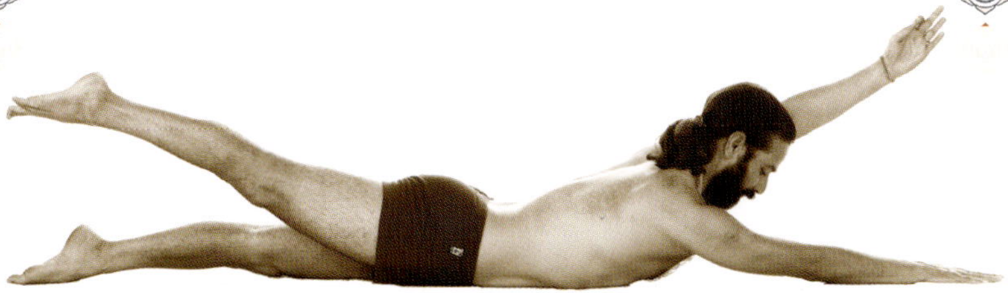

766
नाभि उत्तोलन आसन (पृष्ठ हस्त उत्तान)
Nābhi uttolana āsana (pṛṣṭha hasta uttāna)
Nabelgleichgewichtshaltung (Arme hinter dem Rücken gestreckt)

नाभ्युत्तोलनासन (पृष्ठहस्तोत्तान)
Nābhyuttolanāsana (pṛṣṭhahastottāna)

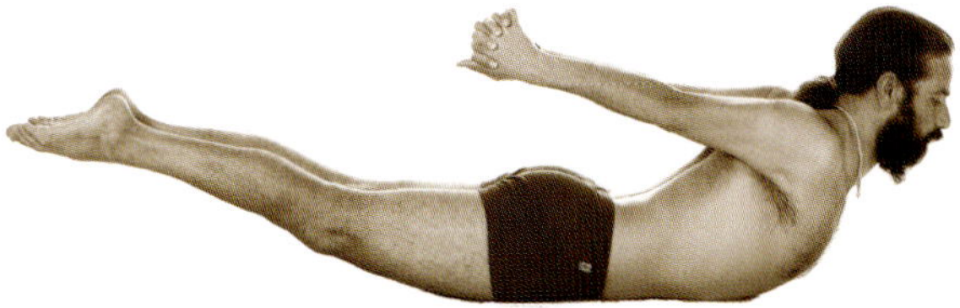

767
नाभि उत्तोलन आसन (नमस्कार हस्त)
Nābhi uttolana āsana (namaskāra hasta)
Nabelgleichgewichtshaltung (Hände in Gebetshaltung)

नाभ्युत्तोलनासन (नमस्कारहस्त)
Nābhyuttolanāsana (namaskārahasta)

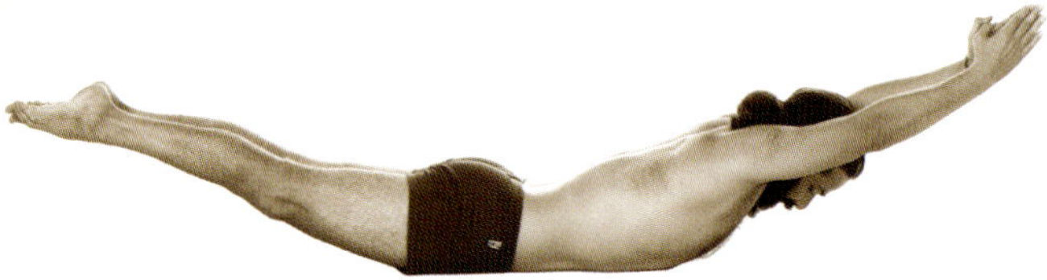

768
साष्टाङ्ग भू नमन आसन
Sāṣṭāṅga bhū namana āsana
Ehre-der-Erde-Achtglieder-Haltung

साष्टाङ्गभूनमनासन
Sāṣṭāṅgabhūnamanāsana

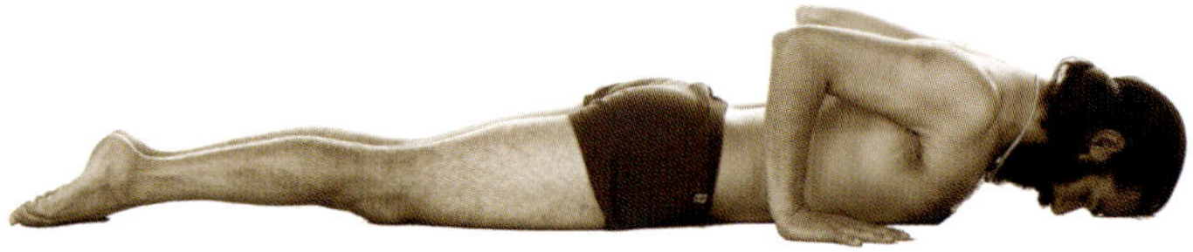

Das Leben ist ein wundervolles Geschenk – jeder Moment ist reich an Möglichkeiten.

769
साष्टाङ्ग भू नमन आसन (एक पाद उत्तान)
Sāṣṭāṅga bhū namana āsana (eka pāda uttāna)
Ehre-der-Erde-Achtglieder-Haltung (ein Bein angehoben)

साष्टाङ्गभूनमनासन (एकपादोत्तान)
Sāṣṭāṅgabhūnamanāsana (ekapādottāna)

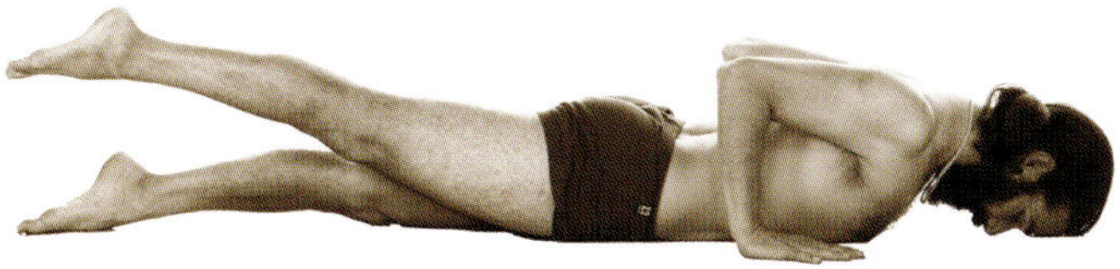

770
सर्प आसन (निरालम्ब हस्त)
Sarpa āsana (nirālamba hasta)
Schlangenhaltung (frei gehalten)

सर्पासन (निरालम्बहस्त)
Sarpāsana (nirālambahasta)

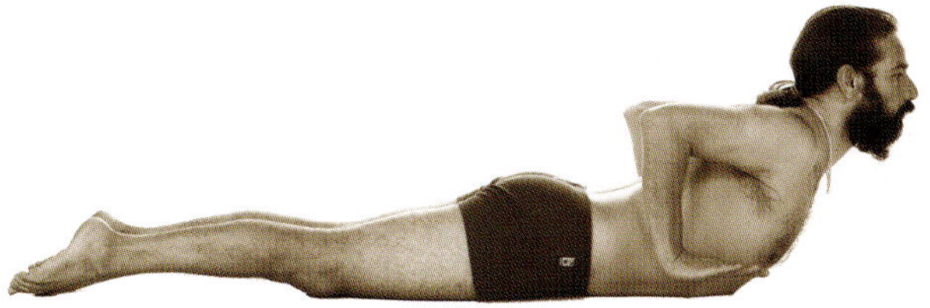

771
सर्प आसन (पृष्ठ हस्त उत्तान)
Sarpa āsana (pṛṣṭha hasta uttāna)
Schlangenhaltung (Arme hinter dem Rücken gestreckt)

सर्पासन (पृष्ठहस्तोत्तान)
Sarpāsana (pṛṣṭhahastottāna)

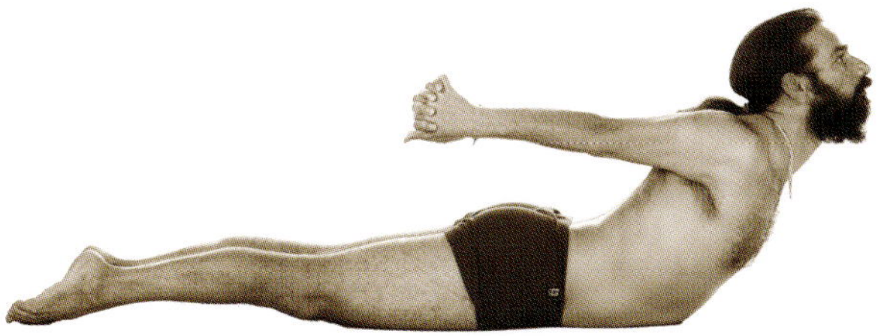

772
भुजङ्ग आसन (कफोणि भू)
Bhujaṅga āsana (kaphoṇi bhū)
Kobrahaltung (Ellbogen auf der Erde)

भुजङ्गासन (कफोणिभू)
Bhujaṅgāsana (kaphoṇibhū)

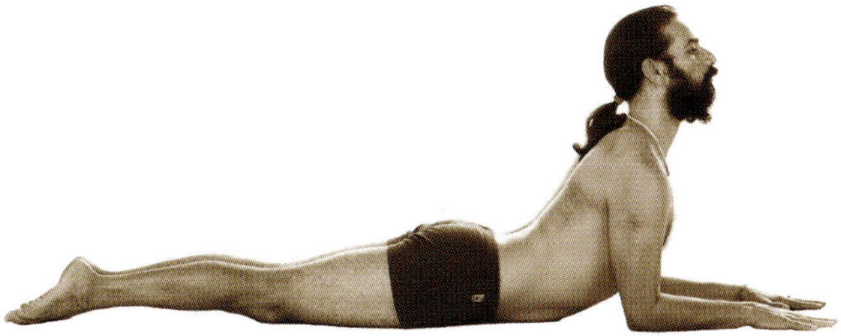

773
भुजङ्ग आसन (कफोणि भू, एक ऊर्ध्वपाद)
Bhujaṅga āsana (kaphoṇi bhū, eka ūrdhva pāda)
Kobrahaltung (Ellbogen auf der Erde, ein Bein angewinkelt)

भुजङ्गासन (कफोणिभू, एकोर्ध्वपाद)
Bhujaṅgāsana (kaphoṇibhū, ekordhvapāda)

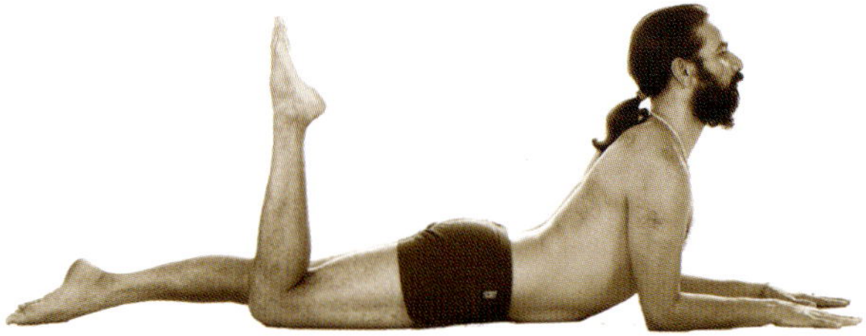

774
भुजङ्ग आसन (कफोणि भू,ऊर्ध्व पाद)
Bhujaṅga āsana (kaphoṇi bhū, ūrdhva pāda)
Kobrahaltung (Ellbogen auf der Erde, beide Beine angewinkelt)

भुजङ्गासन (कफोणिभू ,ऊर्ध्वपाद)
Bhujaṅgāsana (kaphoṇibhū, ūrdhvapāda)

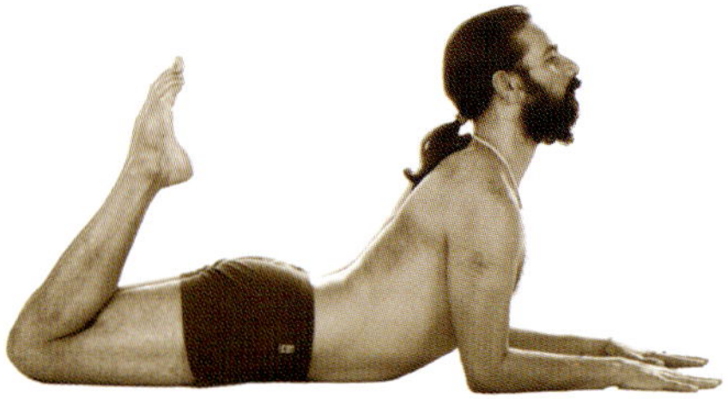

775
भुजङ्ग आसन
Bhujaṅga āsana
Kobrahaltung

भुजङ्गासन
Bhujaṅgāsana

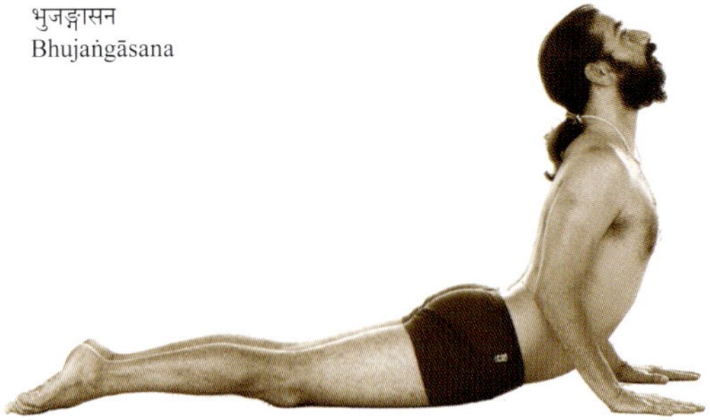

776
भुजङ्ग आसन (प्रसरित हस्त)
Bhujaṅga āsana (prasarita hasta)
Kobrahaltung (Arme im breiten Stützstand)

भुजङ्गासन (प्रसरितहस्त)
Bhujaṅgāsana (prasaritahasta)

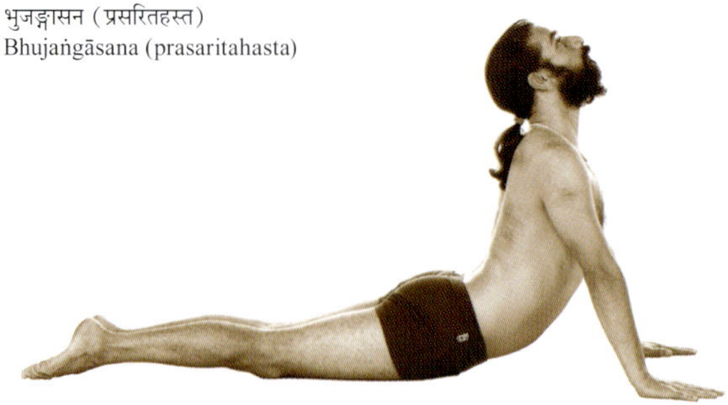

777

भुजङ्ग आसन (पाद दृष्टि)

Bhūjaṅga āsana (pāda dṛṣṭi)

Kobrahaltung (Blick zu den Fußspitzen)

भुजङ्गासन (पाददृष्टि)

Bhūjaṅgāsana (pādadṛṣṭi)

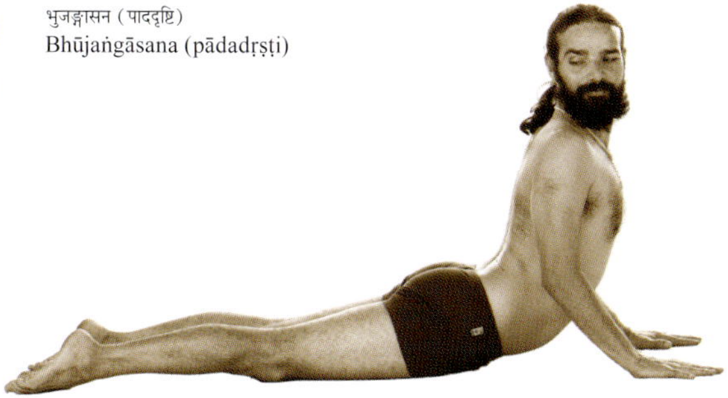

778

भुजङ्ग आसन (एक पाद मण्डूक)

Bhūjaṅga āsana (eka pāda maṇḍūka)

Kobrahaltung (ein Bein in Froschhaltung)

भुजङ्गासन (एकपादमण्डूक)

Bhūjaṅgāsana (ekapādamaṇḍūka)

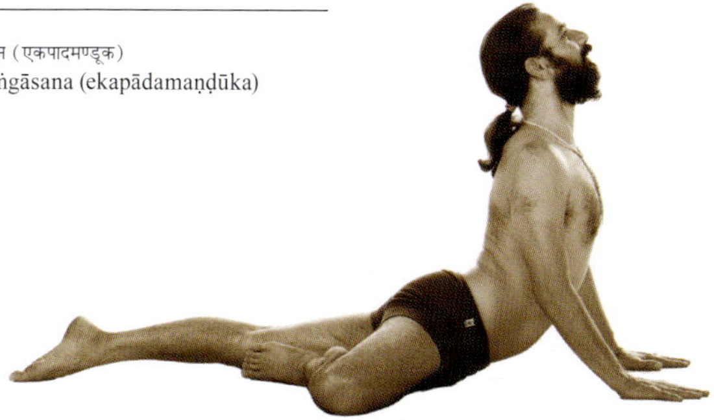

779

भुजङ्ग आसन (मण्डूक पाद)

Bhujaṅga āsana (maṇḍūka pāda)

Kobrahaltung (beide Beine in Froschhaltung)

भुजङ्गासन (मण्डूकपाद)

Bhujaṅgāsana (maṇḍūkapāda)

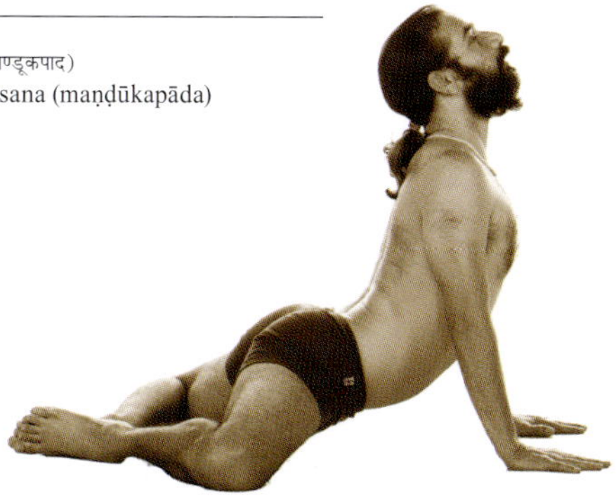

780

पूर्ण भुजङ्ग आसन

Pūrṇa bhujaṅga āsana

Vollständige Kobrahaltung

पूर्णभुजङ्गासन

Pūrṇabhujaṅgāsana

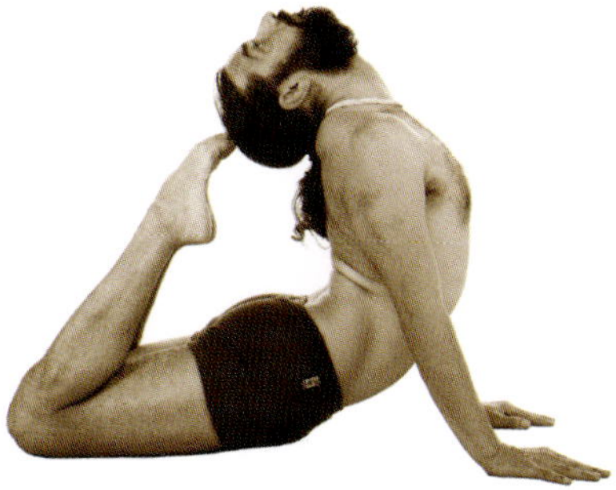

781
पद्म भुजङ्ग आसन
Padma bhujaṅga āsana
Lotos-Kobrahaltung

पद्मभुजङ्गासन
Padmabhujaṅgāsana

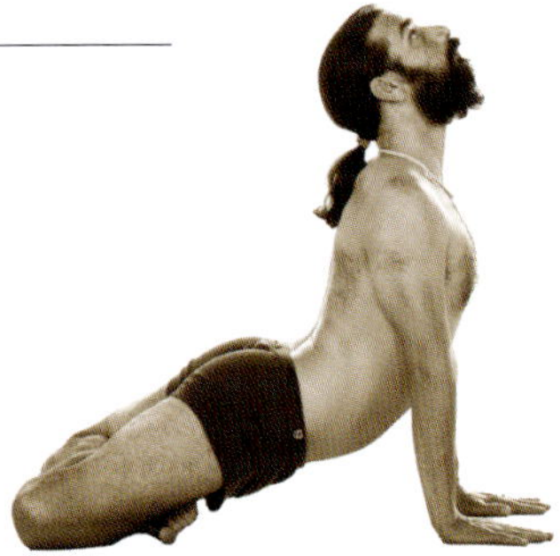

782
ऊर्ध्व मुख श्वान आसन (ऊर्ध्व दृष्टि)
Ūrdhva mukha śvāna āsana (ūrdhva dṛṣṭi)
Aufwärtsschauender Hund
(Blick nach oben gerichtet)

ऊर्ध्वमुखश्वानासन (ऊर्ध्वदृष्टि)
Ūrdhvamukhaśvānāsana (ūrdhvadṛṣṭi)

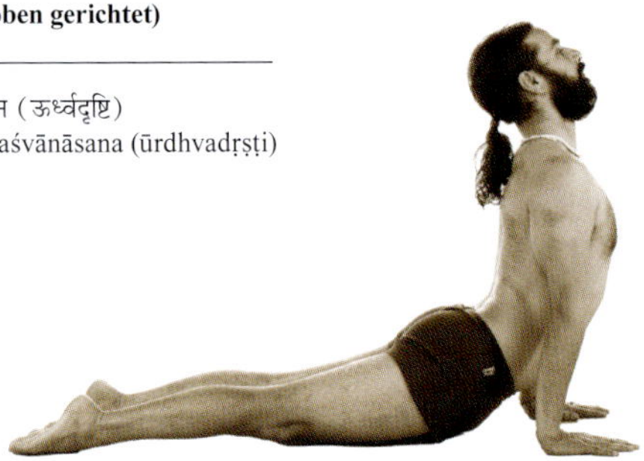

783
शलभ आसन (एक पाद उत्तान)
Śalabha āsana (eka pāda uttāna)
Heuschreckenhaltung (ein Bein angehoben)

शलभासन (एकपादोत्तान)
Śalabhāsana (ekapādottāna)

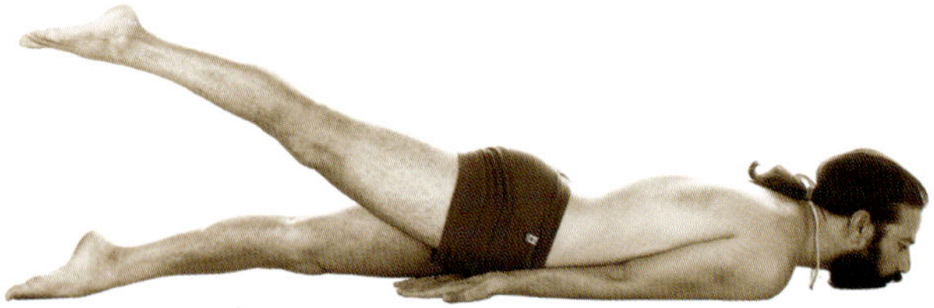

784
शलभ आसन (एक पाद उत्तान, बहिर्हस्त)
Śalabha āsana (eka pāda uttāna, bahirhasta)
Heuschreckenhaltung (ein Bein angehoben,
Arme neben dem Körper)

शलभासन (एकपादोत्तान, बहिर्हस्त)
Śalabhāsana (ekapādottāna, bahirhasta)

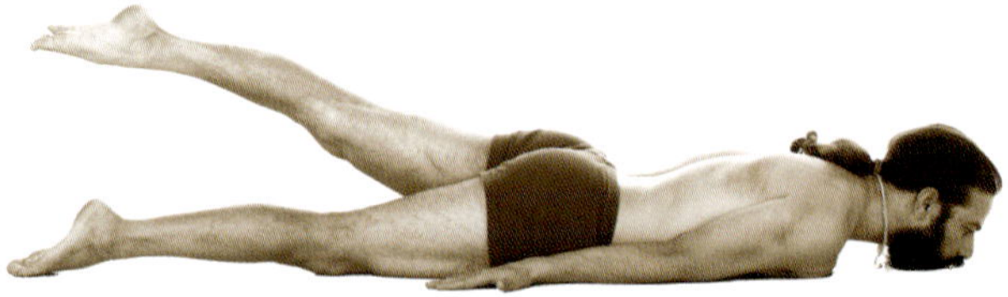

785
शलभ आसन (सालम्ब एक पाद)
Śalabha āsana (sālamba eka pāda)
Heuschreckenhaltung (ein Bein angehoben und auf das andere aufgestützt)

शलभासन (सालम्बैकपाद)
Śalabhāsana (sālambaikapāda)

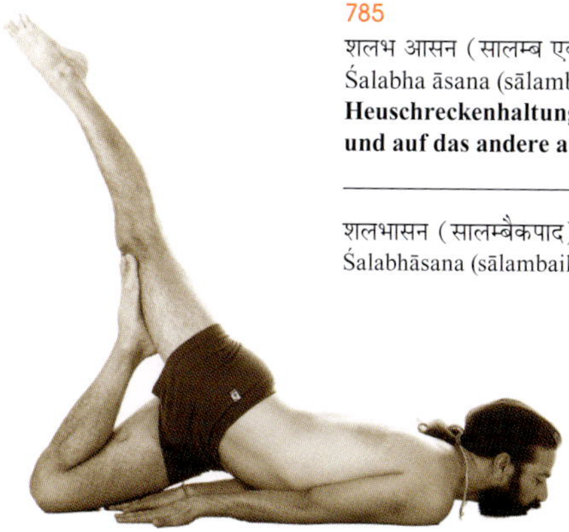

786
शलभ आसन
Śalabha āsana
Heuschreckenhaltung

शलभासन
Śalabhāsana

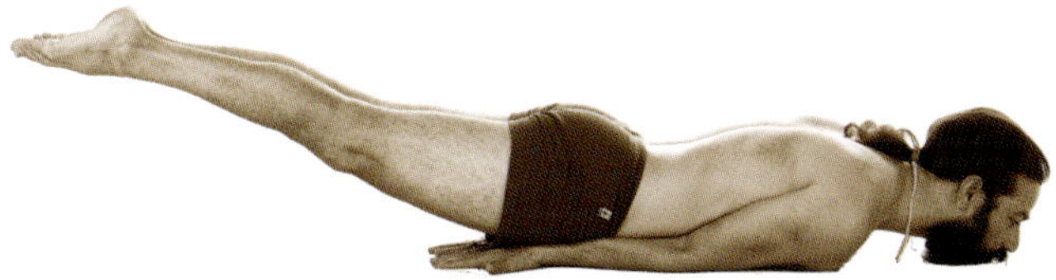

787
पुच्छ शलभ आसन
Puccha śalabha āsana
Heuschrecken-Federhaltung

पुच्छशलभासन
Pucchaśalabhāsana

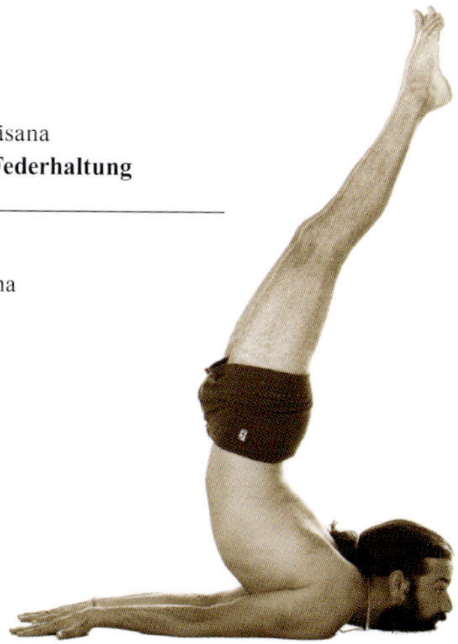

788
पूर्ण शलभ आसन
Pūrṇa śalabha āsana
Vollständige Heuschreckenhaltung

पूर्णशलभासन
Pūrṇaśalabhāsana

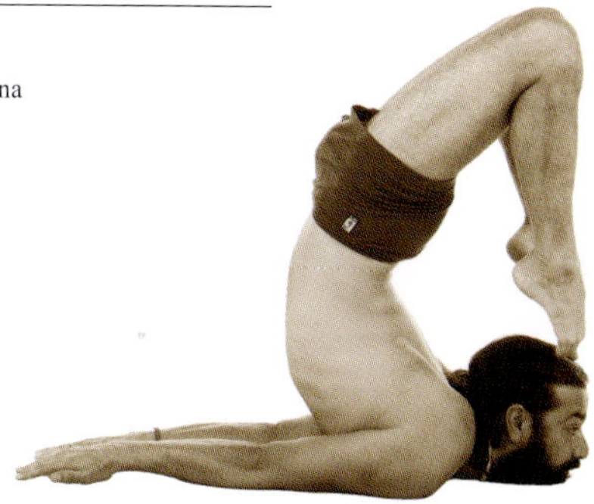

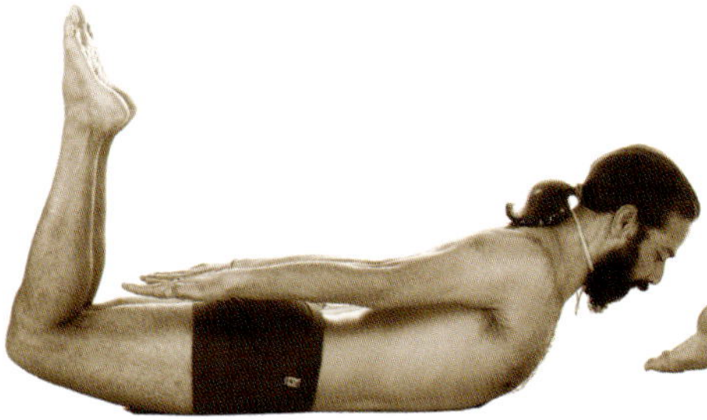

789
विमान पुच्छ आसन
Vimāna puccha āsana
Flugzeug-Schweifhaltung

विमानपुच्छासन
Vimānapucchāsana

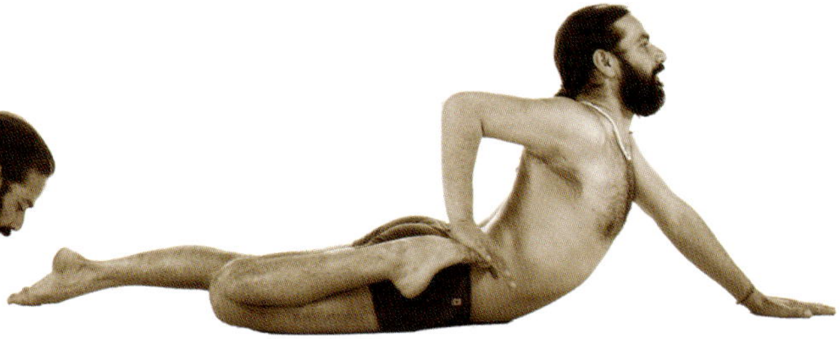

790
अर्ध भेक आसन
Ardha bheka āsana
Halbe Froschhaltung

अर्धभेकासन
Ardhabhekāsana

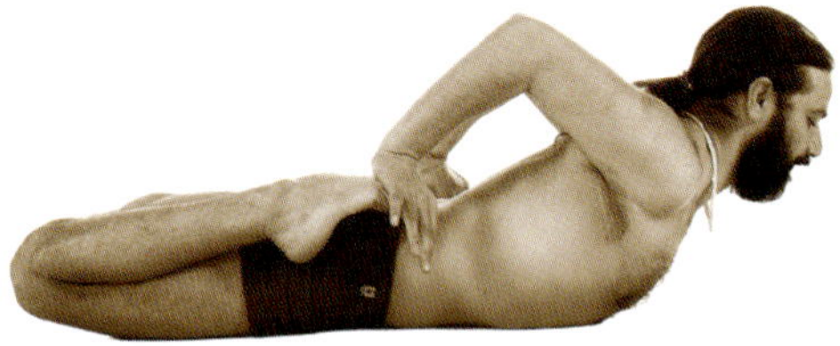

791
भेक आसन
Bheka āsana
Froschhaltung

भेकासन
Bhekāsana

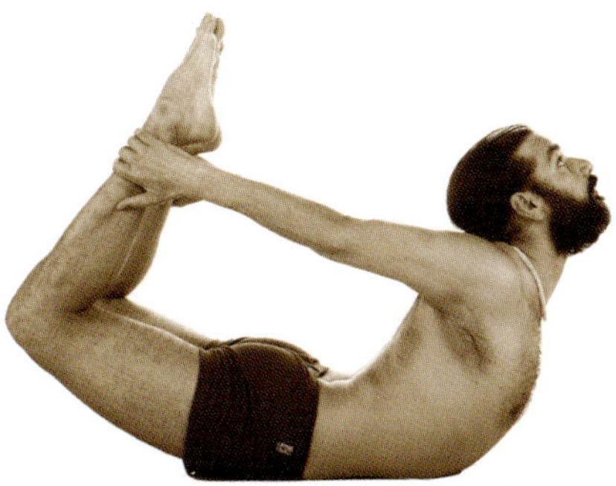

792
धनुः आसन
Dhanuḥ āsana
Bogenhaltung

धनुरासन
Dhanuḥāsana

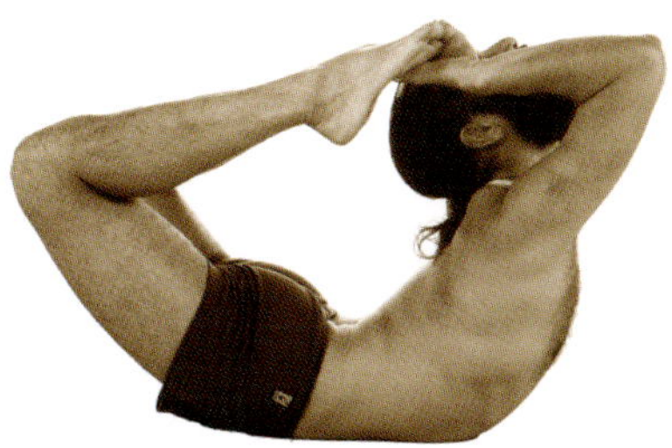

793
धनुः आसन (बद्ध पाद अङ्गुष्ठ)
Dhanuḥ āsana (baddha pāda aṅguṣṭha)
Bogenhaltung (große Zehen gehalten)

धनुरासन (बद्धपादाङ्गुष्ठ)
Dhanuḥāsana (baddhapādāṅguṣṭha)

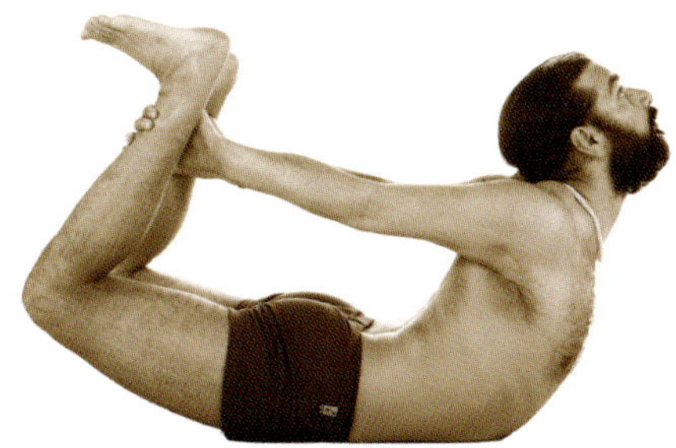

794
धनुः आसन (अन्तर्हस्त, अधोपाद अङ्गुल)
Dhanuḥ āsana (antarhasta, adhopāda aṅgula)
Bogenhaltung (Hände umfassen die Innenknöchel, Fußspitzen angezogen)

धनुरासन (अन्तर्हस्त, अधोपादाङ्गुल)
Dhanuḥāsana (antarhasta, adhopādāṅgula)

Umkehrhaltungen

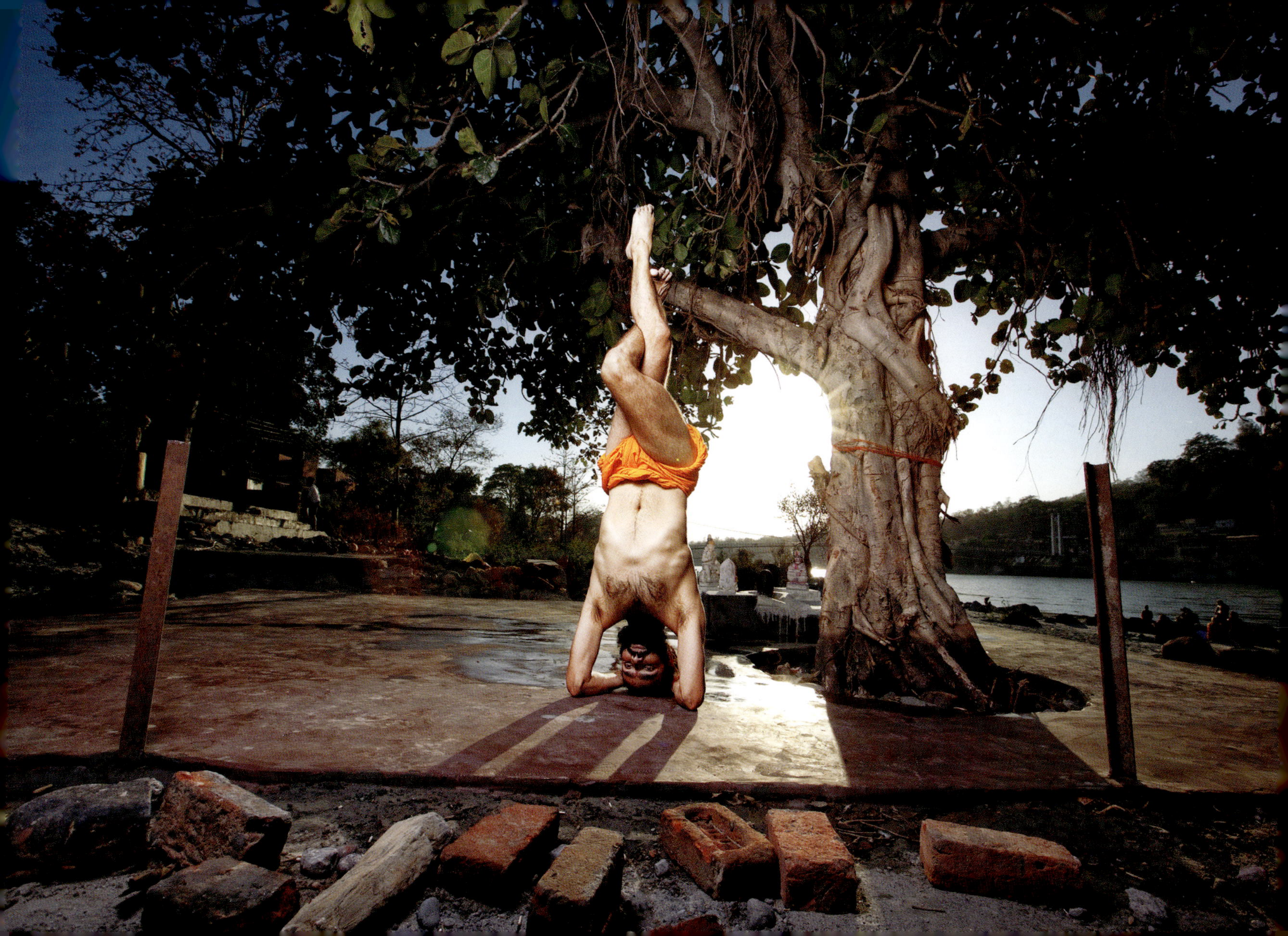

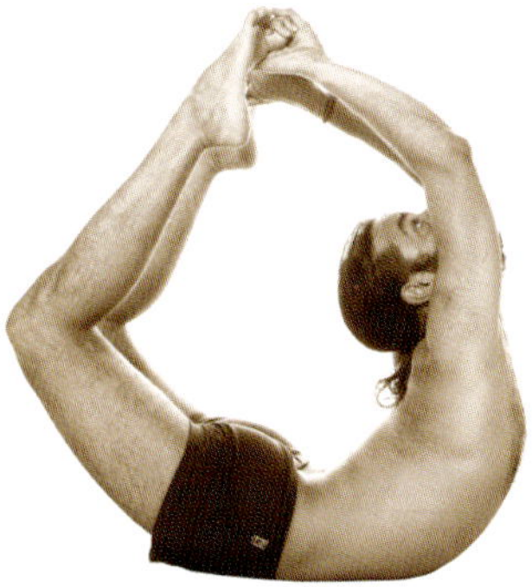

795
ऊर्ध्व धनुः आसन (बद्ध पाद अङ्गुष्ठ)
Ūrdhva dhanuḥ (baddha pāda aṅguṣṭha)
Aufwärtsschauende Bogenhaltung (große Zehen gehalten)

ऊर्ध्वधनुरासन (बद्धपादाङ्गुष्ठ)
Ūrdhvadhanurāsana (baddhapādāṅguṣṭha)

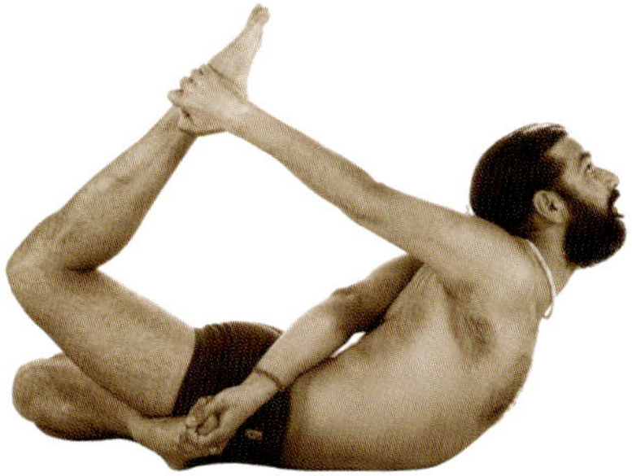

796
अर्धबद्ध पद्म धनुः आसन
Ardha baddha padma dhanuḥ āsana
Halbe Gebundene Lotos-Bogenhaltung

अर्धबद्धपद्मधनुरासन
Ardhabaddhapadmadhanurāsana

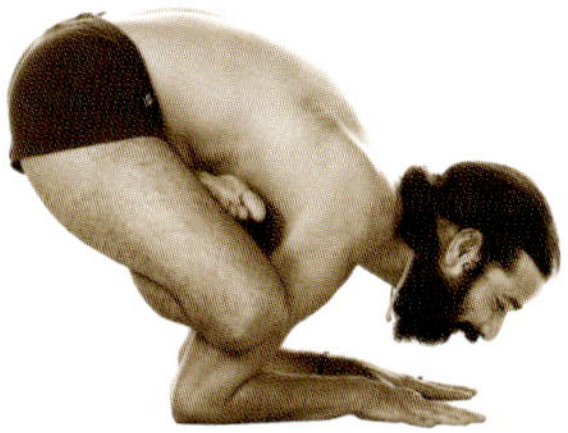

797
पद्म पिण्ड वृश्चिक आसन
Padma piṇḍa vṛścika āsana
Kompakte Lotos-Skorpionhaltung

पद्मपिण्डवृश्चिकासन
Padmapiṇḍavṛścikāsana

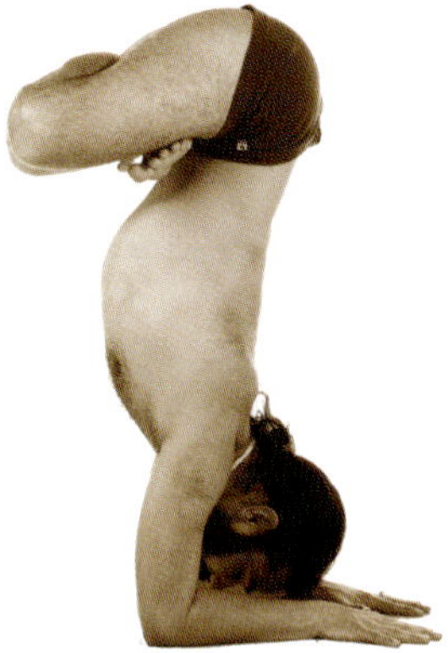

798
पद्म वृश्चिक आसन
Padma vṛścika āsana
Lotos-Skorpionhaltung

पद्मवृश्चिकासन
Padmavṛścikāsana

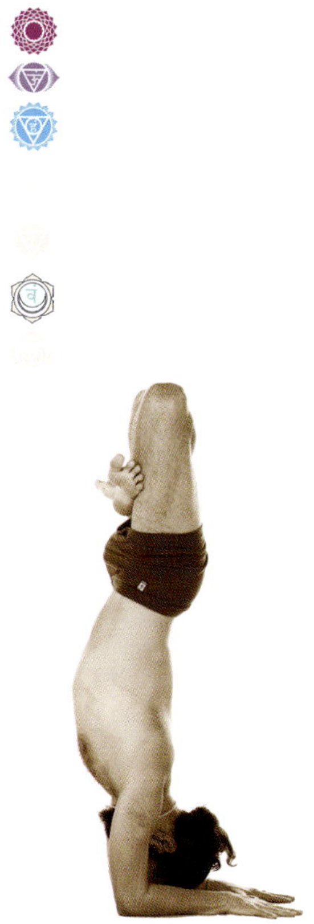

799
पुच्छ मयूर पद्म वृश्चिक आसन
Puccha mayūra padma vṛścika āsana
Pfauenfeder-Lotos-Skorpionhaltung

पुच्छमयूरपद्मवृश्चिकासन
Pucchamayūrapadmavṛścikāsana

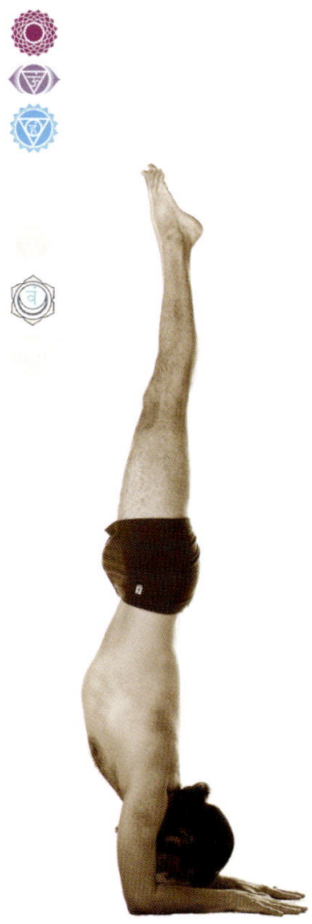

800
पुच्छ मयूर वृश्चिक आसन (ऊर्ध्व पाद)
Puccha mayūra vṛścika āsana (ūrdhva pāda)
Pfauenfeder-Skorpionhaltung
(beide Beine gestreckt)

पुच्छमयूरवृश्चिकासन (ऊर्ध्वपाद)
Pucchamayūravṛścikāsana (ūrdhvapāda)

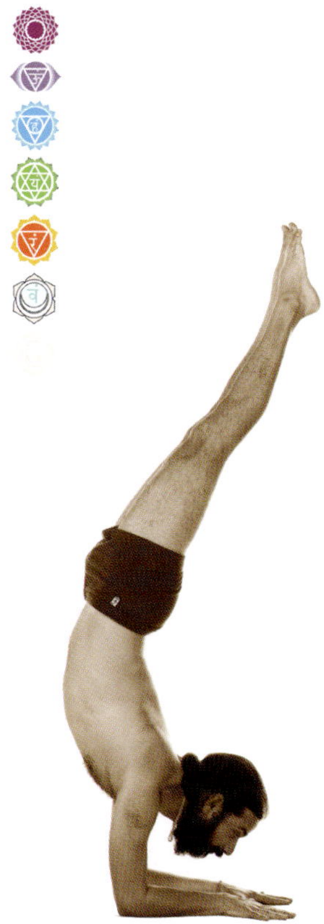

801
पुच्छ मयूर वृश्चिक आसन (क्षितिज पाद)
Puccha mayūra vṛścika āsana (kṣitija pāda)
Pfauenfeder-Skorpionhaltung
(Füße zum Horizont gestreckt)

पुच्छमयूरवृश्चिकासन (क्षितिजपाद)
Pucchamayūravṛścikāsana (kṣitijapāda)

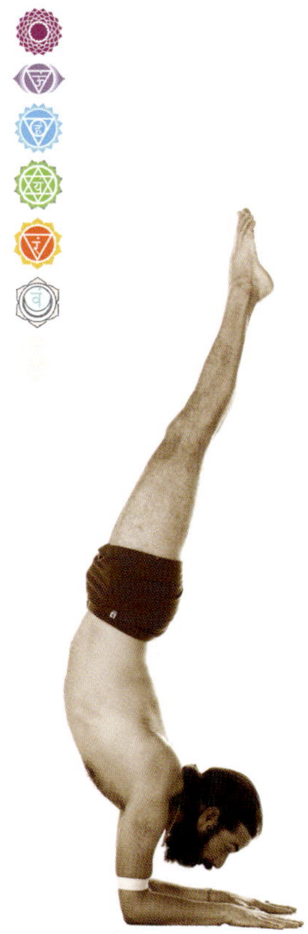

802
पुच्छ मयूर वृश्चिक आसन (सरज्जु)
Puccha mayūra vṛścika āsana (sarajju)
Pfauenfeder-Skorpionhaltung
(durch Yogagurt unterstützt)

पुच्छमयूरवृश्चिकासन (सरज्जु)
Pucchamayūravṛścikāsana (sarajju)

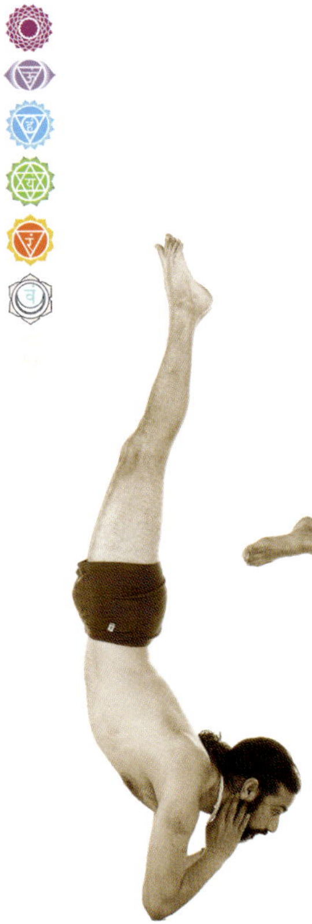

803
विकट पुच्छ मयूर वृश्चिक आसन
Vikaṭa puccha mayūra vṛścika āsana
Anspruchsvolle Pfauenfeder-Skorpionhaltung

विकटपुच्छमयूरवृश्चिकासन
Vikaṭapucchamayūravṛścikāsana

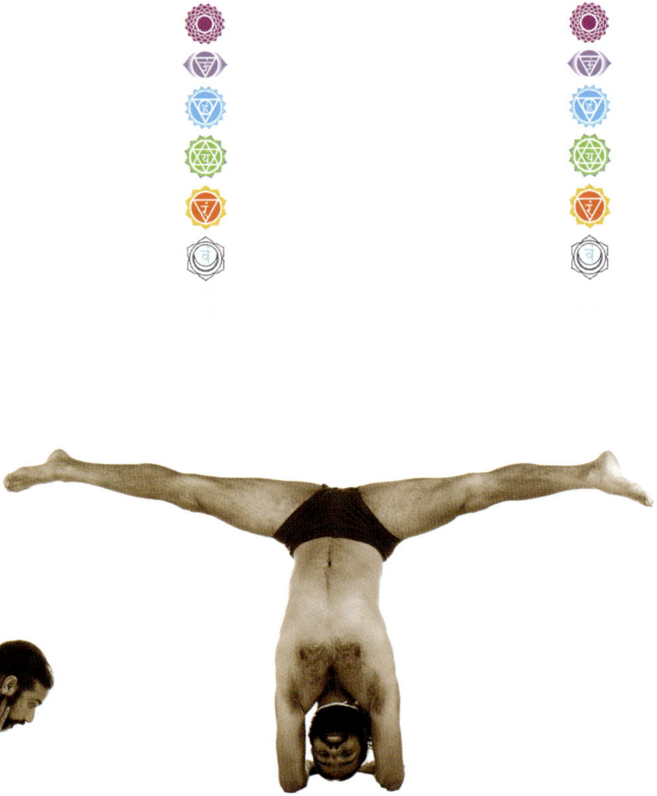

804
वृश्चिक आसन (समकोण पाद)
Vṛścika āsana (samakoṇa pāda)
Skorpionhaltung (Seitspagat)

वृश्चिकासन(समकोणपाद)
Vṛścikāsana (samakoṇapāda)

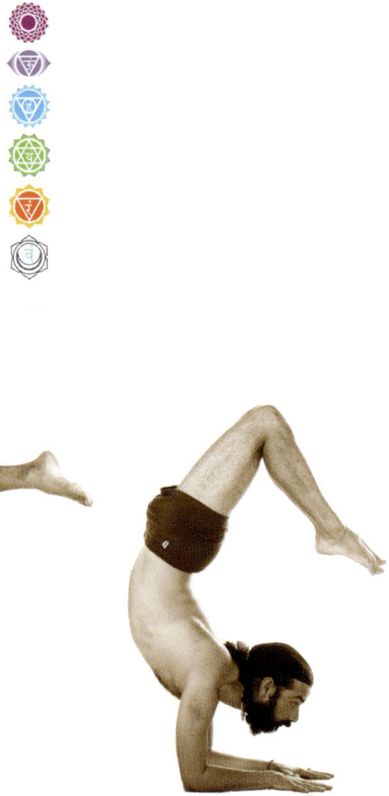

805
वृश्चिक आसन
Vṛścika āsana
Skorpionhaltung

वृश्चिकासन
Vṛścikāsana

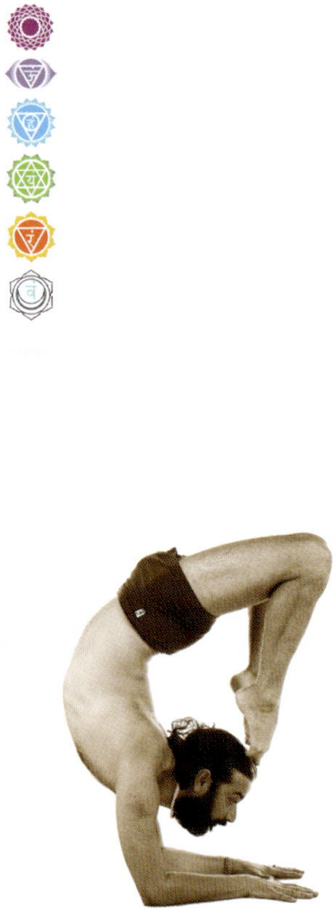

806
पूर्ण वृश्चिक आसन
Pūrṇa vṛścika āsana
Vollständige Skorpionhaltung

पूर्णवृश्चिकासन
Pūrṇavṛścikāsana

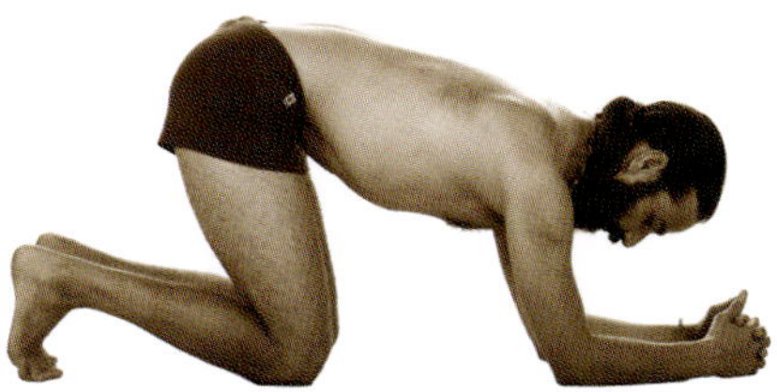

807
शीर्ष आसन (आरम्भ, कफोणि भू)
Śīrṣa āsana (ārambha, kaphoṇi bhū)
Kopfstand (Ausgangsposition, Ellbogen auf der Erde)

शीर्षासन (आरम्भकफोणिभू)
Śīrṣāsana (ārambhakaphoṇibhū)

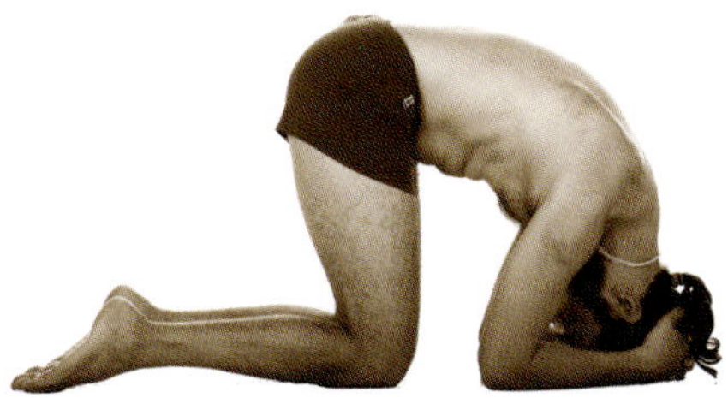

808
शीर्ष आसन (कफोणि भू)
Śīrṣa āsana (kaphoṇi bhū)
Kopfstand (Ellbogen auf der Erde)

शीर्षासन (कफोणिभू)
Śīrṣāsana (kaphoṇibhū)

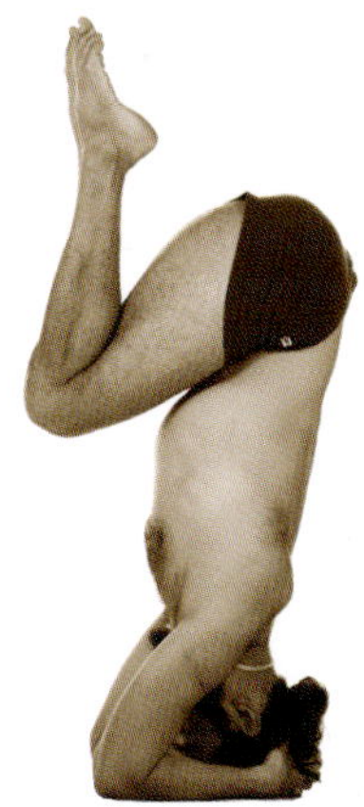

809
अर्ध शीर्ष आसन (कफोणि भू)
Ardha śīrṣa āsana (kaphoṇi bhū)
Halber Kopfstand (Ellbogen auf der Erde)

अर्धशीर्षासन (कफोणिभू)
Ardhaśīrṣāsana (kaphoṇibhū)

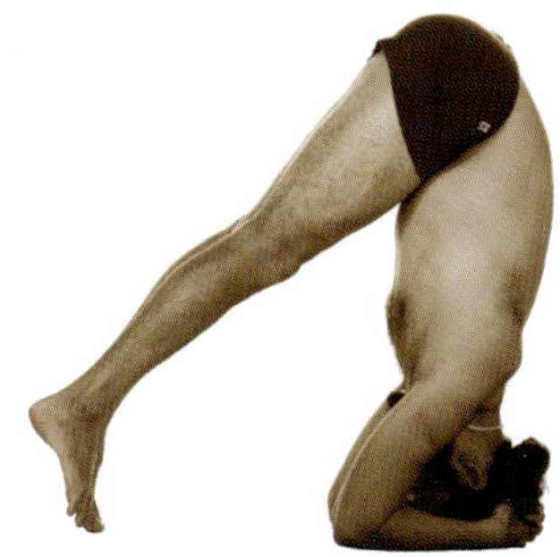

810
शीर्ष आसन (कफोणि भू, पाद अङ्गुल भू)
Śīrṣa āsana (kaphoṇi bhū, pāda aṅgula bhū)
Kopfstand (Ellbogen auf der Erde, Zehen auf der Erde)

शीर्षासन (कफोणिभू, पादाङ्गुलभू)
Śīrṣāsana (kaphoṇibhū, pādāṅgulabhū)

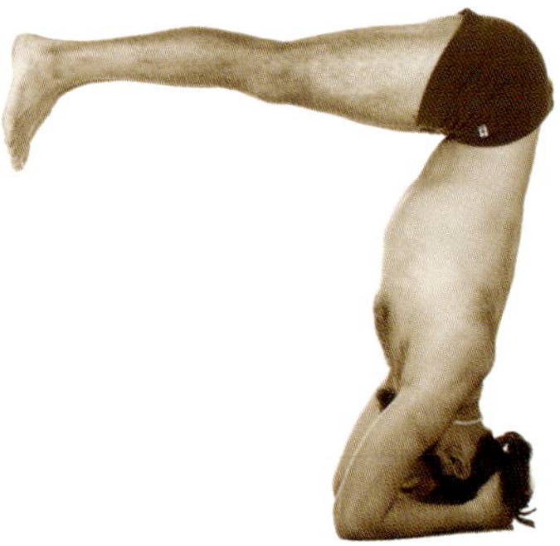

811
शीर्ष आसन (कफोणि भू, पाद दण्ड)
Śīrṣa āsana (kaphoṇi bhū, pāda daṇḍa)
Kopfstand (Ellbogen auf der Erde, Beine in Stockhaltung)

शीर्षासन (कफोणिभू, पाददण्ड)
Śīrṣāsana (kaphoṇibhū, pādadaṇḍa)

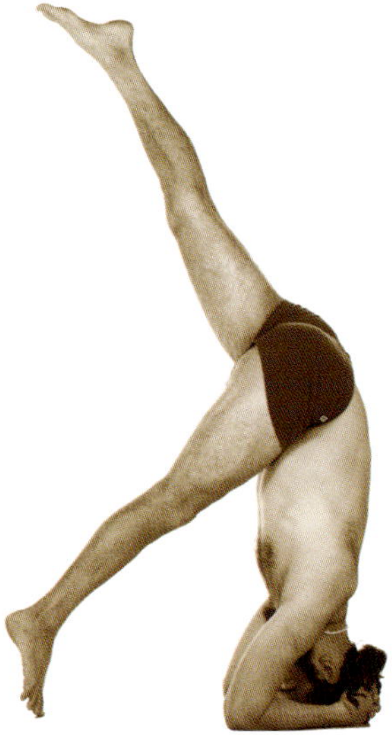

812
शीर्ष आसन (कफोणि भू, एक पाद अङ्गुल)
Śīrṣa āsana (kaphoṇi bhū, eka pāda aṅgula)
Kopfstand (Ellbogen auf der Erde, ein Bein angehoben)

शीर्षआसन (कफोणिभू, एकपादअङ्गुल)
Śīrṣāsana (kaphoṇibhū, ekapādaaṅgula)

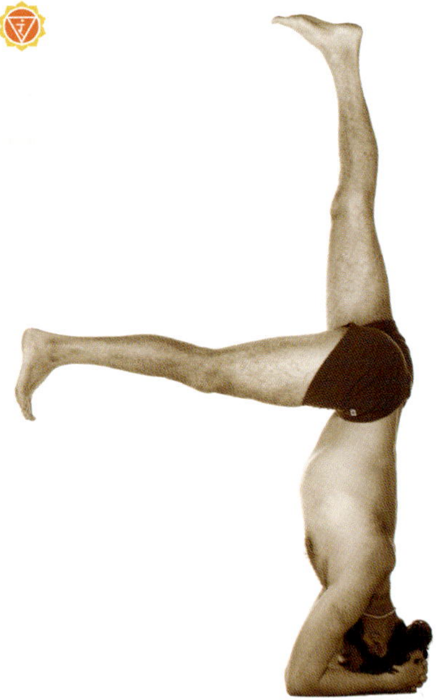

813
शीर्ष आसन (कफोणि भू, एक पाद दण्ड)
Śīrṣa āsana (kaphoṇi bhū, eka pāda daṇḍa)
Kopfstand (Ellbogen auf der Erde, ein Bein in Stockhaltung)

शीर्षासन (कफोणिभू, एकपाददण्ड)
Śīrṣāsana (kaphoṇibhū, ekapādadaṇḍa)

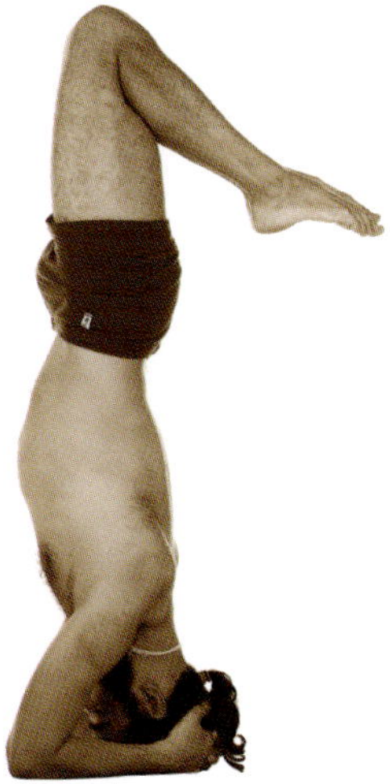

814
शीर्ष आसन (कफोणि भू, ऊर्ध्व जानु)
Śīrṣa āsana (kaphoṇi bhū, ūrdhva jānu)
Kopfstand (Ellbogen auf der Erde, Knie abgewinkelt)

शीर्षासन (कफोणिभू, ऊर्ध्वजानु)
Śīrṣāsana (kaphoṇibhū, ūrdhvajānu)

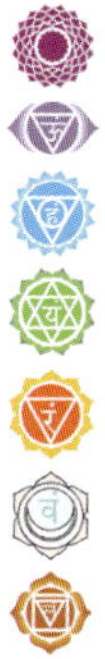

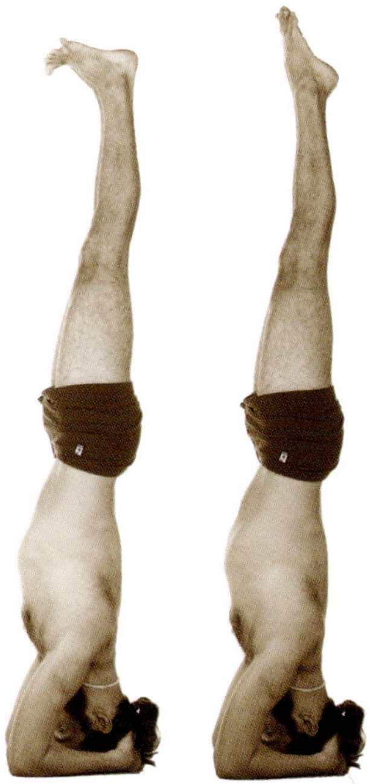

815
शीर्ष आसन (कफोणि भू)
Śīrṣa āsana (kaphoṇi bhū)
Kopfstand (Ellbogen auf der Erde)

शीर्षासन (कफोणिभू)
Śīrṣāsana (kaphoṇibhū)

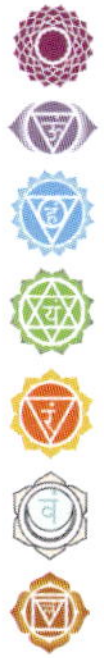

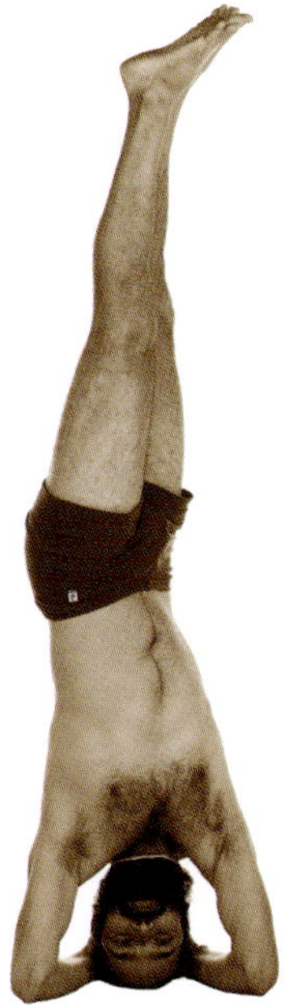

816
परिवृत्त शीर्ष आसन (कफोणि भू)
Parivṛtta śīrṣa āsana (kaphoṇi bhū)
Gedrehter Kopfstand (Ellbogen auf der Erde)

परिवृत्तशीर्षासन (कफोणिभू)
Parivṛttaśīrṣāsana (kaphoṇibhū)

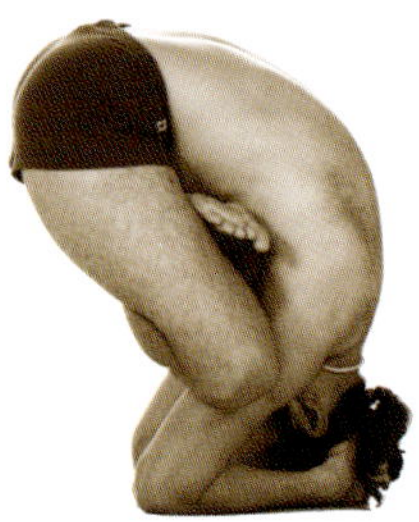

817
पद्म पिण्ड शीर्ष आसन (कफोणि भू)
Padma piṇda śīrṣa āsana (kaphoṇi bhū)
Kompakter Lotos-Kopfstand (Ellbogen auf der Erde)

पद्मपिण्डशीर्षआसन (कफोणिभू)
Padmapiṇḍaśīrṣāsana (kaphoṇibhū)

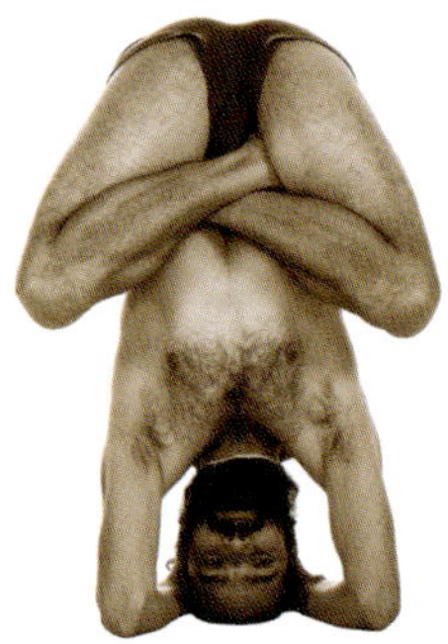

818
नाभि पद्म शीर्ष आसन (कफोणि भू)
Nābhi padma śīrṣa āsana (kaphoṇi bhū)
Nabel-Lotos-Kopfstand (Ellbogen auf der Erde)

नाभिपद्मशीर्षासन (कफोणिभू)
Nābhipadmaśīrṣāsana (kaphoṇibhū)

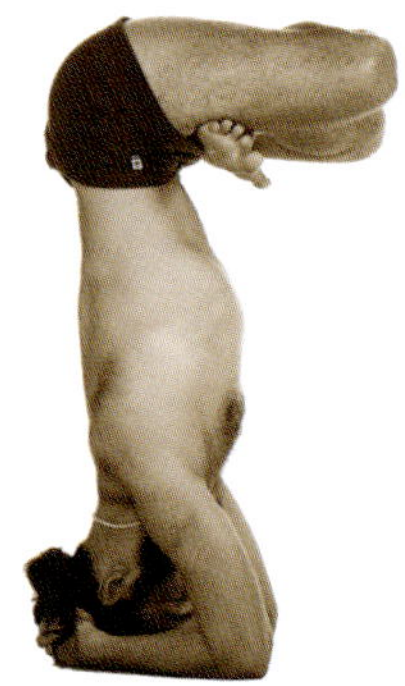

819
बुद्ध पद्म शीर्ष आसन (कफोणि भू)
Buddha padma śīrṣa āsana (kaphoṇi bhū)
Erleuchteter Lotos-Kopfstand (Ellbogen auf der Erde)

बुद्धपद्मशीर्षासन (कफोणिभू)
Buddhapadmaśīrṣāsana (kaphoṇibhū)

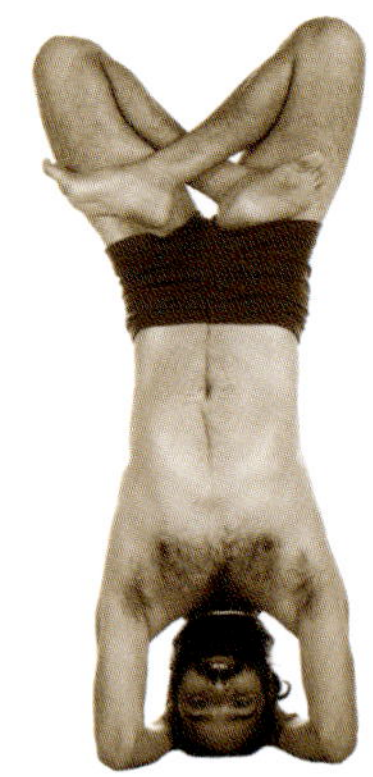

820
पद्म शीर्ष आसन (कफोणि भू)
Padma śīrṣa āsana (kaphoṇi bhū)
Lotos-Kopfstand (Ellbogen auf der Erde)

पद्मशीर्षासन (कफोणिभू)
Padmaśīrṣāsana (kaphoṇibhū)

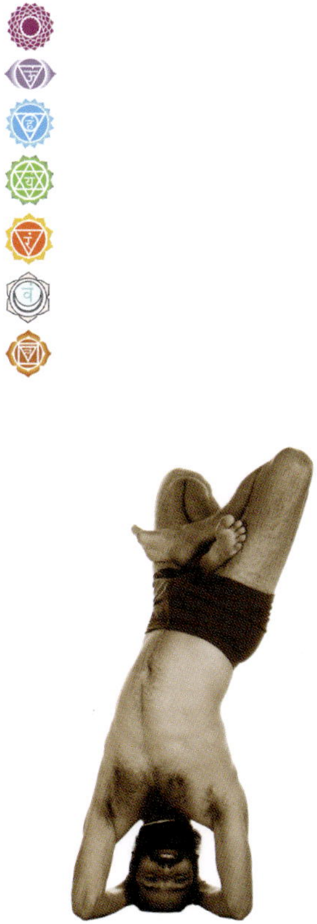

821
परिवृत्त पद्म शीर्ष आसन (कफोणि भू)
Parivṛtta padma śīrṣa āsana (kaphoṇi bhū)
Gedrehter Lotos-Kopfstand
(Ellbogen auf der Erde)

परिवृत्तपद्मशीर्षासन (कफोणिभू)
Parivṛttapadmaśīrṣāsana (kaphoṇibhū)

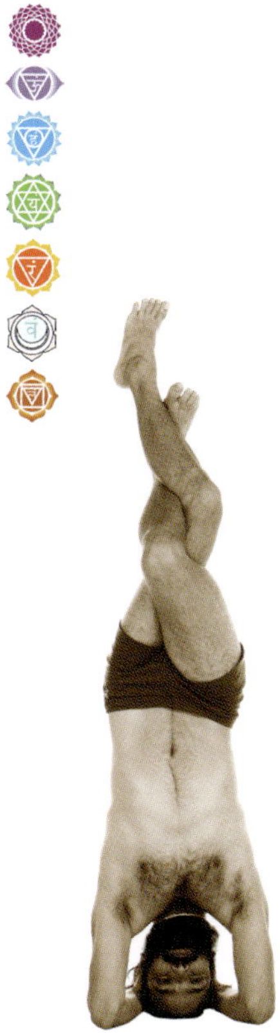

822
गरुड पाद शीर्ष आसन (कफोणि भू)
Garuḍa pāda śīrṣa āsana (kaphoṇi bhū)
Kopfstand mit Beinen in Adlerhaltung
(Ellbogen auf der Erde)

गरुडपादशीर्षासन (कफोणिभू)
Garuḍapādaśīrṣāsana (kaphoṇibhū)

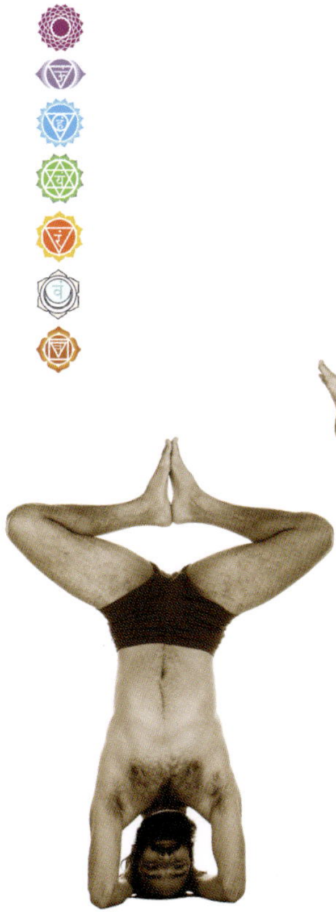

823
शीर्ष आसन (कफोणि भू, पार्वती पाद)
Śīrṣa āsana (kaphoṇi bhū, pārvatī pāda)
Kopfstand (Ellbogen auf der Erde,
Fußsohlen aufeinanderliegend)

शीर्षासन (कफोणिभू, पार्वतीपाद)
Śīrṣāsana (kaphoṇibhū, pārvatīpāda)

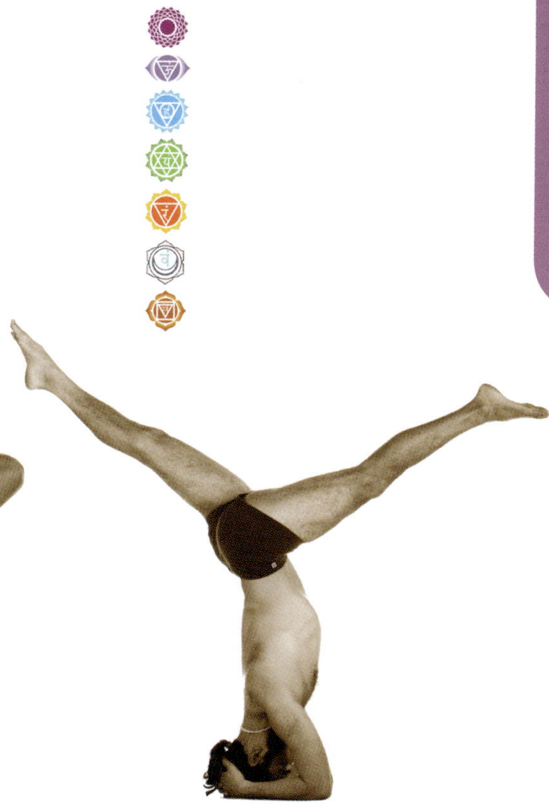

824
शीर्ष आसन (कफोणि भू, हनुमान पाद)
Śīrṣa āsana (kaphoṇi bhū, Hanumāna pāda)
Kopfstand (Ellbogen auf der Erde,
Beine im Hanumāna-Spagat)

शीर्षासन (कफोणिभू, हनुमानपाद)
Śīrṣaāsana (kaphoṇibhū, Hanumānapāda)

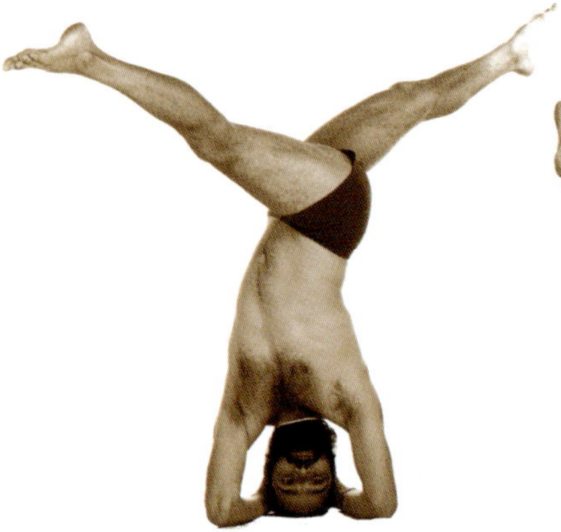

825
परिवृत्त शीर्ष आसन (कफोणि भू, हनुमान पाद)
Parivṛtta śīrṣa āsana (kaphoṇi bhū, Hanumāna pāda)
Gedrehter Kopfstand (Ellbogen auf der Erde, Beine im Hanumāna-Spagat)

परिवृत्तशीर्षासन (कफोणिभू, हनुमानपाद)
Parivṛttaśīrṣaāsana (kaphoṇibhūhanumānapāda)

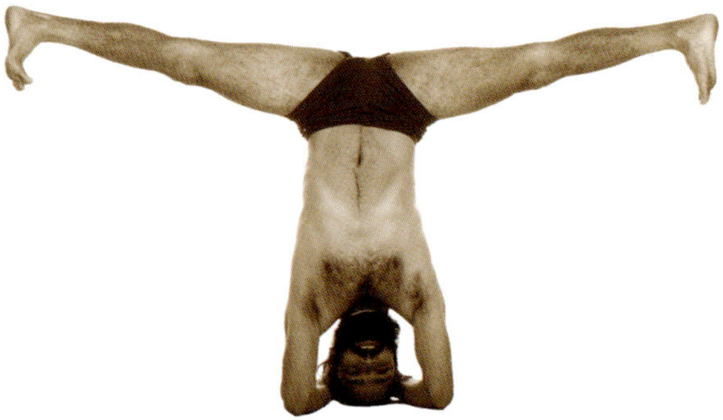

826
शीर्ष आसन (कफोणि भू, समकोण पाद)
Śīrṣa āsana (kaphoṇi bhū, samakoṇa pāda)
Kopfstand (Ellbogen auf der Erde, Beine im Seitspagat)

शीर्षासन (कफोणिभू, समकोणपाद)
Śīrṣāsana (kaphoṇibhū, samakoṇapāda)

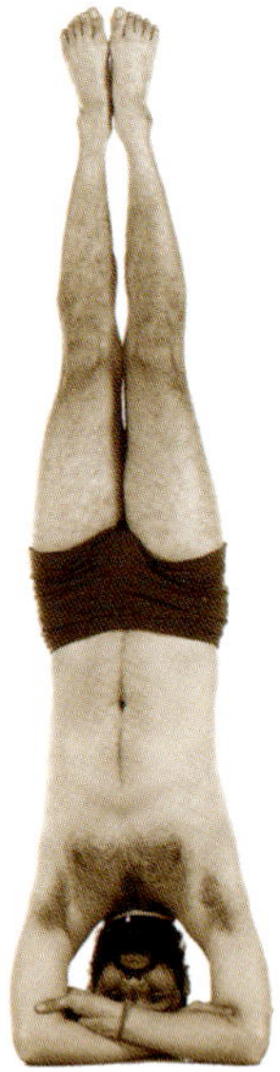

827
शीर्ष आसन (बद्ध कफोणि, सम्मुख)
Śīrṣa āsana (baddha kaphoṇi, sammukha)
Kopfstand (Arme vor dem Gesicht verschränkt)

शीर्षासन (बद्धकफोणि, सम्मुख)
Śīrsāsana (baddhakaphoṇi, sammukha)

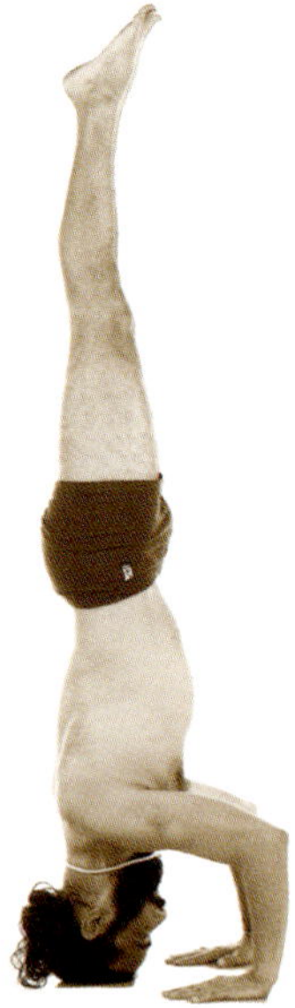

828
शीर्ष आसन (करतल भू)
Śīrṣa āsana (karatala bhū)
Kopfstand (Handflächen auf der Erde)

शीर्षासन (करतलभू)
Śīrṣāsana (karatalabhū)

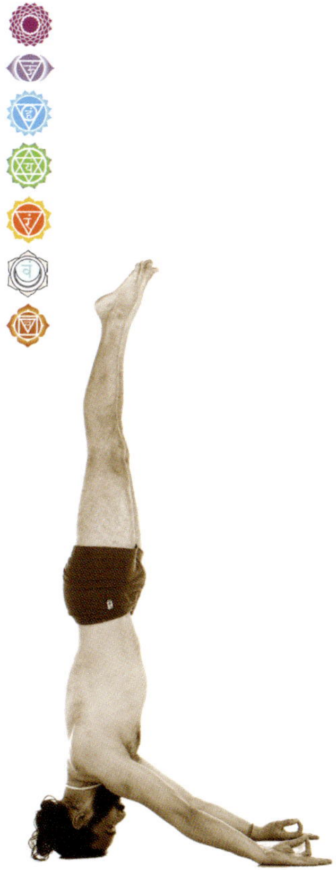

829
शीर्ष आसन (हस्त भू, ज्ञान मुद्रा)
Śīrṣa āsana (hasta bhū, jñāna mudrā)
Kopfstand (Hände in Jñāna Mudrā auf der Erde)

शीर्षासन (हस्तभू, ज्ञानमुद्रा)
Śīrṣāsana (hastabhū, jñānamudrā)

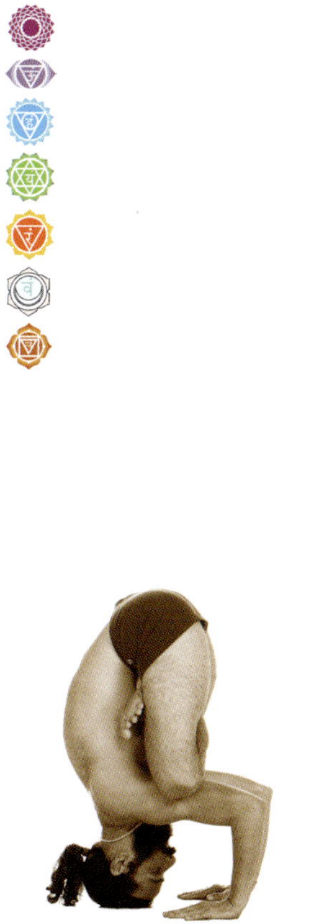

830
पद्म शीर्ष आसन (आरम्भ अवस्था)
Padma śīrṣa āsana (ārambha avasthā)
Lotos-Kopfstand (Ausgangsposition)

पद्मशीर्षासन (आरम्भावस्था)
Padmaśīrṣāsana (ārambhāvasthā)

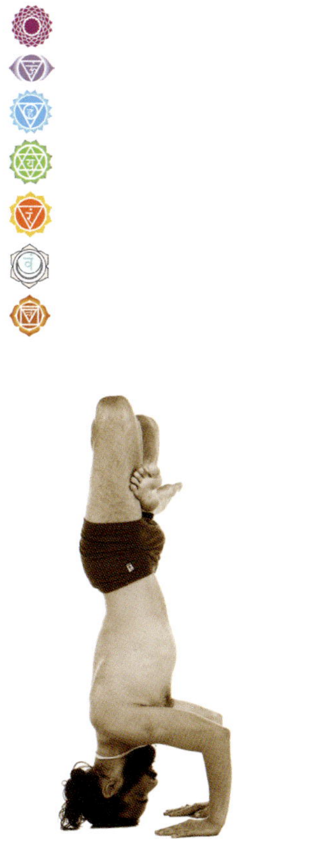

831
पद्म शीर्ष आसन (करतल भू, अन्त:अङ्गुल)
Padma śīrṣa āsana (karatala bhū, antaḥ aṅgula)
Lotos-Kopfstand (Handflächen auf der Erde, Daumen zeigen nach innen)

पद्मशीर्षासन (करतलभू, अन्तराङ्गुल)
Padmaśīrṣāsana (karatalabhū, antarāṅgula)

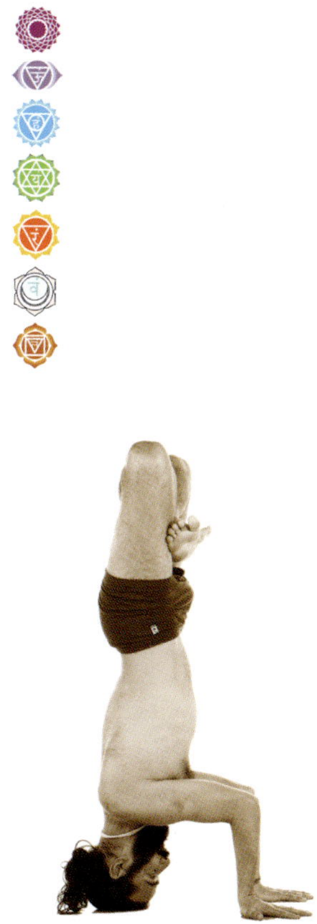

832
पद्म शीर्ष आसन (करतल भू बहि: अङ्गुल)
Padma śīrṣa āsana (karatala bhū bahir aṅgula)
Lotos-Kopfstand (Handflächen auf der Erde, Daumen zeigen nach außen)

पद्मशीर्षासन (करतलभूबहिराङ्गुल)
Padmaśīrṣāsana (karatalabhūbahirāṅgula)

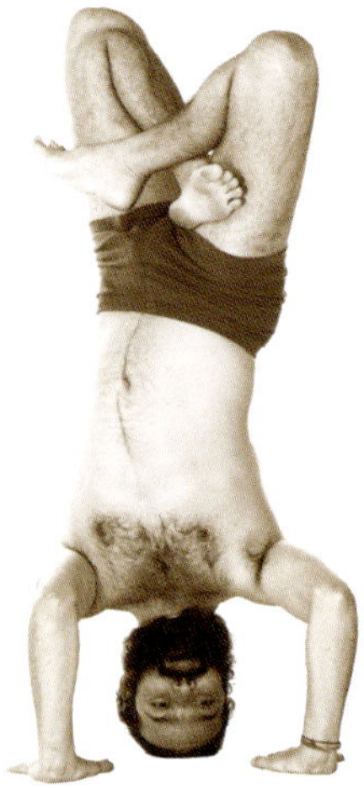

833
परिवृत्त पद्म शीर्ष आसन (करतल भू)
Parivṛtta padma śīrṣa āsana (karatala bhū)
Gedrehter Lotos-Kopfstand (Handflächen auf der Erde)

परिवृत्तपद्मशीर्षासन (करतलभू)
Parivṛttapadmaśīrṣāsana (karatalabhū)

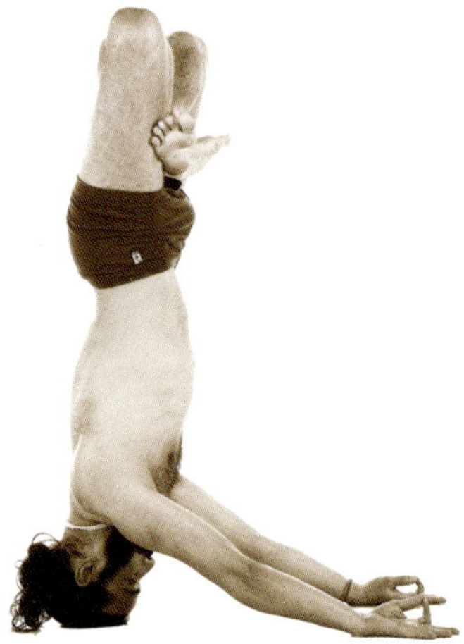

834
पद्म शीर्ष आसन (हस्त भू, ज्ञान मुद्रा)
Padma śīrṣa āsana (hasta bhū, jñāna mudrā)
Lotos-Kopfstand (Hände in Jñāna Mudrā auf der Erde)

पद्मशीर्षासन (हस्तभू, ज्ञानमुद्रा)
Padmaśīrṣāsana (hastabhū, jñānamudrā)

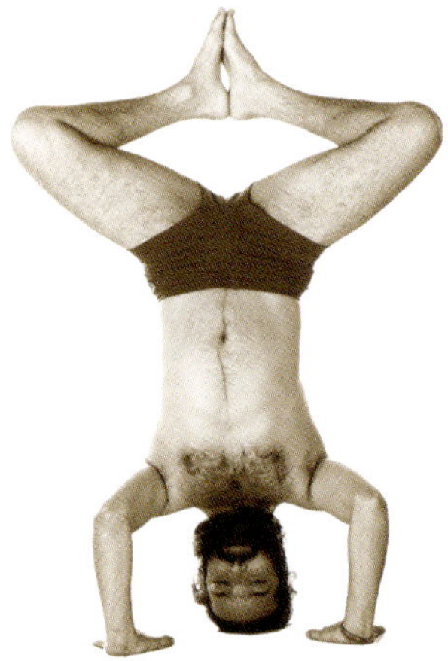

835
पार्वती पाद शीर्ष आसन (करतल भू)
Pārvatī pāda śīrṣa āsana (karatala bhū)
Kopfstand mit Beinen in Froschhaltung und aufeinanderliegenden Fußsohlen (Handflächen auf der Erde)

पार्वतीपादशीर्षासन (करतलभू)
Pārvatīpādaśīrṣāsana (karatalabhū)

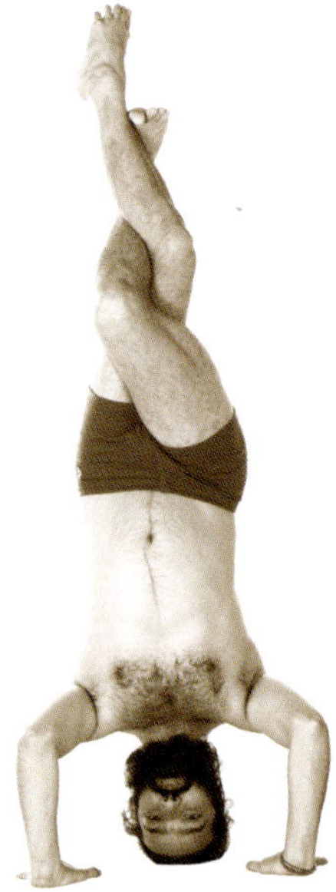

836
गरुड पाद शीर्ष आसन (करतल भू)
Garuḍa pāda śīrṣa āsana (karatala bhū)
Kopfstand mit Beinen in Adlerhaltung (Handflächen auf der Erde)

गरुडपादशीर्षासन (करतलभू)
Garuḍapādaśīrṣāsana (karatalabhū)

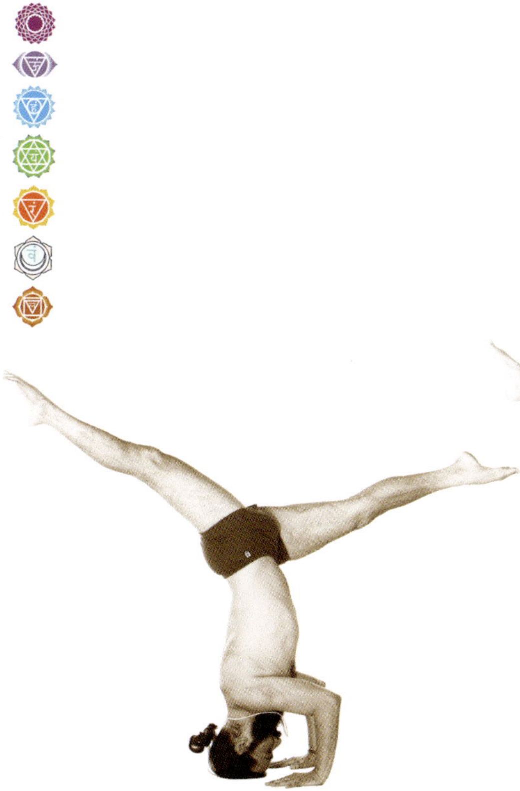

837
शीर्ष आसन (करतल भू, हनुमान पाद)
Śīrṣa āsana (karatala bhū, Hanumāna pāda)
Kopfstand (Handflächen auf der Erde, Beine im Hanumāna-Spagat)

शीर्षासन (करतलभू,हनुमानपाद)
Śīrṣaāsana (karatalabhū, Hanumānapāda)

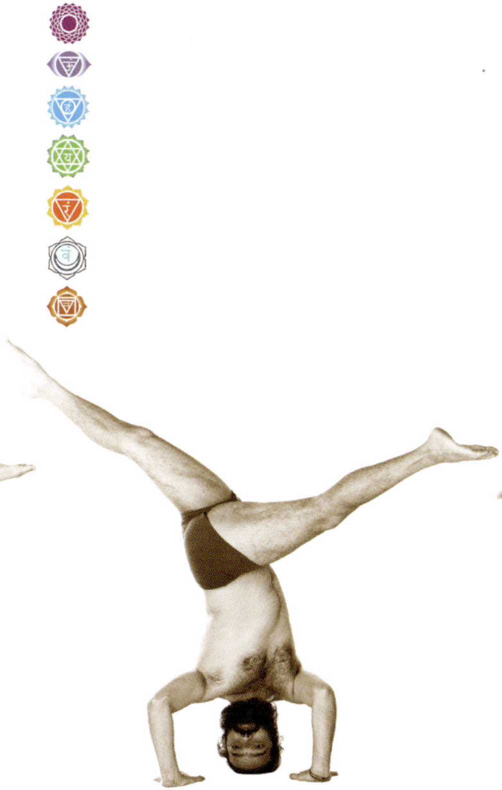

838
परिवृत्त शीर्षासन (करतल भू, हनुमान पाद)
Parivṛtta śīrṣa āsana (karatala bhū, Hanumāna pāda)
Gedrehter Kopfstand (Handflächen auf der Erde, Beine im Hanumāna-Spagat)

परिवृत्त शीर्षासन (करतलभू, हनुमानपाद)
Parivṛttaśīrṣaāsana (karatalabhū, Hanumānapāda)

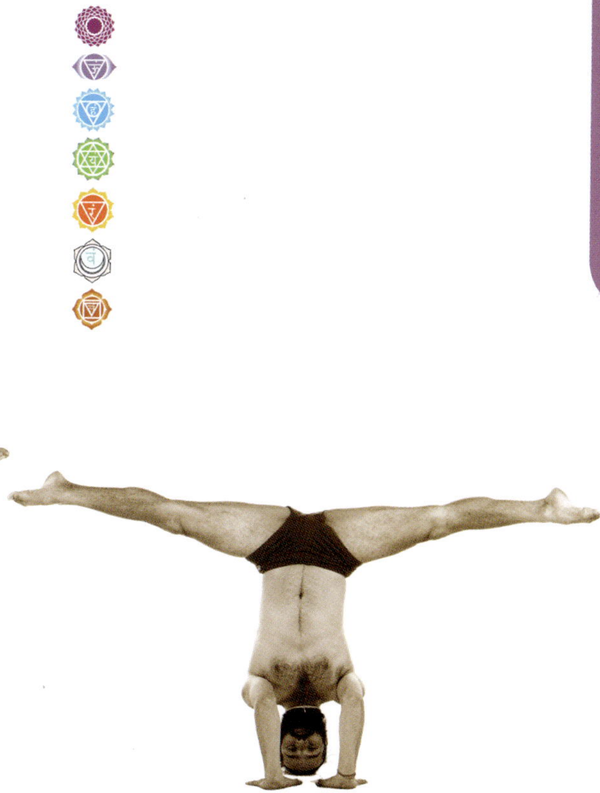

839
शीर्ष आसन (करतल भू, समकोण पाद)
Śīrṣa āsana (karatala bhū, samakoṇa pāda)
Kopfstand (Handflächen auf der Erde, Beine im Seitspagat)

शीर्षासन (करतलभू, समकोणपाद)
Śīrṣaāsana (karatalabhū, samakoṇapāda)

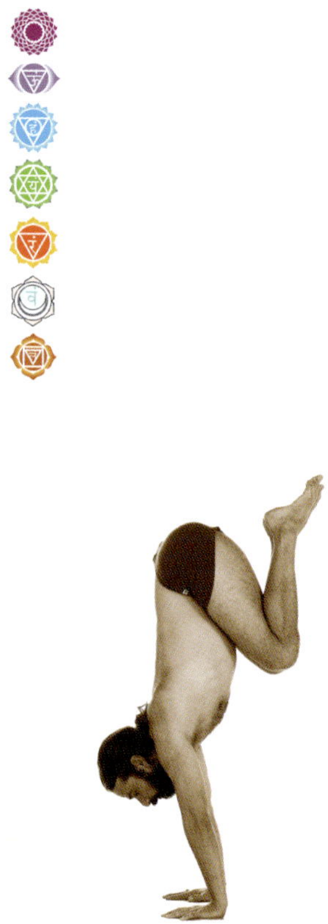

840
अधोमुख वृक्ष आसन (आरम्भ अवस्था)
Adhomukha vṛkṣa āsana (ārambha avasthā)
Herabschauende Baumhaltung (Ausgangsposition)

अधोमुखवृक्षासन (आरम्भावस्था)
Adhomukhavṛkṣāsana (ārambhāvasthā)

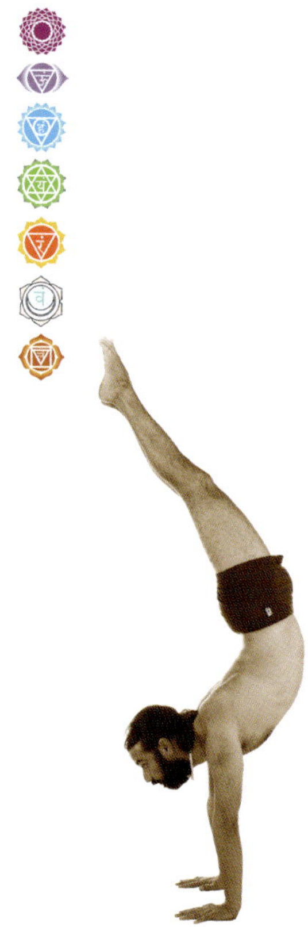

841
अधोमुख वृक्ष आसन
Adhomukha vṛkṣa āsana
Herabschauende Baumhaltung

अधोमुखवृक्षासन
Adhomukhavṛkṣāsana

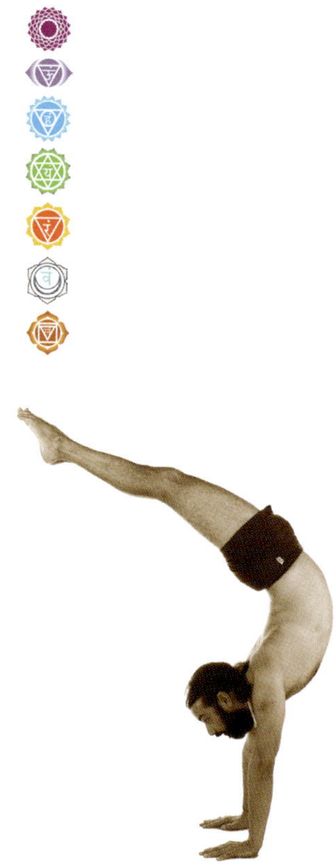

842
अधोमुख वृक्ष आसन (क्षितिज पाद)
Adhomukha vṛkṣa āsana (kṣitija pāda)
Herabschauende Baumhaltung (Füße zum Horizont gestreckt)

अधोमुखवृक्षासन (क्षितिजपाद)
Adhomukhavṛkṣaāsana (ksitijapāda)

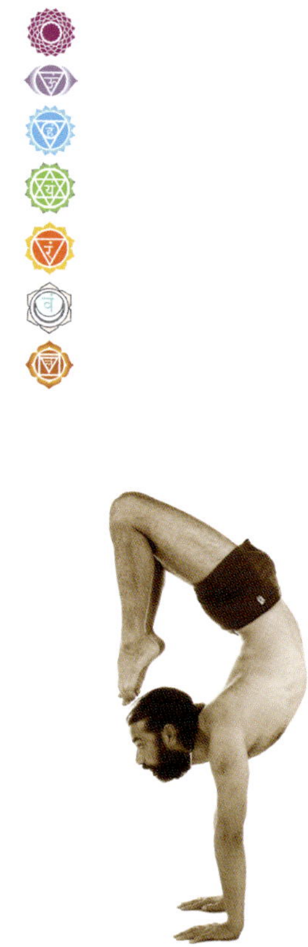

843
पूर्ण वृक्ष वृश्चिक आसन
Pūrṇa vṛkṣa vṛścika āsana
Vollständige Baum-Skorpionhaltung

पूर्णवृक्षवृश्चिकासन
Pūrṇavṛkṣavṛścikāsana

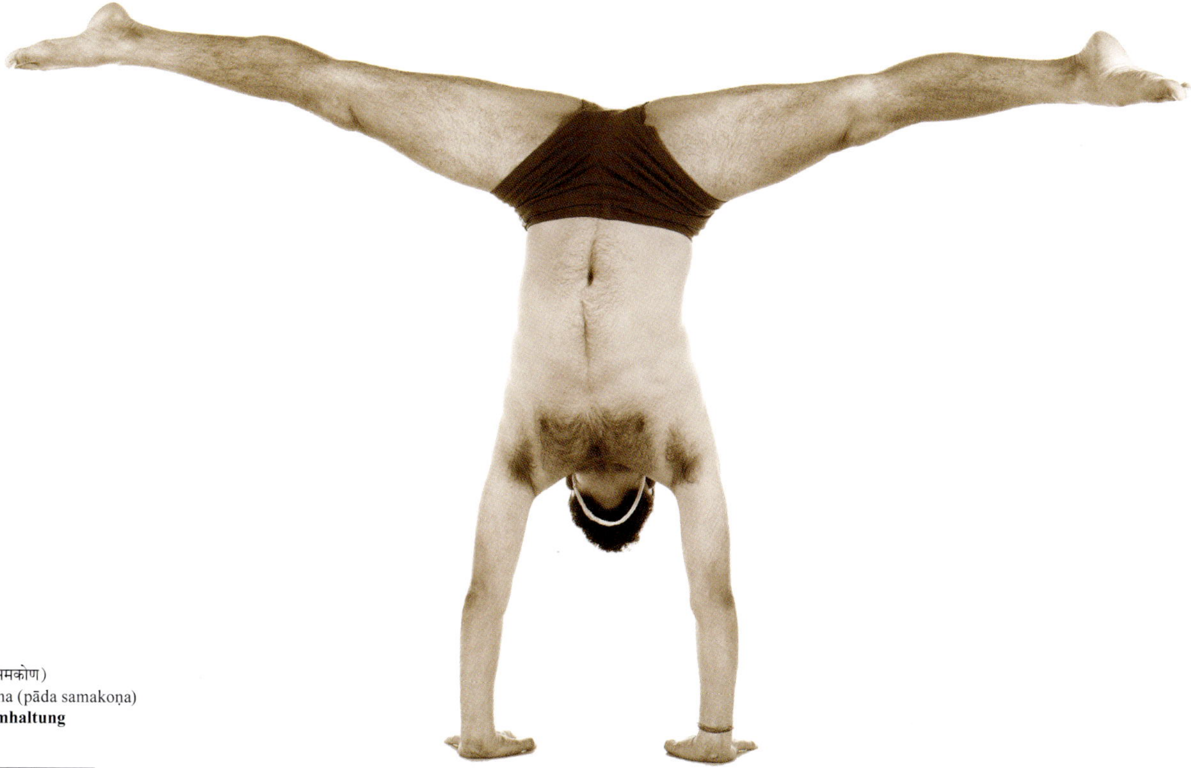

844
अधोमुख वृक्ष आसन (पाद समकोण)
Adhomukha vṛkṣa āsana (pāda samakoṇa)
Herabschauende Baumhaltung
(Beine im Seitspagat)

अधोमुखवृक्षासन (पादसमकोण)
Adhomukhavṛkṣāsana (pādasamakoṇa)

Ruhehaltungen

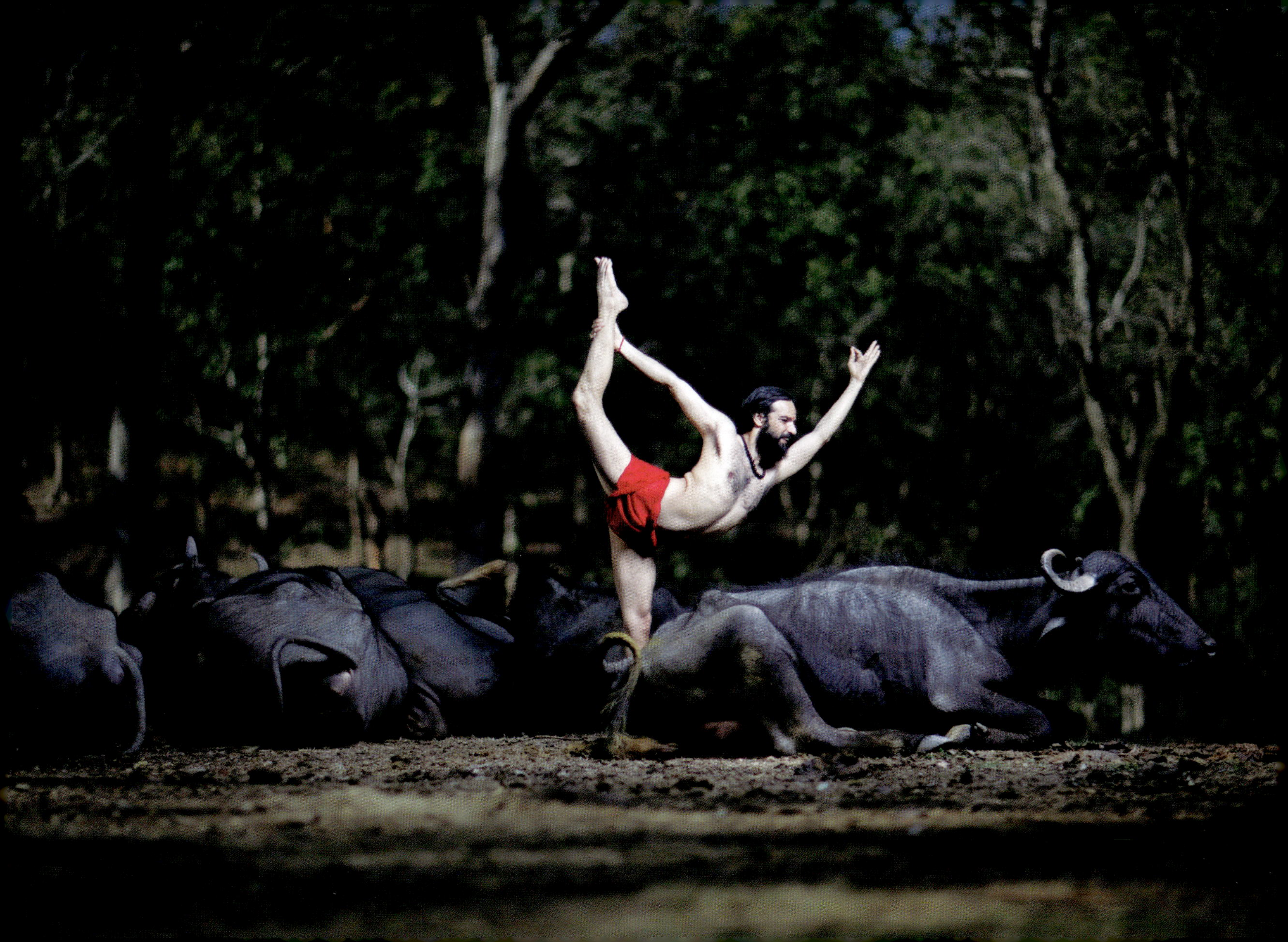

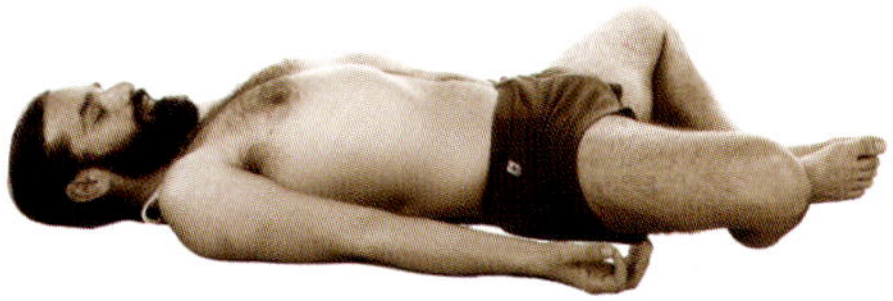

845
पार्वती पाद शव आसन
Pārvatī pāda śava āsana
Göttliche-Mutter-Totenhaltung

पार्वतीपादशवासन
Pārvatīpādaśavāsana

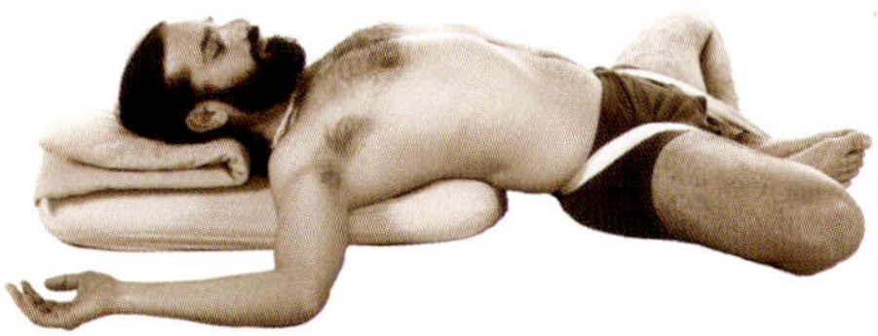

846
पार्वती पाद शव आसन (सरज्जु)
Pārvatī pāda śava āsana (sarajju)
Göttliche-Mutter-Totenhaltung (durch Yogagurt unterstützt)

पार्वतीपादशवासन (सरज्जु)
Pārvatīpādaśavāsana (sarajju)

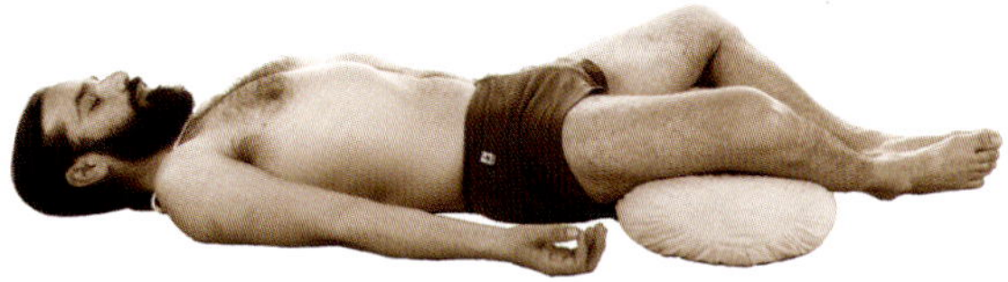

847
पार्वती पाद शव आसन (सालम्ब)
Pārvatī pāda śava āsana (sālamba)
Göttliche-Mutter-Totenhaltung (Knie erhöht)

पार्वतीपादशवासन (सालम्ब)
Pārvatīpādaśavāsana (sālamba)

Erholung ist wichtig für den Körper.

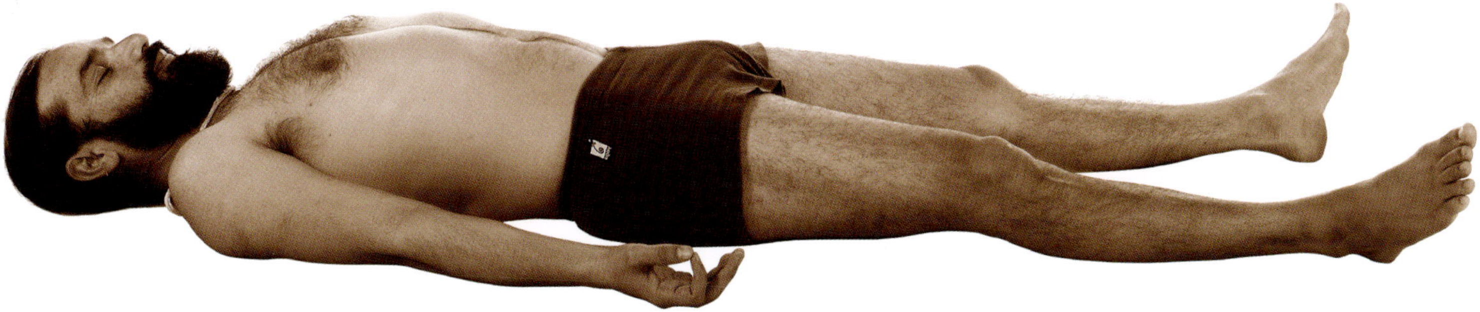

848
शव आसन
Śava āsana
Totenhaltung

शवासन
Śavāsana

Yogasequenz: Klassischer Sonnengruß

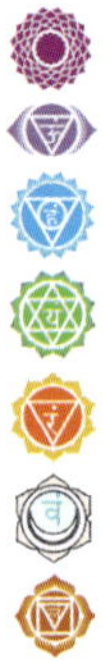

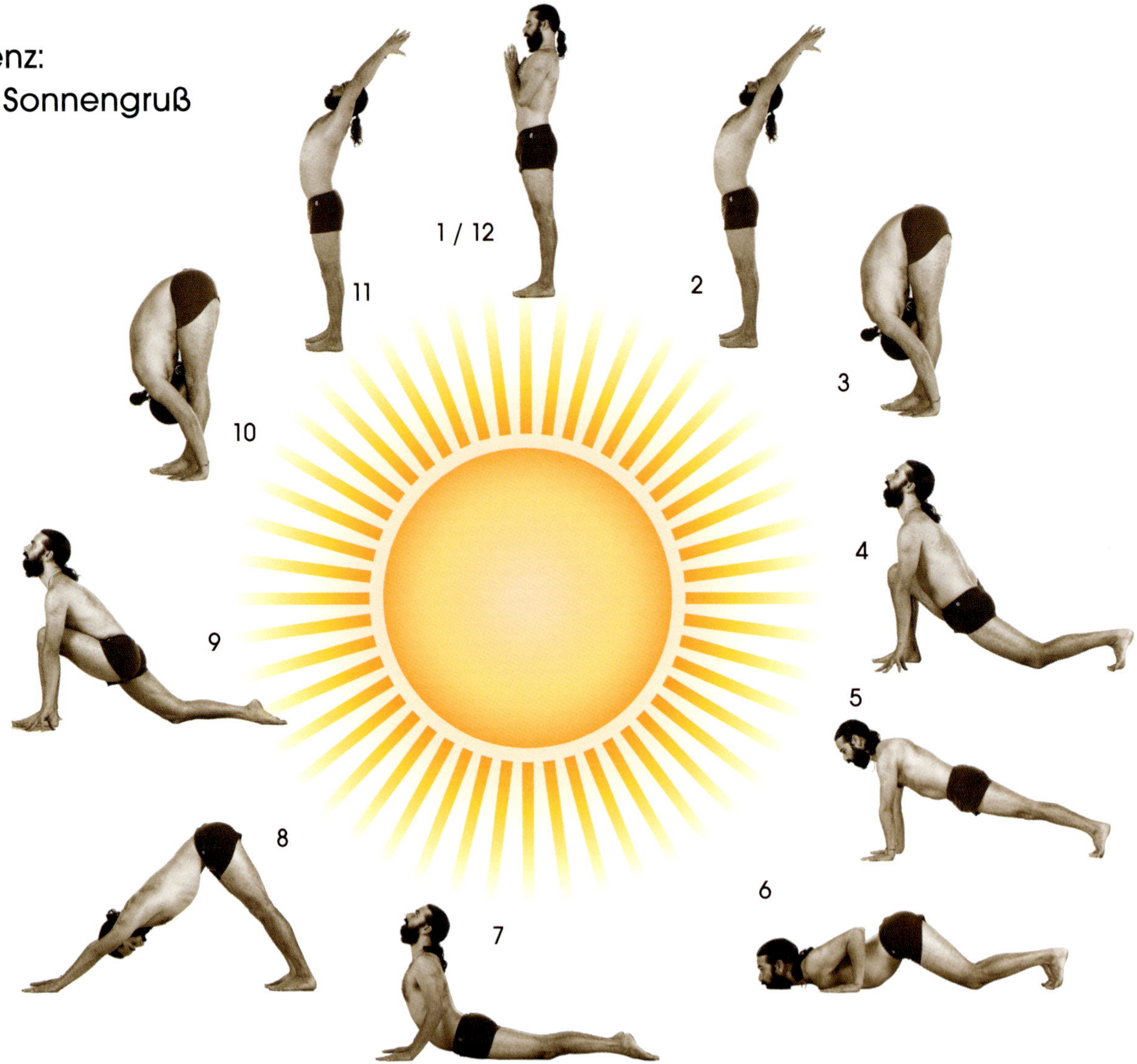

Yogasequenz: Klassischer Sonnengruß

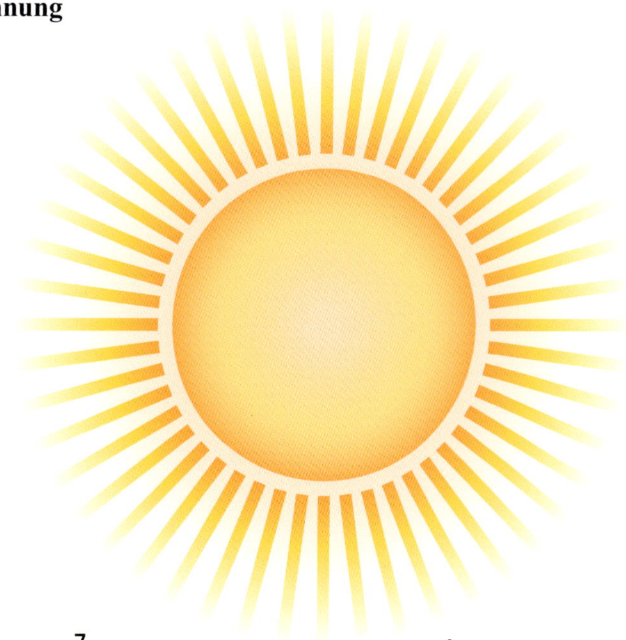

1 / 12
नमस्कार ताड आसन
Namaskāra tāḍa āsana
Betende Palmenhaltung

2
ऊर्ध्व हस्त उत्तान आसन
Ūrdhva hasta uttāna āsana
Überkopf-Armdehnung

3
पृष्ठ उत्तान आसन (पृष्ठ हस्त भू)
Pṛṣṭha uttāna āsana (pṛṣṭha hasta bhū)
Rückendehnung (Hände hinter dem Körper auf der Erde)

4
हस्त अङ्गुल भू चेतक आसन
Hasta aṅgula bhū cetaka āsana
Pferdehaltung mit Fingerspitzen auf der Erde

5
चतुः अङ्ग दण्ड आसन
Catuḥ aṅga daṇḍa āsana
Viergliedrige Stabhaltung

6
साष्टाङ्ग नमस्कार आसन
Sāṣṭāṅga namaskāra āsana
Achtgliedrige Gebetshaltung

7
भुजङ्ग आसन
Bhujaṅga āsana
Kobrahaltung

8
पर्वत आसन
Parvata āsana
Berghaltung

9
हस्त अङ्गुल भू चेतक आसन
Hasta aṅgula bhū cetaka āsana
Pferdehaltung mit Fingerspitzen auf der Erde

10
पृष्ठ उत्तान आसन (पृष्ठ हस्त भू)
Pṛṣṭha uttāna āsana (pṛṣṭha hasta bhū)
Rückendehnung (Hände hinter dem Körper auf der Erde)

11
ऊर्ध्व हस्त उत्तान आसन
Ūrdhva hasta uttāna āsana
Überkopf-Armdehnung

Yogasequenz: Rad aus dem Handstand

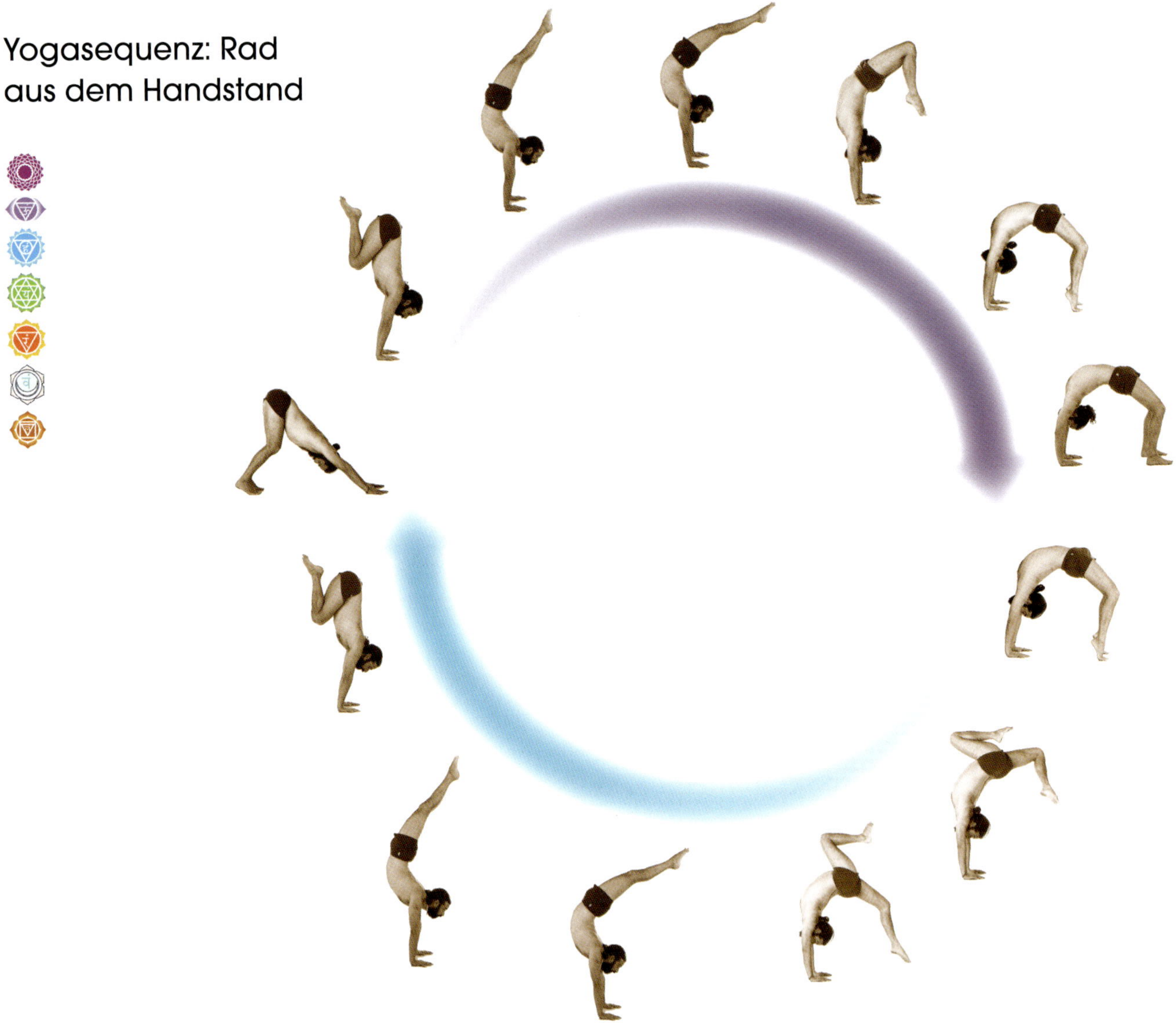

Yogasequenz: Rad aus dem Stand

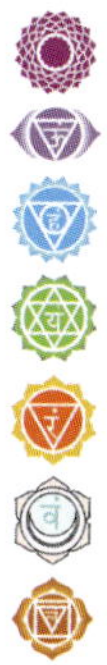

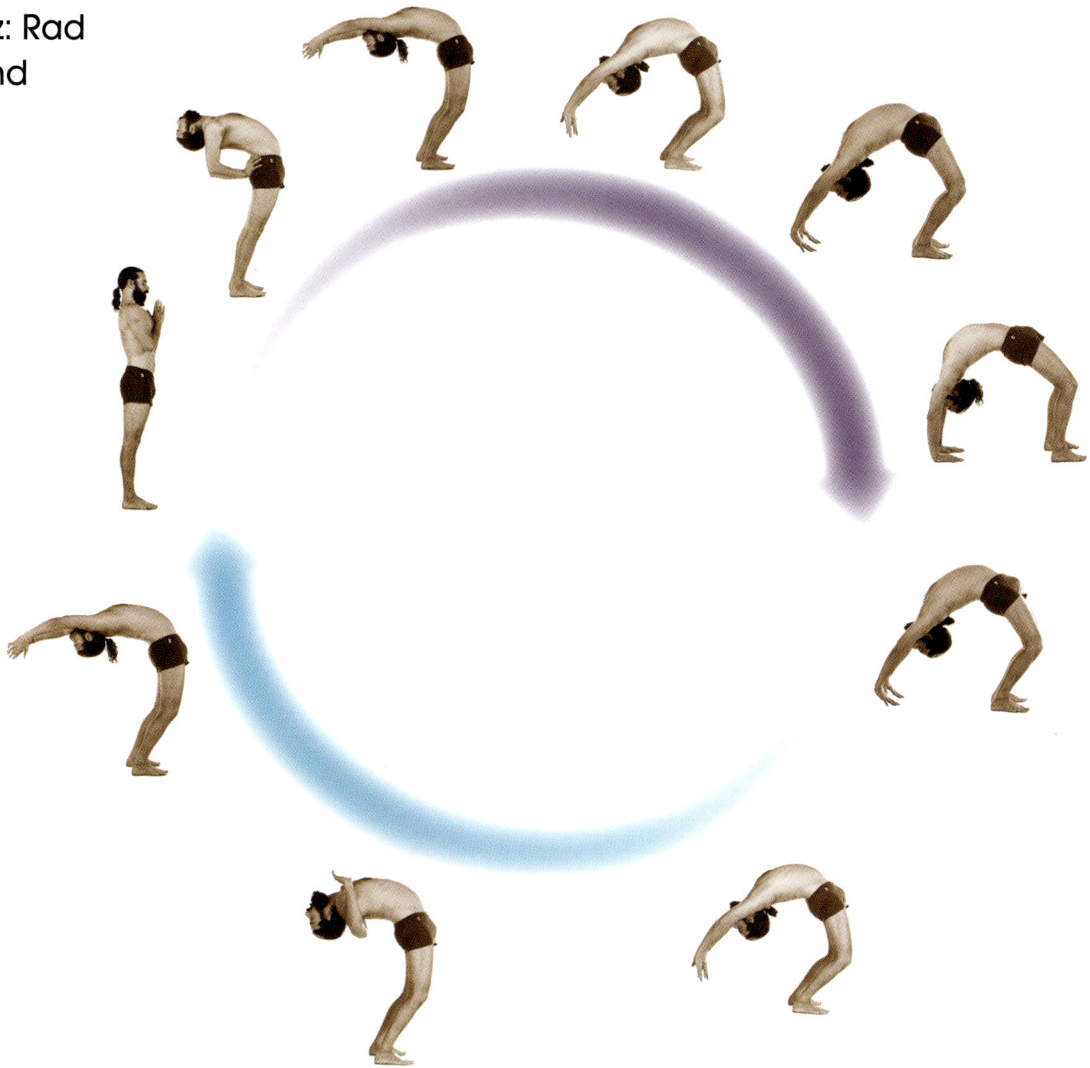

Yogasequenz: Skorpion

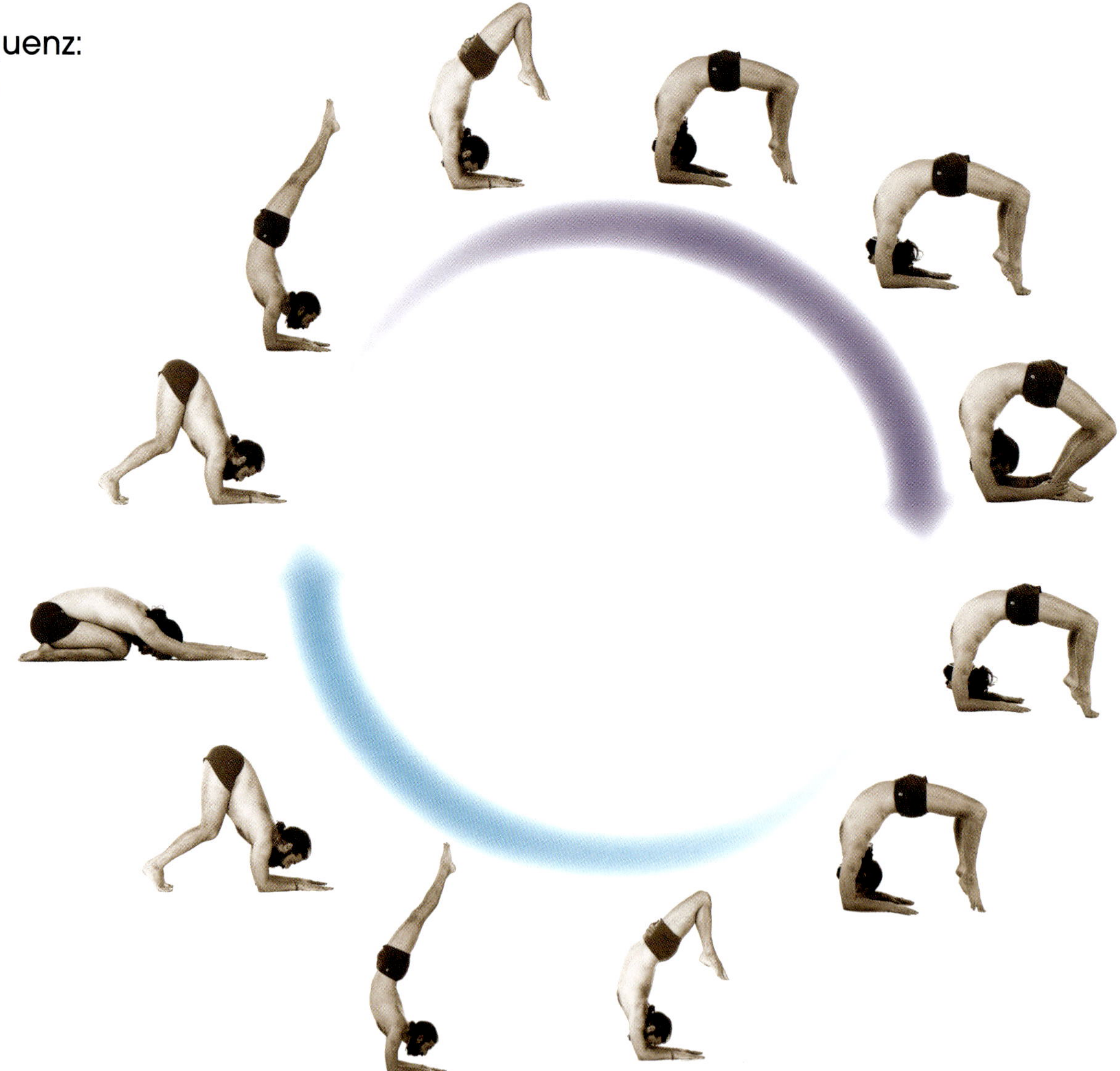

Yogasequenz: Rad aus dem Schulterstand

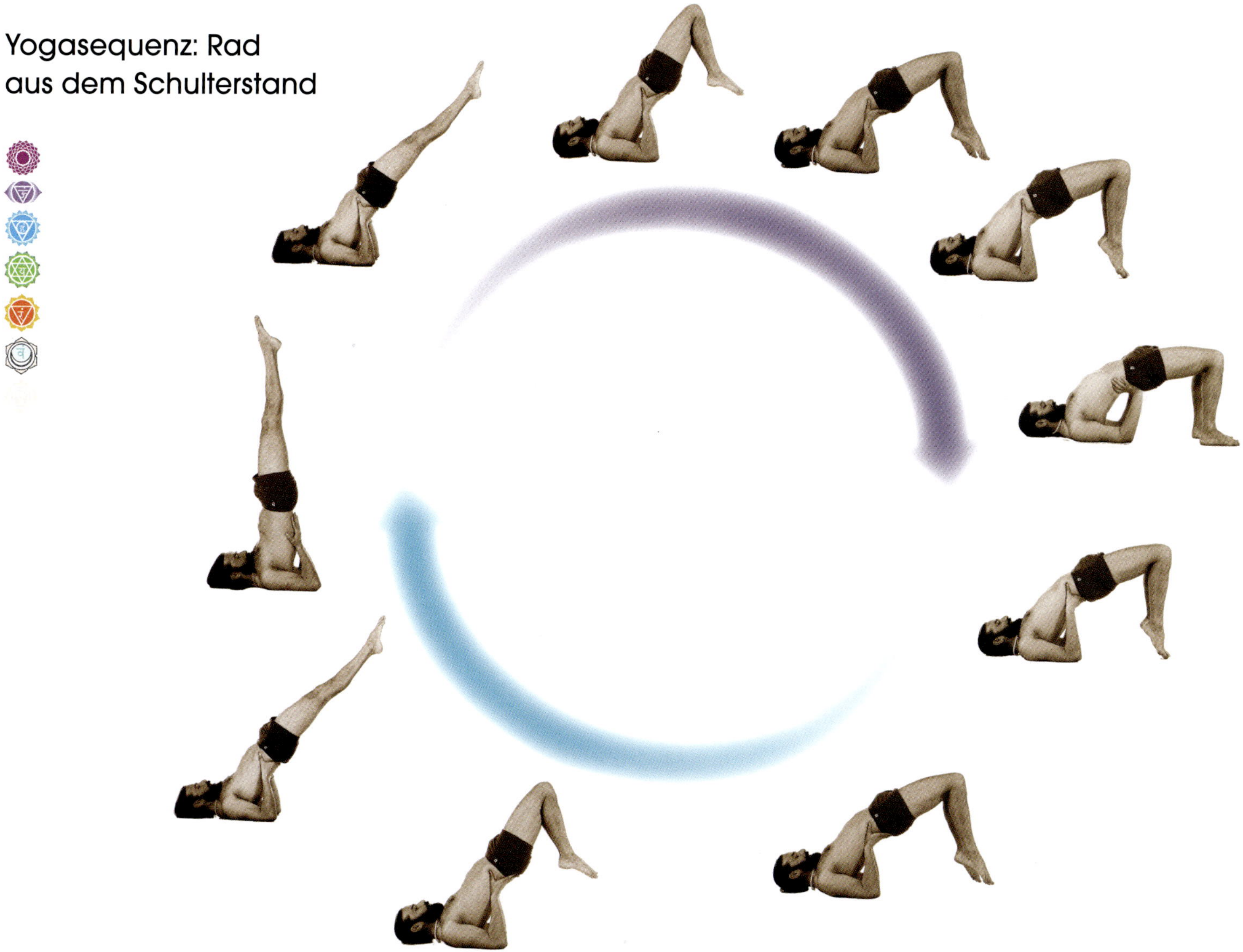

Yogrishi Vishvketu, PhD

Der für sein ansteckendes Lachen und sein pragmatisches Herangehen an das spirituelle Leben eines Yogi bekannte Yogrishi Vishvketu ist ein international renommierter Yogalehrer, der Yogapraktizierende auf der ganzen Welt auf ihrer Reise zur Entdeckung der glückseligen Natur ihres wahren Selbst begleitet. Akhanda Yoga ist ein ganzheitliches Konzept, das Reinigungsübungen (Kriyas), Asanas, Pranayama, vedische Gesänge, Meditation und yogische Philosphie vereint.

Durch die vielen Yogis und Ayurveda-Praktizierenden in seiner Familie war Yogrishi Vishvketu sein Leben lang von der Weisheit und den Lehren des Yoga und der vedischen Wissenschaften umgeben. Mit acht Jahren begann er seine formale Ausbildung am Gurukul Kanva Ashram in Uttarakhand, Indien. Schließlich erhielt er ein Stipendium für ein Studium in Yoga und Sportwissenschaften. Nachdem er seinen Master in Yoga-Philosophie mit Auszeichnung abgeschlossen hatte, wurde ihm ein PhD in Yoga-Philosophie von der Gurukula Kangri Universität in Haridwar, Indien, verliehen. Yogrishi Vishvketu wurde bereits zweimal als universitätsübergreifender Yoga Asana Champion Indiens gewählt. Yoga ist für Yogrishi Vishvketu trotz seines internationalen Erfolgs vor allem eine Praxis und Weiterentwicklung des inneren Selbst – ein Verständnis, das den Mittelpunkt seiner Lehre ausmacht.

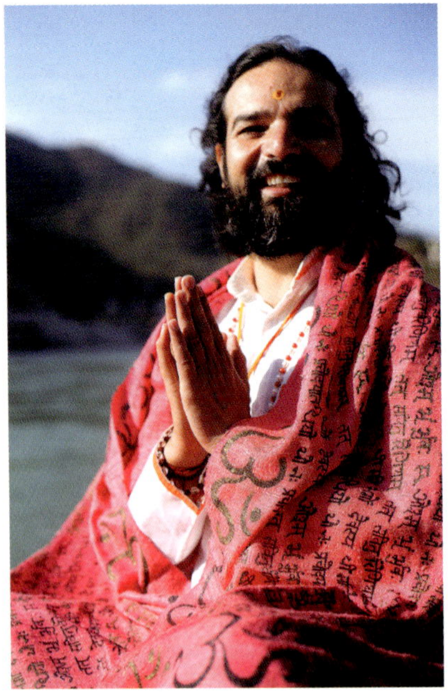

Nachdem Yogrishi Vishvketu sein Doktorat abgeschlossen hatte, prophezeite ihm sein Guru Baba Premnāth: „Du wirst niemals arbeiten. Deine Aufgabe wird darin bestehen, Arbeit für andere Menschen zu schaffen." Im Laufe der nächsten Jahre unterrichtete Yogrishi Vishvketu Yoga am renommierten Yoga Niketan Ashram in Rishikesh. 2000 zog er nach Kanada und begann, sein Verständnis von Yoga und der vedischen Weisheit international mittels des Akhanda-Yoga-Systems zu verbreiten. In den letzten zehn Jahren hat er mehr als 2.000 Yoga-Lehrer auf der ganzen Welt ausgebildet und damit die Prophezeiung seines Gurus wahr werden lassen.

2007 gründete er zusammen mit Chetana Panwar die Stiftung Anand Prakash Ashram in Rishikesh, wo er den Großteil des Jahres verbringt. Zusätzlich zur Yogalehre widmet er sich – ganz nach dem Vorbild seines Vaters – verschiedenen wohltätigen Projekten, wie beispielsweise Tierschutz- und Umweltprojekten in lokalen Gemeinden. 2014 gründete der Anand Prakas Ashram eine kostenlose Schule für mehr als 250 benachteiligte Kinder im ländlichen Uttar Pradesh, Indien.

www.YouTube.com/akhandayoga

www.Facebook.com/YogiVishva

Twitter: @YogiVishvketu

Instagram: yogrishi_vishvketu

Akhanda Yoga®

Akhanda Yoga ist eine Yogapraxis, deren Ziel es ist, die Verbindung zu unserer wahren Natur, die grenzenlos, glückselig und furchtlos ist, wiederherzustellen. Auf Sanskrit bedeutet Akhanda soviel wie „ganz, ungeteilt, heil". Nach diesem Ansatz ist Yoga ein ganzheitliches System bestehend aus Bewegung, Klangarbeit, Atmung und Meditation – ein umfassender Übungsweg, der yogische und vedische Weisheiten in den Alltag integriert, um Frieden und Harmonie zu schaffen.

Über die World Conscious Yoga Family bietet Yogrishi Vishvketu Workshops und Yoga Alliances – zertifizierte Akhanda-Yoga-Lehrer-Ausbildungsprogramme (500 Stunden) in Indien, Kanada und teilnehmenden Yogastudios weltweit – an.

Um mehr über Yogrishi Vishvketus Sozialprojekte, sein internationales Workshop-Programm, seine Konferenzen und Lehrer-Ausbildungs-Programme zu erfahren, besuchen Sie seine Websites.

Akhanda Yoga: www.akhandayoga.com

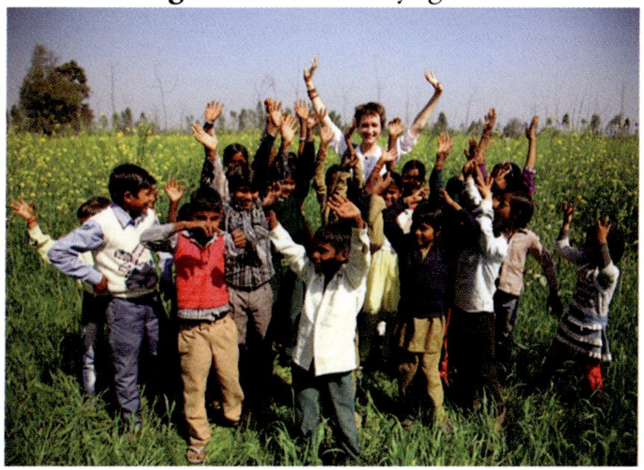

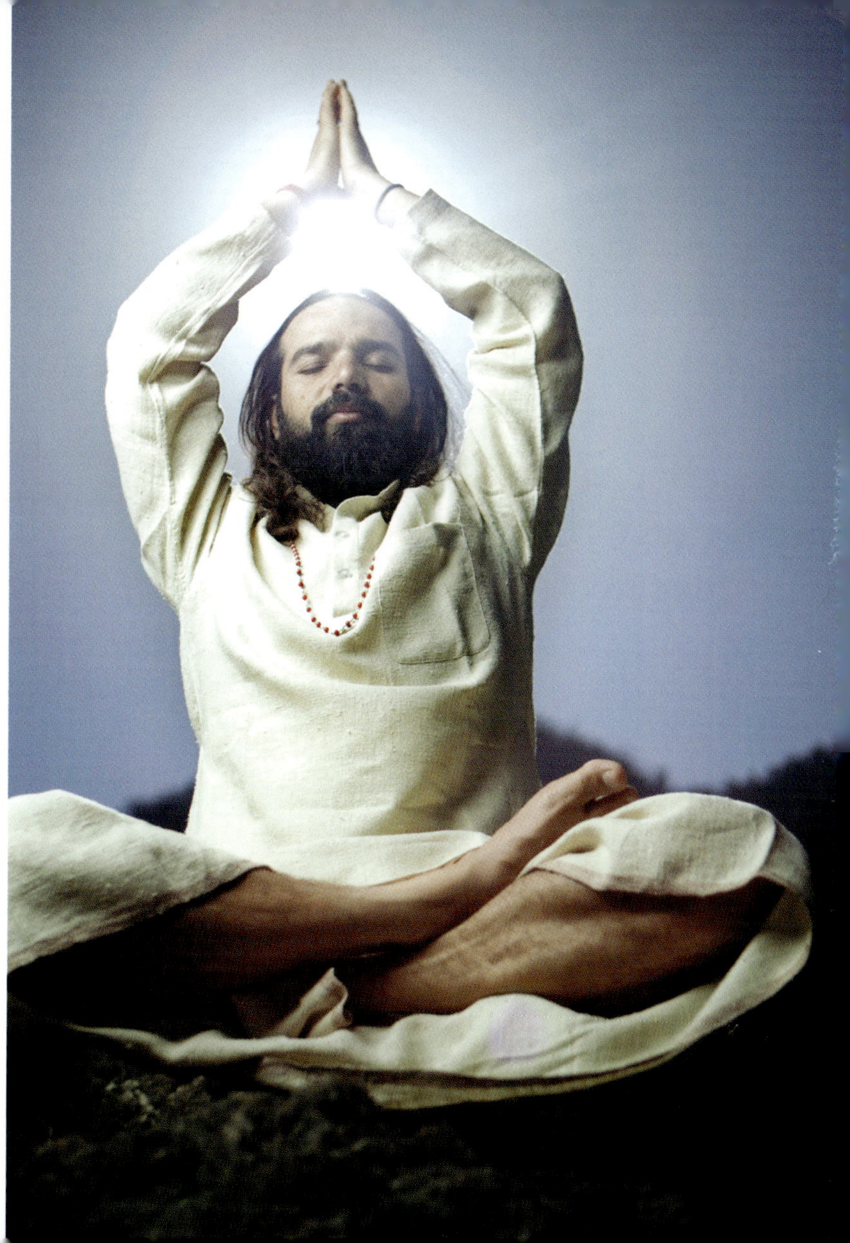

Glossar

A adhaḥ: gebeugt, angezogen
adhomukha: nach unten gerichtet
adhopāda: Unterschenkel
ākarṇa: gezogen
ākāśa: Himmel
ākuñcana: Reinigung, reinigend
ānanda: glückselig, glücklich, selig
ananta: Unendlichkeit
aṇga: Körperteil, Organ
aṇgada: gestreckt
aṅgula: Finger
aṅguṣṭha: großer Zeh, Zehen
antaṛ: innen
antara drishti, antaṛdṛsti: nach innen gerichteter Blick
apsarā: Engel
ārambha: Ausgangs-
ardha: halb
arjuna bāṇa: gespannter Bogen
āsana: Haltung
asthih: Knochen
avasthā: Position

B baddha: verschränkt, umfasst, verhakt
bahaya drishti: weicher Blick, hilft die Konzentration auf die Haltung zu richten
bahiḥ: offen
bahir: außen
bahirpāda: Außenseite des Fußes
baka: Kranich
bālaka: Kind
bhadra: schön
bhairava: furchtlos
bheka: Frosch
bhrūh: Augenbrauen
bhū: Erde, Mutter Erde
bhuja: Arm
bhujaṅga: Kobra
brahmacarya: Beherrschung der Lebensenergie
buddhi, manīṣā, prajñā: Verstand

C cakra: Rad
candra: Mond
cātaka: Lerche
catuḥ: vier
cetaka: Pferd

D dakśiṇa: südlich, rechts
daṇḍa: Stock/Stab, gerade
dantah, daśana: Zähne
darśana: Blick
darshana: Zusammentreffen mit Segnung
deha, kāya, sarīra: Körper
devatas: Götter, die die Yogis umgaben
devī: Gott, Göttin
dhanuḥ: Bogen
dhara: aufeinanderliegend
dhātri: gebend
dhirga āntra: Dickdarm
dhruva: Feigenbaum
dhyanam: Meditation
drishti: Blick, Fokussierung der Aufmerksamkeit
dṛsti: Blick
dvi: zwei

E eka: eins

G garbha: Mutterleib
garuḍa: Adler
go: Kuh
grīvā: Nacken
gulpha: Knöchel
gupta: verborgen
gurukula: traditionellen Stätte der spirituellen Erziehung

H ha: Sonne
hala: Pflug
hanu: Kinn
hasobha: Freude
hasta: Hände
hṛdayaḥ: Herz, Brust

J jānu: Knie
jatā: verfilzte Haare
jatāyu: Geier
jñāna mudrā: Mudra, bei der sich Zeigefinger und Daumen berühren; dient der Balance von Energie und der Konzentration

K kāga: Krähe
kākhah, kukṣi: Achselhöhle
kalā: Phase, Zeit
Kālī: Göttin
kanda pīḍa: Energie freisetzend
kaṇth: Hals
kāpāl: Schädel
kaphoṇi: Ellbogen
kapolah: Wangen
kapota: Taube
kara: Hand
karatala: Handfläche
karṇa, sroṇī: Ohr
karo: Tat
kartarī: Schere
kati: Hüfte
keśa: Haar
khañjana: Bachstelze
koṇa: Winkel
krauñca: Reiher
krīḍā: verspielt
kriyas: spontane Handlung
kṛkalāsa: Eidechse
kṣitija: Horizont
kukkuṭa: Hahn
kūrma: Schildkröte

L laghu āntra: Dünndarm
lalāṭa, mastaka: Stirn
liṇgam, siśna, meḍhrah: Penis
lola: schaukelnd

M mahā: groß
makara: Krokodil
mālā: Girlande
mana: Geist, Verstand
maṇḍūka: Frosch
maṇgalā: glückbringend
maṇi: Juwel
maṇibandha: Handgelenk
mantra: Silben und Gesänge, mit denen energetische Zentren aktiviert werden, der Geist in Ruhezustand versetzt und die Meditation unterstützt wird
mārjārī: Katze

mastiṣkam: Gehirn
matsya: Fisch
mayūra: Pfau
meru: Wirbelsäule
mṛdula: fröhlich, glücklich
mudita: glückselig
mudrā: Geste, die eine bestimmte Energie aktiviert und erhält
mukha: zugewandt
mukham: Gesicht
mukta: befreiend, lindernd
mūla: Wurzel, sitzend
muladhara: Wurzelchakra
muṣṭika, muṣṭi: Faust

N nābhi, nābha: Nabel
naḍi, snāyuh: Energiebahn
nakhah: Nägel
namana: ehrend, bescheiden
namaskāra: Gebet, betend
nāsikā: Nase
nata rāja: König des Tanzes
nātha: Yogi
naukā: Boot
netraloma: Wimpern
netram, locanam: Augen
nirālamba: frei gehalten
niraṅkāra: gestaltlos
nirbhaya: friedlich, ruhig
nitamba: Hüfte
nṛtya: tanzend

O oṇkāra: Gestalt des OM

P pāda: Beine, Füße, Zehen
padma: Lotos
pallava kṛmi: Wurm
parigha: Tor
parivṛtta: gedreht
pārśva: Seite, seitlich
parvat, parvata: Berg
parvati pāda: Fußsohlen zusammen
pārvatī: göttliche Weiblichkeit, Muttergöttin
paścima: Rücken
pavana: Wind
pavitra: Reinheit, Reinigung
phalakaṃ: Tisch
phuphphusah: Lunge
pīḍa: Druck
piṇḍa: kompakt, wie im Mutterleib
prana: Lebensenergie
pranayama: Aktivieren, In-Balance-Bringen und Umwandeln von Sonnen- und Mondenergie im Körper durch Atemübungen
prapāda: Fußballen
prapadika: Fußballen auf der Erde
prasarita: weit
pṛṣṭha: Rücken, hinten
pṛṣṭhatah: von hinten
puccha: Feder, Schwanz
pūrṇa: vollkommen, vollständig
pūrva: vorn
pūrvatah: von vorn

R rāja: König
rajju: verschränkt, umfasst, verhakt
randhra: Öffnung
rasanā, jihvā: Zunge
romah: Poren

S śalabha: Heuschrecke
sālamba: unterstützt, gestützt
sama sthiti: fester Stand
samakoṇa pāda: Seitspagat
samakṣa: vorn, nach vorn
samakṣatah: von vorn
samidhā: heilig
sammukha: nach vorn gerichtet
sandhi: Gelenke
sankalpa: Absicht, Wille, Vorsatz
sarajju: durch Yogagurt unterstützt
śārdūla: Tiger
sarpa: Schlange
sarva: alle
śaśāṅka: Hase
sāṣṭāṅga: achtgliedrig
śava: Toten-
setu bandha: Brücke
śikhā: Scheitel
śīrṣa, śira: Kopf
śīśu: Baby, Kind
skandha: Schulter
śodhana: reinigend
sparśa: berührend
sthāpana: Holzscheit
sūcī: Nadel
sukha: einfach
supta: liegend
sūtra: Faden
śvāna: Hund
śvāsa: Spiel mit dem Atem

T tāḍa: Palme
tilaka: Stirnzeichen, Stirnpunkt
ṭiṭṭibha: Glühwürmchen
tri: Dreifaltigkeit
trikoṇa: Dreieck
tulā: balanciert, Variation
tvak: Haut

U udara: Bauch
uḍḍiyāna: angehoben, fliegender Vogel
upari: oben
upaviṣṭa: sitzend
ūrdhva: überkopf, angehoben, abgewinkelt
uru: Oberschenkel
uṣṭra: Kamel
ut: oben
utkaphoṇi: Ellbogen angehoben
utkaṭa: stark
uttāna: gedehnt, gestreckt, angehoben
utthita: stehend, aufrecht
uttolana: balanciert

V vajra: Donnerkeil
vakra: sitzend
vakṣah: Brust
vāma: links
vātāyana: Fenster
vātsalya: Wiege
vāyu yāna, vimāna: Flugzeug
vika, vikaṭa: anspruchsvoll
vikrama: Weisheit
vinata: bescheiden
viparīta: entgegengesetzt
viparītakaraṇī: Umkehr-
vīra: Held, Krieger
virāṭa, vistṛta: gestreckt
vṛkṣa: Baum
vṛścika: Skorpion

Y yantra: geometrische Symbole der Chakras
yoga daṇḍa: Holzstab, der von Yogis für bestimmte Übungen verwendet wird und den Energiefluss unterstützt
yoni mudrā: Quelle des Lebens
yoni, bhagah: Vagina

Titel der Originalausgabe: *Yogāsana – The Encyclopedia of Yoga Poses*

Postbus 72, 5330 AB Kerkdriel, Niederlande

Veröffentlicht in Kooperation mit Insight Editions, LP, 800 A Street, San Rafael, CA 94901, USA, www.insighteditions.com

Verleger: Raoul Goff
Mitverleger: Michael Madden
Redaktionsleiterin: Vanessa Lopez
Verantwortliche Redakteurin: Courtney Andersson
Herstellung: Rachel Anderson
Herstellungsleitung: Jane Chinn

Übersetzung aus dem Englischen: Daniela Schmid, Wien
Redaktion und Satz der deutschen Ausgabe: Print Company Verlagsges.m.b.H, Wien

Printed in India

ISBN: 978-90-8998-724-2

Die folgenden Werke dienten als Quellen:

Bowditch, Bruce. *The Yoga Asana Index, A Complete Index of Hatha Yoga Postures*, 2nd ed. Nomentira Publishing, 2010.

Dhirendra, Bhramachari. *Yogasana Vijnana: The Science of Yoga*. India: Asia Publishing House, 1970.

Iyengar, B.K.S. *Licht auf Yoga: Das grundlegende Lehrbuch des Hatha-Yoga*. Hamburg: Nikol Verlag, 2013.

Muktibodhananda, Swami. *Hatha Yoga Pradipika*, 3rd ed. India: Bihar School of Yoga, 1998.

Samvat, Vikram. *Yoga Asana*. Gorakhpur, India: Gita Press, 1993.

Gheranda Samhita. Übersetzung ins Deutsche von Swami Digambarji. Frankfurt: Yoga Vidya, 2013.

Yogeshwaranand, Saraswati. *Bahiranga Yoga: First Steps to Higher Yoga*. Rishikesh, India: Yoga Niketan Trust, 2001.